总主译

张长青

WIESEL 骨科手术技巧

成人重建外科

OPERATIVE TECHNIQUES IN
ADULT RECONSTRUCTION SURGERY

总主编

Sam W. Wiesel（美）

主编

Javad Parvizi（美）

Richard H. Rothman（美）

上海科学技术出版社

. Wolters Kluwer

图书在版编目（CIP）数据

WIESEL 骨科手术技巧．成人重建外科 /（美）威塞尔（Wiesel, S. W.）

总主编；张长青总主译．—上海：上海科学技术出版社，2015.1

ISBN 978-7-5478-2303-3

Ⅰ. ① W… Ⅱ. ①威… ②张… Ⅲ. ①骨科学－外科手术

Ⅳ. ① R68

中国版本图书馆 CIP 数据核字（2014）第 145225 号

WIESEL 骨科手术技巧·成人重建外科

OPERATIVE TECHNIQUES IN ADULT RECONSTRUCTION SURGERY

总主编 Sam W. Wiesel（美） 总主译 张长青

上海世纪出版股份有限公司

上 海 科 学 技 术 出 版 社　　出版

（上海钦州南路 71 号　邮政编码 200235）

上海世纪出版股份有限公司发行中心发行

200001　上海福建中路 193 号　www.ewen.co

浙江新华印刷技术有限公司印刷

开本 889×1194　1/16　印张 18.5　字数：490 千字　插页：4

2015 年 1 月第 1 版　2015 年 1 月第 1 次印刷

ISBN 978-7-5478-2303-3/R·771

定价：168.00 元

内容提要

本书为《WIESEL 骨科手术技巧》丛书之一，详细介绍了成人重建外科领域常见的手术技巧，共 30 多种手术技术操作。在介绍每种技术操作时包含 14 个方面的内容：定义、解剖、发病机制、自然病程、病史和体格检查、影像学和其他诊断性检查、鉴别诊断、非手术治疗、手术治疗、手术步骤和技巧、要点与失误防范、术后处理、结果和并发症，重点突出手术操作技巧。

版式新颖，图文并茂，以大量精美的原创绘图和手术实例图片，配合简明、精炼的文字，一步步（step-by-step）向读者阐明怎样去做手术（how-to-do）；在每种手术操作介绍结束后，都以列表的形式详细说明该手术技术要点和失误防范，为作者多年临床经验的高度浓缩，是本书的精华所在。

编辑理念先进，没有大段文字长篇赘述，内容概括、简练，使用项目符号引领，方便读者阅读和查找。

内容全面、系统，实用性强，适合成人重建外科领域各级医生以及研究生阅读使用。

丛书译者名单

总主译
张长青

总主审
曾炳芳

副主译
（以姓氏笔画为序）
安智全　孙玉强　李晓林　张　伟　张先龙　陈博昌　罗从风　赵金忠　柴益民
徐建广　董　扬

审校委员会
（以姓氏笔画为序）
丁　坚　王　磊　王建伟　王建华　王俏杰　杨庆诚　连小峰　何耀华　张春林
陈宇杰　邵俊杰　郑宪友　皇甫小桥　　施忠民　梅国华　鲍　琨

秘　书
刘万军　程相国

译 者

（以姓氏笔画为序）

丁 坚　于 涛　于晓巍　马 鑫　马焕芝　王 旭　王 挺　王 琦　王 智
王 磊　王志坚　王建伟　王建华　王俏杰　王竞超　王海明　王碧波
木塔力普·斯拉木江　　毛 威　孔维清　叶添文　白云鹏　包贝西　朱 奕
朱 渊　朱 越　朱 翔　朱忠胜　朱珍宏　仲 飙　刘 兵　刘 岩　刘万军
刘生和　刘旭东　刘忠堂　刘闻欣　江潮胤　安智全　关俊杰　阮洪江　孙 源
孙玉强　孙鲁宁　孙鲁源　杜鑫辉　杨 光　杨庆诚　杨星光　芮碧宇　苏 琰
李岩峰　李晓林　连小峰　何 宁　何能斌　何耀华　余 霄　邹 剑　沈 雷
沈 灏　沈龙祥　宋 飒　宋文奇　张 伟　张 弛　张 闻　张 彦　张 涛
张 巍　张长青　张先龙　张建中　张春林　张智长　陈云丰　陈云苏　陈宇杰
陈博昌　陈雁西　陈道运　邵 雷　邵俊杰　武 勇　林 森　林浩东　苗旭东
欧阳跃平　　易新成　罗从风　金 丹　周 鼎　周 蔚　周祖彬　郑宪友
柳 荫　胡承方　胡傅真　赵必增　赵良瑜　赵金忠　皇甫小桥　　俞光荣
施忠民　施慧鹏　洪劲松　姜朝来　姚 凌　袁 霆　贾伟涛　顾文奇　夏 江
夏 震　柴益民　钱叶斌　徐 俊　徐向阳　徐佳明　徐佩君　徐建广　徐海林
徐海涛　徐盛明　徐铮宇　郭 上　郭永飞　郭彦杰　高 洪　唐剑飞　梅国华
黄 路　康庆林　韩 培　彭晓春　董 扬　董 岩　蒋 垚　喻鑫罡　嵇伟平
程 涛　程东东　傅一山　曾炳芳　谢宗平　蒙德鹏　鲍 琨　詹玉林　蔡有治
翟启麟　黎逢峰　潘 垚　薛剑峰　燕晓宇　魏海峰

编者名单

总主编

Sam W. Wiesel, MD
Professor and Chair
Department of Orthopaedic Surgery
Georgetown University Medical
 School
Washington, DC

主 编

Javad Parvizi, MD
The Rothman Institute
Professor, Department of Orthopaedic
 Surgery
Vice Chairman and Director of
 Research
Jefferson Medical College, Thomas
 Jefferson University
Philadelphia, Pennsylvania

Richard H. Rothman, MD
Founder, The Rothman Institute
The James Edwards Professor of the
 Department of Orthopaedic Surgery
Jefferson Medical College, Thomas
 Jefferson University
Philadelphia, Pennsylvania

编 者

Anish K. Amin, MBChB, MRCSEd
Specialist Registrar
Department of Orthopaedic and
 Trauma Surgery
New Royal Infirmary of Edinburgh
Edinburgh, Scotland

Robert A. Arciero, MD
Professor and Chief of Sports
 Medicine
Department of Orthopaedic Surgery
University of Connecticut Health
 Center
Farmington, Connecticut

Matthew S. Austin, MD
Assistant Professor of Orthopaedic
 Surgery
Thomas Jefferson University Hospital
Rothman Institute
Philadelphia, Pennsylvania

B. Sonny Bal, MD, MBA
Associate Professor
Department of Orthopaedic Surgery
University of Missouri
Columbia, Missouri

Martin Beck, MD, PD, Dr.med.
Department of Orthopaedic Surgery
Canton Hospital Lucerne
Lucerne, Switzerland

Christopher P. Beauchamp, MD
Associate Professor of Orthopaedics
Mayo College of Medicine
Phoenix, Arizona

Benjamin Bender, MD
Joint Replacement Specialist
Assuta Hospital
Tel-Aviv, Israel

Keith R. Berend, MD
Clinical Assistant Professor
Department of Orthopaedics
The Ohio State University
New Albany, Ohio

Michael E. Berend, MD
Orthopaedic Surgeon
Center for Hip & Knee Surgery
St. Francis Hospital
Mooresville, Indiana

Hari P. Bezwada, MD
Assistant Clinical Professor
Department of Orthopaedic Surgery
University of Pennsylvania School of
  Medicine
Philadelphia, Pennsylvania

James Bicos, MD
Department of Orthopedics and Sports
  Medicine
St. Vincent Medical Center
Carmel, Indiana

Thomas E. Brown, MD
Associate Professor of Orthopaedic
  Surgery
University of Virginia School of
  Medicine
Charlottesville, Virginia

Shawn M. Brubaker, DO
Staff, Shasta Orthopaedics and Sports
Center
Redding, California

Robert H. Cho, MD
Orthopaedic Resident
Department of Orthopaedic Surgery
Drexel University College of
  Medicine
Philadelphia, Pennsylvania

Christian P. Christensen, MD
Head, Adult Reconstruction
Lexington Clinic
Assistant Clinical Professor
University of Kentucky
Lexington, Kentucky

John C. Clohisy, MD
Professor of Orthopaedic Surgery
Washington University Medical
  School
St. Louis, Missouri

Janet D. Conway, MD
Head of Bone and Joint Infection
Rubin Institute for Advanced
  Orthopaedics
Sinai Hospital
Baltimore, Maryland

Marcus Crestani, MD
Department of Orthopaedics
Hospital Moinhos de Vento
Santa Casa, Brazil

Craig J. Della Valle, MD
Associate Professor of Orthopaedic
  Surgery
Rush University Medical Center
Westchester, Illinois

Jonathan Garino, MD
Associate Professor
Department of Orthopaedic Surgery
University of Pennsylvania School of
  Medicine
Philadelphia, Pennsylvania

**Nelson V. Greidanus, MD, MPH,
FRCSC**
Assistant Professor
Department of Orthopaedics
University of British Columbia
Vancouver, British Columbia, Canada

David Gusmao, MD
Department of Orthopaedics
Hospital Moinhos de Vento
Santa Casa, Brazil

Mark A. Hartzband, MD
Senior Attending Director, Total Joint
  Replacement Service
Department of Orthopaedic Surgery
Hackensack University Medical
  Center
Hackensack, New Jersey

Philipp Henle, MD
Resident
Department of Orthopaedic Surgery
Inselspital, Bern University Hospital
Bern, Switzerland

Matthew S. Hepinstall, MD
Fellow, Adult Reconstruction & Joint
  Replacement
Department of Orthopedic Surgery
Hospital for Special Surgery
New York, New York

William J. Hozack, MD
Professor of Orthopedics
Department of Orthopedic Surgery
The Rothman Institute
Thomas Jefferson University Hospital
Philadelphia, Pennsylvania

Cale A. Jacobs, PhD
Director of Development
End Range of Motion Improvement,
　Inc.
Assistant Professor, Adjunct Title
　Series
College of Health Sciences
University of Kentucky
Suwanee, Georgia

S. Mehdi Jafari, MD
Assistant Professor
Department of Orthopaedic Surgery
Tehran University of Medical
　Sciences
Shariati Hospital
Tehran, Iran

Kang-Il Kim, MD, PhD
Associate Professor and Chief
Center for Joint Diseases
Department of Orthopaedic Surgery
Kyung Hee University School of
　Medicine
East-West Neo Medical Center
Seoul, Korea

**Winston Y. Kim, MBChB, MSc,
FRCS**
Lecturer and Consultant Orthopaedic
　Surgeon
The Alexandra Hospital
University of Manchester
Cheadle, Cheshire, United Kingdom

Brian A. Klatt, MD
Assistant Professor
Department of Orthopaedic Surgery
University of Pittsburgh Medical
　Center
Pittsburgh, Pennsylvania

Gregg R. Klein, MD
Attending Physician
Department of Orthopaedic Surgery
Hackensack University Medical
　Center
Hackensack, New Jersey

Gwo-Chin Lee, MD
Assistant Professor
Department of Orthopaedic Surgery
University of Pennsylvania School of
Medicine
Philadelphia, Pennsylvania

Michael Leunig, MD, PD, Dr.med.
Department of Orthopaedics
Schulthess Clinic
Zurich, Switzerland

Harlan B. Levine, MD
Attending Physician
Department of Orthopaedic Surgery
Hackensack University Medical
　Center
Hackensack, New Jersey

**Adolph V. Lombardi, Jr., MD,
FACS**
Clinical Assistant Professor
Department of Orthopaedics
Department of Biomedical
　Engineering
The Ohio State University
New Albany, Ohio

Bassam A. Masri, MD, FRCSC
Professor and Head
Department of Orthopaedics
University of British Columbia
Vancouver, British Columbia, Canada

William M. Mihalko, MD, PhD
Department of Orthopaedics
Campbell Clinic
Germantown, Tennessee

S. M. Javad Mortazavi, MD
Associate Professor
Department of Orthopedic Surgery
Tehran University of Medical Sciences
Imam University Hospital
Tehran, Iran

David G. Nazarian, MD
Assistant Clinical Professor
Department of Orthopaedic Surgery
University of Pennsylvania School of
　Medicine
Philadelphia, Pennsylvania

Ali Oliashirazi, MD
Professor and Chairman
Department of Orthopaedic Surgery
Joan C. Edwards School of Medicine
Marshall University
Huntington, West Virginia

Alvin Ong, MD
Orthopaedic Surgeon
Specialist in Pelvis, Hip & Knee
　Reconstruction, Orthopaedic
　Traumatology
Director, Division of Orthopaedic
　Surgery
Jefferson University Hospital
Philadelphia, Pennsylvania
Atlanticare Regional Medical Center
Egg Harbor Township, New Jersey

Fabio Orozco, MD
Hip and Knee Surgeon
The Rothman Institute
Philadelphia, Pennsylvania

Javad Parvizi, MD, FRCS
Professor
Department of Orthopaedic Surgery
Rothman Institute at Thomas
  Jefferson University Hospital
Philadelphia, Pennsylvania

**James T. Patton, MBChB, FRCSEd
(Tr&Orth)**
Consultant Orthopaedic Surgeon
Department of Orthopaedic and
  Trauma Surgery
New Royal Infirmary of Edinburgh
Edinburgh, Scotland

Trevor R. Pickering, MD
Center for Hip and Knee Surgery
St. Francis Hospital
Moorseville, Indiana

Ameet Pispati, MD
Visiting Surgeon
Center for Joint Diseases
Department of Orthopaedic Surgery
Kyung Hee University School of
  Medicine
East-West Neo Medical Center
Seoul, Korea

James J. Purtill, MD
Assistant Professor
Department of Orthopaedic Surgery
Thomas Jefferson University
Rothman Institute
Philadelphia, Pennsylvania

R. Lor Randall, MD
The L.B. & Olive S. Young Endowed
  Chair for Cancer Research
Professor
Department of Orthopaedic Surgery
Huntsman Cancer Institute
University of Utah
Salt Lake City, Utah

Camilo Restrepo, MD
Department of Orthopedic Surgery
Rothman Institute
Thomas Jefferson University
Philadelphia, Pennsylvania

José A. Rodriguez, MD
Chief of Adult Reconstruction
Department of Orthopaedic Surgery
Lenox Hill Hospital
New York, New York

Khaled J. Saleh, MD
Professor of Surgery
Chief of Orthopaedics and
  Rehabilitation
Southern Illinois University School of
Medicine
Springfield, Illinois

Jeffrey W. Salin, DO
Kansas City Bone & Joint Clinic, Inc.
Overland Park, Kansas

Klaus A. Siebenrock, MD
Professor of Orthopaedic Surgery
Inselspital, Bern University Hospital
Bern, Switzerland

Franklin H. Sim, MD
Professor of Orthopedic Surgery
Mayo Clinic
Rochester, Minnesota

Mark J. Spangehl, MD
Assistant Professor of Orthopaedics
Mayo Clinic Arizona
Phoenix, Arizona

Moritz Tannast, MD
Resident
Department of Orthopaedic Surgery
Inselspital, Bern University Hospital
Bern, Switzerland

Marco Teloken, MD
Residency Instructor
Department of Orthopaedics
Hospital Moinhos de Vento
Santa Casa, Brazil

Brian Vannozzi, MD
Instructor
Department of Orthopaedic Surgery
University of Pennsylvania School of
  Medicine
Philadelphia, Pennsylvania

译者序

近二三十年来，骨外科学已经发生了深刻的变化，骨科已经从大骨科向创伤外科、关节外科、手足外科、脊柱外科等专科细化发展。目前在国内地市级以上的医院，都设立了如创伤骨科、关节外科和脊柱外科等专科。由于人们生活水平的提高和寿命的延长，为满足临床发展的需求，各种改善治疗效果的固定物以及人工关节等新材料、新器械和相应的手术技术不断涌现。然而至今为止，国内还没有一部能够全面、系统反映现代骨科进展的专著，特别是缺乏一部系统、完善的专门论述骨科各类手术技巧与失误防范的专著，实为一件憾事。

记得两年前在参加美国创伤骨科学术会议期间，我看到一部即将出版的骨科手术学专著的样书，书名为 *Operative Techniques in Orthopaedic Surgery*。认真阅读后，深深地为其所吸引。该书在结构上采用了条目式、提纲挈领式的写作方式，将骨科各类疾病通过定义、自然病史、病理机制、临床表现、诊断与鉴别等进行分类，既高度概括，又不失全面；既方便阅读，又有利于有经验的外科医生在繁忙工作之余复习和学习。特别值得一提的是，该书在手术治疗方面系统而全面，比如在股骨颈骨折方面，该书通过线条图、手术照片以及示意图的形式将股骨颈骨折复位、固定、手术入路等全面准确地进行了叙述，使读者可以在很短时间内学习和掌握手术技术，并付诸实践。看到这样一本好书，虽然当时尚未正式出版，但还是忍耐不住订购了一套。

回国后的一天，上海科学技术出版社医学部策划编辑宛玲女士来医院和我讨论一部专著的编写工作。在谈话之余，我偶然提及 *Operative Techniques in Orthopaedic Surgery* 这部巨著，并且表达了有翻译此书、将其介绍给国内同行的想法。宛玲编辑告诉我她在此之前已关注此书很久，并已向该书的出版者——美国著名的医学出版公司 Lippincott Williams & Wilkins 申请了此书中文版的翻译权和出版权，正在考虑组织翻译工作。据介绍，此书是该出版社历时近 10 年精心打造的一部巨著，其策划初衷便是打造一套可以与《坎贝尔骨科手术学》相媲美的骨科手术学巨著，并扬其长，补其短。为突出其实用性和技术的先进性，本书的总主编将国际上各领域有影响并在一线工作的骨科专家组织起来，由每位专家按出版要求，独自将自己擅长的手术技术和经验用线条图和照片以及相应的文字描述表达出来。本书共 816 名参编者，来自五大洲 20 多个国家或地区的 90 多个研究机构，且均为临床顶级的骨科医生。可以想像，这是一项多么巨大而又艰难的工程啊！

当我接下这部巨著的翻译工作后，油然产生了莫大的责任感和压力。如果不是有一定经验的骨科专科医生，未参与过相关手术的具体操作，即便英文及中文能力再好，也很难胜任此书的翻译工作。幸运的是，我们有一批临床能力和外语水平俱佳的医生。在我科 120 多位骨科医生中，大多数具有博士或硕士学位，具有较强的临床经验和扎实的英文功底。特别值得一提的是，他们懂得，翻译好这部著作才能对得起原著的作者以及中国的读者；更重要的是，只有这样，才能让更多的中国患者因为这本书的出版而受益。正是这种高度的使命感和强烈的责任心，促成了我们在不到一年的时间里便完成了这部巨著的翻译和审校工作。在这部著作翻译完成并交付出版之际，我向所有参与该书翻译工作的医生和工作人员致意。正是因为你们的辛勤付出，才成就了巨著中文版的问世。

由于我们的经验、知识和能力有限，加之翻译工作量巨大，难免有些错误和翻译不确切的地方，恳请读者批评指正。

总主译　张长青

上海交通大学附属第六人民医院骨科主任

2012 年 11 月

前　言

当骨科医生深思熟虑每一步手术操作时，总会有三个疑惑在脑海中萦绕：手术的目的是什么？疾病进展的过程中究竟何时采取手术治疗？最终选择的关键技术是什么？本书旨在以详细、分步的方式来阐述并指导广大骨科医生手术"应如何去做"。"为何手术"与"何时"的概念在每一项手术操作之前均以提纲形式给出。本书适用于有经验的临床骨科医生，在诊治已做出基本判断时参考使用。全书写作理念即为详细评述骨外科手术中的操作规划及具体步骤。

因骨科操作具有可视性，因此骨科手术技术表述方式不同于其他图书。本书介绍每种术式时都以系统的方式编排，重点突出而又灵活实用，文字尽量精准而完善。本书的主创人员希望临床骨科医生能够撷取临床具体操作中的精华。

全书共分为九个部分：运动医学，骨盆与下肢创伤，成人重建外科，小儿骨科，骨肿瘤外科，手、腕与前臂，肩肘外科，足踝外科，以及脊柱外科。每个章节均由本专业学科领域享有盛誉且临床经验丰富的专家编纂修订。每一专栏编委力邀学界精英，参与本书每一步编写工作并最终审校，并为此耗费了巨大心力。我一直为身处如此完美和才华横溢的团队中而备受鼓舞，并为参加如此积极有益的工作而深感荣幸。

最后，我想感谢为本书出版做出卓越贡献的每个人。特别感谢 Grace Caputo 在全书目录部分设计中的杰出工作及 Lippincott Williams & Wilkins 公司的 Dave Murphy 和 Eileen Wolfberg 在成书过程中的无私参与和帮助指导。最后感谢 Lippincott Williams & Wilkins 公司 Bob Hurlev 富有效率地将本书原稿在定稿后第一时间出版发行。

Sam W. Wiesel, MD

Professor and Chief

Department Of Orthopaedic Surgery

Georgetown University Medical School

Washington, DC

Jan. 1, 2010

目　录

第1章

骨水泥型全髋关节置换术
Cemented Total Hip Arthroplasty

Matthew S. Hepinstall and José A. Rodriguez

定义

- 在过去的 40 年里,骨水泥型全髋关节置换术已经成为治疗终末期髋关节疾病最为成功的手术方法。
- 骨水泥型全髋关节置换术适合于治疗多种髋关节疾病,包括退行性、炎性、创伤性、缺血性、发育性和代谢性的髋部病变。

解剖

- 髋关节是一个可动滑膜关节,由股骨头和髋臼组成。作为一个球窝关节,骨的结构决定着它的运动范围,周围软组织的松紧也影响着它的运动和功能。
- 在胚胎时期,髋臼位于髂骨、坐骨和耻骨三块不同骨连接处;到了青春期,由这三个方向的软骨进一步呈放射状融合发育形成髋臼。
- 通常的情况下, 髋臼和股骨颈各自存在 15°～20° 的前倾。尽管不同的个体间前倾的度数存在较大的差异,但是正常情况下两者的联合前倾是 30°～40°。

发病机制

- 退行性关节疾病(DJD)成为了由不同病因引起的各种髋关节疾病最后的共同通路。
  - 髋关节发育异常能导致股骨头、髋臼的撞击,产生异常的关节反作用力和关节剪切力,进而发生应力性的关节退变。这些异常包括:
    - 发育不良
    - 髋臼过深
    - 髋臼内陷
    - 髋臼后倾
    - 股骨近端手枪柄样畸形
    - 股骨头骨骺缺血性坏死(Legg-Calvé-Perthes disease)
    - 股骨头骨骺滑脱
  - 股骨头、股骨颈或髋臼骨折导致的创伤性关节炎。
  - 特发性骨关节炎。
- 自身免疫异常引起的风湿性疾病, 如类风湿关节炎和血清阴性脊柱关节病。
- 多种病因引起的股骨头骨坏死:
  - 乙醇(酒精)中毒
  - 应用皮质类固醇
  - 化疗
  - 镰状细胞贫血(血红蛋白 S 病)
  - 系统性红斑狼疮
  - 血管炎
  - 人免疫缺陷病毒感染
  - 凝血障碍性疾病
- 特发性骨坏死。
- 少见的疾病有:代谢性疾病如血色素沉着病和褐黄病,血液性疾病如血友病和镰状细胞贫血, 以及更少见的先天性疾病如骨骺和脊椎骨骺发育不良, 这些都能使髋关节发生进行性的退变。

自然病程

- 退行性关节疾病是进展性疾病, 尽管临床症状表现可能时而加重时而减轻, 但随着时间延长症状会越来越严重,发作次数越来越频繁,越来越难以忍受。
  - 尽管药物治疗对控制类风湿关节炎和其他炎症性疾病的进展是有帮助的, 但当前没有哪种药物治疗被证实能有效地缓解退行性关节疾病的进展。
- 当骨关节炎是由解剖学上的异常引起的, 手术就有希望矫正这些异常,解除关节的负担,阻止疾病的进展,甚至允许关节进行生物学上的修复。
  - 髋臼周围截骨术可以改善由髋臼发育不良引起的关节退变的自然病程, 但是仍然不清楚截骨对髋关节的功能以及病变进展的长期效果如何。在存在中度退行性关节疾病(DJD)时, 尽管进行了很好的截骨操作,也不能阻止疾病的发展。
  - 同样, 股骨颈和髋臼缘的骨软骨成形术可以减轻股骨髋臼撞击的相关症状, 但是并不清楚这些操作是否能减轻骨关节炎的发展。

病史和体格检查

- 首先应当判断哪些疼痛是由髋关节内病变引起的。髋关节疼痛可以在腹股沟区、转子周缘、大腿、膝部,偶尔也有在膝下的。而腰椎的疾病也可以引起这些区域的疼痛。
  - 尽管通常体格检查可以鉴别疼痛的来源,有时候,对于一个患者存在并存病时, 有必要进行选择性的麻醉阻滞,以阐明这些疾病对症状的影响程度。
- 运用触诊对检查部位是否存在触痛、发热、波动感和肿块进行评估。
  - 如果存在非触痛性黏液囊肿常提示转子滑囊炎,这是髋部疼痛常见的一个原因。
  - 腹股沟肿块提示腹股沟痛可能与疝有关。

- 应当评估主动和被动的运动范围。
  - 内旋和外展受限常提示屈曲挛缩。
  - 如果存在外旋受限，会影响日常活动。
- 五分制方法评估外展肌、内收肌、屈肌、伸肌的肌力。
  - 关节置换术后，外展肌肌力减弱增加了髋跛行发生的可能性。
- 显露患者下肢，在使用和不使用助步器的情况下，观察患者的步态。
  - Trendelenburg 步态提示外展肌无力或者存在髋部不适。
  - Coxalgic 步态提示存在某些原因的髋痛。
  - 僵直髋步态可见于肥大性骨关节炎。
  - 短肢步态可见于髋关节发育不良。
- 观察双下肢是否等长。在退行性关节疾病中经常存在一定程度的下肢短缩。严重的下肢短缩可见于髋关节发育不良。内收肌挛缩在仰卧时可以引起明显的下肢短缩；而当站立时可以抬高患侧半骨盆。脊柱畸形引起的骨盆倾斜可导致功能性的下肢不等长。
- 脊柱检查包括是否存在畸形、压痛，评估直腿抬高试验时疼痛情况以及进行神经系统检查。
- 检查远端脉搏和毛细血管充盈情况，可以揭示与血管源性跛行有关的外周血管疾病。
- 髋的检查包括
  - Thomas 试验：不能维持同侧髋关节的伸展提示屈曲挛缩。
  - Ober 试验：髋关节的持续外展提示髂胫带紧张。术前注意到这个情况非常重要，术者在术中就不会误认为肢体过长。
  - 直腿抬高试验：神经根痛提示腰椎病变。
- 一旦疼痛确定在髋部，应当对疼痛、跛行、功能丢失的程度、预期想获得的活动水平进行评估。这可使检查者对各种治疗模式给患者带来的潜在好处进行实际评定。
- 如果考虑进行手术，应当评估手术侧髋部的皮肤活动度，皮肤是否存在任何以前手术所形成的瘢痕，以及瘢痕的位置，这些情况都可能影响手术的入路。

影像学和其他诊断性检查

- 普通 X 线平片；如果有可能，也应包括负重位片。
  - 耻骨联合为中心包括近端 1/3 股骨的低位骨盆前后位片。髋关节轻度内旋以对股骨颈干角进行准确评估。如果不存在骨盆旋转，尾骨应当直接指向耻骨联合，而且位于耻骨联合上方大约 3cm。
  - 髋关节前后位和"假"侧位片。
  - 腰椎、腰骶椎前后位和侧位片。
  - 很少需要 CT、MRI 和其他补充检查。

鉴别诊断

- 腰椎病变
  - 椎管狭窄和神经源性跛行
  - 髓核脱出
  - 退行性椎间盘或脊椎炎
- 骶髂关节病变
- 转子滑囊炎
- 臀中肌或臀小肌病变
- 髂腰肌滑囊炎
- 腹股沟疝
- 血管源性跛行

非手术治疗

- 包括减轻体重、限制活动、物理治疗、注射药物、疼痛治疗和使用助步器。这些治疗措施并不能改变根本的疾病病程，但是可在相当程度上减轻疼痛，改善功能。

手术治疗

- 骨水泥型全髋关节置换已经是非常成功的手术方式。明显的早期并发症并不常见，患者的短期和中期的效果是显而易见的。对＞10～15 年的长期结果有影响的因素包括：假体界面的磨损、固定的失败和磨损颗粒的生物学反应。
- 大多数报道显示[1,4-7,16]，在有长期存活率的患者中，固定是影响髋关节假体远期存活的关键因素。
- 骨水泥固定的耐久性与精细的手术技术高度相关。在张力和剪切力作用下，骨水泥壳中存在间隙容易引起骨水泥固定失败。放置骨水泥时增大压力容易发生骨折。
- 骨水泥技术的提高使得股骨假体无菌性松动的发生率下降[12,16]。
- 髋臼假体骨水泥固定对于许多医生仍然是一个挑战，长期随访的结果差别很大[3,5,6,8,21]。术后即刻 X 线片上骨-骨水泥界面的表现，能预测骨水泥型髋臼固定的耐久性[21]。
  - 这支持笔者的观点：如果术者能够持续地很好地运用骨水泥技术，那么可以预期，他将能获得可重复的、好的长期结果。

术前计划

适应证

- 在年龄较大、体重较轻的患者，尤其是只有少量或中等量活动并且骨盆和股骨近端解剖正常的女性患者中，骨水泥固定能获得可重复性的、持久的、长期的预后结果。如果这类患者适合做全髋关节置换术，骨水泥固定

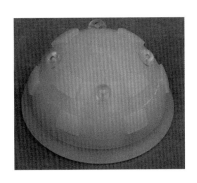

图 1 聚乙烯髋臼假体是进行骨
水泥型髋臼固定的公认标准。

对股骨和髋臼两侧假体都是很好的选择。

- 当股骨解剖畸形妨碍了标准的压配型假体的使用时，骨水泥固定可能是最好的，也是唯一的选择。
- 在与肿瘤或放疗有关的病理状态下的骨内，或存在不能预见有骨的长入或生长的情况下，骨水泥固定也可能是最好的选择。

假体的选择

- 假体的选择应当以手术者对假体的熟悉程度和该种假体文献报道的预后回顾为基础。包括假体的设计特征、设计理念、操作装置和潜在的技术缺点。
- 通常认为，最理想的骨水泥髋臼假体是全聚乙烯假体（图 1），具有多个凸起，以保证臼假体周围骨水泥一定的厚度，假体边缘的突起可以使骨水泥在假体插入时获得最佳的压力。最近的研究使得聚乙烯凸起的意义

具有争议性，认为它和影像学上的松动相关[10]。

- 对于股骨侧假体，仍然有一些争议：理想化的假体是选择粗糙面，以使骨水泥能够进入从而达到骨水泥-假体界面严密的固定；还是选择抛光的锥形的假体，以使假体在不产生磨损微粒的情况下，轻度下沉到稳定的位置。
  - 如果运用恰当，两种设计理念都能带来好的、优异的长期结果[12,16]。
  - 相反，一个成功的表面光滑的假体柄，简单地让其表面粗糙化而进行固定，所导致早期失败的数量是令人惊讶的[12]。
  - 在进行假体设计时，始终如一地运用两种设计理念的任何一种理念，都能取得好的预后，这已经取得了共识；然而，混合搭配两种设计理念中的元素，所产生的结果让人无法预见。

模板测量

- 选定了植入的假体系统后，用模板与患者的 X 线片相比较，估计假体的大小，确定安放的位置。这样可以最好地重建患者的旋转中心、偏距和肢体的长度。
- 在髋臼泪滴下缘划一条水平的参考线，标记两侧小转子的内侧点，（在股骨近端的 X 线片上，小转子内侧顶点是最具可重复性的标记）测量两侧泪滴连线和小转子内侧点的垂直距离（图 2A）。
  - 通过术侧髋的测量值减去非手术侧髋的测量值，可计算下肢的长度差异。

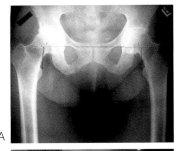
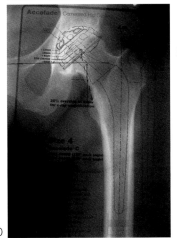
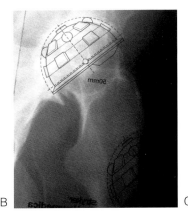
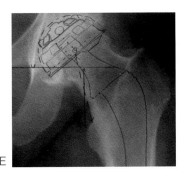
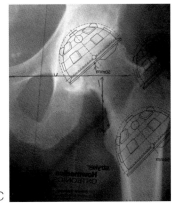

图 2 模板测量。A. 在低位骨盆前后位 X 线片上，测量下肢不等长的距离（LLD）和小转子到股骨头中心的距离（LTC）。B. 假侧位片提供了股骨近端侧位和骨盆斜位观，这个位置可以很好地决定髋臼模板的大小。C. 选好髋臼模板，把它放在前后位 X 线片上。D. 股骨假体的模板测量时，注意恢复下肢长度和偏距。E. 髋臼假体中心和股骨头假体中心的垂直距离代表了预期下肢长度变化的距离，大多数情况，笔者主张将肢体的长度增加 2~5mm。

- 标记股骨头的中心点——这也是髋关节的旋转中心。同时对手术侧髋关节小转子上缘进行标记（这可在术中识别），测量并标记每侧髋关节股骨头中心到小转子上缘的距离（在图 2A 中以虚线表示），这个距离称为 LTC。
- 选择合适的髋臼假体需要测量髋臼的大小。骨水泥型的髋臼模板有 2mm 补偿，以补偿锉磨后半球形的髋臼腔内的骨水泥层。在假斜位 X 线片上评估假体的大小最精确（图 2B）。
- 髋臼假体模板在前后位 X 线片上外展 40°～45° 放置[17,24]，它的内下缘大概在泪滴外侧 10mm（图 2C）。假体应当放置在髋臼的内板或者内板外侧，假体外上缘应紧靠髋臼外上缘。
  - 髋臼假体轻度的不完全覆盖（20% 之内）是可以接受的。
- 一旦选定髋臼假体放置的理想位置后，就可以应用模板确定新的髋关节旋转中心。在大多数患者，目标是重新产生正常的解剖旋转中心。为了获得理想的假体固定位置，10mm 以内的旋转中心的位置改变是可以接受的。对于有高位髋中心的髋关节发育不良的患者，这样的改变可能是必需的。
- 然后是股骨假体的模板测量。测量主要是为了选择合适的股骨假体，不过多地去除骨松质，而使假体有足够的骨水泥层，并且能恢复下肢的解剖长度和偏距。
- 模板放置在股骨髓腔的中心，应当根据骨质的限制选择假体近端到远端的位置，最好周缘有 2mm 的骨水泥层，目标是恢复下肢的长度（图 2D）。
  - 大多数假体系统有标准颈和高偏距颈。选择使患者的偏距与髋臼新的旋转中心最适合的假体。
  - 股骨头假体有加号和减号的不同型号可供选择，这

使得术者可以延长或缩短股骨颈，改变下肢长度和偏距。
- 一旦选好理想的假体位置，标记股骨颈切除的水平面，记录该水平面到小转子的距离。
- 在 X 线片上标记髋臼和股骨假体的位置后，髋臼假体中心和股骨头中心之间的垂直距离近似于下肢需矫正的长度（图 2E）。
  - 对大多数患者，笔者主张将下肢长度增加 2～5mm[22]。

体位

- 患者体位的放置与手术入路的选择有关。后外侧入路时，笔者使用一个专门设计的手术床，让患者在手术床上侧卧位。
- 放置腋窝卷预防臂丛神经损伤，所有骨的突出部位仔细地垫起以避免压伤。
- 许多术者尝试在骨盆和地面之间建立固定的联系，这样可以地面为参照来放置髋臼。
  - 应用体内标志点重复性更好，也使术者定位更方便。
  - 在髋臼准备、假体的安放过程中，为使术者的视野最佳化，笔者习惯将床朝术者的方向稍微倾斜。采用这个体位时要用一个床背架来固定患者。

入路

- 多种手术入路都能充分显露髋关节进行全髋关节置换。
- 后外侧入路是一个理想的选择，它能进行极好的显露，可进行延展，而且避免损伤外展肌。
- 由于采用现代技术进行后侧软组织修复，并能够通过假体安放恢复旋转中心，偏距，下肢长度和联合前倾[2]，后外侧入路和其他的手术入路相比，脱位率相当[20]。

手术显露

- 由后方朝向大转子顶点，呈弧形轻柔地切开皮肤。切口在股骨外侧面距大转子最突出端的后方大约 1cm；远端沿着股骨干大约到臀大肌附着点水平。
- 在皮肤切开线的稍前方切开髂胫束，这样可使筋膜的切开沿着转子最突出的部位，位于臀大肌肌腱在股骨近端附着点前方 5～10mm。
  - 筋膜切开到近端时如遇臀大肌，顺着肌纤维分离臀大肌。
- 这时可以部分或完全松解股骨粗线处附着的臀大肌，这对显露并不是必需的，但是这样做可减少术后坐骨神经麻痹的风险。
- 用电灼方式切开松解股骨后方附着的股方肌，直到能

充分显露小转子。
  - 进行这项操作时，常遇到股深动脉的第一穿支。在没有切断前，该动脉很容易进行电灼；假如没有辨认清楚，切断后很难进行止血。
- 向前方和近端牵开臀中肌，沿梨状肌上缘一直切开到髋关节囊。
  - 术者应用手指触摸并保护坐骨神经。
- 从大转子和股骨颈外侧部，把梨状肌、上下孖肌、闭孔内肌和外旋肌肌腱，以及后关节囊作为单个组织瓣切开。
- 切开关节囊的上方和下缘，形成由关节囊、肌肉、肌腱组成的四边形瓣，这样方便在手术完成后进行修复。

术中评估下肢的长度

- 髋关节脱位前,把 1 枚骨圆针放于髋臼下沟水平的闭孔内[22]。通过把针在髋臼水平穿过坐骨远端,能反复辨别这个标记点。
  - 当针刺穿闭孔膜时,术者应当体会到落空感,这时就不要再进一步插入了。
- 手术台上,股骨放在中立位。用电刀和记号笔在股骨上标记垂直的骨圆针的位置(技术图 1)。
  - 在其后的操作中,能再次置入骨圆针;股骨上的标记为评估下肢长度的变化提供了参考。

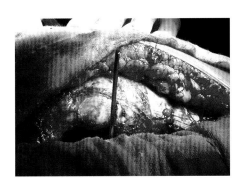

技术图 1　1 枚骨圆针在髋臼下沟水平放入闭孔膜,在骨盆上提供一个不变的参考点,可以评估下肢长度的变化。

髋关节脱位和股骨颈截骨

- 轻轻地屈曲、内收、内旋,行髋关节后脱位。
- 评估并标记股骨头中心点,以及测量并记录从中心点到小转子最高点的距离(技术图 2)。
  - 恢复这个距离有助于恢复髋关节的解剖形状,包括下肢长度和偏距。
  - 一般来说,少量提高 LTC,将优化髋关节的稳定性;也不会使下肢过长,或者髂胫束过紧。
- 朝向大转子和颈的连接处,垂直于股骨颈的下缘,切断股骨颈。留下的股骨颈的距离应当比术前模板的预计长几毫米,以容许测量的误差和模板测量的不精确。
  - 在对股骨侧初步处理后, 使用摆锯或股骨矩磨锯,能轻易地去除多余的骨。

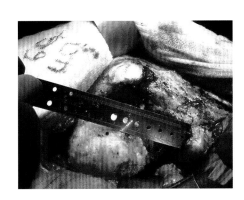

技术图 2　在切断股骨颈之前,术中测量小转子上缘到股骨头中心的距离(LTC)。

髋臼的显露

- 为了能够充分地显露髋臼,需要将股骨近端推向前方,这往往需要切开前上方关节囊;并根据下方韧带的松紧程度,选择是否切开股直肌的反折头。
  - 可以松解臀大肌在股骨粗线上的附着点,使股骨进一步移向前方。

- 应当完全切除髋臼上唇。注意保护髋臼横韧带,这可为放置髋臼假体提供下方标志;同时可在放置假体和压紧骨水泥的过程中,限制骨水泥向下方突出。
- 为了能看清髋臼内侧壁,应用电刀从髋臼窝中去除股骨头韧带(又称圆韧带)。

髋臼的准备

- 先用小号髓腔锉适当地向内侧磨内壁,注意不能磨透内侧壁。接着逐渐扩大型号,同心锉磨髋臼,直到在前方耻骨和后方坐骨上看到渗血的骨松质。
- 对于髋臼上缘的髂骨上坚硬的软骨下骨,大多数应当保留以对假体提供支持。然而对于硬化骨,必须用高速钻钻出几个孔洞,穿透硬化骨,以允许骨水泥的进入。
  - 或者像最近一项随机对照的临床试验研究显示的那样,仔细地去除大多数软骨下骨,使得骨水泥和髋臼顶壁骨松质紧密相连,这能明显地提高骨水泥层在 X 线片上的表现。
- 应用假体试模为髋臼假体选择合适的位置。应当没有骨或软组织的阻挡,很容易地放入假体试模,这样才可在没有妨碍的情况下放入真正的髋臼假体。假如插入时髋臼窝边缘紧,可以在周缘锉磨 1mm。
  - 用来判断髋臼杯位置的体内标志,包括前壁和耻骨支、后壁、髋臼横韧带和髋臼上缘。
  - 在髋臼界限内以正常的髋臼解剖位置放置假体,确保假体外展 40°～45°,并且前倾 10°～20°。
  - 如存在大的前方骨赘或者术前髋臼的后倾,出现髋臼前壁影越过后壁的"交叉征",优先选择后壁和髋臼横韧带来定位合适的前倾。用电锯或骨刀去除前方骨赘,使得在髋关节屈曲和内旋时,前方撞击的风险降低。
- 试模确定髋臼杯合适的放置位置后,用亚甲蓝在骨上标记。这些标记可在直视下辅助髋臼杯最后位置的放置(技术图 3A)。
- 在耻骨、坐骨和髂骨内用高速钻钻孔打洞,这有利于骨水泥的渗入,形成大的"锁定",以补充骨水泥在骨松质的骨小梁内小的"锁定"。
- 如果存在髋臼内骨囊肿,用磨钻去除硬化区和囊肿内容物。
- 为了获得骨水泥和骨松质最大程度上的固定,必须有一个没有碎屑的干燥的手术视野(技术图 3B)。
  - 通过使用控制性低压的区域麻醉,控制平均动脉压在 45～70mmHg,脉冲冲洗去除血和脂肪,接着用纱布擦干,可以局部使用或不使用肾上腺素。
  - 尽管不是笔者的经验,最近有研究显示,在涂骨水泥时对髂骨行负压吸引,有助于维持骨面的干燥,进而提高了骨水泥的渗入[13]。

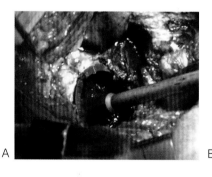 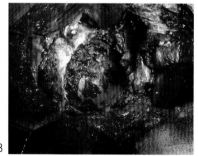

A　B

技术图 3 髋臼的准备。A. 髋臼试模放置到理想的位置后,在周围骨上标记髋臼的位置。B. 髋臼准备后,干燥的手术区域对优化骨水泥的交锁固定是必需的。使用控制性低压麻醉技术能获得最佳的干燥区域。

骨水泥髋臼假体植入

- 当把骨水泥放在髋臼上时,骨水泥应像生面团样柔软,但保持相对低的黏度。用一个橡胶球压向髋臼,以获得均匀一致的骨水泥压力(技术图 4A)。
- 维持压力 30～60 秒后,移去橡胶球。清除髋臼横韧带上的骨水泥(技术图 4B)。这样可以尽量减少骨水泥向骨盆内溢出,可以直视髋臼底板,指导髋臼假体的安放。
- 放入髋臼假体,注意和试模选定的前倾和外展一致。为了容纳适当的骨水泥层,臼杯外径应当比最后一把髋臼锉小 2mm。
- 骨水泥硬化之前,应用 Charnley 推进器在髋臼假体上维持加压,去除过多的骨水泥;中置化假体,使骨水泥层上受到的应力最小化。

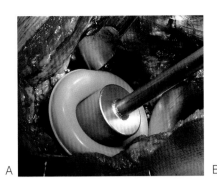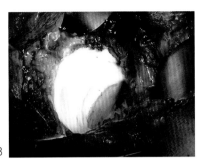

技术图 4　髋臼假体植入骨水泥。A. 给髋臼骨水泥加压,维持压力 30～60 秒。B. 从髋臼横韧带边缘去除骨水泥,尽可能减少骨水泥向骨盆内溢出。

股骨的准备

- 对股骨侧的显露,需通过屈曲、内收和内旋,将近端股骨脱出切口。如果在这个位置上暴露有困难,可以进一步松解臀大肌肌腱。
- 进入股骨髓腔入点在股骨颈后外侧。尽管近端股骨呈弓形,这个入点使得圆锥形扩孔钻和直的髓腔锉能沿着股骨干近端的解剖轴插入,而能维持均匀一致的骨水泥层。
  - 为了得到恰当的进入点,必须从股骨颈后外侧去除所有残存的软组织,必须用高速磨钻或其他工具去除残余的骨组织。
  - 尽管没有磨钻精确,许多术者用"箱形"骨凿也能成功获得合适的股骨髓腔进入点(技术图 5)。
- 确定进入点后,插入圆锥形的扩髓钻,帮助辨别股骨

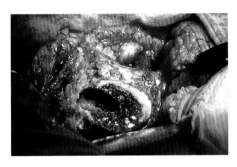

技术图 5　为了在行股骨准备和假体放入时获得最佳的进入点,必须去除股骨颈后外侧残余的骨质。

的解剖轴。在获得股骨髓腔开口的同时,也最大限度地减少了对股骨髓腔骨内膜的锉磨。用髓腔锉时,不要广泛地锉磨髓腔,保留骨松质可使骨水泥达到最佳化的固定。

- 循序渐进地锉髓,注意掌握好髓腔锉插入的前倾角度。除非患者有明显的近端股骨的畸形,或者已知髋臼杯有过多的前倾或后倾,否则髓腔锉的前倾应与患者本身的解剖前倾一致。
- 如让助手把胫骨垂直于地面放置,那么能在直视下对前倾角度进行最好的评估。
- 循序渐进地扩髓,直到锉的近端插入到股骨颈切除面的深度时,髓腔锉具有扭转力矩的稳定性。
  - 如果术前进行了仔细的模板测量,使用的假体系统应当可以恢复下肢的长度和偏距;这能在接下来的颈和头的试模检测中得到证实。
- 许多髋关节假体系统具有标准的或可延长偏距的颈;可通过偏距的长度和颈干角的情况明确选择。
  - 通常情况下,应当选择在术前试模中能最好恢复股骨颈解剖形状的颈。
  - 然而值得注意的是,假如髋关节并没有内旋到使股骨颈垂直于 X 线球管的横臂,在 X 线片上,可能会对偏距估计过低。
- 根据术前的计划,选择股骨头试模,尽量恢复或最低限度地提高 LTC。

应用试模对软组织平衡和重建进行评估

- 进行试模复位,并通过四项措施评估关节置换是否成功。
  - 第一,内旋髋关节直到股骨头试模和髋臼杯在同一平面(技术图 6A、B),并且膝屈曲 90°。

- 假如骨盆的冠状面垂直于地面,胫骨和地面的角度是股骨假体和髋臼假体的联合前倾角度[15]。
- 对于妇女来说,理想的联合前倾是 35°～45°;然而通常男性腰椎前突较小,对于男性来说,理想

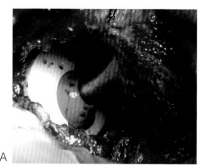

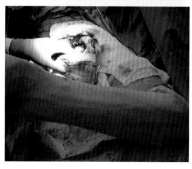

技术图 6　共面检测。A. 髋关节内旋,直到股骨头试模和髋臼假体边缘在同一平面。B. 术者可通过小腿的位置来评估联合前倾。

的联合前倾相对较小。

- 第二,髋关节外旋,髋膝关节伸直。前方关节囊应当足够松弛,使大转子能外旋到接近坐骨一指宽的距离,但也不能过度松弛,以至于大转子撞击坐骨,或者股骨假体颈撞击到后方臼杯。
- 第三,将 1 枚骨圆针放在髋臼下沟水平的闭孔内,测量并记录下肢相对的延长和短缩情况。
  - 一般情况下,提高下肢的长度<5mm,能优化髋部的稳定性而不会造成下肢长度不等。然而,这种长度的改变受术前双下肢长度差异和其他因素影响。
- 第四,髋关节屈曲、内旋,检查髋关节的稳定性。在

脱位前,术者应清楚地感觉到软组织的抵抗,而不是光滑无阻力的运动。

- 通过 Ober 试验可以得到更多的信息。膝屈曲 90°,髋部外展并伸展到中立位,放开膝关节,检查者继续扶住足部。
  - 如果已经大量地提高了偏距,膝将维持抬高的位置(髋部将维持外展),这表明髂胫束紧张。
  - 因为有些患者髋关节在术前的 Ober 试验已经呈阳性,因此如果不和术前相比较,Ober 试验测试结果是没有意义的。
- 最后,Shuck 试验或"牵引试验"能提供一些有限的信息。髋关节复位后,一名助手牵引股骨并内旋,术者对股骨头从髋臼牵开的程度进行主观的评估。
  - 应当给予一定程度上的推拉,助手应当不能通过简单的牵引完全脱位髋关节。
  - 如果单独应用该方法,这可能导致术者过度延长下肢。
- 假如发现髋关节过松,可以应用加号的试模头;或者用更大号的股骨假体,使股骨假体的柄能更深入地充填股骨髓腔。大号的柄可能对应更长的颈,各个假体系统不一样。
  - 假如下肢长度是合适的,但是偏距不足,术者可以把标准的假体柄换成一个延长偏距的柄。
- 如果发现髋关节前关节囊紧张,而髋关节的其他方面还可以接受,建议行前关节囊切除以平衡髋关节。
- 假如髋关节过度紧张——前关节囊过紧,Ober 试验阳性,下肢过度延长——应减小股骨假体的型号,或者将股骨柄更深入植入股骨,或者选择负号的股骨头。
  - 笔者不推荐在最初计划中使用负号的股骨头,因为大多数假体系统仅有一个负号的股骨头。如果最后髋关节相对最初试模时发生了变化,术者将无法进一步减少下肢长度和偏距。

骨水泥股骨假体植入

- 取出股骨试模,准备对股骨行骨水泥固定。在预计假体柄插入深度下方大约 1cm,放置远端骨水泥限制器(技术图 7)。
  - 这可以帮助避免骨水泥进入过深,在翻修时不易取出,同时可以提高骨水泥的压力。
- 股骨髓腔以脉冲冲洗,用负压吸干,以纱布填塞髓腔。
- 股骨侧的骨水泥准备,应当使用真空搅拌或者搅拌后离心,这两种方法都能通过减少骨水泥的孔隙提高骨

水泥的强度。接下来将骨水泥倒入骨水泥枪。当骨水泥到了中等黏度时,准备注射骨水泥。中等黏度的骨水泥指:既能用骨水泥枪注入,并且容易与骨松质进行固定,又能允许加压。

- 确保在骨水泥枪尖端没有空气后,以逆行性的方式从远端到近端注射骨水泥,使骨水泥推动骨水泥枪退出髓腔。
- 当骨水泥充填髓腔到股骨颈切除水平,移去骨水泥枪

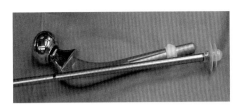

技术图 7　一个骨水泥限制器放在股骨假体柄尖部的远端，这样可允许为骨水泥加压。限制器插入的深度在插入器的柄上有标记。

的尖头，装上骨水泥的加压装置封闭股骨髓腔的近端。

- 股骨干上的任何孔洞都应在骨水泥加压前封闭。
- 当加压完成后，应立即从股骨颈入口处移除多余的骨水泥、脂肪、骨髓内容物。当压力器从股骨上移开后，应以更多的骨水泥充填其留下的空隙。
- 用纱布擦干骨水泥表面，骨水泥预涂股骨柄，特别是干骺端的区域。所有的这些操作是希望减少骨水泥中以及骨水泥–假体界面的血液、体液和其他碎屑。已经显示这些杂质对骨水泥的强度有明显的影响。

- 假如股骨骨干相对较宽，推荐给假体柄加用远端中置器以减少内翻错位的风险。
- 当骨水泥处于"中间面团期"时，是柄插入的最佳时期。骨水泥到达这个阶段所需的时间随室温和搅拌率的变化而不同。
  - 预热股骨假体柄将进一步减少骨水泥的孔隙率，加速骨水泥的聚合。
- 应当以连续平滑的动作插入假体柄，注意不要内外翻和旋转，避免骨水泥层出现孔隙。先用手帮助插入，需要时以锤子敲击插入器。
- 当假体到了试模时颈的位置时，轻轻地在假体柄上施加压力，去除过多的骨水泥，并通过手指对假体柄周围的骨水泥加压。
- 当骨水泥已经聚合后，把先前选定的股骨头试模放在股骨假体柄上，对 LTC、下肢长度、软组织的平衡和联合的前倾角度进行评估。
  - 当选定合适的股骨头后，清洁并擦干假体柄的颈部，轻轻地敲击安装股骨头。
- 通过冲洗、负压吸引，清除髋臼部的碎屑，进行复位。

修复软组织并关闭伤口

- 深部软组织（髋关节囊、臀中肌、股外侧肌和髂胫束等）联合注射局部麻醉药、镇静剂，以及皮质类固醇或非类固醇类的抗炎药物，可减少麻醉药的用量和降低术后疼痛。
- 在充分冲洗所有显露的组织后，对后侧软组织行广泛的修复（技术图 8）。
- 用不可吸收的缝线将股方肌修复到它的附着点。如果松解了臀大肌肌腱，一同修复臀大肌到它的附着点。
- 用 8 字缝合将梨状肌上缘缝到外展肌肌肉组织，缝线先不要打结。
- 修复短的外旋肌和后关节囊到大转子后方中间面，早期的两个步骤有利于这项操作。
  - 不可吸收缝线第 1 针穿过后关节囊瓣上外侧部分和梨状肌肌腱，然后第 2 针穿过关节囊和结合腱。
  - 第 2 根不可吸收缝线穿过囊瓣下外侧部分和闭孔外肌肌腱，然后再次穿过关节囊。这些缝线的放置是在髋臼植入骨水泥后、行股骨准备之前。
- 在闭合的过程中，两股缝线穿过在大转子上钻好的孔，并相互系在一起。
  - 为了减少手术时间，在等骨水泥变干时，可在大转子上钻孔。

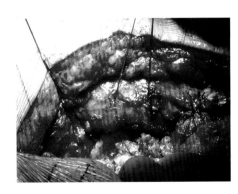

技术图 8　精确的后方软组织修复应当包括：后方的关节囊、梨状肌和闭孔肌。在关闭筋膜前有必要进一步检查这些修复。

  - 缝线打结之前，下肢外展外旋，减小在大转子上进行后方软组织瓣修复的张力。
- 最后扎紧连接梨状肌到外展肌的缝线。
- 关闭筋膜前，仔细检查修补情况，确保后方的肌瓣和股骨相接触，而不是通过缝线悬挂起来。
  - 如果在这个时间发现，可以早期纠正不充分的修补。
- 再次充分地冲洗创口，常规关闭筋膜、皮下组织和皮肤。

要点与失误防范

下肢长度和偏距	• 要获得最佳的功能需要恢复下肢长度和偏距。应当注意，对有特别高偏距的患者，下肢轻度延长对于获得合适的软组织张力可能是必需的
指征	• 尽管全髋关节置换手术是成功的，但如伴发脊柱疾病，仍可以导致持续的关节症状 • 年龄较大、体重较轻、活动较少的具有骨质疏松的妇女，应用骨水泥型全髋关节置换术通常有非常好的预后，而且没有那些进行非骨水泥股骨侧固定后时常发生的髋痛
显露	• 尽量减少软组织的创伤。不过，限制显露的皮肤小切口可使一些重要的深部结构处于高损伤的风险
控制性低血压麻醉	• 没有一个干燥的手术区域，髋臼很难获得最佳的骨水泥固定，这使得控制性低压麻醉成为骨水泥技术的一个关键方面

术后处理

- 血液管理
  - 为了减少术后输注同种异体血，笔者推荐术前预存自体血。对于不能回输血液的患者，术前可以考虑应用重组人红细胞生成素。对于有症状性贫血的患者，可以输注同种异体血。
- 疼痛控制
  - 应用多模式镇痛方案[18]、手术时联合应用软组织内注射、对乙酰氨基酚、非类固醇类抗炎药物、长效和短效的麻醉药，能提高患者的满意度。这些药物的疗法减少了疼痛和麻醉药的用量，进而减少了术前恶心、呕吐、烦闷状态和意识错乱，使患者更快速地复苏。
- 静脉应用抗生素
  - 应当在术前 1 小时内，并持续到术后 24 小时给与抗生素。头孢唑啉是首选抗生素。对青霉素和头孢菌素类过敏的患者，典型的是应用万古霉素或者克林霉素。因为表皮葡萄球菌的菌株常对克林霉素耐药，万古霉素或是首选。
- 静脉血栓性疾病的预防
  - 已经证实，连续性气压装置提供了机械性的预防，能降低深静脉血栓(DVT)的风险。它不仅可以作为单一模式的预防方法，还可作为药理学预防的辅助方法。
  - 对于理想的药理学预防方法仍存在争议，出院后应当继续采用一些预防措施。我们在手术当天术前应用单次剂量华法林；在髋关节脱位前，术中静脉内应用单次剂量肝素；术后 2～3 日内，给所有患者应用调整剂量的华法林。对于有血栓栓塞疾病史或有血栓形成的高危患者，或先前有用华法林指征的患者，出院后应继续预防性地应用华法林。
  - 患者出院前，用多普勒超声进行筛选，假如检查结果阴性，患者之前也没有应用华法林的任何指征，出院后每日 325mg 阿司匹林；如果结果阳性，患者继续应用治疗剂量的华法林。
  - 促进康复措施能进一步减少了血栓性疾病的风险，这是大多数多模式预防疗法中重要的一部分。
- 物理治疗
  - 对所有通过后侧入路进行全髋关节置换的患者，都应警惕髋关节后方脱位。最近来自主要使用前外侧入路的一个研究中心的一项研究质疑了这种预防的必要性[19]。应用后侧入路的术者不应当把这些发现运用于全髋关节置换后的所用患者。
  - 手术后 24 小时内允许在助步器和双拐的辅助下负重。
  - 患者耐受后，放弃使用助步器。
- 出院
  - 大多数患者术后 3～4 日出院。如果患者有其他关节严重受累，家庭环境的困难，或者没有好的社会支持，这些患者可能需要短期的住院康复。

结果

- 全髋关节置换术能显著减轻髋痛和恢复功能。骨水泥型全髋关节置换术后，髋痛很少发生；然而，对股骨侧进行非骨水泥固定的术后，髋痛相对常见。
- 骨水泥型全髋关节置换在临床上取得的成功已经为长期的随访研究所证实(图 3)。尽管功能可能随着年龄增长和并发疾病而下降，但是 30 年的随访里，94% 的患者没有髋痛或轻微的不适[26]。
- 在明尼苏达州[1]和爱荷华州的协会[5,6]，有使用第一代骨水泥技术进行骨水泥型全髋关节置换的、至少 25 年的随访研究数据。各自研究中心已对 20 世纪 60 年代晚期和 70 年代早期的单个术者连续的病例系列进行了报道。
  - 假体的 10 年存活率是 94%，15 年存活率是 90%，20 年的存活率是 84%～85%，25 年的存活率是 77%～81%，30 年的存活率是 68%。
  - 随访至 30 年时[6]，取出至少一个假体组件进行髋关节翻修的有 12%。其余的患者中，体内最初的假体仍有很好功能的有 7%，假体一直保留到患者死亡的有 81%。
- 在 20 世纪 70 年代和 80 年代早期，应用改良的骨水泥技术进行骨水泥型的全髋关节置换，爱荷华州[4,23]和安大略省[3,25]协会有至少 20 年的随访研究的数据。
  - 10～15 年间有 3%～10% 患者，20～25 年间有 5%～12% 患者，取出了至少一个假体组件进行翻修。
- 骨水泥型全髋关节置换术后进行翻修的原因
  - 大多数翻修是由于无菌性松动，据报道占了翻修原因的 62%～100%[1,3,16,25]。
  - 深部感染、复发性的脱位、假体周围骨折是大多数进行翻修的其他原因。
  - 较少见的原因包括骨溶解、孤立的聚乙烯磨损微粒、技术上的失误，如下肢不等长。
  - 假体骨折是假体早期翻修的主要原因，现少见。

并发症

- 无论什么时候处理长骨的骨髓腔，都可能出现脂肪和骨髓的栓子，但很少导致脂肪栓塞综合征。股骨假体的骨水泥固定可提高脂肪移位的数量，继之肺血管分流增多，脂肪栓塞综合征的风险增加[23]。因此对于有心肺疾病的患者，宁可不使用骨水泥固定。
- 假如不使用预防方法，静脉血栓栓塞常见于全髋关节置换术。有症状的 DVT 和肺栓塞发生率低，致死性肺栓塞发生率＜0.5%，大多数预防性的治疗应用与它们相关。已经证实有侵袭性的药物抗凝治疗减少了无症状的 DVT 发生，但是还没有发现哪种治疗方法能进一步降低致死性肺栓塞的发生率。
- 术前合理进行医学治疗以及严格遵守手术适应证，心肺并发症的发生并不常见。但是对于有风险的患者，手术期间应当进行小心监测。
- 临床上明显的下肢不等长作为一个并发症，在大多数患者中是可以避免的。在一个前瞻性的研究中[22]，用本章中叙述的使下肢等长的方法，结果发现术后下肢平均有＋2.6mm（范围从－7mm 到＋9mm）的长度不等，87% 有 6mm 或更少的下肢长度不等。没有一个患者有下肢不等长的症状或者要求使用增高鞋垫。

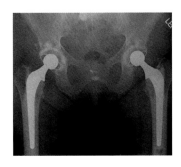

图 3　骨水泥型全髋关节置换的 X 线片。

- 全髋关节术后感染是一个毁灭性的并发症。术前使用抗生素和载有抗生素的骨水泥，这两种方法能降低深部感染的风险。
  - 在不合理使用抗生素时，其他干预措施如使用层流和防护服能降低感染的风险；而在合理使用预防性的抗生素时，这些干预措施并没有带来附加的好处。
  - 应用浸碘的有黏性的塑料膜铺巾以及减少手术室内的走动，这些也能减少手术伤口内细菌的数量。
- 全髋关节术后脱位是进行翻修手术的常见原因之一，给患者和医生带来明显的烦恼。关节重建时恢复下肢的长度、偏距、旋转中心，合适的股骨柄和髋臼的前倾，使脱位的风险最小化。
  - 前侧、前外侧以及直接的外侧入路脱位风险最低。笔者已经陈述了选择后入路的原因。尽管后入路提高了脱位的风险，但通过仔细地修复后方软组织能减少这种风险。
- 假体周围骨折可以发生在手术中和手术后。大多数术中发生的骨折可以方便地在术中进行治疗，因此发生术中骨折后，重要的是术中发现骨折。在初次进行骨水泥型全髋关节置换时，如果选择了合适的股骨侧的开口点对股骨进行处理，那么很少会发生术中骨折。术后骨折经常发生在已有骨溶解的背景下，通常与创伤有关。本章中不讨论对于这种骨折的处理。
- 无菌性松动是骨水泥型全髋关节置换术后失败最为常见的原因。通过使用设计良好的假体和现代的骨水泥技术能降低无菌性松动的风险。虽然如此，在骨水泥型全髋关节置换术后，一些和患者相关的因素影响着无菌性松动的发生率。
  - 男性发生无菌性松动而进行翻修的风险更高[1]。
  - 髋臼发育不良的严重度也是发生无菌性松动的一个危险因素。相对于那些没有或低度发育不良患者，髋关节发育不良 Crowe 分型 Ⅲ 和 Ⅳ 型有更高的翻修率[7]。
  - 在炎性骨关节炎患者中，因为无菌性松动的发生而进行翻修的风险较低[1]。
  - 手术时患者的年龄与因为无菌性松动进行翻修的风险呈负相关。假体存活 25 年没有因为无菌性松动进行翻修，在初次关节置换时，年龄＜40 岁的有 68.7%；年龄＞80 岁的有 100%；在 40～80 岁之间每增加 10 岁，假体的存活率随之相应提高[1]。
- 骨溶解是非骨水泥假体常见的失败原因，在骨水泥型全髋关节置换术后的报道较少，这可能与骨水泥型全髋关节置换中聚乙烯磨损减少有关。尽管当使用骨水泥时，"气球样"的骨溶解并不常见，骨水泥型全髋关节置换中固定失败似乎与磨损微粒的生物学反应有关。
- 骨水泥型全髋关节置换术后发生坐骨神经麻痹的并发

症并不常见。坐骨神经麻痹常发生于对手术侧已经长期短缩(特别是先天性短缩)的下肢进行大幅延长的患者,这可导致受到牵拉的相关神经发生缺血。在髋脱位以前和关节置换后,笔者常规触摸坐骨神经,以评估是否过度提高了神经的张力。

● 如果手术时髋关节处于极度屈曲和内旋,臀大肌肌腱也可能会压迫坐骨神经。为此,Hurd 等[14]推荐在行全髋关节置换过程中,常规松解臀大肌。

(张 彦 译,刘旭东 审校)

参考文献

1. Berry DJ, Harmsen WS, Cabanela ME, et al. Twenty-five-year survivorship of two thousand consecutive primary Charnley total hip replacements: factors affecting survivorship of acetabular and femoral components. J Bone Joint Surg Am 2002;84A:171–177.

2. Biedermann R, Tonin A, Krismer M, et al. Reducing the risk of dislocation after total hip arthroplasty: the effect of orientation of the acetabular component. J Bone Joint Surg Br 2005;87B:762–769.

3. Bourne RB, Rorabeck CH, Skutek M, et al. The Harris design-2 total hip replacement fixed with so-called second-generation cementing techniques: a ten to fifteen-year follow-up. J Bone Joint Surg Am 1998;80A:1775–1780.

4. Buckwalter AE, Callaghan JJ, Liu SS, et al. Results of Charnley total hip arthroplasty with use of improved femoral cementing techniques: a concise follow-up, at a minimum of twenty-five years, of a previous report. J Bone Joint Surg Am 2006;88A:1481–1485.

5. Callaghan JJ, Albright JC, Goetz DD, et al. Charnley total hip arthroplasty with cement: minimum twenty-five-year follow-up. J Bone Joint Surg Am 2000;82A:487.

6. Callaghan JJ, Templeton JE, Liu SS, et al. Results of Charnley total-hip arthroplasty at a minimum of thirty years: a concise follow-up of a previous report. J Bone Joint Surg Am 2004;86A:690–695.

7. Chougle A, Hemmady MV, Hodgkinson JP. Severity of hip dysplasia and loosening of the socket in cemented total hip replacement: a long term follow-up. J Bone Joint Surg Br 2005;87:16–20.

8. Crites BM, Berend ME, Ritter MA. Technical considerations of cemented acetabular components: a 30-year evaluation. Clin Orthop Relat Res 2000;381:114–119.

9. Engesaeter LB, Lie SA, Espehaug B, et al. Antibiotic prophylaxis in total hip arthroplasty: effects of antibiotic prophylaxis systemically and in bone cement on the revision rate of 22,170 primary hip replacements followed 0–14 years in the Norwegian Arthroplasty Register. Acta Orthop Scand 2003;74:644–651.

10. Faris PM, Ritter MA, Keating EM, et al. The cemented allpolyethylene acetabular cup: factors affecting survival with emphasis on the integrated polyethylene spacer: an analysis of the effect of cement spacers, cement mantle thickness, and acetabular angle on the survival of total hip arthroplasty. J Arthroplasty 2006;21:191–198.

11. Flivik G, Kristiansson I, Kesteris U, et al. Is removal of subchondral bone plate advantageous in cemented cup fixation? A randomized RSA study. Clin Orthop Relat Res 2006;448:164–172.

12. Herberts P, Malchau H. How outcome studies have changed total hip arthroplasty practices in Sweden. Clin Orthop Relat Res 1997;344:44–60.

13. Hogan N, Azhar A, Brady O. An improved acetabular cementing technique in total hip arthroplasty: aspiration of the iliac wing. J Bone Joint Surg Br 2005;87B:1216–1219.

14. Hurd JL, Potter HG, Dua V, et al. Sciatic nerve palsy after primary total hip arthroplasty: a new perspective. J Arthroplasty 2006;21:796–802.

15. Lucas DH, Scott RB. Coplanar test: the Ranawat sig. A specific maneuver to assess component position in total hip arthroplasty. J Orthop Tech 1994;2:59.

16. Malchau H, Herberts P, Eisler T, et al. The Swedish Total Hip Replacement Register. J Bone Joint Surg Am 2002;84A(Suppl 2):2–20.

17. Parks ML, Walsh HA, Salvati EA, et al. Effect of increasing temperature on the properties of four bone cements. Clin Orthop Relat Res 1998;355:238–248.

18. Parvataneni HK, Shah VP, Howard H, et al. Controlling pain after total hip and knee arthroplasty using a multimodal protocol with local periarticular injections: a prospective, randomized study. J Arthroplasty 2007;22(6):33–38.

19. Peak EL, Parvizi J, Ciminiello M, et al. The role of patient restrictions in reducing the prevalence of early dislocation following total hip arthroplasty. a randomized, prospective study. J Bone Joint Surg Am 2005;87A:247–253.

20. Pellicci PM, Bostrom M, Poss R. Posterior approach to total hip replacement using enhanced posterior soft tissue repair. Clin Orthop Relat Res 1998;355:224–228.

21. Ranawat CS, Deshmukh RG, Peters LE, et al. Prediction of the long-term durability of all-polyethylene cemented sockets. Clin Orthop Relat Res 1995;317:89–105.

22. Ranawat CS, Rao RR, Rodriguez JA, et al. Correction of limb-length inequality during total hip arthroplasty. J Arthroplasty 2001;16:715–720.

23. Ries MD, Lynch F, Rauscher LA, et al. Pulmonary function during and after total hip replacement: findings in patients who have insertion of a femoral component with and without cement. J Bone Joint Surg Am 1993;75:581–587.

24. Siebenrock KA, Leunig M, Ganz R. Periacetabular osteotomy: the Bernese experience. J Bone Joint Surg Am 2001;83A:449.

25. Skutek M, Bourne RB, Rorabeck CH, et al. The twenty to twenty-five-year outcomes of the Harris design-2 matte-finished cemented total hip replacement: a concise follow-up of a previous report. J Bone Joint Surg Am 2007;89:814–818.

26. Wroblewski BM, Fleming PA, Siney PD. Charnley low-frictional torque arthroplasty of the hip: 20-to-30 year results. J Bone Joint Surg Br 1999;81B:427–430.

第2章

非骨水泥型全髋关节置换术
Uncemented Total Hip Arthroplasty

Matthew S. Austin and Brian A. Klatt

定义

- 全髋关节置换术对于非手术治疗无效、有明显症状的髋关节退行性病变是一种标准的治疗方法。
- 已经证明非骨水泥型全髋关节置换有很好的中远期疗效。
- 髋臼假体通过压配获得早期固定,其表面允许骨长入。
- 股骨侧假体通过与干骺端或骨干处压配实现早期固定,其表面允许骨长入或骨长上。干骺端压配固定的假体一般采用楔形设计或填充和压配设计(fit-and-fill)。

解剖

- 髋臼侧显露前后壁、髋臼顶及其周缘、泪滴。
- 股骨近端显露股骨颈截骨处周围结构。

病理

- 髋关节退行性病变是很多髋关节疾病的最终表现,包括骨关节炎、炎症性关节炎、发育异常、股骨头坏死、创伤和败血症。

自然病程

- 髋关节退行性病变病程发展、表现不同。有些病程进展快,有些出现较多的症状,其原因不清楚。

病史和体格检查

- 病史能直接反映出患者的疼痛来源髋关节以外还是髋关节本身。
- 疼痛可能源于髋关节以外(例如腰部神经根病、骨盆内病变),此时,即使患者同时合并有严重的髋关节退行性改变,关节置换不能完全减轻患者疼痛。
- 疼痛经常位于腹股沟处,也可能位于大腿内侧、臀部、膝关节内侧。
- 应检查髋关节活动范围(ROM),正常ROM:屈伸120°~140°,内收外展60°~80°,内外旋60°~90°。
- 疼痛、关节挛缩或力学异常都可能引起髋关节活动度丢失。
- 经过正规非手术治疗无效,考虑手术。
- 术前测量并记录患肢长度,与患者沟通,使其对术后结果有合理期望值。
- 体检
  - Trendelenburg试验:对侧髋部下降为阳性,提示外展肌功能受损。
  - 髋关节屈曲内旋试验:疼痛为阳性。没有疼痛说明疼痛是由于关节外部原因引起。

影像学和其他诊断性检查

- 平片:骨盆正位片、髋关节正位和标准侧位片,用来了解解剖情况及评价关节退变程度,制定充分的术前计划(图1)。

鉴别诊断

- 腰部神经根病
- 椎管狭窄
- 骶髂关节退行性病变
- 腹腔内病变
- 骨盆内病变
- 神经性疾病
- 感觉异常性骨痛
- 复杂性局部疼痛综合征
- 血管源性跛行
- 原发骨肿瘤
- 转移性肿瘤
- 感染

非手术治疗

- 对乙酰氨基酚

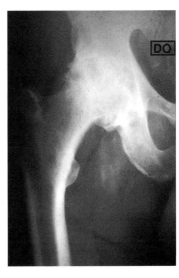

图1 髋关节正位片显示有严重的退行性改变,出现大量骨赘及关节间隙消失。

- 非类固醇类抗炎药
- 氨基葡萄糖
- 硫酸软骨素
- 物理治疗

手术治疗

- 非骨水泥髋关节置换主要指征是疼痛且经正规非手术治疗无效、严重退行性疾病。

术前计划

- 初次非骨水泥全髋关节置换术前计划可以通过标准放大倍数的普通平片来完成。
  - 使用标准模板可以确定假体尺寸，但目前更多的是使用数字化模板技术来确定假体尺寸。
- 臼杯内下侧边缘应位于 X 线平片骨盆"泪滴"处。臼杯外展 35°～45°，并应与髋臼外上缘接触确切。
- 股骨假体股骨头旋转中心与大转子尖高度水平，恢复股骨偏心距。测量时注意使用下肢内旋 10°～15° X 线片，下肢外旋 X 线片显示髋外翻。

- 近端固定股骨假体在干骺端获得压配。
- 远端固定股骨假体在骨干处获得压配。

体位

- 根据术者偏好及手术方式来摆放体位。
  - 体位应保证一旦遇到复杂情况，需要扩大切口时，入路能够更广泛显露。
- 固定骨盆在稳定、安全位置，避免骨盆发生倾斜影响术者对髋臼角度判断。

入路

- 初次常规全髋关节置换手术入路有很多：
  - 前侧
  - 前外侧
  - 外侧
  - 后侧
  - 双切口
  - 上述入路的微创切口

髋臼显露

- 根据术者偏好选择入路。这里介绍的是仰卧位外侧入路（改良 Hardinge 入路）。
- 拉钩放置于前、上、下方来显露髋臼及周围结构（技术图 1）。
- 切除髋臼盂唇。
- 去除马蹄窝内软组织，显露内侧壁及泪滴。

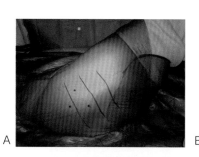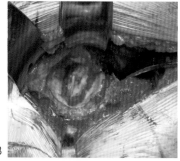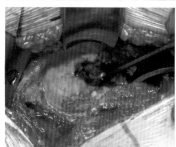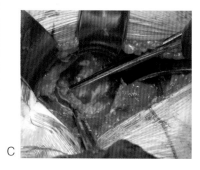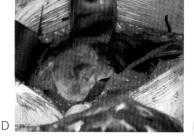

技术图 1 髋臼的显露。A. 仰卧位，改良 Hardinge 入路。B. 完全显露髋臼。清晰显露内侧壁及髋臼解剖结构。C. 切除髋臼盂唇。D. 用骨刀凿去髋臼边缘骨赘。E. 用刮匙去除软组织显露泪滴。

髋臼准备

- 磨髋臼前,整个髋臼周围结构、内侧壁、泪滴必须显露清晰(技术图 2)。
- 开始磨挫时用力适度,直到骨的质量得到评估后再适当加力。
  - 开始磨锉髋臼目的是向臼底打磨,将马蹄窝磨平但不能穿透髋臼内壁。
- 接下来逐步锉磨臼缘,注意使髋臼锉下缘平泪滴,外展 35°～45°,前倾 10°～20°,从而重建髋臼旋转中心

并通过压配获得良好固定。
- 试模尺寸作为参考;实际使用的臼杯尺寸可能比试模大或小。
  - 术中臼杯尺寸使用错误,可能导致医源性骨折或者无法得到稳定初始固定。
- 骨床是有血运且有一定硬度的软骨下骨。
- 骨盆应保持稳定,避免臼杯放置错误角度。

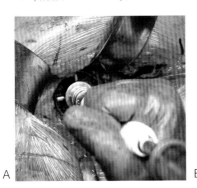 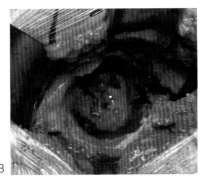 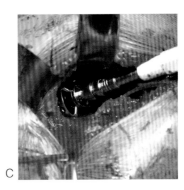

技术图 2　髋臼准备。A. 首先向内磨髋臼。B. 锉至内侧壁。C. 逐步锉到外展 35°～45°、前倾 10°～20°。

髋臼假体植入

- 骨盆位置必须重新确认,任何倾斜都应纠正。
- 用试模或者髋臼锉来评估臼杯位置以及骨覆盖情况

(技术图 3)。如果试模及髋臼锉与髋臼不是非常匹配,需要进一步锉磨髋臼。匹配良好可以植入假体。

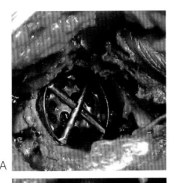 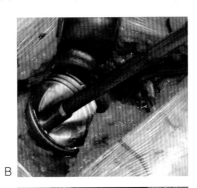

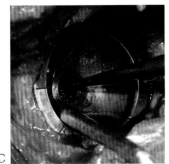 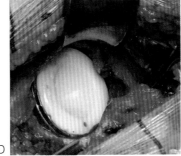

技术图 3　植入髋臼组件。A. 最后一号髋臼锉用后评估假体角度、骨覆盖及匹配情况。B. 植入髋臼杯。C. 髋臼中间孔用来确认假体是否安装到臼底。D. 安置髋臼内衬。

- 植入的髋臼假体比最后使用的髋臼锉大 1~2mm。确定髋臼杯实际尺寸,将臼杯边缘和涂层考虑进去。
  - 髋臼杯大于最后使用的髋臼锉 4mm 或更多时将会提高骨折的风险。

- 植入髋臼杯,仔细安放假体于髋臼正中。使髋臼杯内下方位于泪滴水平,外展 35°~45°、前倾 10°~20°。
- 模具或真内衬安放于臼杯中。

股骨侧显露

- 使用拉钩(Bennett 或双脚拉钩)撬起股骨近端。
- 使用另一把拉钩显露股骨周围组织(技术图 4)。
- 软组织必须保护好,避免髓腔锉或骨凿造成医源性损伤。

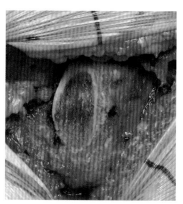

技术图 4　股骨侧显露。使用 2 把双脚拉钩撬起股骨近端,进行无创性操作。

股骨侧准备(近端压配假体)

- 按照不同假体的操作指南进行手术准备(技术图 5)。术者应该熟悉假体特征及其所有可能出现的情况。
- 近端压配假体需要先用开口器来开口。此外,开口应靠外侧,避免扩髓及假体植入后内翻。

- 逐号扩大髓腔,注意保持锉靠近外侧。当髓腔锉不能继续打入,嵌入程度明显增加并与骨质有良好接触时,停止锉髓。
  - 不正确的扩髓会导致骨折、位置不良及造成假体尺

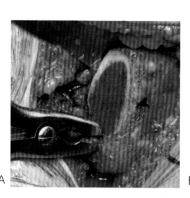

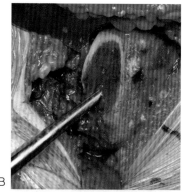

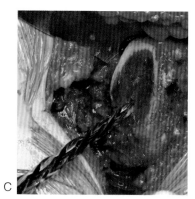

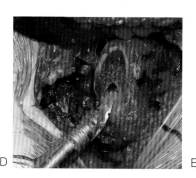

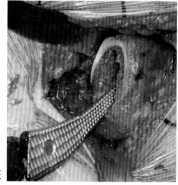

技术图 5　股骨准备。A. 咬骨钳清除多余软组织及外侧骨皮质。B. 使用刮匙探明股骨髓腔。C、D. 钻头髓腔开口,注意靠近外侧皮质。E. 磨锉髓腔。

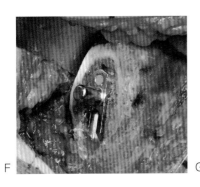
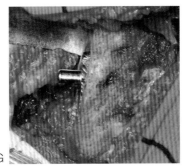

技术图 5(续)　股骨准备。F、G. 依次扩大髓腔。

寸选择过小。
- 假体前倾 10°～15°。
- 大转子可以作为重建旋转中心的参考。
- 很有必要重新调整股骨颈截骨高度使假体更匹配。
- 试模尺寸作为参考,术中实际使用的假体尺寸可能大

或小。
- 术中假体尺寸选择错误可能导致医源性骨折或者无法得到稳定的初期固定。
- 根据患者软组织张力及解剖结构选择标准或内翻颈。

股骨假体植入(近端压配假体)

- 一般根据最后一号髓腔锉的尺寸来选择假体大小。
- 插入近端压配股骨假体,注意避免内翻(技术图 6)。
- 逐步打入假体,直到假体不能继续下沉,随着压配程

度增加,会产生良好骨质接触,假体的最后位置与最后一号髓腔锉相同。

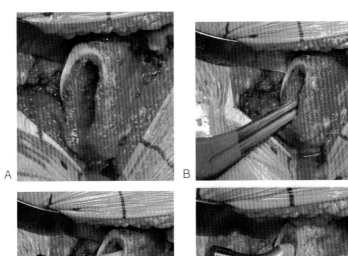
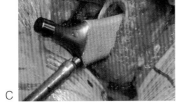
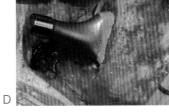

技术图 6　植入股骨侧假体（近端压配假体）。A. 植入假体前准备好的髓腔外观。B、C. 按正确方向插入假体直到有阻力出现。D. 完全打入假体。

软组织张力和下肢长度确定

- 安装股骨头试模,复位髋关节,评估软组织张力、髋关节稳定性和活动度、是否存在撞击及下肢长度。
- 软组织张力应当允许 1～2mm 的松弛度(技术图 7)。
- 生理活动范围内髋关节应保持稳定,如果不稳定,假

TECHNIQUES

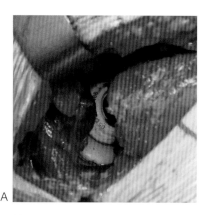
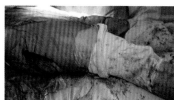
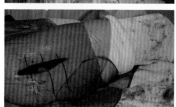
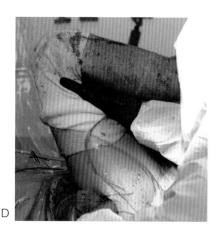

技术图 7　调节软组织张力和下肢长度。A. 髋关节复位后,评估软组织张力。B. 外展,外旋。C. 内收,内旋。D. 屈曲,内收,内旋。

体位置必须重新调整。
- 活动度指的是患者的生理活动度。
- 必须评估是否有撞击出现,并通过去除残留的骨赘来纠正。
  - 增加偏距有助于减少撞击。

- 确认假体角度,排除因假体位置不良引起撞击。
- 患肢长度通过直接触摸足跟或间接使用髂骨及股骨标志物的方法来测定。
  - 必须注意肢体位置放置是否正确,避免引起测量的误差。

关闭伤口

- 彻底冲洗切口。
- 慎重放置引流。
- 仔细缝合关节囊,特别是选用后侧入路时。

- 可吸收缝线缝合软组织。
- 根据术者的偏好缝合皮肤。

要点与失误防范

术前计划	术前仔细阅读 X 线片,尤其是对于一些特殊病例(例如发育异常),因为术中可能需要使用一些非常规的操作或假体
术中决策	试模尺寸只作参考。正确的假体选择必须通过视觉、听觉及触觉反馈来决定
植入	必须正确植入假体。如果无法达到预期的软组织张力、生理活动度、稳定性及理想的下肢长度,重新调整假体位置
软组织	操作轻柔,彻底关闭关节囊及软组织以减少患者疼痛、髋关节不稳及跛行

术后处理

- 非骨水泥假体置换术后何时负重存在争议:一些医生要求常规限制负重 6 周,而有些认为在患者可忍受范围内任何时间都可以开始负重。
- 根据不同的手术入路来限制术后髋关节活动预防脱位。
  - 后侧入路应避免屈曲、内旋、内收,前侧入路应避免后伸、外旋和内收。
  - 这些限制可以在 6 周后停止。
  - 有些医生使用前侧入路,已经不采用传统的预防髋关节脱位的措施了[20]。
- 患者术后数周内使用拐杖及助行器行走,逐步过渡到使用手杖。6 周后不用手杖行走。

结 果

- 非骨水泥全髋关节置换术后假体生存率高，尽管有个别报道一些特定设计的假体失败率很高，但这些假体已逐步被取消。许多现代的非骨水泥髋臼及股骨假体在中远期有 95%～100% 的生存率[1-19,21-23]。
- 非骨水泥髋臼假体 8.5～16.3 年随访期的生存率为 83%～99.1%[1,3,6,7,10-12,15,21,23]。
- 非骨水泥股骨假体 6.6～17.5 年随访期的生存率为 82%～100%[1,2,4,5,8,9,12-14,16-18,19,22]。
- 长期随访假体失效的主要原因是磨损及继发骨溶解。

并 发 症

- 医源性骨折
- 股骨近端应力遮挡
- 失血
- 感染
- 血管神经损伤
- 麻醉及内科相关并发症
- 松动
- 骨溶解

（张　彦　译，刘旭东　审校）

参考文献

1. Archibeck MJ, Berger RA, Jacobs JJ, et al. Second-generation cementless total hip arthroplasty: Eight to eleven-year results. J Bone Joint Surg Am 2001；83A：1666–1673.

2. Bojescul JA, Xenos JS, Callaghan JJ, et al. Results of porous-coated anatomic total hip arthroplasty without cement at fifteen years: A concise follow-up of a previous report. J Bone Joint Surg Am 2003；85：1079–1083.

3. Callaghan JJ, Savory CG, O'Rourke MR, et al. Are all cementless acetabular components created equal？ J Arthroplasty 2004；19(4, Suppl)：95–98.

4. Capello WN, D'Antonio JA, Feinberg JR, et al. Ten-year results with hydroxyapatite-coated total hip femoral components in patients less than fifty years old: a concise follow-up of a previous report. J Bone Joint Surg Am 2003；85：885–889.

5. Della Valle CJ, Paprosky WG. The middle-aged patient with hip arthritis: the case for extensively coated stems. Clin Orthop Relat Res 2002；(405)：101–107.

6. Della Valle CJ, Berger RA, Shott S, et al. Primary total hip arthroplasty with a porous-coated acetabular component. A concise followup of a previous report. J Bone Joint Surg Am 2004；86：1217–1222.

7. Duffy GP, Prpa B, Rowland CM, et al. Primary uncemented Harris-Galante acetabular components in patients 50 years old or younger:results at 10 to 12 years. Clin Orthop Relat Res 2004；427：157–161.

8. Engh CA Jr, Claus AM, Hopper RH Jr, et al. Long-term results using the anatomic medullary locking hip prosthesis. Clin Orthop Relat Res 2001；393：137–146.

9. Grant P, Nordsletten L. Total hip arthroplasty with the Lord prosthesis.A long-term follow-up study. J Bone Joint Surg Am 2004；86：2636–2641.

10. Grubl A, Chiari C, Gruber M, Kaider A, et al. Cementless total hip arthroplasty with a tapered, rectangular titanium stem and a threaded cup: a minimum ten-year follow-up. J Bone Joint Surg Am 2002；84：425–431.

11. Herrera A, Canales V, Anderson J, et al. Seven to 10 years followup of an anatomic hip prosthesis: an international study. Clin Orthop Relat Res 2004；423：129–137.

12. Kim YH, Oh SH, Kim JS. Primary total hip arthroplasty with a second-generation cementless total hip prosthesis in patients younger than fifty years of age. J Bone Joint Surg Am 2003；85A：109–114.

13. Kim YH, Kim JS, Oh SH, et al. Comparison of porous-coated titanium femoral stems with and without hydroxyapatite coating. J Bone Joint Surg Am 2003；85A：1682–1688.

14. Marshall AD, Mokris JG, Reitman RD, et al. Cementless titanium tapered-wedge femoral stem: 10- to 15-year follow-up. J Arthroplasty 2004；19：546–552.

15. Moskal JT, Jordan L, Brown TE. The porous-coated anatomic total hip prosthesis: 11-to 13-year results. J Arthroplasty 2004；19：837–844.

16. Park MS, Choi BW, Kim SJ, et al. Plasma spray-coated Ti Femoral component for cementless total hip arthroplasty. J Arthroplasty 2003；18：626–630.

17. Parvizi J, Keisu KS, Hozack WJ, et al. Primary total hip arthroplasty with an uncemented femoral component: a long-term study of the Taperloc stem. J Arthroplasty 2004；19：151–156.

18. Parvizi J, Sharkey PF, Hozack WJ, et al. Prospective matched-pair analysis of hydroxyapatite-coated and uncoated femoral stems in total hip arthroplasty: a concise follow-up of a previous report. J Bone Joint Surg Am 2004；86A：783–786.

19. Parvizi J, Sullivan T, Duffy G, et al. Fifteen-year clinical survivorship of Harris-Galante total hip arthroplasty. J Arthroplasty 2004；19：672–677.

20. Peak. EL, Parvizi J, Ciminiello M, et al. The role of patient restrictions in reducing the prevalence of early dislocation following total hip arthroplasty. A randomized, prospective study. J Bone Joint Surg Am 2005；87A：247–253.

21. Robertson A, Lavalette D, Morgan S, et al. The hydroxyapatitecoated JRI-furlong hip. Outcome in patients under the age of 55 years. J Bone Joint Surg Br. 2005；87B：12–15.

22. Teloken MA, Bissett G, Hozack WJ, et al. Ten to fifteen-year followup after total hip arthroplasty with a tapered cobalt-chromium femoral component (trilock) inserted without cement. J Bone Joint Surg Am 2002；84A：2140–2144.

23. Udomkiat P, Dorr LD, Wan Z. Cementless hemispheric porous-coated sockets implanted with press-fit technique without screws: average ten-year follow-up. J Bone Joint Surg Am 2002；84A：1195–2000.

第 3 章

髋关节表面置换术
Hip Resurfacing

Kang-Il Kim and Ameet Pispati

定义

- 表面置换是髋关节成形术演变的重要发展。
- 髋关节表面置换的理论基础是尽可能保留股骨近端结构。
- 在股骨头部插入含骨水泥的表面假体,通过压配获得稳定[12]。

表面置换系统

- 有多种髋关节表面置换系统可供选择,但是表面置换术最重要的因素还是术者的经验及技术水平。
- 表面置换系统在材质、表面处理、臼杯设计、生产过程、碳化物含量、元件厚度、清洁度、股骨假体下包含骨水泥层厚度、固定方法及可提供的尺寸各不相同(表1)。

手术治疗

手术指征

- 髋关节表面置换最适合年轻、活动较多且骨质良好的患者。
- 伴有疼痛及关节活动度减小的髋关节退变性疾病。
- 当通过股骨截骨、髋臼截骨、带血管蒂骨移植等保髋治疗无法解决的髋关节疾病也可以考虑进行髋关节表面置换术。
- 表面置换适用于骨质良好、活动较多,以及对关节活动度要求较高的患者。
- 仅置换股骨头表面的半髋表面置换,治疗结果并不理想,已经被废弃。
- 表面置换最近已获得美国FDA批准。
- 髋关节表面置换的一般指征如下:
  - 原发性骨关节炎
  - 继发性骨关节炎,如继发于儿童期疾病的后遗症,包括髋关节发育不良或感染等
  - 股骨头坏死
  - 创伤后关节炎
  - 强直性脊柱炎
  - 类风湿关节炎

禁忌证

- 股骨头、颈结构的解剖学异常。
- 严重的肢体不等长,需要在关节成形术中同时进行矫正。
- 严重的骨缺损。
- 股骨头较大的囊性变。
- 重度的发育异常,因为表面置换髋臼侧假体无法进行螺钉固定。

特殊考虑的因素

股骨头坏死

- 股骨头坏死是髋关节表面置换的一个特殊情况。
- 股骨头的坏死区域可能影响假体的固定。
- 一般来说,在同等条件下,股骨头缺血性坏死患者假体的寿命要低于骨性关节炎的患者。

使用计算机辅助导航系统

- 计算机辅助导航系统是一种在全膝关节置换、全髋关节置换或微创外科手术中,可以使术中截骨和假体植入位置更加精确的图像引导定位系统。
- 尽管髋关节表面置换术在没有导航的情况下已经开展了很长一段时间,也取得了可以接受的结果。但是,表面置换术后需要重视的主要问题之一就是股骨颈骨折。
  - 通常推荐将假体植入轻度的外翻位以减少张应力和剪切力跨过股骨头颈结合部,但是过度外翻导致术中股骨截骨后股骨颈切迹的产生。
  - 有很多引导股骨对线的方法可以帮助术者将假体置入最佳位置。
- 就全髋关节置换而言,应防止假体之间因固定位置不正确产生撞击而导致的假体松动和脱位[12]。
  - 髋关节表面置换,避免产生股骨颈切迹和股骨假体柄位置不良是至关重要的。即使对一个有经验的医生来说,在技术上也有一定难度,这需要在手术中花更多的时间。
- 计算机辅助导航技术发展可以克服手工操作时的局限性。
  - 计算机辅助导航技术可以在术中通过屏幕实时显示器械和假体的位置,因此可以提高表面置换术中假体安装位置的准确性。
  - 特殊的体表标志确实很难找到,注册程序需要花时间对一些代表性区域进行标记。
  - 股骨颈周围不规则的软组织可能会影响导航的精确性。
- 在处理股骨时,手术导航系统可能特别有帮助。
  - 为了减少股骨颈骨折的潜在风险,笔者在进行髋关节表面置换时应用计算机辅助导航系统。
  - 笔者从2005年开始使用 Vectorvision (BrainLAB, Munich, Germany)计算机辅助导航系统(图1)[10]。

表 1 现有代表性的髋关节表面置换系统

表面置换系统	材料	髋臼固定	股骨固定	可提供的股骨尺寸	可提供的髋臼尺寸	髋关节发育不良杯	表面光洁度 (nm)	公差带 (mm)	杯设计	杯厚度 (mm)
Cormet (Corin, Cirencester, UK)	浇铸和热处理的高碳钴铬合金	非骨水泥的钛真空等离子喷涂羟基磷灰石	骨水泥,赤道型压配或钛+羟基磷灰石涂层	骨水泥与非骨水泥型 2 种,5 个尺寸,40~56mm,以每 4mm 递增	10 个尺寸,46~62mm,以每 6mm 递增,每个股骨头尺寸有 2 个可匹配的尺寸	聚乙烯及非聚乙烯髋臼杯	10	150~400	完整的半球设计,外径有 2mm 赤道扩张和 3.5mm 的偏心距	3~4
Birmingham 髋关节表面置换系统 (BHR; Smith& Nephew, Andover, MA)	浇铸高碳钴铬合金	浇铸钴铬珠基羟基磷灰石涂层	骨水泥,赤道型压配	6 个尺寸,38~58mm,以每 4mm 递增	12 个尺寸,44~66mm,以每 2mm 递增,每个股骨头尺寸有 2 个可匹配的尺寸	先天性髋关节发育不良及链式髋臼杯	20	250~400	完整的半球设计,3.5mm 的偏心距	3~4

（续表）

表面置换系统	材料	髋臼固定	股骨固定	可提供的股骨尺寸	可提供的髋臼尺寸	髋关节发育不良杯	表面光洁度 (nm)	公差带 (mm)	杯设计	杯厚度 (mm)
Conserve Plus (Wright Medical, Arlington, VA)	浇铸和热处理的高碳钴铬合金	非骨水泥烧结钴铬珠羟基磷灰石涂层	骨水泥型，全柄	11种型号，从36～56mm，以每2mm递增	12种型号假体，从42～64mm，以每6mm递增，每个股骨头尺寸有2个可匹配的尺寸	不提供发育不良及铰链式髋臼杯	10	200～350 (est)	170°截短的半球设计	3或3.5（新），5（旧）
Articular Surface Replacement (ASR; Depuy, Warsaw, IN)	浇铸和热处理的高碳钴铬合金	非骨水泥烧结钴铬珠羟基磷灰石涂层	骨水泥型，细柄	股骨头尺寸从39～63mm，以每2mm递增	从44～70mm，以每2mm递增	不提供发育不良及铰链式髋臼杯	10	200～300	170°截短的半球设计	2.5～3.5
Durom (Zimmer/Centerpulse, Warsaw, IN)	锻铸高碳钴铬合金	非骨水泥型，钛真空等离子喷涂	骨水泥型，全柄	12种型号，从38～60mm，以每2mm递增	12种型号，从44～66mm，以每2mm递增	不提供发育不良及铰链式髋臼杯	5	110～220	165°截短的半球设计	4

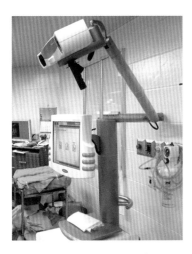

图 1 虚拟成像髋关节表面置换导航系统。

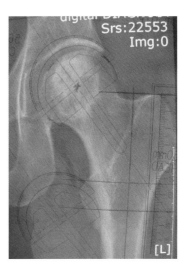

图 2 模板测量。目标是轻度外翻位放置且在股骨颈部不形成切迹。表面置换需常规测量从股骨大转子顶点到插入钉指向的股骨外侧皮质的距离(60mm)。插入钉指向的股骨外侧皮质点的水平通常与股骨小转子的水平相近。

- 当使用虚拟成像髋关节导航系统时，术者需要对患者的骨盆及股骨进行数字化虚拟，以确定安放个性化假体的骨盆和股骨的坐标。

术前计划

- 应用模板测量假体大致尺寸，需要应用标准的传统摄片而不是应用数字化胶片，另外，必须考虑放大倍数。
- 股骨假体尺寸测量,防止股骨过度打磨,或造成股骨颈切迹。
- 也应避免打磨过大,尽可能保护髋臼骨量。
- 股骨假体安装位置是术前重要的考虑因素,必须避免内翻位安放,推荐安放在中立位或轻度的外翻位(图 2)。
- 当最佳的股骨模板位置放好后，用格尺测量出从股骨大转子顶点到定位针所指向股骨外侧皮质的距离，并标记到模板。
- 在模板测量中标记导引针出口点与股骨小转子位置关系,手术中应该一致。
- 选择髋臼假体大小必须能够填充髋臼窝，并与股骨假体大小相匹配。

入路

- 所有标准的髋关节手术暴露方法都可以成功地应用于髋关节表面置换。
- 表面置换技术要求高，手术操作必须充分暴露髋臼和股骨近端,同时不损害术后的肌肉功能。
- 后侧入路是髋关节表面置换最常用的手术入路。
- Wagner 推荐使用前侧入路,但并不常用[15]。
- 前外侧入路首先由 Harding 描述[16],后经 Learmonth 改良[17]。
  - 髋关节屈曲、内收同时外旋下肢暴露股骨头。将股

头推向后下方以暴露髋臼结构。
- 有利于保护后方的支持血管，以减少术后残留的股骨头发生医源性缺血的可能性[8]。
- 持批评意见的人认为，这种手术入路暴露不够充分，有导致严重并发症的风险，容易导致股骨和髋臼假体安放位置不适当。容易造成外展肌力的下降,有较高的异位骨化发生率[13]。
- Amstutz 应用经转子入路进行髋关节表面置换[2]。
  - 暴露良好但很少使用,主要是因为需要转子截骨,有较高异位骨化发生的概率。
- 后侧和后外侧入路是髋关节表面置换标准的手术入路。
- 此入路需要松解臀大肌止点，使股骨容易向前方脱位。
- 尽可能保护股骨颈周围关节囊和滑膜，以防止股骨头-颈部血管进一步损伤，然后再将股骨头进行脱位(图 3)。

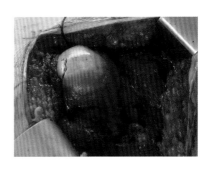

图 3 不同于传统的全髋关节置换手术,髋关节表面置换需尽可能保留股骨颈周围的关节囊和滑膜组织,以减少对股骨头血供的破坏。

- 用股骨颈测量仪来确定股骨颈尺寸的大小，通过确定股骨假体最小尺寸，髋臼假体的最小尺寸也将被确定。
- 通常情况下，先进行髋臼侧准备，除非股骨头特别大不能充分进行髋臼准备的病例。在这种情况下，先将股骨头准备到大于目标尺寸的 1~2 个型号。

后外侧入路

暴露

- 患者取侧卧位。
- 髋关节屈曲 45°，以股骨大转子顶点后缘为中心作直切口。
  - 也可以采用髋关节伸直位，传统的后外侧弧形切口（技术图 1A）。
- 切开阔筋膜和臀大肌纤维，插入 Charnley 拉钩（技术图 1B）。
- 通常需要松解臀大肌止点以利于后续将股骨向前移位，深层的穿支血管需要进行电凝（技术图 1C）。
- 切开转子间滑囊，并向后方牵开，容易发现或触及坐骨神经。
- 将臀中肌后缘向前方牵开，显露梨状肌。
- 在梨状肌上缘分离臀小肌。
- 使用电刀分离臀小肌与髋关节囊及臀小肌与髋臼之间的间隙。

- 将髋关节内旋，将梨状肌在近止点处连同关节囊一起切断。
- 电刀切断其他外旋肌及关节囊，留股方肌腱袖以便后期进行缝合。
- 沿梨状肌上缘切开关节囊，沿股骨颈基底部小心分离后方关节囊，以保留股骨颈周围的囊内血管。
- 将股骨头脱位，髋关节充分伸展（使膝关节接近中线），最大限度地内旋下肢（技术图 1D）
- 切开前下方关节囊，从下方腰大肌腱前缘开始，用 Muller 关节囊剪或电刀切开。
- 用股骨颈测量仪或模板测量股骨颈大小（技术图 1E、F），同时估计髋臼的最小尺寸。
- 用弯曲的骨膜剥离器或撬板分离前外侧软组织间隙。
- 将 Hohmann 拉钩置入髋臼前上方，并压入髂前下棘，外旋下肢使股骨头从外展肌下方脱出至肌间隙。

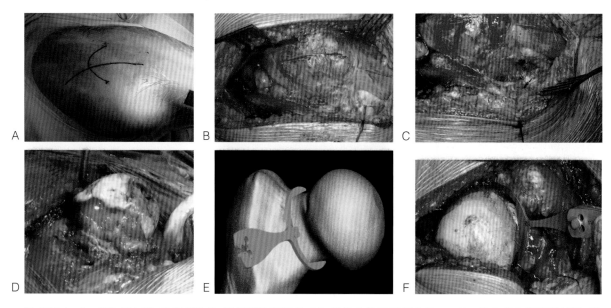

技术图 1　A. 后外侧入路。患者侧卧位，患侧髋关节屈曲 45°，股骨大转子后缘直切口。B. 分离臀大肌近端纤维，远端切开髂胫束。C. 电刀切开臀大肌止点，留有小部分边缘以备后期缝合。此处的穿支血管可能会引起大出血，需要结扎或电凝止血。D. 周围关节囊切开，髋关节充分暴露，并做最大限度的内旋，将前下方关节囊从下方切开。然后，在极度内旋位将髋关节屈曲 45°，从上方切开前上方关节囊。再将关节囊的切口延伸至先前切开的下方关节囊，形成一个圆周形的关节囊切开。E、F. 股骨颈测量示意图，测量股骨颈的最大直径。

髋臼侧准备

- 将点状拉钩(pin retractor, Judd pin)插入坐骨,牵开后方的关节囊及外旋肌。
- 2 把 Hohmann 拉钩从下方插入泪滴处,分别向前下和后下方牵开(技术图 2A)。
- 将髋臼盂唇、髋臼横韧带以及其他髋臼窝内的软组织切除,以暴露完整的骨性髋臼。
  - 用髋臼锉逐号打磨,至 1~2mm 深(技术图 2B)。
- 不过量磨髋臼又能够提供最好压配的髋臼假体是最理想的。这个选择可以决定股骨假体的型号。
  - 放入髋臼试模,评估其稳定性(技术图 2C)。
- 然后将髋臼假体按照髋臼原有的位置置入,通常是前倾 20°,俯倾 45°(技术图 2D)。
- 任何突出的骨赘都必须去除。
- 取出 Hohmann 拉钩和点状拉钩。

置入导向针

- 旋转下肢暴露股骨头。
- 在前后位(颈干角 135°~140°)和侧位片(正常前倾)上画出股骨头和股骨颈的中心点的连线,并延伸到股骨头的表面,形成交叉点(技术图 3A、B)。
  - 交叉点即是导向针的插入点。
- 应用定位导向器,将导向针钻入股骨头颈部(技术图 3C)。
- 观察定位导向器上的触针,是否可以自由环绕股骨头、颈部而不发生碰撞,以免在股骨颈部造成切迹(技术图 3D)。
- 正常情况下,中心定位针进入股骨头 1~2cm。

- 在冠状面,5°~10°外翻较为理想,并维持与股骨颈长轴一致的 135°~140°的颈干角(技术图 3E)。
- 因为畸形的股骨头或股骨头颈部周围的骨赘可能会使股骨头和颈部的真实情况或头颈关系难以辨认,因此,置入定位针之前,骨赘必须仔细清除。

股骨头表面置换

- 在多数系统,股骨头的准备是应用空心钻套入先前置入股骨头的定位针进行打磨(技术图 4A)。
- 使用特制的装置,通过连续的锉磨,将股骨头修整成带斜面的圆柱形(技术图 4B~D)。
- 在股骨颈部不造成碰撞的骨赘最好不要处理。
- 任何坏死骨都必须去除。
- 然后应用脉冲冲洗枪清洗股骨头,将吸引器吸头插入小转子的位置进行吸引,以保持股骨头的干燥,防止脂肪栓塞(技术图 4E)。
- 在股骨头上钻上很多用于骨水泥固定的孔(技术图 4F)。
- 最后应用试模检查、确认股骨颈部没有切迹形成(技术图 4G)。

骨水泥充填

- 先将骨水泥填入股骨假体内,再压实股骨头表面(技术图 5A、B)。
  - 如果骨坏死行坏死骨刮除后存在较大的骨缺损,在股骨头表面先均匀涂上约 2mm 厚的骨水泥(技术图 5C),再将股骨头假体套在股骨头上,轻轻打压(技术图 5D)。
- 清除过多的骨水泥,脉冲冲洗枪清洗。

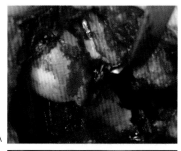
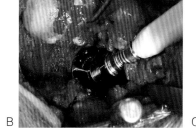
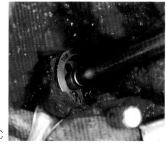
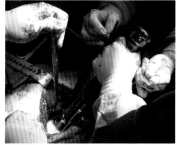

技术图 2　A. 显露前上外侧髋臼间隙,使髋关节外旋,将股骨头脱入此间隙。B. 髋臼打磨扩大约 2mm,其中骨密质区打磨 1mm。锉的手柄保持 45°倾斜,并与髋臼固有的前倾一致。C. 髋臼打磨完成后,插入髋臼试模,检查试模的稳定性,以及试模充分插入髋臼窝后试模与髋臼缘的关系。D. 将髋臼假体打压进入髋臼窝理想的位置进行髋臼表面置换。髋臼横韧带是确定臼杯倾斜度的一个有用的标志。

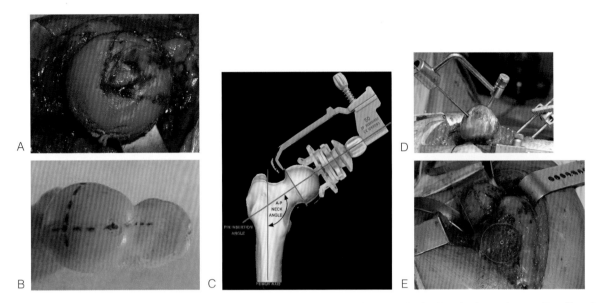

技术图3 A、B. 计划导向针在前后平面的穿入点。在股骨颈前后方向的中线上画1条线。第2条线是平行于股骨距的股骨颈中心线。这使导向针能保持5°~10°外翻，两条线的交叉点是导向针的进针点，通常位于关节凹的上方1~2cm。C. 使用各种导向测量器确定导向针的进针点。D. 计划轻度外翻位置入导向针，并检查在股骨颈部是否形成切迹。导向针上描记笔可以自由环绕股骨颈而不发生碰撞，而且，术者通过此测量可以进一步确认股骨头的尺寸。E. 术中应用测角仪检查冠状面的角度。

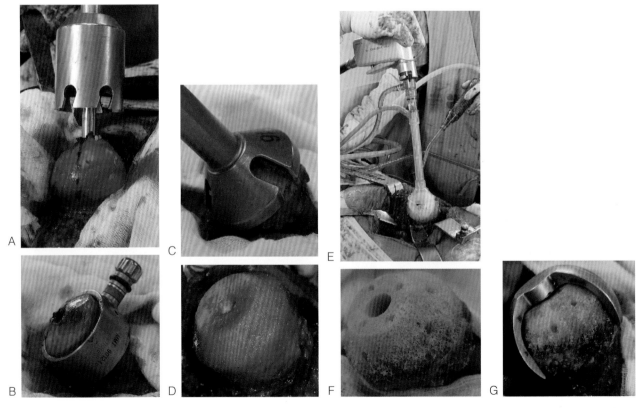

技术图4 A. 钻入定位导向针后置入导向棒，顺着导向棒进行股骨头的打磨成形，在打磨时术者需要检查并避免在股骨颈部形成切迹。这时股骨头的大小要保留在大于实际应用时1号左右。B. 股骨头打磨结束后，移除打磨器械，将股骨头导向器顶部套入股骨头，检查其下缘是否毗邻股骨头－颈交界处。安装锁定杆，切除顶部区域。C. 重新插入定位棒，进行股骨头的斜面切割。D. 股骨头斜面切割完成后的最终形态。E. 使用脉冲冲洗枪清洗股骨头。F. 股骨头上钻多个骨水泥固定孔，并保持股骨头的干燥。G. 用股骨头试模再次检查股骨头－颈部是否会产生切迹，确保试模的下缘位于股骨头－颈交界处。

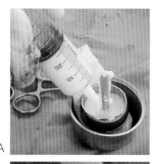

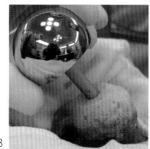

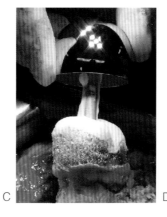

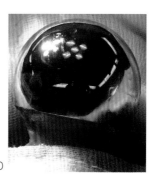

技术图 5　A. 用骨水泥注射器将低或中等黏度骨水泥注入股骨假体内，黏度过高的骨水泥可能会改变股骨头假体安装在股骨头上的位置。B. 先将股骨假体插入股骨头。C. 如果股骨头有较大骨缺损，如骨坏死，先用骨水泥填充骨缺损，再将股骨头假体插入。D. 安装好股骨假体。

- 将髋关节复位，测试其稳定性和关节活动范围。

闭合切口

- 缝合好关节囊和外旋肌非常重要。

- 修复臀大肌止点，缝合阔筋膜、皮下脂肪，闭合皮肤切口。

股骨头坏死表面置换的特殊技术

- 手术入路及髋臼侧准备与一般髋关节表面置换基本相同，这里仅描述股骨侧手术技术。

股骨侧准备

- 准确放置定位针可以通过导向定位器或导航系统来完成（技术图 6A、B）。
- 在大多数系统，股骨头的打磨是通过穿过定位导针的空心锉来完成。
  - 通过连续的打磨，将股骨颈切割成圆桶形（技术图 6C）。
- 为了减少股骨颈切迹造成的应力，在股骨头远端周缘产生切割时打磨必须停止。
- 小心地用咬骨钳清除残留的股骨头远端边缘（技术图 6D）。
- 当斜面切割完成后，股骨头部骨坏死区域清晰可见（技术图 6E）。
- 用刮匙或咬骨钳清除坏死骨，无菌生理盐水清洗残留的骨屑和碎片（技术图 6F）。

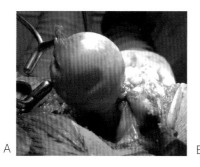

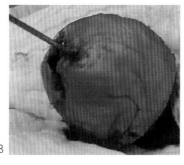

技术图 6　A. 将中心定位装置套在定位针上。B. 通过中心定位装置将导向针钻入。

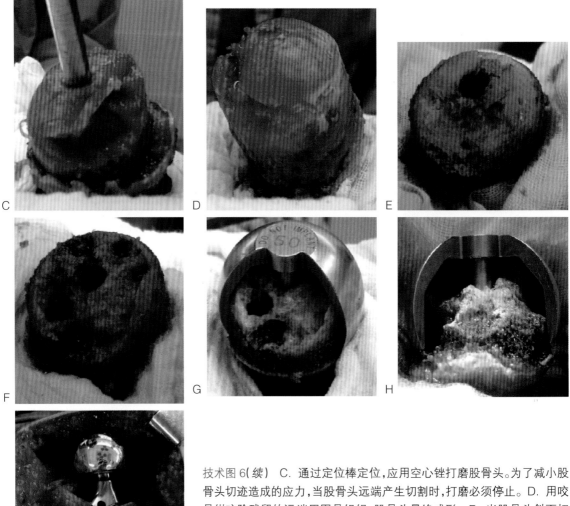

技术图6(续) C. 通过定位棒定位,应用空心锉打磨股骨头。为了减小股骨头切迹造成的应力,当股骨头远端产生切割时,打磨必须停止。D. 用咬骨钳咬除残留的远端周围骨组织,股骨头最终成形。E. 当股骨头斜面切割完成后,股骨头的坏死区域可清楚地辨认。坏死骨因为没有血供,通常成浅黄色,因此,坏死骨与活骨之间的界线很容易辨认。F. 股骨头上的坏死骨必须完全清除,剩下的活骨组织会有明显的渗血。G. 坏死骨清除后,股骨头的骨丢失百分比可以用配套的股骨头试件进行测量。根据笔者的经验,当骨丢失<50%时,可以继续进行髋关节表面置换。H、I. 如果坏死骨超过股骨头远端边缘,以至于股骨假体下缘不能覆盖股骨头颈结合区域所有周缘,笔者推荐使用大直径股骨头的金属对金属全髋关节置换。此时,如果髋臼侧还没有准备,术者可以实施传统的全髋关节置换术。J. 术后摄片显示两侧髋关节,一侧行髋关节表面置换,一侧实施大头的金属对金属全髋关节置换。

- 插入股骨试模,评估坏死骨清除后,股骨试模内骨丢失百分比(技术图6G)。
  - 在笔者的研究中,如果骨丢失<50%,骨坏死区不超过股骨假体在股骨头-颈交界区的下缘,表面置换可以完成。
  - 否则,如果髋臼侧已经准备完成了,笔者推荐应用金属对金属的全髋关节置换,这样可以使用大直径

的股骨头。如果髋臼侧还没有准备,可以进行传统的全髋关节置换(技术图6H~J)。

骨水泥填充

- 使用脉冲冲洗枪,用生理盐水反复清洗,注意保持股骨头的干燥。在骨水泥填充准备的时候,需要用到特殊的吸引器系统 (技术图7A)。

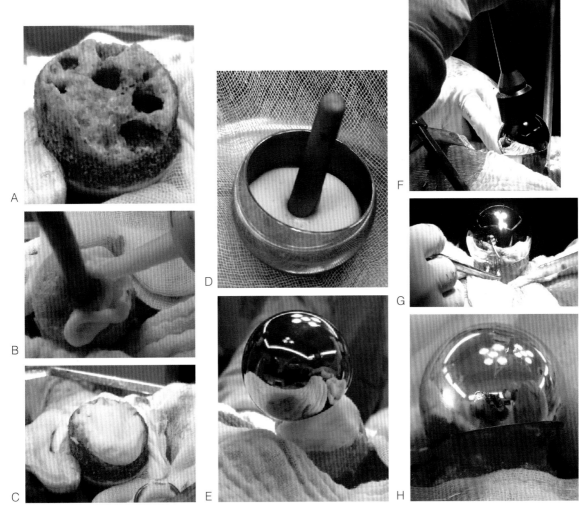

技术图 7　A. 脉冲冲洗完成后,股骨头保持干燥,准备填充骨水泥。B. 在应用骨水泥填充缺损的股骨头时,将吸引器插入中空导向棒上,连续吸引。C. 应用骨水泥注射器将骨水泥填充进入股骨头骨缺损区域,并用手指加压。D. 用骨水泥注射器将骨水泥注入股骨头假体的杯内,相当于杯容量的一半量。E、F. 用打压器将股骨头假体安装至股骨头。G、H. 多余的骨水泥用刮匙刮除,直到骨水泥固化。

- 骨缺损用骨水泥填入,并施加一定的压力。
- 用骨水泥注射器将骨水泥注入股骨头假体的杯内,相当于杯容量的一半量。将股骨假体安装至股骨头,并轻轻打压(技术图 7B～D)。
- 用打压器将股骨头假体在股骨头上压实,用刮匙去除多余的骨水泥,直到骨水泥固化(技术图 7E～H)。

导航髋关节表面置换

患者体位

- 在笔者的医院,应用后外侧入路进行髋关节表面置换术。如果应用虚拟成像导航系统进行髋关节手术,在采用侧卧位和后外侧入路之前,必须先采用平卧位进行开始的基本操作,因为骨盆的注册不能在侧卧位下完成。
  - 当骨盆注册完成后,患者可以摆放为侧卧位。
- 如果术者采用导航系统只进行股骨侧手术,那么平卧位进行骨盆的注册就没有必要了,可以术中进行股骨侧的注册,患者可以采用侧卧位。

- 为了确保手术的每一步能够匹配,注册点的精确定位至关重要。

骨盆注册

- 手术侧髂嵴作小切口,应用低速自动钻头将用于参考阵列的定位针钻入(技术图 8A、B)。
  - 采用同样的方法,通过钻头模具钻入第 2 根定位针(技术图 8C)。
- 当 2 根针的钻入完成后,将骨固定器和骨盆的参考阵列装置连接(技术图 8D)。

- 直到导航程序完全结束,骨固定器才可以拆除。
- 骨盆的平面定义须通过导航软件输入骨盆的各个定位点的位置来完成(技术图 8E、F)。
  - 有意义的骨性标志是左右两侧的髂前上棘和两块耻骨的最前方,在多数患者,是耻骨结节上(技术图 8G、H)。
- 当骨盆注册完成后,移除参考阵列,但不拆除骨固定钉和骨固定器(技术图 8I)。
  - 参考阵列在再次应用之前保存在无菌区域。

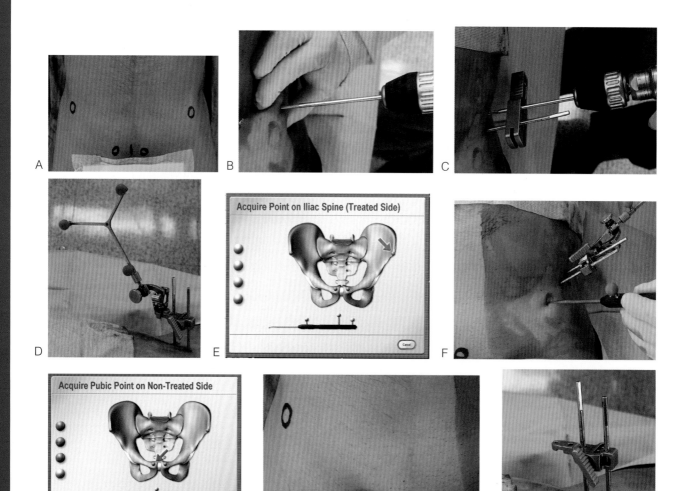

技术图 8　A. 骨盆前平面的定义由 4 个点来完成,手术侧和对侧的髂前上棘,以及手术侧及对侧的最明显的耻骨突出点。B. 局部消毒后,手术侧髂嵴小切口,用自动低速电钻将固定钉钻入。固定钉不打在髂前上棘附近区域,因为这个点是需要进行骨盆注册的。C. 应用模具,以同样的方法将第 2 根钉钻入。D. 当第 2 根钉正常钻入后,连接骨固定器,校正骨盆参考阵列。在平卧位及术中改变体位时均应能通过摄像机检测到参考阵列。E. 骨盆平面的定义通过输入骨盆的各个定位点按导航软件提示完成。F. 示踪器放在左侧髂前上棘。G、H. 导航系统提示示踪器放在右侧耻骨点。I. 当注册完成后,骨盆参考阵列移除,但不拆除骨固定钉及固定器。

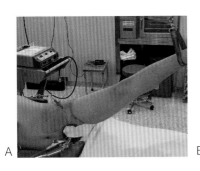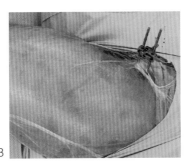

技术图 9 A. 当骨盆注册完成后,将患者改成侧卧位。在改变体位的时候,手术人员必须注意保护骨盆固定器及固定钉,防止污染和松动。B. 患者体位重新安全摆放后,手术区域重新消毒、铺巾。

重新摆放体位

● 当骨盆注册完成后,将患者改成侧卧位,重新消毒、铺巾(技术图 9)。
● 铺巾时注意保护骨固定器及固定钉,防止污染和松动。

获取髋臼标志

● 常规手术切口,暴露髋臼。
● 通过注册髋臼窝、髋臼表面等获得多个骨性标志点(技术图 10A~D)。

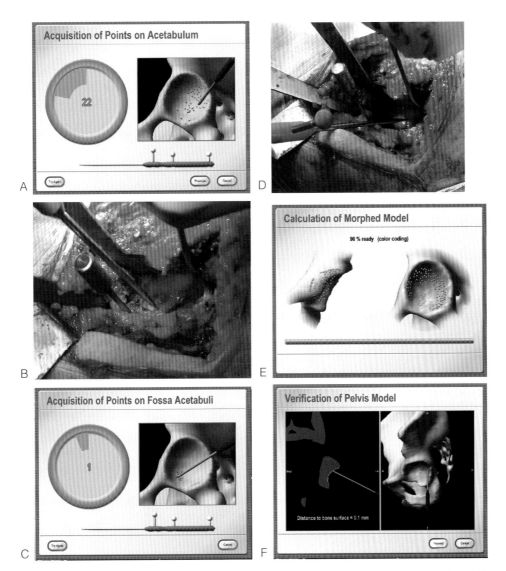

技术图 10 A、B. 髋臼窝和髋臼深部的多点信息的获取,用于骨性区域的注册。这种方法获取的多点信息用于计算髋臼的三维信息。需要获取的注册点数量显示在获取钟的中心。C、D. 髋臼壁的获取点。E、F. 当骨模型计算完成后,进一步检证骨盆的注册信息。

- 开始注册前,先用示踪器的尖部接触需要定位的部位,再轻轻点击。
  - 定位时需要示踪器尖部滑过需要定义的结构。
  - 在导航监测下骨模型计算完成后,骨盆的注册信息要进行确认(技术图 10E、F)。

插入髋臼杯

- 为了让髋臼杯插入在理想的角度,髋臼骨组织的打磨必须与计划植入髋臼杯的角度一致(技术图 11A)。
- 髋臼的打磨从小号的髋臼锉开始,锉的直径要小于计划植入髋臼杯尺寸(技术图 11B、C)。
  - 后续髋臼的打磨,髋臼锉的直径以 2mm 递增。
- 计划植入的前倾及外翻角在髋臼打磨时可以显示,数值可以动态更新(技术图 11D)。
- 当髋臼锉被导航至计划的位置,并打磨完成后,通常应用髋臼试模,正确选择髋臼杯(技术图 11E)。
  - 髋臼杯的尺寸通过测量髋臼试模或插入髋臼杯来进行校准(技术图 11F、G)。
- 应用导航将髋臼置入计划的位置,髋臼杯的植入根据制造商推荐的位置进行,直到达到正确的位置(技术

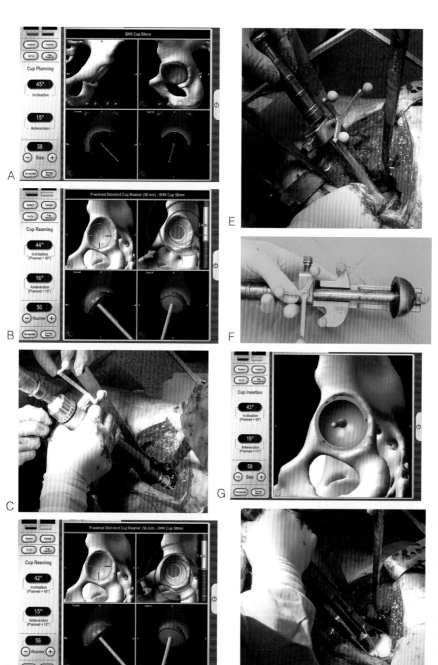

技术图 11 A. 髋臼杯计划植入的位置每个术者的要求不同,臼杯的大小导航系统会自动计算。B、C. 在进行髋臼打磨时,角度数值导航系统会动态更新,并提示还需要多少外翻、前倾或后倾等。理想状况下,髋臼打磨的角度应与计划植入的位置一致。D. 后续的髋臼打磨髋臼锉的直径以 2mm 递增,髋臼最后打磨的直径要比实际植入的髋臼杯小 2mm。计划植入的倾斜度及翻转角度也会在屏幕上显示。E. 在正确植入髋臼杯前,通常先用髋臼试模,检查髋臼杯的尺寸及角度是否正确。F. 使用调节器校准髋臼试模。G. 在植入髋臼杯假体时,导航系统动态显示髋臼杯植入的角度。H. 用臼杯插入器调整,使臼杯与骨性髋臼位置一致。

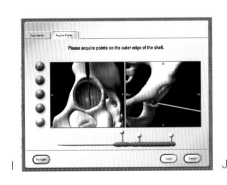

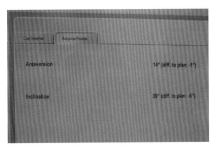

技术图 11(续)　I. 通过获取髋臼杯周缘 5 个点的位置信息进一步验证髋臼杯的位置。J. 表单显示髋臼杯实际植入和计划植入位置的倾斜及翻转角度的差异。

图 11H)。

- 髋臼杯摆放的位置必须根据解剖学参考点进行,并与骨性结构一致。
- 为了进一步验证髋臼的位置,示踪器需要获得 4～5 个髋臼缘的信息(技术图 11 I)。
- 导航仪屏幕显示植入髋臼杯位置的各种数值(技术图 11J)。
- 当髋臼杯的位置验证完成后, 移除骨盆参考阵列、骨固定器及 2 根固定钉,开始进入股骨侧准备过程。

获取股骨标志

- 在股骨侧,在小转子处钻入 2 枚骨钉(技术图 12 A)

- 固定钉位置的可变性:它们可以在近端股骨干打入,但是小转子是最舒服的位置,而且只需要小切口就可以完成。
- 当 2 枚骨钉钻入完成后,安装骨固定器,连接股骨参考阵列(技术图 12B)。
  - 在开始注册前,骨赘必须尽可能地去除,因为骨赘的存在会影响股骨切迹的计算。
- 股骨注册的第一步是用无菌的示踪器标记股骨内上髁和外上髁(技术图 12C、D)。然后,再标记梨状窝和股骨头–颈交界区(技术图 12E、F)。
- 在导航下, 用示踪器在跨过股骨头表面进行滑动,以获得股骨头表面的各点信息(技术图 12G、H)。

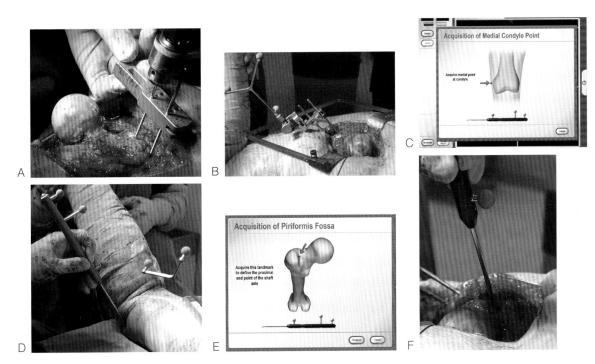

技术图 12　A. 使用自动低速钻将第 1 枚固定钉钻入小转子,应用导向模具,同样的方法钻入第 2 枚钉。固定钉的近端必须保持稳定。B. 当第 2 枚钉正确钻入后,安装固定器,连接股骨参考阵列。在不移动参考阵列的情况下,尽量留有足够的空间,钻孔、打磨或安装假体。C、D. 使用单个骨性标志,获得股骨内上髁和外上髁点信息。每点信息的获取是使用示踪器的尖部接触相应骨性标志的皮肤获取。E、F. 梨状窝注册点信息的获取,此点信息的获取对导航下定义股骨干近端轴线的终点是关键的。如果此点定义不正确,那么股骨颈的轴线及植入假体的位置也可能不正确。

- 当股骨头的各点信息获取完成后,用示踪器顺序进行股骨颈前方、上方、后方和下方信息的获取(技术图12I、J)。
- 最后,必须确保在容易产生股骨切迹的关键部位有足够的信息点(技术图12K、L)。

- 当注册完成后,导航系统基于获取的各点信息建立了三维骨模型(技术图12M)。
  - 当三维骨模型建立完成后,进一步验证股骨注册信息(技术图12N、O)。
- 当前的颈干角(内翻、外翻、前倾或后倾)及计算得到

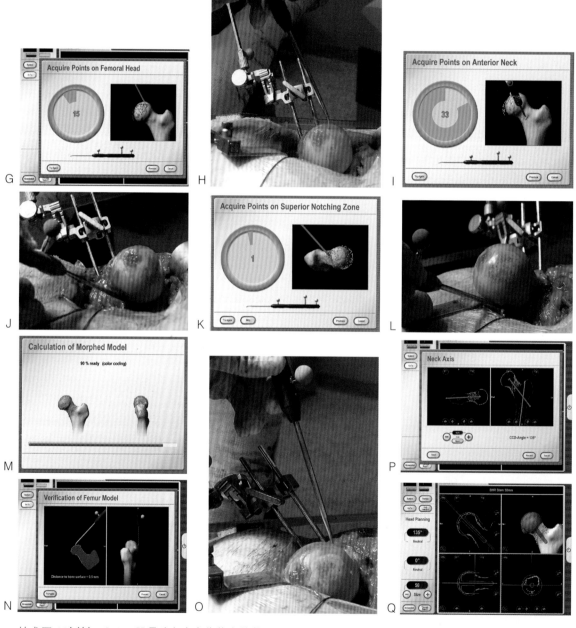

技术图12(续) G、H. 股骨头各点定位信息的获取。用示踪器跨过股骨头表面进行滑动,以获得股骨头表面的各点信息。这一步对股骨头形态评估的精确性、决定旋转中心,以及假体尺寸大小很重要。I、J. 获取股骨颈前方、上方、后方及下方注册点信息。这些点的注册信息用于评估股骨颈轴线和假体尺寸大小,以及股骨的建模。K、L. 股骨梨状窝区域信息的获取。这一步主要目的是确保在最容易产生股骨切迹的股骨头-颈交界处有足够的信息。M~O. 当股骨建模计算完成后,进一步确认股骨的注册信息。P. 股骨模型确认后,导航仪屏幕会自动显示颈干角数值,如有必要,术者可调整其角度。Q. 假体的大小也会自动计算,假体计划安放的位置根据每个术者的需求决定。

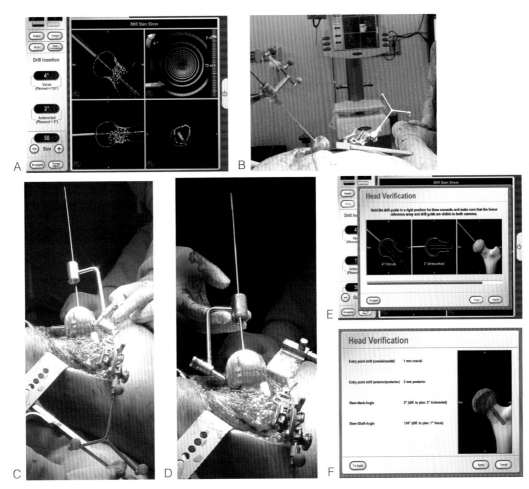

技术图 13　A、B. 随着钻入导引针的移动,角度值会动态显示,并提示与计划植入的角度相比,前倾、后倾、内翻和外翻还差多少。C、D. 使用采样笔配合导引针评估股骨前、后、上、下切割线和可能的股骨切迹。E、F. 将钻杆套在导引针上,滑动到股骨表面,进一步验证导引针的位置。导航系统会根据导引针的位置计算出内植物的位置。这是导航髋关节表面置换的最后一道程序。当验证程序完成后,术者可以在无导航下进行下一步手术。

的植入股骨头的内径自动显示在导航仪的屏幕上(技术图 12P)。

- 用软件计算出最小可能引起股骨切迹的假体规格和安放角度(技术图 12Q)。
- 如有必要,术者可以根据术前计划以及与髋臼假体匹配情况来选择假体的大小。

使用导航进行股骨准备

- 当股骨头植入的导航计划完成后,在导航下向股骨头内钻入导引针。

- 在导航下将导引针沿着内翻、外翻、顺行或逆行轴线移动,然后,再将导引针回到进针点,以确保各个方向活动时股骨不产生切迹 (技术图 13A、B)。
- 当最后一次调整结束,钻入中心导引针,用采样笔再次检查股骨切迹(技术图 13C、D)。
- 当钻孔成功,假体植入完成后,股骨位置进行进一步确认(技术图 13E、F)。
- 余下的股骨假体植入的过程和之前描述的传统髋关节表面置换方法一样。

要点与失误防范

髋臼位置	● 充分牵引股骨头至髋臼前方以提供良好的手术视野，避免因打压手柄撞击前方的 Hohmann 拉钩或股骨而导致髋臼的不对称打磨和安装错误 ● 由于髋臼假体没有螺丝钉孔，内表面完全是抛光面，术者在打压髋臼假体时无法直视观察髋臼内面的情况 ● 而且，如果存在髋臼骨质疏松，术者必须小心操作，以获得安全的髋臼匹配，因为此时附加螺钉进行固定是不可能的 ● 为了防止髋臼杯在髋臼内植入过浅，首先将髋臼试模放入充分打磨的髋臼内，检查试模周缘与髋臼的关系。如果髋臼杯可以充分坐入髋臼内，用放入髋臼试模同样的方法放入真正的髋臼杯 ● 笔者喜欢用比髋臼杯实际直径小 1mm 的髋臼锉，而不是小 2mm 的锉进行打磨，这样很容易将髋臼杯充分植入髋臼内
防止股骨切迹	● 术前必须通过模板测量决定股骨导引针理想的进针点 ● 避免股骨假体过度外翻位放置 ● 不要一直磨锉股骨头到其远端边缘 ● 用咬骨钳小心咬除股骨头远端边缘残留的组织，防止进一步损害股骨颈部血供，以及股骨打磨引起的股骨切迹 ● 在股骨准备时，多次用采样笔检查是否存在股骨切迹，特别是股骨前方、上方的部分，这个部位最容易产生股骨切迹 ● 患者在术后最初的 2 个月内，必须先使用拐杖，然后再使用手杖来支持负重，阻抗应力，利于股骨颈重建
股骨假体安装	● 在安放真正的股骨假体之前，先放入定制的股骨假体试模。当试模充分植入后，检查股骨试模下方周围缘与股骨头远侧缘的关系。然后将真正假体安装到相同的深度 ● 在骨水泥面团期置入假体，因为骨水泥太硬会影响股骨假体的安放
先做股骨侧	● 好处：牵开股骨头进行髋臼侧准备相对比较容易，因为股骨侧准备完成后股骨头相对较小 　　　　如果股骨头准备完成后，发现股骨头并不适合进行表面置换，术者此时可以选择进行传统的全髋关节置换 ● 缺点：先准备股骨头，可能会使髋臼假体和股骨头假体不匹配 　　　　股骨头准备完成后，由于股骨头主要是骨松质，在牵引过程中股骨头可能会遭受损坏
先做髋臼侧	● 好处：避免股骨头假体与髋臼假体不匹配，可以通过髋臼假体尺寸选择股骨头假体型号 ● 缺点：在髋臼侧准备的时候，不容易将整个股骨头向前方充分牵引 　　　　当髋臼侧准备完成后，如果股骨头不合适进行髋关节表面置换时，不管术者喜欢不喜欢，只能进行大头的金属对金属全髋关节置换

术后处理

● 患者进行麻醉诱导前至术后 48 小时，常规应用第 2 代头孢类抗生素。

● 术后立即应用抗血栓弹力袜，以预防深静脉血栓，术后第 1 天即允许肢体进行活动。

● 华法林钠可以应用数周，作为药物预防深静脉血栓。

● 可以进行各种康复方案。

　● 术后 4～6 周开始挂拐进行部分负重行走，这样可以允许髋臼侧开始有一定的新骨长入，也允许进一步获得正常的步态和平衡能力。

　● 为了允许股骨颈周围有一定的骨重建，笔者推荐在术后 2 个月之前要使用手杖，2 个月后可以完全负重。3 个月后，可以进行轻度的体育活动，甚至可以允许患者进行下蹲活动。

● 允许患者乘车、驾车、侧身睡，只要想做，又能够做，就可以参加任何活动。

● 术后 6 个月可以进行常规的体育活动。

结果

● Daniel 和 McMinn[4]报道年龄＜55 岁的髋关节骨性关节炎患者进行金属对金属髋关节表面置换治疗的结果：

　● 384 例患者进行了 446 侧髋关节表面置换，最长随访 8.2 年（平均随访 3.3 年）。

　● 440 例表面置换的髋关节获得随访，仅有 1 例失败（0.02％），成功率 99.8％。

　● 31％进行单侧髋关节表面置换的男性患者，以及 28％进行双侧髋关节表面置换的男性患者，可以进行负重及中等负重的工作。92％进行单侧表面置换的男性患者，以及所有病例中 87％的人可以参加休闲类的体育活动。

- Desmet[5]报道比利时的髋关节表面置换经验：
  - 1998～2004 年，共进行髋关节表面置换 1 114 例。作者提供了其中一组连续随访的 252 例患者资料，随访时间 2～5 年（平均 2～8 年）。
  - 其中 3 例失败需要进行翻修或再手术：1 例股骨颈骨折（术后 3 周）；1 例在术后 2 年时出现进行性股骨头缺血性坏死；另外 1 例在术后 2 年时出现低毒性感染而导致关节置换失败。
  - 2 例醉酒状态下出现创伤性髋关节脱位，均在非麻醉下进行了复位。
  - 61%的病例可以恢复常规强度的活动。
  - 19%的患者在术后 6 个月以内有弹响、关节交锁、金属碰撞声或感觉，但是没有疼痛而且症状会逐渐消失。
- Lilikakis 和 Villar[11]报道了一组羟基磷灰石涂层股骨假体的非骨水泥型髋关节表面置换的病例，最短随访时间为 2 年：
  - 66 例患者 70 侧髋关节进行了髋关节表面置换。
  - 平均随访 28.5 个月，全部假体的生存率为 97.1%，其中股骨假体的生存率在 98.6%。
- Itayemt 等[9]报道应用放射立体摄像分析研究了 20 例髋关节表面置换的稳定性，随访时间均>20 个月：
  - 此研究没有发现假体过早移位或松动的证据。
- Yoo 等[16]比较了一组 50 例髋关节表面置换和 50 例非骨水泥型全髋关节置换对股骨骨矿化密度（BMD）影响的前瞻性研究：
  - 研究表明，术后 1 年，在表面置换组，在 Gruen 1 区和 7 区 BMD 丢失率分别为 2.6%和 0.6%。在全髋关节置换组，在 Gruen 1 区和 7 区 BMD 丢失率分别为 7.8%和 7.7%。
  - 在髋臼侧，髋关节表面置换组，在 Delee 和 Charnley 1 区和 2 区，BMD 丢失分别为 8%和 17.5%。全髋关节置换组，在 Delee 和 Charnley 1 区和 2 区，BMD 丢失分别为 9.8%和 22.3%。这些结果表明，髋关节表面置换系统，股骨近端的应力载荷比全髋关节置换更接近生理状态。可以防止应力遮挡，保护近端股骨的骨量。
- Shimmin 和 Back[14]对澳大利亚 1999～2003 年期间，

Birmingham 髋关节表面置换系统相关的骨折进行了总结和报道：

- 89 位医生，进行了 3 497 例 Birmingham 髋关节表面置换。
- 其中股骨颈骨折 50 例，占 1.46%。
  - 骨折的相关风险女性要高于男性。
  - 骨折发生的时间平均为 15.4 周，在骨折前常有疼痛或跛行等先兆。
- 股骨假体的显著内翻、术中的股骨切迹，以及一些技术问题等共性因素占 85%。
- Amstutz 等[1]报道了金属对金属髋关节表面置换术后出现股骨颈骨折的经验：
  - 在一组连续 600 例的髋关节表面置换的病例中，5 例出现股骨颈骨折（发生率 0.83%）。
  - 4 例出现在术后 5 个月以内。
  - 5 例均存在结构或技术性危险因素，这可能使股骨颈处更加薄弱。
- 笔者建议应用桶状锉在推荐的 140°进行股骨颈打磨，在磨钻接触到侧方皮质前停止打磨，以避免或尽可能使股骨颈切迹最小化。

并发症

- 股骨颈骨折
- 股骨切迹（撞击）
- 股骨颈部狭窄
- 股骨松动
- 股骨头塌陷
- 髋臼松动
- 股骨柄的尖部硬化
- 金属过敏
- 金属离子释放进入血流
- 感染
- 股神经/坐骨神经麻痹
- 深静脉血栓
- 脱位
- 异位骨化
- 骨刺形成

（陈道运　译，刘旭东　审校）

参考文献

1. Amstutz HC, Campbell PA, Le Duff MJ. Fracture of the neck of the femur after surface arthroplasty of the hip. J Bone Joint Surg Am 2004;86A:1874–1877.
2. Amstutz HC, Graff-Radford A, Gruen T, et al. Tharies surface replacements: A review of the first 100 cases. Clin Orthop Relat Res 1978;134:87–101.
3. Amstutz HC, Grigoris P, Safran MR, et al. Precision fit surface hemi-arthroplasty for femoral head osteonecrosis: long term results. J Bone Joint Surg Br 1994;76B:423–427.
4. Daniel J, Pysent PB, McMinn DJW. Metal-on-metal resurfacing of

the hip in patients under the age of 55 years with osteoarthritis. J Bone Joint Surg Br 2004;86B:177–184.

5. DeSmet KA. Belgium experience with metal-on-metal surface arthroplasty Orthop Clin North Am 2005;36:203–213.

6. Hardinge K. The direct lateral approach to the hip. J Bone Joint Surg Br 1982;64B:17–18.

7. Howie DW, Cornish BC, Vernon-Roberts B. Resurfacing hip arthroplasty. Classification of loosening and the role of prosthetic wear particles. Clin Orthop Relat Res 1990;255:144–159.

8. Howie DW, Cornish BC, Vernon-Roberts B. The viability of the femoral head after resurfacing hip arthroplasty in humans. Clin Orthop Relat Res 1993;291:171–184.

9. Itayem R, Arndt A, Nistor L, et al. Stability of the Birmingham hip resurfacing arthroplasty at two years. A radiostereophotogrammetric analysis study. J Bone Joint Surg Br 2005;87B:158–162.

10. Kim KI, Yoo MC, Cho YJ, et al. Comparison of results of resurfacing arthroplasty performed using a navigation system and conventional technique. Abstract book of the 21st Annual Congress of the International Society for Technology in Arthroplasty (ISTA). Seoul, Korea, 2008.

11. Lilikakis AK, Vowler SL, Villar RN. Hydroxyapatite-coated femoral implant on metal-on-metal resurfacing hip arthroplasty: minimum of two years follow-up. Orthop Clin N Am 2005;36:215–222.

12. McMinn D, Treacy R, Lin K, et al. Metal on metal surface replacement of the hip: Experience of the McMinn prosthesis. Clin Orthop Relat Res 1996;329(Suppl):S89–S98.

13. Ramesh M, O'Byrne JM, McCarthy N, et al. Damage to the superior gluteal nerve after the Hardinge approach to the hip. J Bone Joint Surg Br 1996;78B:903–906.

14. Shimmin AJ, Back D. Femoral neck fractures following Birmingham hip resurfacing. A national review of 50 cases. J Bone Joint Surg Br 2005;87B:463–464.

15. Wagner H. Surface replacement arthroplasty of the hip. Clin Orthop Relat Res 1978;134:102–130.

16. Yoo MC, Cho YJ, Kim KI, et al. Changes in BMD in the proximal femur after cementless total hip arthroplasty and resurfacing arthroplasty. Prospective, longitudinal, comparative study. J Korean Orthop Assoc 2006;41:212–219.

17. Yoo MC, Cho YJ, Kim KI, et al. Resurfacing arthroplasty in osteonecrosis of the femoral head [abstract]. Abstract book of the 23rd World Congress of the SICOT/SIROT. Istanbul, Turkey, 2005.

第4章

半髋关节置换术
Hemiarthroplasty of the Hip

Hari P. Bezwada, Robert H. Cho, and David G. Nazarian

定义

- 股骨颈骨折可根据 Garden 分型进行分类（表 1）[11]。
  - 这个分型可以进一步简化分为移位骨折和非移位骨折。本章不介绍非移位股骨颈骨折的处理。
- 髋关节半髋置换术的适应证包括移位的股骨颈骨折和髋关节翻修术中髋臼大量溶骨性骨缺损的补救措施。
- 以往的报道将双极头半髋置换术作为退变性关节病变初次置换方法，预后并不理想，因此，现在已不推荐。
- 半髋关节置换术包括两种假体：单极头（如 Austin-Moore，图 1A）和双极头（图 1B）。
  - 双极头假体曾经很流行，假体内侧头和外侧头之间的运动可减少植入假体与髋臼界面的活动，因此，理论上可以减少髋臼侧的磨损[15]。

解剖

- 成人颈干角为 130°±7°，不同性别之间没有明显的差异。
- 在白种人，股骨颈相对股骨干有 10.4°±6.7°前倾。
  - 有些人种（如 亚洲人）有高前倾角的特性，甚至可以高达 30°。
- 股骨头直径范围从 40～60mm。
- 股骨颈的长度和形状变异较大。
  - 在横截面上股骨颈呈凸轮形，前后径较内外侧径短。
- 股骨距是一段致密的垂直方向的板层骨，从大转子开始向后与股骨颈后方的骨皮质相融合。
- 股骨头的血供主要来源于旋股内侧动脉的骺外侧动脉分支。
  - 其他血供包括来源于旋股外侧动脉的干骺端下动脉，以及通过股骨头韧带、来源于闭孔动脉的骺内侧动脉。

表 1 股骨颈骨折的 Garden 分型

Garden 分型	描　述
I	轻度内翻的不完全骨折
II	通过股骨颈的无移位骨折
III	股骨颈完全骨折，不完全移位
IV	完全移位的骨折，骨折端无接触

发病机制

- 老年患者股骨颈骨折通常由摔伤引起。
- 有几种损伤的机制：
  - 跌倒后，力直接作用于股骨大转子外侧。
  - 在髋臼内相对固定的股骨头，突然受到外侧应力或旋转力的作用，导致股骨颈后方撞击髋臼。
  - 完全的疲劳性骨折，继续进展致跌倒。
  - 当骨密度下降致骨质疏松水平，股骨颈骨折的发生率增高。
- 典型的年轻人股骨颈骨折多是高能量损伤所致。
  - 损伤机制是应力由股骨远端或膝关节伸直时足底沿轴向传导至股骨颈。
  - 骨折移位程度及软组织损伤多较严重。
- 移位的股骨颈骨折可以导致股骨颈血供障碍。
  - 由于血供障碍使这种损伤的股骨头缺血性坏死发生率较高。
- 当股骨颈骨折出现时，股骨颈部的骨内血供将受到影响。
  - 股骨头缺血性坏死的风险通常与股骨颈骨折初始时的移位程度有关。
  - 在移位的骨折，多数支持带血管断裂，股骨头的血供依赖于残留的一些支持带血管，主要是位于股骨头韧带内。
  - 早期固定或关节囊切开预防股骨头坏死的作用还存

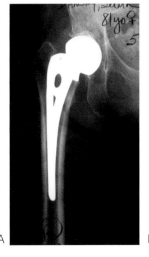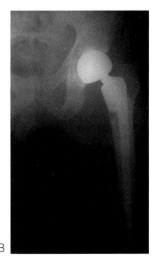

图 1　A. Austin-Moore 假体。B. 骨水泥型双极头假体。

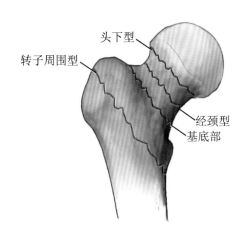

图 2　股骨近端骨折的分布图。

图中标注：头下型、转子周围型、经颈型、基底部

在争议。

- 有些报道认为移位股骨颈骨折非手术治疗骨不愈合率高达 60%。
- 股骨颈骨折根据骨折部位可以分为头下型骨折、经颈型骨折和股骨颈基底部骨折(图 2)。
  - 股骨颈基底部骨折的处理方法与转子间骨折固定的方法相似。

自然病程

- 股骨颈骨折多见于 50 岁以上患者[17]。
- 单侧股骨颈骨折,支撑侧髋部骨折的风险增加。
- Bateman[3]和 Gilberty[12]报道应用双极头假体治疗股骨颈骨折。
  - 理论上髋臼的骨溶解和内陷较少出现,因为活动发生在金属头和聚乙烯内衬之间,属于内磨损。
  - 通过减少髋臼软骨与低摩擦系数的金属臼杯外层的活动可以减少髋臼的磨损。
  - 由于组合的承重表面,整个髋关节的运动量还是很大的。
- Barnes 等[1]报道,在术后第 1 个月内的死亡率,男性患者高达 13.3%,女性达 7.4%。
  - 更重要的是,超过 72 小时以后进行的延期手术,死亡率还会明显上升。
- 在骨水泥型双极头髋关节成形术,影响死亡率的因素还包括心脏病史、在康复院的住院时间、慢性肺部疾病、血清肌酐水平、肺炎、心肌梗死、手术时间以及性别等[10]。
- 相关的损伤可能还包括硬膜下或硬膜外血肿,以及低能量骨折的同侧上肢损伤。
  - 高能量损伤性骨折复合伤发生率高,包括闭合性颅脑损伤、血气胸、脊柱骨折、内脏损伤和同侧下肢骨损伤等[7]。

病史和体格检查

- 老年患者主诉跌倒后腹股沟、大腿近端或较少见的髋关节外侧疼痛,应高度警惕低能量损伤性股骨颈骨折。
- 痴呆的患者跌倒后不能行走,也应高度警惕股骨颈骨折可能。
- 询问病史时,必须确认患者伤前的肢体活动情况。术前的肢体活动水平可以帮助术者选择最适合的手术方案。
- 必须仔细评估髋部损伤的可能原因,以及伴随的同侧肢体损伤。
  - 骨盆骨折:伴随骨盆骨折比较常见,放射学摄片有助于这些伴随损伤的诊断。
  - 髋臼骨折:在低能量损伤中,股骨颈骨折伴随髋臼骨折并不常见,但高能量损伤伴随髋臼骨折的可能性大,薄层 CT 扫描有助于诊断。
  - 转子间或转子下骨折:损伤导致的转子间骨折在老年患者比较常见,但转子下骨折较少见。通常是肢体在伸直位,而不是屈曲位,伸直位旋转暴力引起,同样,放射学摄片有助于对这些损伤的评估。
- 全面的体格检查必须包括:
  - 观察下肢,是否有肢体短缩、外旋,以及因疼痛所致的活动受限。是否有骨折端血肿引起的关节肿胀,以及相应的关节间隙增大。
  - 翻滚试验是最敏感的物理检查,阳性是在腹股沟区诱导出疼痛,主要是由于下肢的左右活动,产生剪切力经过股骨颈骨折端,引起极度疼痛。
  - 轴向应力试验,如果手法可以诱导腹股沟区疼痛为阳性。此法的特异性不及翻滚征试验。
  - 活动范围检查,活动终点的疼痛可能是非移位隐性骨折的唯一线索。

影像学和其他诊断性检查

- 骨盆前后位片以及伤侧髋关节必须摄片。
  - 如果可能,下肢应置于内旋位拍摄。
  - 侧位片对判断骨折片的移位程度是有帮助的,特别是对一些在前后位片上移位较小的骨折片。
- 如果移位的骨折片妨碍判断骨折类型,那么轴向牵引下摄片有助于观察股骨颈骨折的位置。
- 当临床上有复合伤而怀疑非移位性骨折时,CT 扫描有助于诊断。但实际上,对单独的、低能量损伤性股骨颈骨折,临床很少采用 CT 扫描。
- 放射性核素骨扫描有助于临床隐性股骨颈骨折的诊断,但需要到伤后 72 小时才能清楚显示。

- 磁共振检查对隐性股骨颈骨折的诊断在伤后 72 小时内比 CT 扫描和核素骨扫描更为敏感。
  - 磁共振检查对同侧转子间的隐性骨折也高度敏感。

鉴别诊断

- 转子间骨折
- 转子下骨折
- 骨盆骨折
- 髋臼骨折
- 髋部挫伤或创伤性转子滑囊炎

非手术治疗

- 股骨颈骨折很少采用非手术治疗，对移位性骨折和非移位性骨折，手术治疗都可以获得更好的功能和治疗结果。
  - 非手术治疗的相对指征是患者具有多种严重的内科疾病，不能耐受手术麻醉。
  - 因为非移位性骨折可以在局麻和监控镇静下，通过经皮技术进行内固定，因此，非手术治疗不是这类骨折治疗的指征。
- 在多数情况下，非手术治疗仅用于手术固定前的初始治疗。
  - 膝关节下方置软垫，使患者下肢置于舒服的位置。
- 所有股骨颈骨折的患者必须绝对卧床，留置导尿，住院静脉输液。
- 股骨颈骨折进行伤侧下肢轴向牵引是有争议的，因为牵引可能会增加骨折块的移位。

手术治疗

- 股骨颈骨折手术治疗最佳的方案，一直存在争议。关于内固定、半髋关节置换术，或是全髋关节置换术的争论不在本章进行介绍。
- 半髋关节置换术的一般手术指征包括老年患者、对功能要求不高、骨质量较差不适合进行内固定的患者。
- 移位性股骨颈骨折进行半髋关节置换术的手术指征需符合以下标准：
  - 相对健康的患者。
  - 病理性髋部骨折。
  - 神经性疾病，如帕金森病，之前有脑卒中或偏瘫，以及其他神经性疾病。
  - 年龄＞70 岁。
  - 严重的骨质疏松，股骨头主要的骨小梁丢失。
  - 无法闭合复位的骨折。
  - 移位骨折。
  - 之前在股骨侧存在病变，也就是骨坏死，髋臼侧没有

病变。
- 禁忌证包括以下几个：
  - 之前存在化脓性感染。
  - 年轻患者。
  - 内固定失败，多数情况下是出现髋臼侧损坏。
  - 之前存在髋臼病变。即使患者术前髋臼软骨间隙正常，术后 5 年，由于金属与髋臼软骨之间的磨损也会出现髋臼软骨磨损的症状。
- 应用股骨水泥柄的指征各个术者及各个医院掌握都不同。
  - 接受这类手术的主要是骨质量较差的病例，如烟筒型或 Dorr C 型股骨髓腔[8]，这些病例使用非骨水泥型假体非常困难，因为这需要大的可以填满髓腔的非骨水泥假体，而那又会在近端产生应力遮挡；或者是需要用近端固定的非骨水泥假体，而那又很难精确调整肢体长度。
  - 对一些高危病例建议使用抗生素骨水泥，例如像需要透析的病例，他们有容易发生化脓性感染的倾向，因此，应该考虑使用抗生素骨水泥。
    - 适当的抗生素包括妥布霉素、万古霉素、头孢唑啉和红霉素等。
  - 病理性骨折也应该考虑使用骨水泥柄，对于这类病例，不管年龄和骨质量如何，使用骨水泥型置换假体可能是最好的选择。
  - 第一代骨水泥技术是应用指压填充技术，并没有应用加压和真空搅拌技术。现代骨水泥技术是应用髓腔刷、髓腔限制器、髓腔脉冲灌注，插入肾上腺皮质激素浸泡海绵，低骨水泥孔隙率(真空搅拌)，骨水泥中心定位器和应用骨水泥枪进行逆行骨水泥插入。然后，术者用戴手套的手指或楔形的加压器械进行加压。
  - 因为加压会加重血栓栓子的负荷，所以对有心肺疾病的患者，很多医生主张避免使用骨水泥假体。

术前计划

- 在术前计划中，术前 X 线阅片以及通过模板测量来选择适当的假体尺寸以及固定方式非常重要。
- 在此期间，选择什么样的假体也应考虑在内，如是否选择锥形柄假体、全涂层的髓腔锁定柄或骨水泥柄等。
- 患者还需要进行适当的术前评估，如内科评估、心脏评估和麻醉评估等。
  - 应该准备库存血。
  - 重要的术前实验室检查包括全血细胞计数、电解质、以及凝血功能等。
  - 其他检查包括总蛋白、白蛋白及肝功能检查，以评估

患者的营养状态。

- 心电图、胸片,包括超声心动图等进一步的心脏检查在术前是必要的。
- 股骨头的大小必须评估,以使正确选择假体的大小。
  - 如果假体过大,会出现赤道撞击现象,导致关节过紧,活动范围减小以及疼痛。
  - 如果假体过小,会出现两极撞击现象,导致接触应力增加,因而磨损增加以及可能的向内上部移位。
- 模板测量股骨颈长度和偏心距同样重要。
  - 如果股骨颈过长,复位困难,导致软组织张力增加及相应的髋臼软骨压力增加。
  - 术后应当恢复偏心距,股骨头中心到大转子最高点的距离对术后外展肌力的恢复及减少跛行很重要。
- 手术可以在腰麻或腰麻联合硬膜外麻醉下进行,因为控制性降压麻醉可以减少术中出血。
- 术前预防性应用抗生素。
- 手术必须在清洁的层流手术室进行。垂直的层流手术单元以及术者身体空气隔离系统对手术有益。
- 在可能的情况下,相关性伴随损伤需要同时处理。

体位

- 患者的体位很重要,必须小心摆放。
- 通常体位摆放的原则是,所有的骨性突起需要用棉垫垫好,假体置换要在稳定的体位下进行,而且,需要提供一定的活动范围以供假体植入时需要,以及术中检查关节的稳定性。

仰卧位

- 充分麻醉后,患者置仰卧位,这样可以直接测量下肢的长度。
- 手术台水平放置,骶骨下面要垫软垫。
- 患者摆放至手术台边,使患侧稍微超出手术台边缘。
- 由折叠的巾单做成的骶骨垫直接置于骶骨下方。
  - 适度抬高臀部让上面大转子处的脂肪及软组织向后坠远离手术切口,以最大限度地减少外侧入路需要切开的组织。
  - 同时需要在伸直位检查髋关节的稳定性。
- 将踏板固定于手术台上,使手术侧髋关节可以屈曲40°。
- 将双上肢外展90°固定于上肢挡板上。
- 手术台离术者5°倾斜以改善髋臼侧的手术视野。

侧卧位

- 侧卧位通常用于髋关节后外侧入路,也可以用于前外侧入路。
- 充分麻醉后,插入导尿管,轻柔地有组织分工地将患者摆放至需要的体位。
  - 麻醉师控制患者的头和颈部,并保护气管内导管

安全。
- 一位手术人员控制患者的手和肩部,其他人控制患者的髋部。
- 同侧上肢前屈不超过90°,并轻度外展。
- 抬起患者胸部置入腋窝垫,腋窝垫要放在对侧腋窝远端。
- 对侧上肢必须在前屈不超过90°固定。
- 肢体所有骨性突起部位垫棉垫。
- 手术台必须保持绝对水平,平行于地面。
- 大量的固定装置可以用来保持患者的侧卧位。
  - 可以使用布袋,尽管它没有其他固定物牢靠。耻骨和骶骨必须用固定物牢固固定。
  - 必须小心放置耻骨夹,并用纱垫保护耻骨联合。
    - 放置纱垫位置过低可能会阻断或影响对侧下肢的血管,这是容易被忽视的。
    - 放置纱垫位置过高可能会影响同侧下肢的血管,妨碍下肢的充分屈曲和内收。
- 骶骨纱垫放在骶骨中心的位置,离手术切口后缘至少7～12cm(图3A)。
- 当侧卧位安全摆放好后,检查骨盆的位置,确保前后方向不倾斜(图3B)。
- 两上肢之间的胸部固定器及枕头有助于防止躯干前移。
- 会阴部用U形粘贴型塑料薄膜手术巾隔开。

入路

- 半髋关节置换术可以通过多种手术入路完成。
- 髋关节手术有四种常用的手术入路:
  - 前侧入路(Smith-Petersen)
    - 此入路从缝匠肌和阔筋膜张肌之间进入。

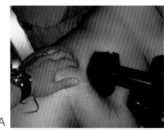

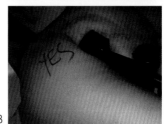

图3 A. 侧卧位下触诊髂前上棘。B. 体位摆好后要确保有足够的活动空间。

- 风险包括股外侧皮神经损伤。
- 此入路术者可以直视打开髋关节前方关节囊。
- 股骨准备比较困难，可能需要牵引、髋关节伸直，以及使用拉钩来暴露髋关节前方进行准备。
- 前外侧入路(Watson-Jones)
- 外侧入路(改良的 Hardinge 入路)

- 后侧入路(Southern)
- 手术入路的选择主要取决于术者的偏好。
  - 笔者采用改良的外侧肌间隙入路进行髋关节手术。这种手术入路最早由 Hardinge 描述，用于非骨水泥锥形柄[4]。
- 各种手术暴露方法也都可完成骨水泥柄的植入。

外侧入路(改良的 Hardinge 入路)

手术区域的准备

- 粘贴型塑料薄膜手术巾用于隔离手术区与会阴及周围临近的皮肤。
  - 用 1 块大的 U 形手术巾将髋部与会阴及腹部皮肤隔开。
  - 第 2 块手术巾横跨髂前上棘上方水平，完全将手术区域与胸腹部隔开。
  - 足部包裹后，用 1 块 10in×10in(25.4cm×25.4cm) 手术巾在踝关节上方隔开。
- 手术区域用聚维酮碘和乙醇消毒(技术图 1A)。
  - 切口区干燥后以利于更好地粘贴 Ioban 手术巾 (3M, St. Paul, MN)。
- 将下肢从支撑器上移开，术者抓起足部，以双层厚的布袋进行包裹。
  - 不通透的手术护肤巾粘贴的范围从手术台横跨至患者的臀部。
  - 布袋要求展开至大腿中部水平，应用 Corban 手术

巾安全保护。
- 下肢的铺巾，应用两层长的巾单从下肢、臀部铺到髂棘水平。
  - 以两层巾单在髂棘上方水平横跨腹部。
  - 在手术床的头侧使用大的无菌铺巾保证手术区域的空气清洁。
- 髋部用消毒笔标记。
  - 画出大转子的轮廓。
  - 触及髂峰及股骨干的位置，画出以大转子中心稍偏前方的皮肤切口线 (技术图 1B)。
- 髋关节屈曲 40°，轻度内收，足部置于脚垫上。

手术切口

- 皮肤切口长约 12cm。
  - 切口位于股外侧肌嵴顶点稍前方。
  - 切口的长度受患者肥胖程度影响。
- 用手术刀切开皮肤、皮下组织至阔筋膜(技术图 2A)。
- 尽量小地切开筋膜，能满足后续的手术操作即可。
  - 通过电凝或钳夹进行皮下止血。
- 阔筋膜张肌的切开与皮肤切口的方向一致。
  - 使用手术刀刺穿阔筋膜张肌，并通过安全的入路进入间隙。
  - 用梅氏剪进行筋膜切口的延长，剥离不超过皮肤切口，或超过皮肤切口远端或近端的组织(技术图 2B)。

近端分离

- 手法分离近端臀大肌纤维。
  - 用 Hibbs 拉钩，牵开前方的阔筋膜张肌肌瓣。
  - 牵开后，臀中肌、大转子及股外侧肌清晰可见。
- 外展肌群的切开。
  - 改良的 Hardinge 入路的前提是分离出有前部股外侧肌、前方关节囊、臀中肌前 1/3，以及大部分臀小肌组成的前方组织瓣，暴露髋关节。

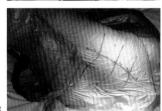

技术图 1　A. 髋关节外侧入路的皮肤准备。B. 外侧皮肤切口。

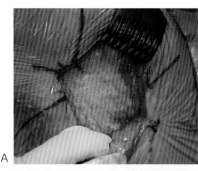

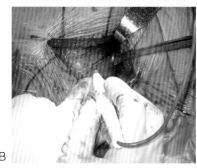

技术图2 A. 暴露阔筋膜张肌。B. 切开阔筋膜张肌。

- 通常从臀中肌前 1/3 处进行切开。
- 应用电刀切开臀中肌(技术图3A、B)。
- 臀中肌切开后,下方是一层脂肪层,脂肪层下方是臀小肌。
  - 臀小肌分开后,应用电刀在后缘水平切开臀小肌及髋臼上面的关节囊 (技术图3C)。

- 后方放置一钝头的 Hohmann 拉钩显露臀小肌及关节囊。钝头的 Hibbs 拉钩向前方牵开臀中肌。
- 暴露切口深处的关节囊。
  - 平行于股骨颈方向切开关节囊,切口延伸至髋臼骨性边缘,但不要损伤髋臼盂唇。
  - 然后,手术区域以纱布进行填塞(技术图3D)。

远端分离

- 接下来要操作的是切口远端和股外侧肌。
- 用电刀在股外侧肌前 1/3 处沿纵轴切开,从转子间脊开始向远侧延伸 2～3cm。
- 当分离至前方骨膜下时, 将钝头的 Hohmann 拉钩插入股骨内侧,将股外侧肌牵向前方。
- 前缘的软组织由臀中肌、臀小肌及关节囊纤维组成,沿大转子位于股外侧肌切口和臀中肌及关节囊切口之间。
  - 沿大转子前缘弧形切开此软组织,连接切口。
  - 两侧的健康组织必须保留,以便于闭合切口时可以有效地缝合。
- 用电刀分离软组织, 在大转子前方形成由臀小肌前部、周围臀中肌、前方关节囊和阔筋膜张肌组成的肌瓣。暴露股骨头和股骨颈。
  - 切口向内侧延伸直至暴露出股骨颈(技术图4)。
- 暴露必须充分,可以允许将髋关节脱位,并暴露出股骨颈和股骨近端。
  - 将骨钩从前方绕过股骨颈将其钩住,下肢外旋(即

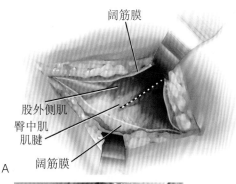

阔筋膜
股外侧肌
臀中肌肌腱
阔筋膜

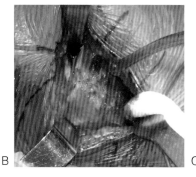

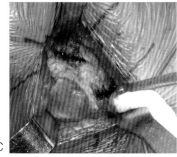

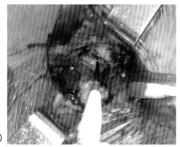

技术图3 A. 分离外展肌群示意图。B. 暴露外展肌群。C. 分离外展肌群。D. 暴露股骨颈。

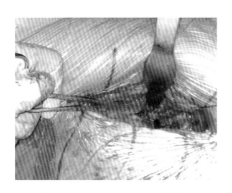

技术图 4 暴露股骨近端结构。

髋关节呈 4 字形放置),使髋关节脱位。
- 这时候,如果是股骨颈骨折,股骨近端会从股骨颈脱出。
- 根据术前模板测量可以进行股骨颈的初步截骨。
  - 2 把拉钩保护股骨颈周围软组织
  - 用电刀标记出股骨颈截骨线,再用电锯进行截骨。

髋臼拉钩的放置
- 注意力转向髋臼。
  - 第 1 把拉钩放在髋臼前方。
  - 用 Cobb 剥离器,在髋臼前壁及关节囊之间建立一个小的空间。
- 钝头的 Hohmann 拉钩在关节囊下方插入髋臼前壁 12 点钟的位置。
  - 这样助手可以容易地牵开前方的软组织。
- 第 2 把 Mueller 点状髋臼拉钩置于髋臼上方,将上方关节囊牵向头侧。
  - 在右髋拉钩放 10 点钟的位置,在左髋放在 2 点钟的位置。
  - 拉钩的确切位置是放在髋臼盂唇和关节囊之间。

- 术者使用打击器将牵开器向头侧方向轻轻打入髂骨。
  - 牵开器不要垂直于身体轴线打入,因为这样可能打穿髋臼顶部。
- 为了适当暴露第 3 个牵开器的位置,以及允许股骨近端向后方移动,必须进行内侧关节囊松解。
  - 将弯头血管钳插入髂腰肌和关节囊之间,平行于耻股韧带或稍前方。
  - 将关节囊由内向外切开,以利于股骨向后方活动。
- 第 3 把双角髋臼牵开器置于下方。
  - 牵开器置于坐骨下,边缘位于股骨颈水平,而不是切口表面。

股骨头切除和假体尺寸确定
- 这时股骨头颈结构在髋臼内清晰可见。
- 股骨头和骨折的股骨颈可以用取头器和 Cobb 钳取出。
  - 操作需要小心,以免损伤髋臼软骨或髋臼盂唇(技术图 5A、B)。
- 当股骨头切除后,需测量其大小,以便术者可以初步评估髋臼的大小。
- 需要用双极头或单极头试模来测量髋臼尺寸,确保股骨头假体和髋臼能很好地匹配,防止股骨头过度填充髋臼
  - 试模假体安装后,有良好的"吸紧感"。
  - 关节可自由活动,无抵挡。
  - 如果试模假体在髋臼内漂移,说明试模假体偏小(技术图 5C)。

股骨扩髓
- 应用 2 个双脚牵开器暴露股骨,一个放在大转子下方,另一放在股骨距处。
- 下肢的位置呈 4 字形放置,需交叉过对侧大腿。

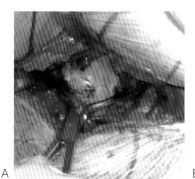

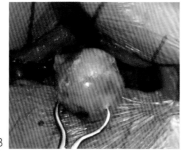

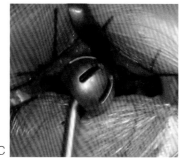

技术图 5 A. 夹持股骨头的点状复位钳位置。B. 从髋臼移除股骨头。C. 插入股骨头试模假体。

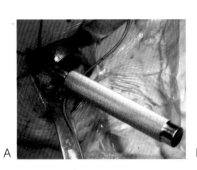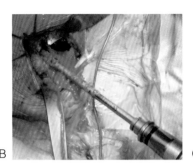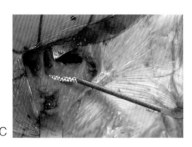

技术图6 A. 使用刮匙定位股骨的方向。B. 股骨髓腔扩髓。C. 用锉刀锉髓腔外侧。

- 股骨应该比较容易暴露。
  - 如果暴露有困难,应当将下肢置于更大角度的4字形体位,并加大外旋角度。
- 大转子顶点处多余的软组织都需要清除,以便进行开口和扩髓。这也有利于预防假体的位置出现内翻。
- 用1把大的咬骨钳动作轻柔地进行股骨开口。
- 用1把小的刮匙探查股骨髓腔中心方向。
  - 第2助手用一只手在股骨远端做定位指示股骨轴线。
  - 当术者手持刮匙时,第2助手用另一只手顶住患者的膝关节,以帮助小的金属刮匙在髓腔内正确定位(技术图6A)。
- 将开口锥外翻置入股骨髓腔,当穿过大转子是要确保置入的位置正确(技术图6B)。
- 使用骨锉或者刮匙清除髓腔入口外侧大转子区域周围的骨组织(技术图6C)。

股骨锉髓

- 股骨的髓腔锉需要在中立位进行扩髓,旋转的中立位需根据膝关节的位置调整。
- 髓腔锉先从最小号开始,然后逐渐扩大,直到达到最佳的压配和填充。这可以根据术前模板测量以及扩髓

时术者的感觉进行调整。
- 每次锉髓腔时,髓腔锉的深度都需要完全插入。
  - 如果遇到明显的阻力,应当用髓腔锉一进一出逐步向深部推进。
  - 扩髓一直要达到完全的骨皮质支撑为止。当完全支撑时敲击髓腔锉的声音会发生改变。
  - 最终髓腔锉的位置及尺寸需根据敲击时的声音、术者的感觉以及髓腔锉无法继续下沉等情况来决定(技术图7A)。
- 当最终的髓腔锉确定后,安装双极头或单极头假体试件,进行髋关节初步复位(技术图7B)。

试模假体的评估

- 将髋关节复位进行评估。
  - 下肢完全屈曲,内、外旋评估髋关节的稳定性。
  - 将一只手指放在关节处,检查是否有前方撞击。
  - 外旋、内收和后伸位检查关节的前方稳定性。
  - 测量下肢长度。
  - 必须评价骨盆、肩关节及膝关节的位置作为帮助定位的参考(技术图8)。
- 同时应用下肢轴向牵拉试验来评估关节的稳定性,目标是可牵拉1~2mm。

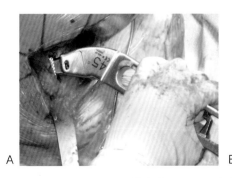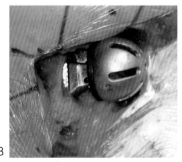

技术图7 A. 股骨髓腔开口。B. 安放股骨头试件至股骨假体。

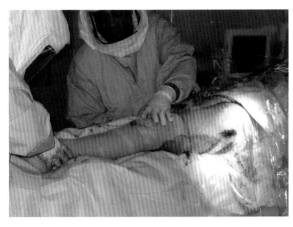

技术图 8 术中用试件假体评估肢体长度。

- 髋关节周围软组织过紧会导致髋关节伸直困难或不能完全伸直。过度松弛会导致关节脱位。
- 若软组织张力不够而肢体长度却已恢复,可以增加外侧的偏距。
- 关节的稳定性很重要,优先于肢体长度的恢复。

股骨柄的置入

- 当稳定性检测满意后,取出试模假体。
- 切口及股骨应用脉冲冲洗枪进行冲洗。
  - 去除组织碎屑。
  - 再次进行股骨准备,用刮匙清除股骨髓腔外侧的软组织。
  - 充分清洗股骨髓腔。
  - 术者及助手更换外层手套。
- 用打压器将适当大小的股骨假体敲入股骨骨髓腔。
  - 必须避免内翻位置入假体,可以预防性将假体稍

外翻位插入骨髓腔。同时必须注意维持适当的前倾角。
- 使用锤子用力敲击使股骨假体充分插入髓腔。
- 敲击过程中一段时间的暂停可允许股骨髓腔产生适当的弹性形变。
- 假体最终植入髓腔的情况由最终的髓腔锉型号、术者的手感、敲击时的音调改变、敲击后不能再下沉等因素综合决定(技术图 9)。

完成假体的植入

- 当股骨柄插入完成后,可以用双极头杯试模,再次将髋关节复位进行检查。如果柄的位置与最终的髓腔锉的位置一致,也可以直接安装双极头杯假体。
  - 如果双极头杯假体试模很理想,可再次将髋关节复位检查。
  - 复位时由第 1 助手和第 2 助手来固定患者的体位。
  - 术者进行牵引、内旋和内收。
  - 手术技师可以进行下肢牵引辅助复位。
- 在一旁的辅助操作台上将双极头杯和适当大小的股骨头假体组装到一起。
  - 股骨头直径有 22mm、28mm 和 32mm 大小不等,不同的系统有所不同,配以聚乙烯内衬和双极头外杯(技术图 10A)。
- 当安装好后,清洗、擦干股骨头颈结合部,然后,将双极头杯安装至股骨假体的颈上。
- 在最后一次清理手术区碎屑和软组织前,对髋臼做最后一次检查(技术图 10 B)。
- 检查、清洗结束后,将髋关节复位、双极头杯复位并检查假体位置是否合适(技术图 10 C)。之后,对切口用脉冲冲洗枪做最后的彻底清洗。
- 这时候,可以根据术者的偏好选择是否放置引流,笔

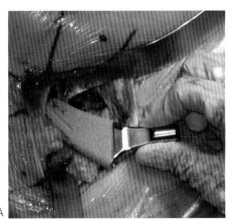

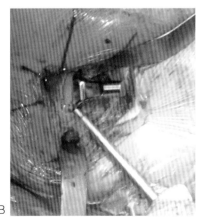

技术图 9 A. 股骨假体的最终位置。B. 充分压配的股骨假体。

A   B

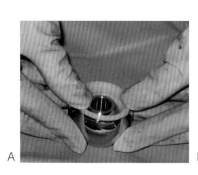
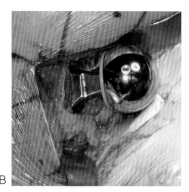
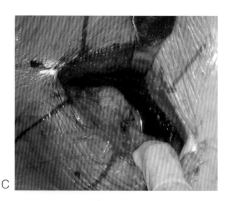

技术图 10　A. 组装双极头。B. 安装双极头至股骨柄假体。C. 将假体复位至自然的髋臼。

者偏向不放置引流。

切口修复和缝合

- 修复外展肌群。
- 用可吸收缝线（1 号线）将股外侧肌按 8 字缝合法缝合至残留的组织袖。
- 将臀中肌腱和关节囊在大转子边缘缝合至残留的组织袖。
  - 用粗的可吸收线 8 字缝合。
  - 在臀中肌转角处进行缝合，然后，再从远端向近端进行简单的缝合（技术图 11 A）。

- 当外展肌群充分修复后，用可吸收线对阔筋膜张肌进行 8 字缝合。
  - 阔筋膜张肌的近端和远端都必须进行缝合。
- 用粗的可吸收缝线缝合和闭合潜在的死腔，然后，应用 2-0 的缝线缝合皮下组织（技术图 11 B）。
- 可以应用皮肤缝合器缝合皮肤。
- 消毒纱布包扎。
- 外展枕置于两腿之间。
- 只要情况稳定，麻醉苏醒后，可转入复苏室。
- 在复苏室进行术后摄片（技术图 11C）。

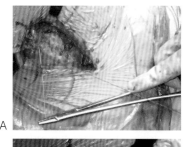
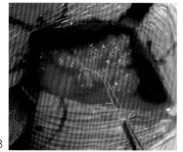
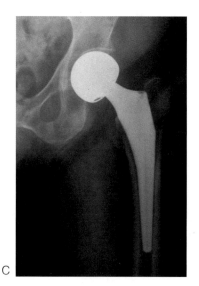

技术图 11　A. 修复外展肌群。B. 修复阔筋膜张肌。C. 双极头假体植入后的前后位摄片。

后侧入路(Southern)

切口和解剖

- 暴露髋关节前先确定正确的骨性标志。
  - 标记出大转子后外侧角,以及大转子下 10cm 的近端股骨干前缘和后缘 (技术图 12A、B)。
- 切口由这点开始斜跨过股骨大转子后外侧角,向近端延伸,使髋臼位于切口的中心。
  - 患者的体型不同,切口会有变化,但通常需要长 15~20cm(技术图 12C)。
- 当皮下组织分离后,沿切口走行切开阔筋膜张肌。
  - 直接用手指钝性分离臀大肌肌腹 (技术图 12D、E)。
- Charnley 自动拉钩牵开臀大肌和阔筋膜张肌,臀大肌

- 股骨端可能需要进行松解。
- 髋关节内旋以暴露后侧结构。
- 触诊梨状肌,将弧形拉钩插入梨状肌上缘的外展肌深层(技术图 12F)。
  - 然后,在下方股骨颈下缘插入 Cobra 拉钩。
- 短外旋肌及梨状肌可能需要在关节囊上进行松解。
  - 梨状肌及联合肌腱尽可能在止点处切断。
  - 或者,把外旋肌和梨状肌作为连续的袖套从大转子和股骨颈上进行剥离(技术图 12G)。
- 短外旋肌切开后,通过置入上、下 2 把拉钩,暴露关节囊。

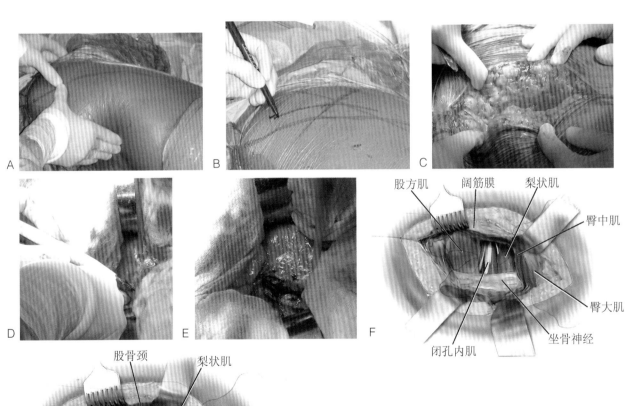

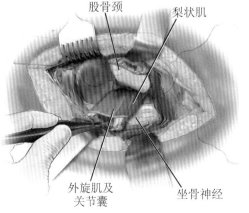

技术图 12　A. 触诊后侧入路的骨性标志,该点位于髂前上棘与坐骨结节的中点。B. 切口线。标记股骨的轴线,大转子近端范围及骨性标志的前缘线。C. 皮肤切口。D. 阔筋膜张肌的标识及切口。E. 钝性分离臀大肌,暴露髋关节后方深部结构。F. 髋关节后方深部结构示意图。G. 显露短外旋肌群示意图。

- 上方应用弯头拉钩插入相当于股骨颈和关节囊上缘的臀小肌深部。

切口区域准备

- 沿外展肌后缘,自髋臼后上方至大转子顶点切开关节囊。
- 继续沿着股骨颈方向向下切开关节囊,而不是沿关节囊后界斜行切开。以连续袖套的形式显露关节囊至小转子水平(技术图 13)。
- 股方肌可以连同关节囊一起进行松解,并留有部分肌性袖口,以利于后期缝合。关节囊应用缝线进行标记。
- 通过屈曲、内收、内旋轻柔将髋关节脱位。
- 下肢内旋 90°,以使股骨颈与地面平行。
- 这时候,通常会发现股骨头颈部与股骨近端分离,股骨头颈部常位于髋臼内。
  - 在股骨近端放置 2 把拉钩,用摆锯行股骨颈截骨。
  - 如果是低位股骨颈骨折,可以应用咬骨钳处理,使股骨颈部平整。然后再处理髋臼侧。
- 这时用拉钩在髋臼周围敞开,可以用 1 把弯拉钩插入髋臼前缘。将股骨近端牵开出髋臼视野。
  - 手术侧肢体轻度屈曲以辅助暴露。
  - 有时,股直肌止点需要进行松解。

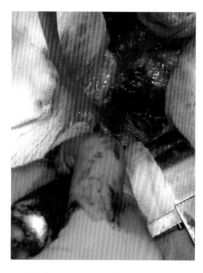

技术图 13　髋关节囊的暴露。

- 向髂骨内插入斯氏针以翻转外展肌群,下方的关节囊做小切口,以允许把 Cobra 拉钩插入到深部的髋臼横韧带处。
  - 后方插入 1 把弯头的 Hohmann 拉钩。首先要小心避免触及坐骨神经,以确保不至于损伤坐骨神经。
- 髋臼已经暴露,用丝锥或 Cobb 撬杆取出股骨头。
  - 小心操作以避免损伤髋臼软骨。

假体的放置

- 测量股骨头的大小,如同改良的 Hardinge 入路一样,通过应用髋臼试模选择大小合适的假体。
- 一旦髋臼假体大小确定后,将下肢屈曲、内旋以暴露股骨近端。
  - 将下肢保持在大约内旋 90°,屈曲 70°,以便将股骨颈暴露给术者截骨。
  - 将带齿的转子间撬杆置入股骨颈前缘下方并将其撬出伤口外,股骨颈侧的准备不受周围软组织影响(技术图 14A)。
- 股骨侧的准备也与改良的 Hardinge 入路相似 (技术图 14B~F)。
- 如果偏爱应用骨水泥柄,先用试模假体测试肢体长度恢复情况,再插入带骨水泥的股骨假体。
  - 假体的骨水泥必须适量,假体的颈部必须坐入股骨颈,必要时应用股骨距锉进行准备。

手术的完成

- 当假体安装完成后,将髋关节复位,在大转子后方钻 2 个孔,用于修复关节囊和短外旋肌。
- 当髋关节复位后,用 2 根不可吸收线修复关节囊瓣。
  - 将关节囊和短外旋肌标记线穿过钻好的孔,然后与大转子进行分层缝合。
  - 如果术者喜好,可以将股方肌与臀大肌腱同时缝合(技术图 15)。
- 接着,移除 Charnley 拉钩,修复阔筋膜张肌与臀大肌。
- 用可吸收线闭合皮下脂肪死腔,可吸收线留在皮下组织内。
- 应用皮肤钉闭合切口,无菌敷料加压包扎。
- 髋关节必须保持外展位,应用外展枕。患者应减少侧卧位,手术结束后患者应保持平卧。

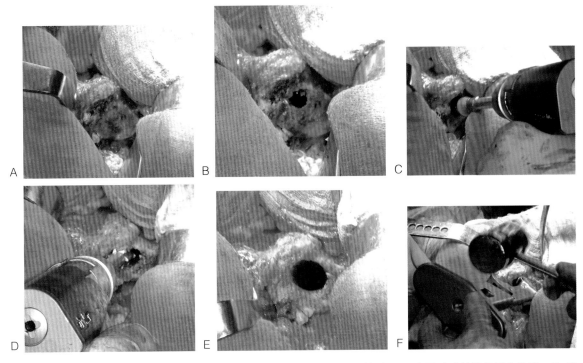

技术图 14　A. 显露股骨近端。B. 股骨准备的导向孔。C. 股骨髓腔扩髓。D. 应用髓腔钻进行侧方扩髓。E. 扩髓后的股骨干,注意髓腔的侧方。F. 股骨髓腔打磨。

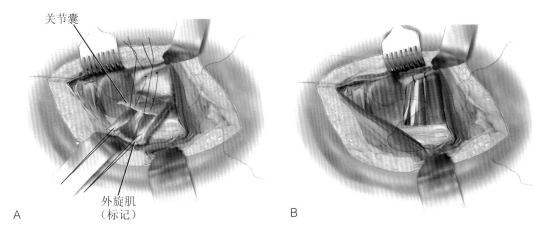

技术图 15　短外旋肌修复的示意图。

骨水泥技术

- 清除转子间窝的软组织,用金属刮匙制造导引孔。
  - 髓腔开口钻由导引孔沿股骨髓腔的轴线插入。
- 应用咬骨钳或骨刀去除残留的股骨颈部,有时需要应用侧方扩髓钻以确保与髓腔直接相通,以尽量减少假体内翻位置入的可能性。
- 股骨髓腔的打磨通常会大于最终使用的假体,因而,假体周围需要使用最小号的水泥鞘。

- 股骨髓腔的最终打磨程度需要根据近端髓腔能否得到充分填充来决定。也要根据假体试模复位后的情况来决定。
- 当关节稳定性、肢体长度、偏心距满意后,可以进行骨水泥固定。用刮匙轻柔地去除松动的骨松质。
- 髓腔应用脉动冲洗枪进行冲洗。
  - 冲洗后高质量的骨松质保留在髓腔内。

- 假体中心位置入以及确保周围骨水泥不间断的填充非常重要。
- 髓腔冲洗结束后髓腔内插入髓腔塞。
  - 笔者喜欢在假体尖部远端有 1～2cm 的骨水泥填充,正好是水泥塞的位置。
  - 抗压能力必须足够安全。
  - 需要用 3 袋 40g 的骨水泥,应用真空搅拌机进行混合。
- 用海绵填塞骨髓腔,以使在骨水泥固定时保持干燥,或者应用吸引器进行持续吸引。
- 骨水泥的黏滞性是需要重点考虑的因素。需要在成团期应用骨水泥枪注入。
  - 当骨水泥不再黏附手术手套时,骨水泥已达到适合的黏度。
- 当骨水泥达到适合的黏度,填塞的海绵可以移除,髓腔可以进行冲洗和吸引。

- 当髓腔骨水泥填充完成后,可以用加压装置或者戴手套的手指使股骨近端保持一定的压力,直到骨水泥固化。
- 应用中心定位器将股骨假体柄插入团块期的骨水泥中。
- 假体插入后,下肢应放在安全的位置。
  - 假体插入时必须有适当的前倾角。
  - 笔者习惯假体插入后不再进行旋转,以免出现不希望出现的骨水泥腔隙。
  - 假体置入时,必须充分重视避免放在错误的内翻位。
- 去除多余的骨水泥,保持柄的位置不变,直到骨水泥固化。这时股骨颈的锥度部分需要清洁干净,将半髋关节置换的其他组件安装至柄部。
- 将髋关节复位,闭合切口。

前外侧(Watson-Jones)入路技术

- Watson-Jones 手术入路技术的主要困难是处理臀中肌与臀小肌。
  - 髋关节外展肌群跨过关节囊前方,过于充分暴露可能会破坏这些结构。
  - Charnley 最早采用这种入路,患者取平卧位,并要求进行转子间截骨。这种方法并不常用,因为这会使转子间重新复位固定较为困难。
- 在自髂前上棘至大转子顶点后方 2cm 水平作皮肤切口,向下沿轴线延长至大转子前缘。
- 神经间隙位于阔筋膜张肌与臀中肌之间。沿髂胫束下方切开,将阔筋膜张肌牵向内侧,臀中肌牵向外侧。
- 深部剥离可能需要松解臀中肌和臀小肌前部,将之从股骨上分离,并牵向后方。
  - 当显露出髋臼缘上部股直肌折返头部,可以看到关

  节囊的上部。
  - 然后,可能需要切开以进一步分离关节囊。
- 行走于肌肉深层的旋股外侧动脉升支及伴行静脉需要进行结扎。
- 沿着股骨颈及跨过的股骨近端,纵行切开关节囊。
- 可以用骨钩向外侧拉开骨折的股骨颈,然后小心从髋臼内取出股骨头。
- 髋臼大小测量如前所述。
- 下肢内旋、内收、后伸进行股骨侧准备。
  - 在此入路,进行股骨侧准备需要应用特殊的器械。
- 考虑到臀上神经位于大转子顶点上 4.5cm 及后方 2cm 水平,从臀中肌前 1/3 进行切开和分离,以减少臀上神经损伤的风险。

要点与失误防范

髋臼锉磨	不推荐进行髋臼锉磨,这样会导致预后很差。术中选择适当大小的股骨头,避免髋臼锉磨
内翻错位	必须注意沿股骨近端外侧进行扩髓,以预防内翻位置入假体
假体方向(前倾)	理想情况下,髋关节假体的方向与髋关节自然位置一致。在成人,理想的髋部前倾角一般为 10°～30°,需要根据患者的具体情况来决定。如果髋关节存在病理性改变影响髋的位置(如 DDH),可以考虑应用全髋置换的模板

骨水泥技术	• 笔者推荐,如果可能,在多数患者使用非骨水泥、近端固定、多孔包被的假体。对骨质量差、股骨近端干骺端和髓腔呈"烟囱"形,股骨近端和角度或旋转变形的病例使用骨水泥假体。适合的骨水泥技术包括骨水泥真空搅拌技术、加压灌注、适当骨髓腔准备、骨水泥限制塞、骨水泥的固化以及骨水泥与假体之间稳定的压力等。理想的骨水泥鞘是假体周围包裹 2mm 左右厚度
后侧入路	• 必须注意拉钩的位置,以避免损伤坐骨神经和股神经。加强后关节囊的修复对减少脱位的风险很重要

术后处理

- 所有患者必须放置髋关节外展枕,双下肢穿长筒防血栓弹力袜,以保持下肢静脉持续受一定的压力。
- 预防血栓的开始时间根据术者的偏好来决定。
  - 这些患者可以考虑采用多种方法进行血栓预防。

结果

- 20 世纪 70 年代开始应用双极头半髋关节置换,目的是为了预防和减缓髋臼磨损。
  - 这些股骨假体配有 22～32mm 直径的股骨头以及相应的聚乙烯内衬。
  - 内衬被与髋臼软骨相匹配的抛光金属外壳覆盖。
  - 根据假体设计的不同,在假体颈部与衬垫发生撞击之前通常可有大约 45° 的运动角,旋转活动是受限的。
- 理论上,髋关节的运动最初出现在假体的关节,然后再出现在金属与软骨的界面。
  - 聚乙烯内衬关节之间的高接触应力有利于聚乙烯内衬对固有关节软骨的保护。
- LaBelle 等[14]报道 49 例股骨颈骨折进行骨水泥型双极头半髋关节置换 5～10 年的随访结果,没有发现髋臼前突或关节软骨磨损 >2mm。
- Wetherell 和 Hinves[19]报道,与单纯单极头半髋关节置换相比,双极骨水泥型半髋关节置换髋臼软骨的磨损减少 50%。
- 关于双极头假体的活动范围显示不同的研究结果。
  - Drinker 和 Murray[9]对 10 例 13 个髋因股骨头缺血坏死行双极头置换的病例进行 X 线透视研究,发现假体内轴之间仅有较小的活动范围,后期活动范围会进一步减少。
  - 进一步研究证实,此组病例的功能与单极头置换病例相似。活动发生在最小摩擦系数的界面。他们也发现此部位在髋关节关节炎与髋关节骨折有所不同。
  - 这些髋部骨折的病例,具有正常的关节软骨,初次手术中假体的活动仅占 25%,多数功能结果与单极头置换相似。

- Brueton 等[6]对 75 例双极头半髋置换进行放射学研究,根据股骨头假体大小分为 22mm 股骨头 和 32mm 股骨头两组。结果显示较小的股骨头可获得较大的关节活动范围。

并发症

- 血栓栓塞(深静脉血栓、肺栓塞)。
- Kenzora 等[13]报道,髋部骨折后 1 年的死亡率为 14%。
  - 与相似年龄组 9% 的死亡率相比,半髋关节置换术后的死亡率为 10%～40%。
- 术中股骨骨折的发生率为 4.5%,多数为非移位性骨折,主要发生在转子或股骨距处。
  - 发生股骨骨折时治疗的选择,包括应用甲基丙烯酸甲酯骨水泥和长柄假体,或替代的方法,应用非水泥柄结合钢缆固定。
- 关节脱位的发生率不到 10%,在假体位置安放不正确、后关节囊切除、术后内收位、过度屈曲和旋转等情况下较常发生。
- 术后败血症的发生率为 2%～20%,后侧入路手术感染可能更常见,包括浅表感染和深部感染。
- 术后假体移位或松动可通过术后假体周围的 X 线透亮区进行推测。
  - 如果临床体征和症状明显,又有松动和移位的影像学表现,关节翻修需要考虑。
- 在某些病例,应用骨水泥加压灌注可能会引起骨水泥相关的栓塞性疾病(单体、聚甲基丙烯酸甲酯成分或脂肪等)。这些成分的栓塞可能会引起缺氧、心脏停搏或死亡。
  - 危险因素包括老年患者或卵圆孔未闭的患者。
  - 脉冲冲洗可以通过清除脂肪和髓腔骨髓而减少栓塞的发生率。
  - 伴有多种基础疾病的老年患者,避免在髓腔内加压灌注骨水泥是明智的,因为加压灌注会增加急性栓塞的风险。

(陈道运　译, 刘旭东　审校)

参考文献

1. Barnes JT, Brown JT, Garden RS, Nicoll EA. Subcapital fractures of the femur: a prospective review. J Bone Joint Surg Br 1976;58B:2–24.

2. Barnes R. The diagnosis of ischaemia of the capital fragment in femoral neck fractures. J Bone Joint Surg Br 44B:760–761.

3. Bateman JE. Single assembly total hip prosthesis preliminary report. Orthop Dig 1974;2:15.

4. Bezwada HP, Shah AR, Harding SH, et al. Cementless bipolar hemiarthoplasty for displaced femoral neck fractures in the elderly. J Arthroplasty 2004;19(7 Suppl 2):73–77.

5. Browner BD, Jupiter JB, Levine AM, et al, eds. Skeletal Trauma: Basic Science, Management, and Reconstruction, ed 3. Philadelphia: WB Saunders, 2003:1714–1766.

6. Brueton RN. Effect of femoral component head size on movement of the two-component hemi-arthroplasty. Injury 1993;24:231–235.

7. Dedrick DK, Mackenzie JR, Burney RE. Complications of femoral neck fractures in young adults. J Trauma 1986;26:932–937.

8. Dorr LD, Faugere MC, Mackel AM, et al. Structural and cellular assessment of bone quality of proximal femur. Bone 1993;3:231–242.

9. Drinker H, Murray WR. The universal proximal femoral endoprosthesis: a short-term comparison with conventional hemiarthroplasty.J Bone Joint Surg Am 1979;61A:1167.

10. Eiskjaer S, Ostgard SE. Risk factors influencing mortality after bipo-lar hemiarthroplasty in the treatment of fracture of the femoral neck.Clin Orthop Relat Res 1991;270:295–300.

11. Garden RS. Stability and union in subcapital fractures of the femur.J Bone Joint Surg Br 1964;46B:630–647.

12. Gilberty RP. Bipolar endoprosthesis minimizes protrusio acetabuli, loose stems. Orthop Rev 1985;14:27.

13. Kenzora JE, McCarthy RE, Lowell JD, et al. Hip fracture mortality. Relation to age, treatment, preoperative illness, time of surgery, andcomplications. Clin Orthop Relat Res 1984;186:45–56.

14. LaBelle LW, Colwill JC, Swanson AB. Bateman bipolar arthroplastyfor femoral neck fractures. A five-to ten-year follow-up study. ClinOrthop Relat Res 1990;251:20–25.

15. Phillips TW. Thompson hemiarthroplasty and acetabula erosion. JBone Joint Surg Am 1989;71A:913–917.

16. Reikeras O, Bjerkreim I, Kolbenstvedt A. Anteversion of the acetab-ulum and femoral neck in normals and in patients with osteoarthritisof the hip. Acta Orthop Scand 1983;54:18–23.

17. Robinson CM, Court-Brown CM, McQueen MM, et al. Hip fracturein adults younger than 50 years of age-epidemiology and results.Clin Orthop Relat Res 1995;312:238–246.

18. Schroder HM, Erlandsen M. Age and sex as determinants of mortality after hip fracture: 3895 patients followed for 2.5–18.5 years.J Orthop Trauma 1993;7:525–531.

19. Wetherell RG, Hinves BL. The Hastings bipolar hemiarthroplasty forsubcapital fractures of the femoral neck. J Bone Joint Surg Br 1990;72B:788–793.

第 **5** 章 全髋关节置换术用于治疗恶性病变
Total Hip Arthroplasty for Malignant Lesions

R. Lor Randall

定义

- 每年新增的 120 万确诊癌症患者中，有超过半数的患者受转移性骨疾病折磨[3,5]。
- 如果治疗不当，累及骨的病灶会成为残疾和死亡的重要原因。
- 股骨是最易受累的长骨，其中 25% 累及股骨近侧 1/3[3,13,14]。
- 骨转移癌手术中的 75% 位于髋关节区域[14]。

解剖

- 髋部周围任何部位的转移性病灶基本上都会影响其力学机制的完整性，从而使患者处于骨折及随后发生骨不连的高危境地。
- 髋臼的骨性结构包括前柱、后柱及各自的壁，前壁及后壁分别向外侧延伸以覆盖股骨头。
- 前柱为自髂嵴向耻骨联合延伸的骨性结构。
- 后柱起自臀上切迹与骶骨的关节结合部分，向下延伸经髋臼、坐骨至耻骨下支。
- 髋臼穹窿即上方的承重区域，由前柱和后柱及前后壁共同构成。
- 股骨头并非真正球形，其仅与髋臼承重部分密切对合。
- 股骨头、颈及转子间部位的主要及次要骨小梁系统使头、颈呈拱状并承受极大的压应力及张力。

发病机制

- 改良的"种子/土壤"理论解释了转移癌的发生机制。在来自于原发病灶、逃过免疫监视而进入体循环的瘤细胞当中，只有少于万分之一的瘤细胞能够成功形成转移灶。转移是诸如胶原酶、水解酶、组织蛋白酶 D、蛋白酶等降解酶的功能之一。它是一个复杂的、多步骤的过程，而其中的第一步即肿瘤细胞必须摆脱束缚并游离，一旦肿瘤细胞侵入血管，即可随循环进入身体各部位。
- 理论认为肿瘤细胞受到纤维血小板凝块的保护，而肝素的临床试验并未显示转移结果的明显改变。诸如整联蛋白的局部因素对吸引循环中的癌细胞进入特定的远处组织发挥作用。一旦进入新的组织，转移细胞即释放诸如肿瘤血管形成因子的介质来诱导新生血管形成，随后帮助转移灶形成。
- 患有进展性转移性肿瘤的患者常会发生造血功能和血钙的失衡，他们可能会发展成正常色素的、正常红细胞性贫血合并白细胞增多。通过外周血液涂片可发现源

于贫血的幼稚细胞数目增加，即为类白血病反应。

- 约 30% 广泛骨转移患者患有高钙血症，最常见于骨髓瘤、乳腺癌和非小细胞肺癌。
- 成骨性转移癌通常没有疼痛症状，由于骨的强度并没有严重下降，病理性骨折的发生率较低。然而，实际上并非所有的源自前列腺的骨转移癌都是成骨性的。骨溶解可导致疼痛并引起病理性骨折。
- 大多数源自乳腺的骨转移癌是成骨性的，但有些学者证实在同一骨内成骨及溶骨区域相互混杂。通过系列 X 线摄片可发现骨内的转移性病灶，并有可能需要进行全身激素或化学药物治疗并辅助局部放疗。溶骨性病灶逐渐向成骨转变以及疼痛缓解是疾病好转的表现。
- 肿瘤引发的局部破骨细胞的生物反应会引起溶骨性病灶的骨质破坏，常见较多新生血管形成。而在转移性肿瘤中，甲状腺癌、肾细胞癌和多发性骨髓瘤都具有这种特征性的充血反应。
- 在对这些肿瘤进行手术干预前，进行预防性的局部栓塞以减少围手术期出血非常有价值。如果术中探查时意外发现病灶为动脉瘤样，应迅速将易碎的肿瘤瘤体从正常骨上去除，局部填塞控制出血直至能应用骨水泥恢复骨结构的完整性。

自然病程

- 肌肉骨骼系统的转移性病灶是骨肿瘤医生面对的最常见临床病种之一，骨骼系统的转移性癌症患者数量是各种类型原发性骨肿瘤的 15 倍。确诊腺癌病例中约有 1/3 患者发现有骨转移，即每年约 30 万，而且 70% 的进展期、终末期癌症患者在尸检中发现骨转移。
- 较常发生骨转移的肿瘤有前列腺癌、乳腺癌、肾癌、甲状腺癌和肺癌。有研究显示患有这些癌症的患者中有近 90% 发生骨转移。
  - 较少发生骨转移的恶性肿瘤包括皮肤癌、口腔肿瘤、食管癌、宫颈癌、胃癌和结肠癌。
- 由于骨转移性肿瘤患者的生存期越来越长，手术医生必须力求实施理想的重建方式以提供多年的使用。然而，一旦发生病理性骨折，患者的预期寿命就明显缩短。因此，应鼓励肿瘤内科医生对骨转移性肿瘤患者的严格监管，并在病理性骨折发生前早期向骨科医生咨询。

病史和体格检查

- 对任何一个有癌症病史的患者，尤其是患有那些被证

明易发生骨转移的癌症，所有骨痛都应怀疑是骨转移性病灶。

- 休息痛或夜间痛，无论活动是否会使其加重，都应加强此怀疑。
- 髋部的体检可能不正常或无异常。

影像学和其他诊断性检查

- 将患者假设为有转移性病变进行病情检查以确定原发灶是较有条理的做法。
  - 在实验室及放射学分析前必须完成完整病史的体检。在多达8%的患者中可通过体检发现原发癌症。
  - 实验室分析应当包含完整的血细胞计数、血沉、肝肾功能、碱性磷酸酶及血清蛋白电泳等。
- 放射学检查应由胸部平片和已知的受累骨骼平片开始。
  - 髋部的转移性肿瘤，应拍摄骨盆前后位平片及股骨全长前后位及侧位平片。
  - 肺部原发肿瘤中45%可通过胸片发现。
- 病情检查还应包括分期骨扫描。
  - 如果骨扫描为阴性，应怀疑骨髓瘤可能。
  - 如果骨扫描为阳性，病灶可能会在更方便进行活检的部位发现。
  - 骨扫描在发现早期病灶方面比平片更为敏感。
- 应进行胸部、腹部、盆腔的CT扫描。
  - 肺部CT可发现多达15%的平片遗漏的原发性肿瘤。
- PET扫描的独立运用或结合CT已越来越多地应用于可能有转移性肿瘤的病例分析。
- 通过这些检查以及结合规范计划的活检，可发现绝大多数患者的原发病灶。
  - 通过常规放射学检查以期发现转移性病灶并不十分有效，常规摄片上溶骨性病灶常不明显，除非骨皮质的破坏已达到30%～50%。
- 如果发现髋部上如前所述的解剖部位的病灶，而在过去的6～8个月内未曾进行骨盆和髋部的CT扫描，即需完成CT检查。
  - 无需使用静脉造影剂。
  - 近期的CT检查对髋臼重建的术前计划尤其重要。

鉴别诊断

- 前列腺癌
- 乳腺癌
- 肾癌
- 甲状腺癌
- 肺癌
- 骨髓瘤
- 骨淋巴瘤。罕见，表现可能与这些病变相混淆

- 对于年龄＞40岁的患者，如果没有骨转移性癌病史，前述的亲骨的恶性肿瘤必须考虑，且需按前所述进行评估。

非手术治疗

- 骨转移性癌的非手术治疗包括临床观察、放疗、激素治疗或细胞毒性化学疗法。
- 放疗仅应作为姑息治疗，应慎重考虑患者是否适合行放疗，疾病的组织学类型、病变范围、预后、骨髓抑制以及患者整体体质等都必须进行评估。
- 股骨近端和髋臼的病灶，尤其是肾癌或甲状腺癌病例，即使得到最好的保守治疗，其骨质破坏很可能持续进展，因此对于这些迫在眉睫的病灶，骨科医生应尽可能不采用保守治疗。
- 对于继发转移性癌的病理性骨折患者，其平均生存期为19个月。
  - 每种组织学类型都对应不同长度的生存期：前列腺癌，29个月；乳腺癌，23个月；肾癌，12个月；肺癌，4个月。
  - 然而，各种类型的癌症表现出不同的放射敏感性：前列腺癌和淋巴网状细胞癌，高度敏感；乳腺癌，中度敏感；肾癌和胃肠道癌，低度敏感。
- 如放疗应用得当，90%的患者至少能获得轻度缓解，最多有2/3的患者完全缓解。具有行走能力的患者中有70%放疗后能保留下肢的行走能力。
  - 也可全身应用放射性同位素治疗。锶-89类似钙离子一样在体内分布，临床应用也显示了其应用前景。
- 如果患者确实发生了病理性骨折（而非即将发生骨折的病灶），通常有指征进行外科固定，然后行后续放疗。
  - 由于骨质量差，通常需用骨水泥加强固定。
- 对于转移性乳腺癌和前列腺癌，激素治疗具有重要地位。幸运的是，这些制剂应用方便且副反应较少。
- 对于乳腺癌，激素治疗包括抗雌激素药、孕酮、促黄体素释放素、肾上腺抑制剂等多种药物。
  - 三苯氧胺对30%的乳腺癌患者有效。雌激素酮受体和孕酮受体阳性的肿瘤，其有效率可升至50%～70%。
  - 在特定病例中，有时也行手术治疗（卵巢切除）。
- 部分前列腺癌患者，通过双侧睾丸切除或应用雌激素或抗雄激素物质有时会有显著的疗效。
  - 由于存在心血管并发症的风险，雌激素已不再作为一线的药物。
- 细胞毒性化学疗法正广泛用于腺癌的治疗，但对于患有进展性肿瘤的老年患者，药物带来的副反应可能过于严重。

手术治疗

- 对于累及髋臼周围区域、股骨头、股骨颈和股骨转子间部位的转移性病例，骨水泥型股骨假体置换是治疗即将或已经骨折的重要手术方式。
- 对于骨转移癌进行外科干预的治疗目标有缓解疼痛，防止即将发生的病理性骨折，固定已发生的骨折，改善患者移动性、肢体功能及生活质量，并使部分患者延长寿命。
- 通常认为只有对预计生存期＞6 周的患者进行手术是有意义的。
- 无论年龄大小，癌症患者由于身体逐渐虚弱，其保护内固定物或假体的能力越来越弱。相应的，必须在术中进行牢固的固定并辅以聚甲基丙烯酸甲酯（PMMA）的强化。

术前计划

- 在许多病例中，股骨近端转移癌在发生骨折前即能得到诊断。对于这些病例，骨科医生的责任是决定是否在放疗开始之前对病变部位进行某种形式的内固定。病变部位的 CT 扫描将有助于方案的制定。
- 进行预防性固定的指征包括以下方面。
  - 50％骨皮质溶解。
  - 股骨病灶直径＞2.5cm。
  - 股骨小转子发生撕脱性骨折。

表 1　Mirels 评分系统

参　数	1 分	2 分	3 分
部位	上肢	下肢	转子周围
疼痛	轻微	中度	功能性
病灶	成骨性	混合性	溶骨性
范围	＜1/3	1/3～1/2	＞2/3

7 分或以下提示骨折危险性较低，可考虑行放疗；8 分或以上提示骨折风险较高，推荐手术治疗。

- 放疗完成后 4 周有髋部持续性的疼痛。
- Mirels 评分表（表 1）有助于髋部及股骨病灶治疗方案的制定。
  - Mirels 评分表表明，通常转子周围是发生病理性骨折的高危部位。
  - 这些标准并不完善，在评估骨的承重能力会有许多误差。例如，该系统未考虑组织学亚型、先前就存在的骨质疏松、功能要求等。Mirels 评分表中对于疼痛的客观量化也存有争议。

髋臼周围病灶、即将以及已发生的骨折

- Ⅰ级（微小）：外侧皮质、上壁、内侧壁完整（图 1）。可行传统骨水泥型髋臼假体，或根据需要决定是否结合应用金属钉（用大的骨块螺钉固定）。
- Ⅱ级（较大）：内侧壁缺损（图 2），需应用防脱出装置、内

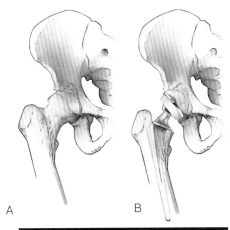

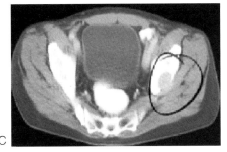

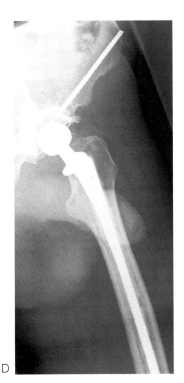

图 1　髋臼周围病灶，Ⅰ级（轻微）。A. 病灶的描绘。B. 修复示意图。C. 左侧 CT 扫描所示髋臼上方病灶。D. 术后 X 线片显示重建结果。应用斯氏针对前柱和后柱进行加强。

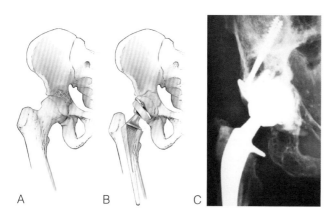

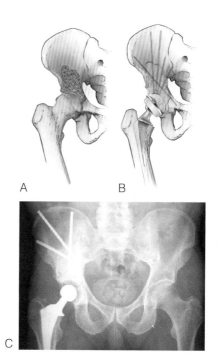

图 2　髋臼周围病灶，Ⅱ级（内侧壁缺损）。病灶导致髋臼内侧壁缺损（A），需要放置防脱出装置（B）。C. 典型的重建后前后位 X 线片。

侧金属网或金属钉。

- Ⅲ级（巨大）：外侧皮质及穹窿缺损（图 3），必须应用金属钉加强后柱，有时前柱也需加强，建议同时应用 6.5mm 松质骨螺钉或 5/16in（7.94mm）带螺纹斯氏针。
- Ⅳ级：如试图治愈，必须切除髋臼。这类病例需向骨肿瘤专家寻求帮助，不在此章节讨论。

股骨头和颈

- 即将发生的骨折：
  - 股骨头受累是实施髋关节置换的原因之一（图 4）。
  - 除外肾癌和甲状腺癌，居中的股骨颈部转移癌病灶可应用重建钉固定，前两者建议行关节置换。
- 已发生的骨折：
  - 成功愈合罕见。

图 3　髋臼周围病灶，Ⅲ级（巨大）。这类病灶导致髋臼外侧皮质及穹窿的缺损（A），必须应用 6.5mm 松质骨螺钉或 5/16in（7.94mm）带螺纹斯氏针来重建前柱或后柱（B）。C. 典型的重建后前后位 X 线片。

- 内固定装置常发生断裂。
- 可选择的手术；关节置换。
  - 对选择双极头还是全髋关节置换需考虑髋臼是否累及，原来是否存在关节炎以及预期寿命。
  - 最多有 83% 的患者在平片上无法检查出患有髋臼疾病。骨盆 CT 检查非常必要。

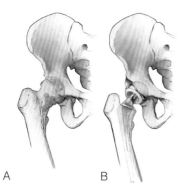

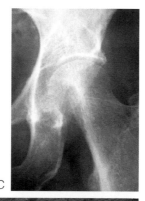

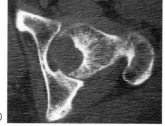

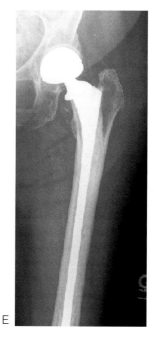

图 4　A. 股骨颈受累的描绘。B. 这类病灶几乎都需要行关节置换。1 例左侧股骨头肾癌骨转移病例的 X 线片（C）和 CT（D）。E. 长柄的半髋置换。

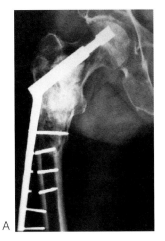
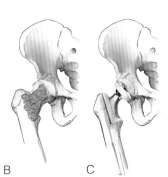
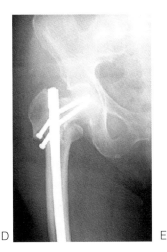
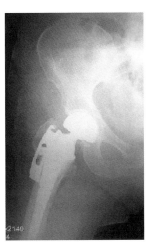

图 5　A. 肺癌转移至转子周围,应用髋螺钉及侧方钢板固定,术后 4 个月失败。B、C. 对于已发生或即将发生骨折的转子周围较大病灶,应放宽关节置换的指征。D. 乳腺癌股骨转子间骨转移后已发生病理性骨折的病例,不恰当应用了重建钉固定,3 个月内发生内固定断裂。E. 图 D 所示的病例应用了股骨距置换的半髋关节置换。

- 对于范围较大的股骨病灶需应用长柄假体,但必须注意在骨水泥固化的早期应用骨水泥并使用长排气管。

转子周围病变

- 即将发生的骨折:
  - 强烈建议应用髓内重建钉装置。髋螺钉及侧方钢板的失败率较高(图 5A)。
  - 对于肾癌和甲状腺癌的转移灶,应予施行骨水泥型股骨距替代型假体的关节置换。

- 已发生的骨折:
  - 骨水泥型股骨距替代型假体的关节置换是唯一有效的治疗(图 5B～E)。

转子下

- 即将发生的骨折:
  - 除外肾癌和甲状腺癌,在骨丢失不十分广泛的情况下可施行顺行髓内钉固定(图 6A～E)。
  - 其他病例必须选择股骨近端关节置换。

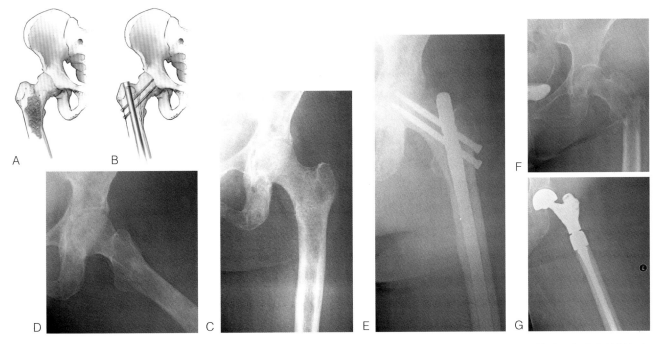

图 6　A. 股骨转子下病灶示意图。B. 顺行髓内钉固定示意图。C、D、E. 1 例乳腺癌继发转子下及转子周围骨转移即将发生骨折(E),预防性固定治疗后的 X 线正位(C)及侧位(D)片。F. 1 例既往有乳腺癌骨转移病史的患者,近数周有大腿近端逐渐加重的疼痛,行走时感到断裂声及严重疼痛而无法行走。G. 该病例实施了股骨近端置换治疗。

- 已发生的骨折:
  - 骨水泥型股骨近端置换是恢复患者行走能力的唯一有效治疗(图6F、G)。
  - 对转移性骨肿瘤患者实施长柄骨水泥型股骨置换仍存在争议。由于可能引发心肺疾病的发作和衰竭,一些医生对转移性骨肿瘤患者实施长柄股骨假体关节置换仍有较大顾虑。
  - 长柄股骨假体结合应用骨水泥能进一步增加发生并发症的可能,尤其是该骨转移性肿瘤患者的骨质量低下且合并其他内科疾患。通过骨水泥型长柄假体置换获得股骨假体稳定性,还是避免发生致死性心肺栓塞并发症,判断这两者哪个更重要对医生来说十分困难。在下文中列出的一些步骤已被证实有较低的相关风险,使大范围股骨病灶应用长柄假体更为合理。

体位

- 髋关节置换可在仰卧位或侧卧位下实施,但在非常规关节置换时强烈建议患者侧卧,因该体位除了允许进行关节置换外,也方便术者在必要时对后柱进行扩大的操作。
- 对股骨近端即将发生骨折的病灶进行重建时可将患者仰卧,并置于牵引床以置入顺行髓内钉及安置锁钉。

入路

- 标准的前侧、前外侧及后侧入路,有时可通过扩展入路,用于显露髋臼。
- 建议应用扩展的后侧入路以进行后柱的操作。

髋臼周围重建

- 髋臼部件的牢固固定是手术成功的关键。术前必须对CT和X线片进行仔细评估(技术图1A、B)。
- Ⅰ级骨缺损可进行传统的骨水泥型髋臼假体,可用或者不用大的骨块螺钉加强固定(技术图1C~E)。
- Ⅱ级缺损
  - 必须应用防脱出罩杯或相似的装置。
- 必须将翼或螺钉固定于健康骨。
- 通常非转子截骨的后侧入路即可充分显露。
- 在癌症患者中必须考虑转子截骨后可能发生骨不连。除非必要,应尽量避免。
- 后柱的充分显露是确认髋臼机械完整性的关键,因此切口必须足够。

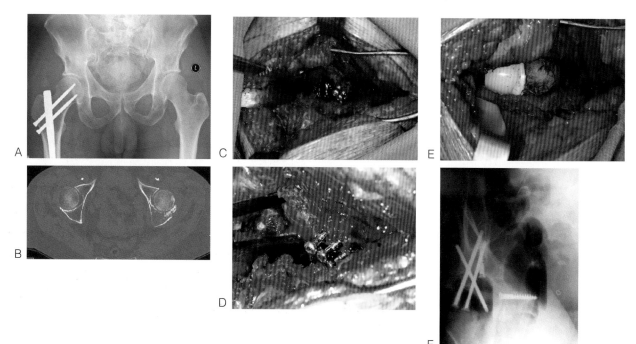

技术图1 A. 骨盆前后位X线片显示髋臼周围转移性病灶。B. CT显示了后壁病灶范围,病变为Ⅰ级缺损。C、D. 应用后壁/柱螺钉以加强重建。E. 螺钉与髋臼部件的骨水泥层结合。F. 术中摄片证实了放置增强骨水泥固定的针及螺钉处于正确的位置。

- Ⅲ级缺损
  - 通常选用扩展的后外侧或外侧入路以在直视下应用 6.5mm 松质骨螺钉或斯氏针，同时亦可扪及坐骨切迹及其内容物。
  - 是否行转子截骨视术者而定，但术者必须面对截骨后以及可能性局部放疗后发生的截骨部位的骨不连。
  - 如果病灶有局部的扩展，可能需行延展的髂股入路以同时暴露骨盆内、外板。
  - 术者可将其示指置入坐骨切迹，辅助将金属螺钉或针的方向与切迹的方向保持平行以进入后柱的骨质，并指向髂骨翼。
  - 由于带螺纹钉不能提供足够的本体感觉反馈，建议术者使用 3.2mm 钻头并随即应用测深器以确保所钻孔的孔壁足够完整。

- 为了牢固固定重建系统，至少要应用 2 枚螺钉或针，最好是 3 枚或更多(技术图 1F)。
- 虽然前柱固定的重要性不及后柱固定，但如果前柱受到损害，可能需顺行将斯氏针自前嵴置入髋臼缺损部位。
- 一些术者使用瞄准工具，但笔者宁愿使用仔细的徒手技术，即将非优势手置于骨缺损部位以帮助瞄准进针。
- 前柱的固定针在放置于骨缺损区正确深度并理想地抓持住髂骨后，将其剪断并与髂嵴齐平。
- 金属钉放置到位并沉入一定深度以免干扰髋臼部件放置至正确的深度、前倾及俯倾。应用金属网或相似材料以限制骨水泥挤出。
- 然后应用骨水泥将髋臼部件放置到位，确保聚甲基丙烯酸甲酯(PMMA)与金属钉充分交叉。

长柄骨水泥型股骨假体

- 在对转移性骨肿瘤进行关节置换时，笔者优先考虑选用长柄的股骨假体，柄长至少 300mm(技术图 2A)。
- 学者们已提出很多种外科技术以减少围手术期的髓内碎屑及降低假体置入时的髓内压力。
  - 使用低黏稠度的骨水泥、髓内排气、逆向注入、彻底的髓腔引流以及骨水泥置入时行术中髓腔吸引，都可能减少栓塞事件和围手术期并发症的发生。
- 在相似的系统模式下进行股骨的准备和假体的放置。

- 用摆锯完成股骨颈截骨后，应用弹性钻孔器及髓腔锉处理髓腔。
- 在后续的扩髓期间使用长的套管吸引装置(Conmed Corp, Utica, NY;技术图 2B、C)进行髓腔吸引，然后应用脉冲系统(Zimmer, Warsaw, IN)彻底冲洗和吸引髓腔。
- 由于患者的免疫功能减弱，股骨骨水泥的使用需将 3 包 Simplex P 型骨水泥(Stryker, Mahwah, NJ)和

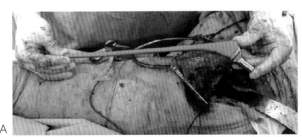
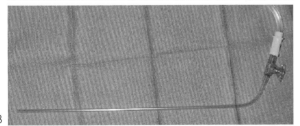
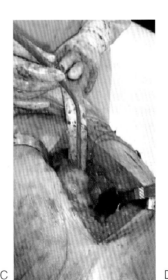
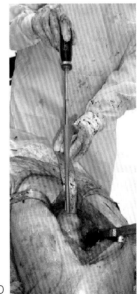

技术图 2　A. 转移性骨肿瘤病例中常规应用的典型长柄股骨假体。B、C. 在置入长柄股骨假体时，在骨水泥置入前和置入中应用长套管吸引装置抽吸髓腔内容物，此时聚甲基丙烯酸甲酯尚处于早期状态。D. 在骨水泥处于早期状态时即骨水泥黏稠度增高前，缓慢地插入长柄假体。

3.6g妥布霉素混合。笔者倾向于选择P型骨水泥,它在迅速混合时具有低黏稠性。骨水泥一旦混合后(1分钟),在骨水泥处于早期、液化期时,应用长的骨水泥枪将其注入股骨。

- 在聚甲基丙烯酸甲酯(PMMA)注入的早期及注入过程中,使用长套管吸引装置(Conmed Corp, Utica, NY)进行髓腔吸引。

- 然后将股骨假体缓慢插入股骨髓腔,应使用较小的力量以避免高峰值的挤压(技术图2D)。
- 去除所有过多的骨水泥,将内植物保持在位直至聚甲基丙烯酸甲酯硬化。
- 为避免可能出现的远端应力增高和缩短手术时间,无需进行远端排气。无需应用骨水泥限制器。

股骨距替代型关节置换

- 当转子周围骨缺损未扩展至转子下时,可应用骨水泥型股骨距替代型假体。

- 术中仍需考虑选用长柄假体并按上述步骤正确操作。

股骨近端置换

- 如进行股骨近端置换,作长的后外侧切口以显露股骨的近侧1/4～1/3。
  - 纵向切开髂胫束来显露前侧和后侧。
  - 小心分离臀大肌,同时仔细结扎动脉穿支。
  - 需花费时间以确定和保护位于臀后部的坐骨神经,其位于外旋肌群的后方。
  - 确定外展肌群,如果大转子未受肿瘤累及,进行大转子截骨并予保留。
  - 如果大转子严重累及,将外展肌群于其腱性附着处切断。

- 将股外侧肌向前牵开,按顺序结扎穿支血管。其主要供应血管由前方进入。
- 应用术者喜欢的标准技术将外旋肌群由股骨近端分离。
- 髋关节囊应尽可能仔细保留,因其对稳定重建的假体有帮助。建议纵向切开关节囊并向前延伸至股骨颈前方,并环形剥离。
- 强烈建议包括足部的整个下肢都进行消毒铺巾,因为术中可能需进行远端动脉搏动的检查。
- 将髋关节前外侧脱位。

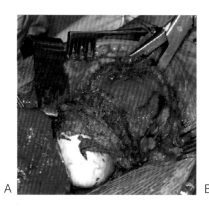
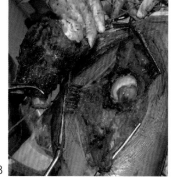
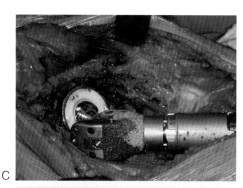
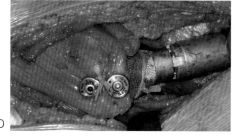

技术图3 A. 切除肾细胞癌单发的股骨近端转移灶。B. 为能给近端股骨置换提供无瘤的骨质,于病灶下方行股骨截骨。必须考虑制造商所能提供的配件的大小。C. 组配型假体已安置完成,其长度与切除的标本相符。D. 耐用的外展装置是功能重建的关键。如果残留的大转子允许,笔者喜欢于大转子上钻孔并使用软组织垫圈。

- 探查并评估髋臼是否能进行重建。
- 股骨切除的平面视病灶或者骨折的范围而定(技术图 3A、B)。
  - 如果是已发生的骨折,应在健康和未受累及的骨平面进行新的横行截骨。
  - 在用 Cobb 骨膜剥离器或类似器械将内侧软组织剥离后,于内侧放置可延展的牵开器。
  - 截骨后,将股骨近端向外牵开,腰大肌和内收肌将更容易寻及和游离。
  - 必须小心操作以免损伤股深部血管。
- 计划切除股骨的长度决定内置假体重建的长度(技术图 3C)。仔细的术前计划和对不同重建平面所选假体的熟悉程度对良好的重建十分重要。
- 如未计划行髋臼重建,应按常规用试模测量髋臼股骨头尺寸。
- 虽然术者喜欢用更大直径的柄,但不鼓励进行过度的扩髓。髓腔内容物持续的灌洗和吸引十分重要。
  - 柄上最好有 1mm 厚的骨水泥覆盖,因此,假体柄的直径应比最后扩髓尺寸小 2mm,以方便骨水泥的置入并避免骨水泥单体进入循环系统。
  - 需按内植物操作手册要求进行股骨近端的锥形处理及扩孔。
- 对于转移性骨肿瘤病例,笔者喜欢用更长的弧形柄。必须采用骨水泥的预防措施。
- 术前测量和模具测试以决定颈长。
- 复位试模后,关节囊用缝线拉紧,进行稳定性和长度的评估。
  - 评估前、后、外侧稳定性,评估坐骨神经。

- 这时应进行动脉搏动的检查,如搏动消失,可能提示假体过长。
- 假体的方向十分重要,前倾的确定基于依粗线确定的矢状面。假体颈需相对该平面向前成角 95°～100°。
- 按制造公司的要求组装假体。
- 强烈建议不要将骨水泥调制得过于黏稠。
- 在处理股骨髓腔过程中持续应用长的套管吸引装置,在使用长柄假体时需考虑髓腔排气。
  - 髓腔也应予以反复冲洗。
  - 假体置入后,术者必须立即仔细确认所选的前倾角度。
- 软组织的重建对于获得满意的功能结果至关重要。
- 髋关节囊需用 5 号多股的不可吸收缝线荷包缝合于假体颈部。
  - 一旦修复完成,髋关节将不可能前、后或外侧脱位。
  - 标记的髂腰肌可缝于前关节囊。相同的,外旋肌群可缝于后关节囊。
  - 这时,需再次检查坐骨神经以确保其未受干扰。
- 已有许多技术描述了如何将外展装置重建于假体上。公司也销售各种重建设备。术者必须重视重建的方法,因为其可能对功能的重建带来障碍。
  - 笔者喜欢使用用于内植物的软组织垫圈,它可钻过残留的大转子骨块或直接固定肌腱本身 (技术图 3D)。
- 股外侧肌、臀大肌和髂胫束需予以修复。
- 对于转移性肿瘤病例,引流不是强制性的,除非病灶高度血管化(如肾细胞癌和甲状腺癌)。

要点与失误防范

股骨配件安置骨水泥后可能继发的心肺衰竭	在应用骨水泥时使用低黏稠度骨水泥、髓腔排气、逆向注入、彻底的髓腔灌洗和术中的髓腔吸引,都可能减少栓塞并发症和围手术期的其他并发症
大的髋臼周围骨缺损	使用长的 6.5mm 松质骨螺钉或斯氏针应能使后柱骨质和髂骨翼对骨水泥提供足够的抓持。亦可进行前方的增强。重建关节的构建必须牢固固定于相当健康的、非邻近的骨质,以使局部病变进展时(如甲状腺癌和肾细胞癌中可能发生)重建不会失效
近端股骨置换的不稳定	在术中,术者必须仔细决定正确的前倾,其应相对于粗线确定的矢状面呈 95°～100°。必须应用 5 号不可吸收的多股缝线进行一丝不苟的关节囊修补。包括肢体长度和偏心距等都必须仔细评估
股骨距替代型和近端股骨置换型重建后外展肌无力	残留外展装置的固定必须尽可能坚硬牢固。这些患者可能无法有效地保护这种重建,笔者喜欢使用小直径的软组织垫圈以固定外展装置。对于这些患者来说,使用更大钻孔的螺栓会破坏残留的大转子骨块

术后处理

- 对于这些患者人群,所有的重建必须能够允许患者在可忍耐的限度内进行负重,如果需要,可使用辅助装置。
- 对转移性病例,如使用引流,需在 72 小时内去除。
- 根据入路和剥离的范围,术后 6～12 周内小心活动髋关节。

结果

- 髋关节周围病灶中有 70%～75% 的患者疼痛得到满意的缓解,并能至少是部分走动。
- 总体来说,对股骨头、颈、转子周围病灶进行骨水泥型全髋或半髋置换仍是这些患者的治疗选择,并能得到优良至优秀的结果。

并发症

- 与髋臼周围重建有关的并发症发生率为 20%～30%。
- 骨水泥型股骨关节置换也有固定的风险。
  - 骨水泥型髋关节置换围手术期心肺并发症已得到良好的阐述[9,11-13]。
  - 骨水泥相关的低血压、肺动脉高压、心源性休克、心

脏停搏和术中死亡等是假体和骨髓泥置入致髓腔压力增高引起的并发症[1,4,7]。

- 由于置入骨水泥时较高的髓腔压力,骨水泥型关节置换的栓塞并发症比非骨水泥型假体多[9,10]。
- 任何能增加股骨髓内物质溢出的因素都被认为会增加心肺栓塞并发症的风险。除了骨水泥置入,还包括骨质疏松和应用长柄的股骨假体。长柄假体已被认为能增加髓腔内的压力,从而导致更多的栓塞问题,报道的心肺并发症最高为 62%[4,8]。
- 由于转移灶的骨的渗透特性和增加的血供,栓子能更多地从病变骨溢出。因而,转移性骨肿瘤患者应用骨水泥型长柄股骨假体置换的患者,有更高的心肺并发症。
- 近端股骨置换的相关并发症的发生率可高达 28%[6]。
  - 许多有经验的外科医生相信,近端股骨置换仍是转移性骨病所致的近端股骨病理性骨折合并转子下侵犯的最好治疗选择。
  - 尚没有其他更好的、比近端股骨置换风险更小的治疗选择。

(潘 垚 译,刘旭东 审校)

参考文献

1. Fallon KM, Fuller JG, Morley-Forster P. Fat embolization and fatal cardiac arrest during hip arthroplasty with methylmethacrylate. Can J Anesth 2001;48;626–629.
2. Habermann ET, Sachs R, Stern RE, et al. The pathology and treatment of metastatic disease of the femur. Clin Orthop Relat Res 1982;169;70–82.
3. Hage WD, Aboulafia AJ, Aboulafia DM. Incidence, location and diagnostic evaluation of metastatic bone disease. Orthop Clin North Am 2000;31;515–528.
4. Herrenbruck T, Erickson EW, Damron TA, et al. Adverse clinical events during cemented long-stem femoral arthroplasty. Clin Orthop Relat Res 2002;395;154–163.
5. Landis SH, Murray T, Bolden S, et al. Cancer statistics. CA Cancer J Clin 1998;48;6–29.
6. Papagelopoulos PJ, Galanis EC, Greipp PR, et al. Prosthetic hip replacement for pathologic or impending pathologic fractures inmyeloma. Clin Orthop Relat Res 1997;341;192–205.
7. Parvizi J, Holiday AD, Ereth MH, et al. Sudden death during primary hip arthroplasty. Clin Orthop Relat Res 1999;369;39–48.
8. Patterson BM, Healey JH, Cornell CN, et al. Cardiac arrest during hip arthroplasty with a cemented long-stem component. J Bone Joint

Surg Am 1991;73A;271–277.
9. Pitto RP, Koessler M, Draenert K. Prophylaxis of fat and bone marrow embolism in cemented total hip arthroplasty. Clin Orthop Relat Res 1998;355;23–34.
10. Pitto RP, Koessler M, Kuehle JW. Comparison of fixation of the femoral component without cement and fixation with use of a bone-vacuum cementing technique for the prevention of fat embolism during total hip arthroplasty. J Bone Joint Surg Am 1999;81A;831–843.
11. Randall RL, Hoang BH. Musculoskeletal oncology. In: Skinner HB, ed. Current Diagnosis and Treatment in Orthopedics, ed. 4. New York: McGraw-Hill, 2006.
12. Randall RL, Aoki SK, Olson PR, et al. Complications of cemented long-stem hip arthroplasties in metastatic bone disease. Clin Orthop Relat Res 2006;443;287–295.
13. Ward WG, Spang J, Howe D. Metastatic disease of the femur: surgical management. Orthop Clin North Am 2000;31;633–645.
14. Weber KL, Lewis VO, Randall RL, et al. An approach to the management of the patient with metastatic bone disease. Instr Course Lect 2004;53;663–676.

第6章

假体固定牢靠的全髋关节翻修术
Revision Total Hip Arthroplasty With Well-Fixed Components

Trevor R. Pickering and Michael E. Berend

定 义

- 在全髋关节翻修术中有些时候固定良好的髋臼和股骨假体必须要被取出。
- 这种情况包括：
  - 感染
  - 反复脱位(假体安放位置不正确)
  - 肢体长度差异
  - 严重的骨溶解
  - 聚乙烯磨损
  - 锁扣机制失败
  - 人工关节假体的部件出现损坏,如股骨柄骨折(图1)
- 关键是决定假体哪一个部件应该被取出，以及哪一个部件固定牢固应当在髋关节返修时保留。

解 剖

- 解剖分析的重要性包括骨盆的标记点和股骨近端及股骨干的解剖。
- 帮助取出假体和定位的骨盆标记点包括坐骨，耻骨，髋臼前、后柱，髂前下嵴，髋臼横韧带，坐骨切迹和髋臼壁。
- 危险的神经结构包括坐骨神经。可以通过3个解剖结构来分辨：
  - 坐骨切迹处。
  - 穿过坐骨后方和髋臼后柱下方处。
  - 在股骨后方臀大肌腱股骨附着处的下方。
- 在假体取出时臀上神经也有受损伤的风险,因为它向前穿过髂骨,在大转子尖上方4～5cm支配臀中肌。
- 在大多数手术入路中股神经是在髋关节的正前方,在行前方广泛分离、牵引以及前方入路时将会有风险。
- 股动脉和股静脉在髋关节前方，通常会被髂腰肌腱和肌腹保护。
- 股骨近端的解剖包括:大、小转子和股外侧肌嵴。由于骨溶解或曾经做过转子截骨或以前这里做过手术,使这一区域在许多翻修术中是相对薄弱的区域。
- 股骨干解剖包括在股外侧肌嵴处股四头肌群的附着点以及后方的粗线。
  - 为了帮助取出固定牢固的股骨假体，这些肌肉的附着处通常必须通过转子延长截骨翻转过来(图2)。

发病机制

- 移除固定牢靠的全髋关节假体通常是因为聚乙烯磨损或骨溶解。骨溶解反应通常是由颗粒碎屑产生的巨噬细胞炎症反应和随后的细胞激活反应而导致的骨吸收(图3)。
- THA后的败血症通常是由革兰阳性细菌引起，消除的

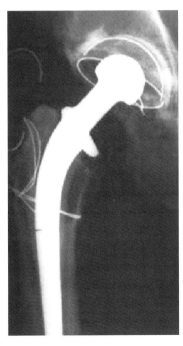

图1 断裂的T－28股骨柄的前后位X线片、采用转子延长截骨(ETO)来取出固定牢靠的柄的远端部分。

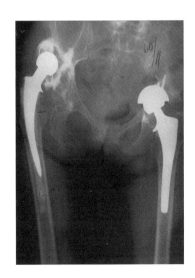

图2 双侧髋臼假体失效，右侧髋臼假体向上方移位,而左侧假体内陷。两者都是进行转子截骨的指征,以便于髋臼的显露以及股骨柄的取出。

最好方法就是将假体取出和静脉应用抗生素、延期再次假体植入的二期治疗。

- 尽管固定牢固但败血症通常在假体的界面进展很快。而且通过灌洗和单独的关节清创也不能有效地治疗。
- 取出假体和保留骨量是随后重建的关键。

自然病程

- 在单侧假体翻修时保留髋臼和股骨侧固定牢靠的部件,其长期效果是可以接受的[2,5]。

体格检查

- 全髋翻修患者的体格检查包括:
  - 步态
  - 下肢长度
  - 远端神经血管检查
  - 髋及大腿肌肉力量
  - 皮肤检查和髋部周围瘢痕

影像学和其他诊断性检查

- 影像诊断学研究的目的是鉴别哪个部件固定牢靠,确认有无感染和翻修时哪处骨是可用的。
- 多个部位的 X 线片、CT 平扫及三维重建、骨扫描和实验室检查是必需的。
- 整个假体以及髋关节上方和股骨假体下方的双平面 X

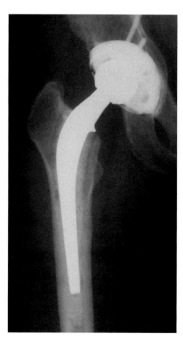

图3 前后位 X 线片,显示严重的聚乙烯内射磨损,假体固定牢靠,而髂骨有明显的骨溶解。

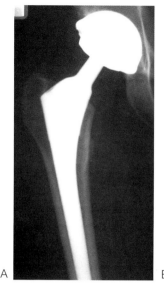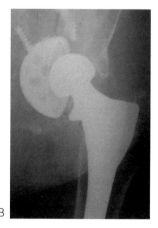

图4 A. 固定良好的金属对金属界面非骨水泥型股骨柄和髋臼假体的前后位 X 线片。B. Judet 骨盆斜位 X 线片显示前柱骨缺损,髋臼假体松动,而股骨柄固定良好。

线片。

- 应该包括骨水泥股骨柄周围的所有骨水泥层。
- 非骨水泥柄上出现骨长入的征象已经在前文很好地描述过[3](图 4A)。
- 骨盆的斜位或 Judet 位可以很好地反映前后柱的情况,因为有些这里的缺损不能够在前后位 X 线片上很好地显示出(图 4B)。
- 在那些需要显示重要的聚乙烯磨损和骨溶解情况时,CT 扫描可以更好地显示骨溶解的部位和大小。
  - 这些结果有助于手术前制定对溶解的骨缺损进行骨移植和区分保留哪些骨结构的计划。
  - X 线平片通常会低估骨盆侧聚乙烯颗粒骨溶解的程度。
- 骨扫描检查可以显示平片看不到的细微的内植物松动,还可以在术中帮助医生决定是保留还是取出看上去牢固的假体。
- 在行 THA 手术前确定是否为非感染的关节置换手术十分重要。
  - 最好的确定方法就是进行实验室检查。包括血沉(ESR)和 C 反应蛋白(CRP)。ESR 和 CRP 都正常者,发生感染的可能性很低[6](<1%)。
  - 如果 ESR 或 CRP 升高,需要进行髋关节穿刺,同时进行白细胞计数检查,抽出液体的细菌分离和培养。

手术治疗

- 延长的转子截骨(ETO)。

- 许多固定牢固的假体需要做一定程度的股骨截骨，这可以有以下几个优点：
  - 柄的安全取出
  - 暴露
  - 畸形矫正
  - 软组织平衡
  - 植骨
  - 增加愈合率
  - 减少手术时间
  - 远端骨水泥安全取出
- 在感染、严重的聚乙烯磨损、需要髋臼骨移植、假体安放不正确导致严重撞击或不稳定，以及可能需要更改负重界面时，可能需要取出固定牢靠的髋臼假体。
  - 在取出假体进行重建时，需要仔细地保留尽可能多的骨量。
  - 可以采用截骨来方便髋臼假体取出。
    - 为了使髋臼假体的中心是旋转中心，这些截骨是需要设计的。
    - 大的和小的截骨都是可行的。

术前计划

- 合适的取出工具及有经验的手术技术，对处理假体固定牢固的髋关节翻修术是很重要的。
- 当进行全髋关节翻修术时，要有多个可供选择的假体来弥补假体取出后所造成的缺损或术中所发现的骨缺损。

体位

- 一般来说，选择体位应是仰卧位或是侧卧位。
- 髋关节的前侧入路，患者体位是仰卧位，手术入路应在阔筋膜张肌与缝匠肌之间间隙进入髋关节。
- 髋关节的侧前方入路，患者体位可以是仰卧位或是侧卧位，切口可以向近端或远端延伸，进一步暴露手术视野。
- 髋关节的后侧入路，患者体位应是侧卧位。
  - 在笔者所在机构，一般采用体位固定器固定体位。
  - 在术中，通常用腋垫保护患者的臂丛神经，防止神经压迫。

入路

前侧入路（Anterior Supine）

- 患者体位为仰卧位，在阔筋膜张肌与缝匠肌之间间隙进入髋关节（技术图 1A、B）。
- 前侧入路主要适合于单独的髋臼聚乙烯的取出及更换，而股骨的内植物固定牢固，不需要翻修，髋臼后壁一般不需要植骨（参见图 3）。
- 植骨可通过髋臼假体的孔洞植入，或可在髋臼开窗植骨（技术图 1C）。

- 前侧入路可保留后侧大部分关节囊及后部肌群，能减少翻修术后脱位的发生。
- 术中可向后牵引股骨头（技术图 1D），植入新的聚乙烯内衬（技术图 1E）。

外侧入路

- 髋关节直接外侧入路需要劈开臀中肌和臀小肌的前 1/3 进入髋关节[4]。

TECHNIQUES

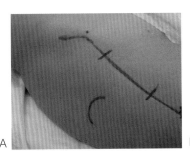 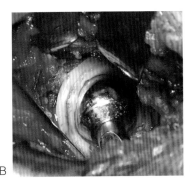 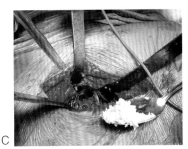

A　　　　　　　　　　B　　　　　　　　　　C

技术图 1　A. 患者摆放体位为仰卧位，前侧入路行聚乙烯内衬取出及髋臼植骨。标记出原有的切口及切口的中 1/3。B. 牵开周围组织暴露髋臼及股骨头，可以清楚看到聚乙烯明显的磨损和骨溶解。C. 通过髋臼侧假体的螺钉孔植入骨粒。

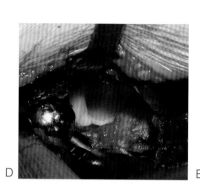
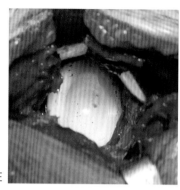

技术图 1(续) D. 向后方牵开股骨头,植入新的聚乙烯内衬。E. 聚乙烯内衬植入髋臼。

转子部延长截骨

- 转子部截骨的长度由牢固固定的假体的长度及假体远端骨水泥的长度决定。截骨范围横径大约是股骨横径的 1/3,部位在股骨的侧方(技术图 2A)。
- 在手术期间,向前侧牵拉附着在截骨外侧部位的股外侧肌以便暴露股骨上端的侧方和后方。
- 股骨粗线上方的后侧应使用电锯截骨,这样可以避免破坏臀中肌。
- 截骨的远端应成斜面、前后方向。截骨也可用带细小钻头的高速磨钻进行截骨(技术图 2B)。

- 股骨前外侧截骨部位可以用小骨凿(1/4in,6.35mm)凿孔。在同一个平面连续凿孔,以便截骨。
- 松解或切除大转子下方包绕假体的关节囊,暴露假体的"肩部"。
- 要仔细小心向前牵拉包括大转子的截骨块,由于大转子尖端是截骨块最薄弱的部位,避免用力牵拉,防止骨折(技术图 2C)。
- 把弧形的 Bennett 牵开器放置到截骨的远端牵开周围软组织,将 Charley 髋部牵开器的前臂小心地放置于

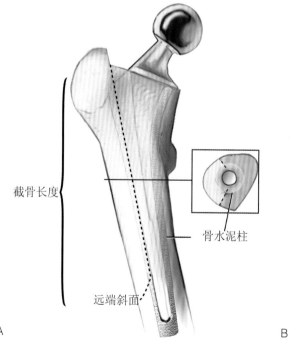
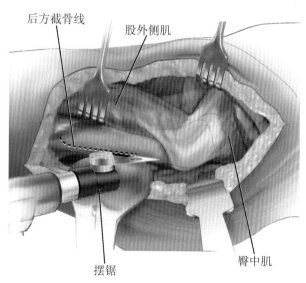

截骨长度

骨水泥柱

远端斜面

A

后方截骨线   股外侧肌

摆锯   臀中肌

B

技术图 2 A. 股骨前后位示意图显示计划截骨部位、截骨长度及需要去除假体和骨水泥的长度。股骨外侧 1/3 是截骨的部位。B. 向前侧牵拉附着在截骨外侧部位的股外侧肌以便暴露股骨上端的侧方和后方。股骨粗线上方的后侧应使用电锯截骨,这样可以避免臀中肌连续性破坏。截骨的远端应成斜面、前后方向。

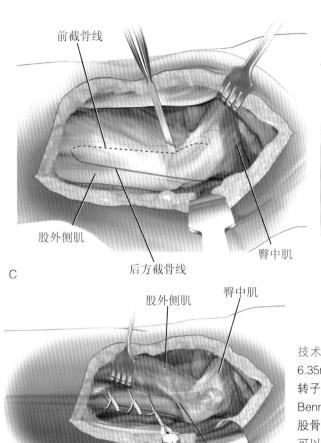

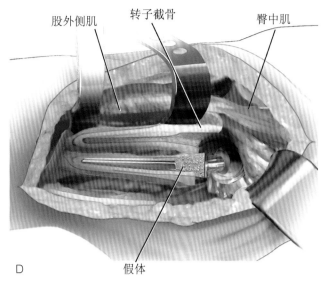

技术图 2（续）　C. 股骨前外侧截骨部位可以用小骨凿（1/4in，6.35mm）凿孔。要仔细小心向前牵拉包括大转子的截骨块，由于大转子尖端是截骨块最薄弱的部位，避免用力牵拉，防止骨折。D. 用 Bennett 和 Charley 牵开器牵开周围软组织和大转子截骨块，暴露股骨假体。如果需要进一步广泛暴露，腰大肌肌腱侧方的软组织也可以切除。此时可以看到骨水泥和假体界面、骨水泥和骨的界面或骨长入界面。E. 假体试模植入股骨，截骨块回复到原位。选择合适的假体植入，截骨块复位并用 Luque 线环绕固定。

- 大转子截骨块上，向前牵开大转子截骨块，进一步暴露股骨假体（技术图 2D）。
- 松解关节囊前侧和内侧至腰大肌肌腱水平，如果需要进一步广泛暴露，就要进一步切除腰大肌肌腱侧方的软组织。
- 骨凿、超声设备、高速磨钻能进入骨水泥与假体和骨的交界面处，去除骨水泥。

- 用可弯曲的扩孔钻在股骨远端扩髓，近端开髓钻在股骨近端开髓，为植入长柄假体作准备。
- 假体试模植入股骨，截骨块回复到原位，查看假体试模的位置和大小，使假体试模位置达到最佳位置。
- 确定好假体的大小后，选择合适的假体植入并固定。要少量去除大转子部位骨质，以便更好地复位截骨块，截骨块复位后用 Luque 线环绕固定（技术图 2E）。

取出髋臼假体

- 取出髋臼假体的目标是要尽可能多地保留髋臼残留的骨质，一定不要用圆凿凿髋臼假体，或强行拧出髋臼假体而带出大块骨块，或使劲拽一个固定牢固的臼杯。
- 髋臼骨刀系统通过将髋臼聚乙烯杯中心作为插入的参考将骨刀插入。骨刀的弧度与臼杯曲度的直径相匹配。髋臼假体的旋转中心允许薄的骨刀准确地插入骨和假体之间的界面（技术图 3A）。
- 骨刀前端插入骨和假体之间的界面后，反复撬动并始

终控制骨刀朝向臼杯的边缘。
- 首先，选择小号的骨刀并与髋臼曲度一致的方向插入。将骨刀插入骨和假体之间的界面，骨刀要靠近髋臼杯的边缘（技术图 3B、C）。
- 顺序使用更大号的骨刀，以便骨刀的尖端更进一步进入骨和假体之间，分离更多的界面（技术图 3D）。
- 用把手使髋臼取出骨刀绕假体周围旋转，进一步松动假体，能够在骨量损失最小的情况下取出髋臼杯（技术图 3E）。

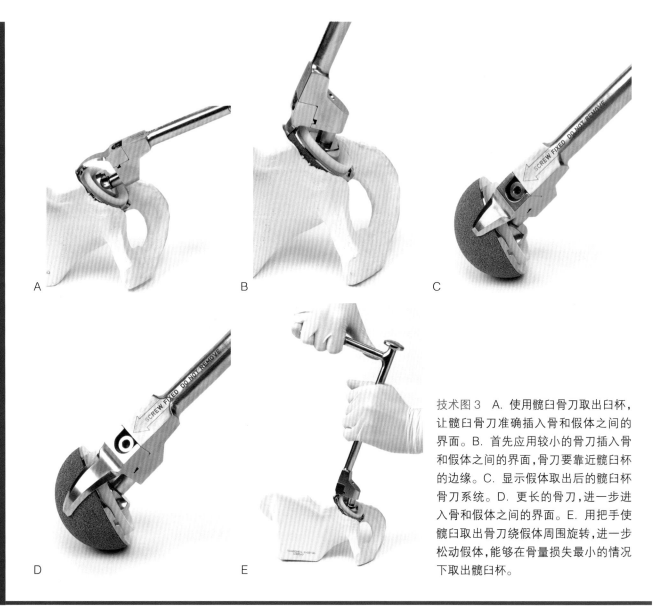

技术图 3　A. 使用髋臼骨刀取出臼杯，让髋臼骨刀准确插入骨和假体之间的界面。B. 首先应用较小的骨刀插入骨和假体之间的界面，骨刀要靠近髋臼杯的边缘。C. 显示假体取出后的髋臼杯骨刀系统。D. 更长的骨刀，进一步进入骨和假体之间的界面。E. 用把手使髋臼取出骨刀绕假体周围旋转，进一步松动假体，能够在骨量损失最小的情况下取出髋臼杯。

要点与失误防范

髋臼缺损	• 在普通 X 线平片上往往会低估固定牢固髋臼假体的骨溶解和骨质丢失。术前可通过 CT 观察到髋臼骨质的情况，如果术前没有正确的评估，一个简单的聚乙烯更换可能会变成一个十分复杂且昂贵的翻修术
转子部延长截骨	• 使远端横向截骨面成斜面能预防和减少远端骨折的发生
	• 在股骨扩髓，安放试模和假体之前，在截骨处的远端放置环扎线
	• 手术过程中，要仔细查看大转子是否有骨溶解，在股外侧肌和外旋肌汇合并止于股外侧肌嵴处要仔细操作，避免骨折的发生
	• 术中要有充分的可移植骨来修补骨缺损处，包括骨松质骨粒及皮质支撑骨
	• 假体远端与股骨远端要紧密接触，同时转子延长截骨远端固定及近端固定，这样可以使假体获得三点的固定
	• 因为行转子延长截骨术的全髋翻修术术中有较高的骨折发生率，所以术后需行 X 线片检查
	• 行转子延长截骨术的同时也可以行近端复位术或角度截骨
	• 不要剥离贴附在大转子上的肌肉，这些肌肉提供丰富的血流量，促进骨愈合和稳定假体

取出髋臼	● 在去除固定牢固的髋臼杯时，尽量选用薄的骨凿，减少骨质的丢失
	● 从髋臼去除聚乙烯杯后，取出螺钉，然后重新为取出假体设备定位
	● 聚乙烯杯取出后，假体的锁定机制失效，需要行骨水泥固定聚乙烯杯

术后处理

● 假体和移植骨植入后，术后 6～8 周内，承重最大限制在身体重量的 50%。

● 若只更换聚乙烯杯，可在能忍受的情况下负重。

● 当取出假体后，植入含有抗生素的间隔，应避免承重。可加用膝关节支具使下肢伸直。这样既可以限制运动，又方便伤口护理。

并发症

● 在取出固定牢固的股骨假体时，容易造成转子部位和股骨干的骨折。

● 部分假体取出的翻修术要比首次的全髋翻修术有更高

的脱位发生率。

● 髋臼缺损在有聚乙烯磨损和骨溶解时更广泛。

结果

● Aribindi[1]等报道了 122 例行转子延长截骨全髋翻修术术后随访最少 1 年(平均 2.6 年)的结果。

● 无不愈合，无移位＞2mm。

● 所有患者 3 个月内均愈合。

● 92%出现向骨长入，1 例患者股骨假体出现松动需要翻修。

● 脱位率为 10%。

● 术中骨折的发生率为 20%。

（刘旭东　译，王俏杰　审校）

参考文献

1. Aribindi R, Paprosky W, Nourbash P, et al. Extended proximal femoral osteotomy. Instr Course Lect 1999;48:19-26.

2. Berger RA, Quigley LR, Jacobs JJ, et al. The fate of stable cemented acetabular components retained during revision of a femoral component of a total hip arthroplasty. J Bone Joint Surg Am 1999;81A:1682-1691.

3. Engh CA Jr, Hopper RH Jr, Engh CA Sr. Distal ingrowth components. Clin Orthop Relat Res 2004;420:135-141.

4. Frndak PA, Mallory TH, Lombardi AV Jr. Translateral surgical approach to the hip. The abductor muscle "split." Clin Orthop Relat Res 1993;(295):135-141.

5. Moskal JT, Shen FH, Brown TE. The fate of stable femoral components retained during isolated acetabular revision: a six-to-twelve-year follow-up study. J Bone Joint Surg Am 2002;84A:250-255.

6. Spangehl MJ, Masri BA, O'Connell JX, et al. Prospective analysis of preoperative and intraoperative investigations for the diagnosis of infection at the sites of two hundred and two revision total hip arthroplasties. J Bone Joint Surg Am 1999;81A:672-683.

第 7 章

合并股骨骨缺损的全髋关节翻修术：带凹槽股骨柄

Revision Total Hip Arthroplasty With Femoral Bone Loss: Fluted Stems

Christian P. Christensen and Cale A. Jacobs

定义

- 带凹槽股骨柄可用于翻修伴有以下情况的松动股骨假体：
  - 腔隙性或节段性骨缺损
  - 股骨假体位线不良
  - 假体周围骨折
  - 继发于以往骨折内固定而发生应力遮挡或硬化的骨质

解剖

- 股骨近端、股骨干以及周围的软组织，是伴有股骨骨缺损的全髋关节翻修术最相关的解剖结构。
  - 股骨近端包括股骨头、股骨颈及大小转子。
  - 重要的软组织结构包括髂胫束、阔筋膜张肌、臀肌、外旋短肌及关节囊、髂腰肌及股四头肌(图1A)。
  - 血管和神经结构包括股动静脉和坐骨神经。
- AAOS分型常被用于描述股骨骨缺损[5](表1，图1B)。

发病机制

- 髋臼内衬的正常磨损会产生聚乙烯碎屑，碎屑随着时间逐渐增多，会导致巨噬细胞反应，最终引起假体周围骨量丢失。这种碎屑引起的假体周围骨溶解可导致假体的无菌性松动。
  - 这种失败模式是需作全髋关节翻修术最主要的原因。

自然病程

- 进行性骨量丢失导致假体松动。
- 假体松动引起进一步的骨量丢失。
- 经常出现骨皮质变薄。
- 出现成角畸形(内翻常见)。
- 进行性骨皮质变薄可能导致骨折。

病史和体格检查

- 采集病史时应深入询问患者确切的疼痛部位以及疼痛类型(表2)。
- 记录详细的用药史和手术史，包括初始诊断、手术日期，详细的手术记录包括术中所使用的假体，以及出现术后并发症的日期。
  - 记录患者全身情况以及近期接受的手术或药物治疗，以评估患者对全髋关节翻修术的耐受能力。
- 体格检查应包括以下内容：
  - 步态分析。全髋关节置换术后的疼痛会引起静止负重相缩短和步长减少，或引起骨盆旋转异常。如有Trendelenburg步态或外展蹒跚步态，需注意这种外展肌功能下降可能影响翻修手术的成功。
  - Trendelenburg试验阳性的定义为非负重侧骨盆处于相对内收位，提示外展肌薄弱或转子处骨不连。
  - 关节在正常活动范围内活动时不应出现疼痛。疼痛的出现提示机械性功能障碍。可触及或可闻及的弹响或弹跳征，提示股骨头的半脱位或假体松动。
  - 髋外展肌力下降提示外展肌薄弱、转子滑囊炎、外展肌撕裂、转子骨折及假体松动。
  - 下肢1cm内的长度差异属于正常情况，尽管有些患者会因此出现不适症状。下肢长度差异逐渐增加提示假体下沉。
  - 明显的下肢长度差异可能受肌肉萎缩、肥胖、双下肢体位不对称等因素影响，可能存在外展肌或内收肌挛缩，或脊柱侧弯所致骨盆倾斜。
  - 评估髋关节周围皮肤以评测感染风险，并评估其术后愈合能力。
- 应进行详细的神经血管评估以排除外源性病因引起的髋部或大腿不适，同时也可以将其作为术后检查参照的基线值。

骨组织

- 术前详细的影像学检查是判定骨缺损的重要手段。大转子通常硬化且脆性高，容易发生骨折。尽管对术中发生的骨折进行了坚强内固定，仍可能发生骨不连。放置在大转子表面的内植物可引起疼痛性滑囊炎。
- 股骨近端在小转子周围的骨缺损可能范围很广，不适于使用带凹槽的股骨柄，而使用全涂层股骨柄获得骨干部位的固定更为可取。
- 明确股骨干的骨缺损至关重要，因为假体柄应越过骨缺损处至少2倍于骨皮质直径。

软组织

- 术前应仔细检查外展肌，并于术中进一步检查，因为其

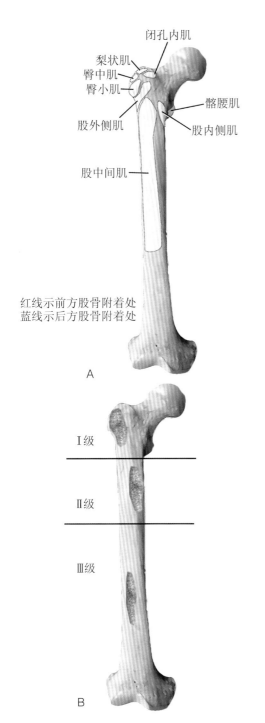

闭孔内肌
梨状肌
臀中肌
臀小肌
髂腰肌
股外侧肌
股内侧肌
股中间肌

红线示前方股骨附着处
蓝线示后方股骨附着处

A

Ⅰ级

Ⅱ级

Ⅲ级

B

图 1 A. 股骨解剖。B. 股骨骨缺损水平。

表 1 股骨骨缺损 AAOS 分型

分 型	描 述
骨缺损分型	
Ⅰ 型	节段性缺损,或缺损位于骨皮质内,进一步分为近端、插入性或累及大转子
Ⅱ 型	腔隙性缺损,进一步分为骨松质(轻度)、骨皮质(中度)和膨胀性(髓腔扩大)缺损
Ⅲ 型	合并有节段性缺损和腔隙性缺损
Ⅳ 型	股骨对线不良
Ⅴ 型	股骨髓腔狭窄
Ⅵ 型	股骨骨质不连续或骨折
骨缺损水平	
Ⅰ	缺损位于小转子下缘近侧
Ⅱ	缺损位于小转子下缘远侧 10cm 以内
Ⅲ	缺损位于小转子下缘远侧 10cm 以外
骨缺损分级	
Ⅰ 级	骨缺损较小,骨-假体界面完整,无需植骨
Ⅱ 级	骨-假体界面部分缺损,依靠置入假体稳定,无需植骨
Ⅲ 级	骨-假体假面明显骨缺损,需要结构植骨

髂腰肌可能需要进行前方松解以纠正下肢长度差异和术前屈曲挛缩。

- 臀线指的是臀大肌在近侧股骨干后外侧缘的止点。其长度约 5cm 的止点部分常需要部分或全部松解以获得充分显露或纠正下肢长度。应在手术最后将其缝合修复到腱性残端上。
- 股外侧肌可能需要从其后缘牵拉以获得股骨干的显露,来进行畸形矫正、修复骨折和置入钢缆。

表 2 患者疼痛情况及可能的诊断

疼痛描述	可能的诊断
THA 术后间断性疼痛	假体失败或无痛性感染
静息痛或夜间痛	败血症
负重或关节活动时疼痛	深部化脓性感染
活动诱发疼痛	无菌性松动
开步痛,活动几步后缓解	股骨假体松动、肌腱炎或异位骨化
严重急性疼痛	股骨假体周围骨折、髋臼杯翻转或髋关节脱位
全髋置换术后无法获得缓解疼痛的疗效	与髋关节不相关的外源性因素

对术后髋部稳定性及步态极其重要。髋部手术可能导致臀中肌肌力减弱。

- 髋后方关节囊和外旋短肌可能会出现瘢痕粘连。若采用后方入路,需要对其进行标记并保护以便于随后修复。有时前方关节囊瘢痕粘连,需彻底松解以纠正偏距及下肢长度差异。
- 聚乙烯磨屑可能出现在髂腰肌鞘,翻修过程中需清除。

神经血管结构

- 翻修手术中坐骨神经通常包裹在瘢痕组织中。它位于髋臼后缘1～2cm处。如果术者在手术中注意拉钩放置的位置和下肢体位放置适当,则无需常规显露。
- 如果术者需要暴露坐骨神经,则显露的最佳位置是在臀肌线后方,然后朝髋关节方向向近端追踪。

影像学和其他诊断性检查

- 采用X线平片评估假体周围透光性、髋臼或股骨假体移位程度、异位骨化的形成、骨重建、骨溶解和骨缺损及应力遮挡情况。对比最近的和术后最初的X线片是评价假体移位最可靠的方法。
- 任何翻修术前均应检测红细胞沉降率(ESR)和C反应蛋白(CRP)以排除感染。在一项202例关节置换翻修研究中,所有存在深部脓肿的患者其ESR>30mm或CRP>10mg/L[10]。
- 如果ESR或CRP升高,或上一次的髋关节置换失败发生在5年内,就应行术前关节腔穿刺抽液并注射利多卡因。吸出物行细胞计数和细胞分类检查,并行细菌培养和药敏测试。此外,利多卡因注射后疼痛缓解提示关节腔内病变,进一步支持需要进行翻修手术。
- 锝-99m HDP骨扫描显示骨代谢升高提示假体松动、应力增加或感染。镓扫描和(或)铟扫描可用于检测是否有THA术后感染[2]。这些检查很少应用。

鉴别诊断

- 假体松动(感染性或无菌性)
- 假体周围骨折
- 反复关节不稳
- 股骨颈与髋臼内衬撞击
- 下肢长度不等
- 转子滑囊炎
- 腰骶部病变

非手术治疗

- 如导致翻修的原因呈进行性加重且不会随时间而改善,则不适于采取非手术治疗。
- 如排除感染且无明确骨缺损,可应用连续影像学检查监测松动的股骨柄。
- 可应用助行器械。

表3 使用组配型带凹槽股骨柄行全髋翻修术前模板测量步骤

步 骤	目 的	说 明
1	标记并测量下肢长度	比较患侧和健侧小转子相对于坐骨线或闭孔线的位置。确保用放大尺测量
2	辨别髋臼标记	确定泪滴、髋臼外上缘和内侧壁(Kohler线)的位置
3	用模板测量髋臼	评估骨性异常,并且确定如何进行最可靠的髋臼重建。使模板的半圆形接触到正确的解剖标志上,并处于适当的外展角,可根据需要进行内移,但内移不要超过Kohler线。
4	确定旋转中心	可将髋臼假体外移来代偿内侧的骨缺损。标记旋转中心
5	画外侧股骨线	沿股骨外侧骨皮质的内骨膜画直线,该线代表假体外侧的最终位置。如不重视这一点,可导致假体向外穿出或假体内翻位植入
6	选择股骨柄直径	用放大尺测量最狭窄的股骨峡部髓腔直径,决定使用的假体直径。例如,股骨髓腔直径17mm,则可选择22mm×17mm的假体柄
7	选择股骨柄长度	有4种长度可供选择:标准、长、加长和超长。测量整个股骨干长度,股骨柄的远端应超过最下方骨缺损处达2.5～3倍髓腔直径的长度。同样,所用的股骨柄应超过前次手术股骨柄或骨水泥栓的水平
8	假体柄定位并选择颈部组件	判明旋转中心,以选择合适的柄-颈-头组合,来获得正确的肢体长度。如果偏心距不足,可考虑股骨距替代型假体并要谨慎
9	确定袖套水平	按模板上的指示标记袖套近端的位置。确保同时在前后位和侧位片上进行标记,仅凭侧位片是比较困难的
10	选择袖套尺寸	根据前后位和侧位片确定袖套尺寸。在侧位片上将袖套模板放置于正确的位置上以获得前后方向上的最佳填充,在前后位片上放置袖套模板以正确选择假体的型号
11	选择颈长	标记+0头的颈长,不建议使用带裙边的头
12	最终确定	重新检查下肢长度,确认颈的类型和长度

- 二膦酸盐类药物能提高骨储备，尽管这一结论在人类中没有被证实。
- 对于非手术治疗患者，应用抑菌性抗生素有助于控制感染性松动引起的疼痛和感染。
- 理疗、非甾体抗炎药、注射疗法等能缓解滑囊炎引起的髋部疼痛。

手术治疗

- 一旦感染被排除(术前和术中)，可使用带凹槽的股骨柄假体的组配式翻修系统进行翻修手术。
- 大多数带凹槽的股骨柄有一个可调节长度的近端袖套来获得股骨近端的最佳充填和压配。凹槽能提高远端的充填并提高抗旋转能力。

术前计划

- 术前使用近期拍摄的正侧位 X 线片进行模板测量(表

3)。如需应用长、加长、超长股骨柄，则需要加拍股骨干正侧位 X 线片。
- 通知病理科医生作术中冰冻切片检查。
- 所需材料包括以前手术的手术记录、可能需要更换的聚乙烯内衬、翻修的髋臼假体（即使臼杯看起来很稳定）、全涂层股骨假体(如果带凹槽柄的近端固定不牢固)、颗粒状和大块的异体骨及钢缆。

体位

- 全麻并插入导尿管后，患者侧卧位，骨突出部位加软垫。
- 在铺巾前，要确保患者骨盆的位置正确并稳定固定。
- 消毒范围到股骨远端。

入路

- 后外侧 / 后侧入路。
- 前外侧 /Hardinge 入路。

无股骨干骨缺损的常规翻修

假体植入部位准备

- 如需要增加术野暴露或清除骨水泥 / 假体时可应用转子截骨术。
  - 应避免转子延长截骨，因其可能影响近端的固定效果。
- 仔细评估小转子上方的股骨近端骨质。
- 股骨近端行直线扩髓至股骨干，直到能感觉到皮质的震动。扩髓的深度要达到扩髓器上的标记线与转子尖平齐[1](技术图 1A)。
  - 最后一次扩髓的直径将决定假体柄的尺寸，并反映假体柄远端的直径。
- 使用与最后一次直线扩髓相应尺寸的锥形扩髓器扩干骺端，直至接触皮质，经锥形扩髓后的骨段下缘应可触及小的骨皮质边缘。
  - 仔细地将锥形扩髓器插入到术前模板测量对应好的袖套上端的水平。
- 如应用 S-ROM 系统，则用股骨距磨削器进行股骨准备，使其能容纳三角形的组配式袖套组件(技术图 1B)。

假体植入

- 置入试模袖套和股骨假体柄后尝试复位，评估旋转、活动度和松弛度。这套组配式系统允许随意改变前倾角，不受近端股骨形状的影响(技术图 2A～D)。
- 插入袖套，然后插入假体柄(技术图 2E)。

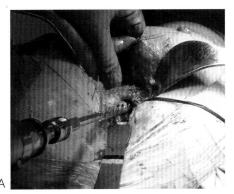
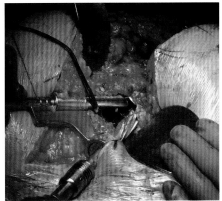

技术图 1　A. 直线进行股骨扩髓直至接触骨干骨皮质。B. 使用股骨距磨削器准备股骨近端。

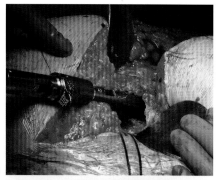
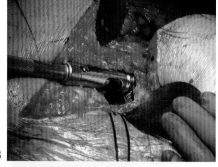
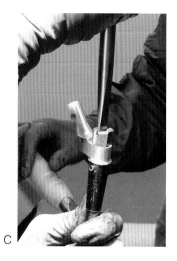
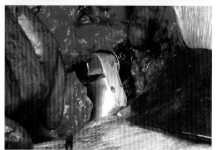
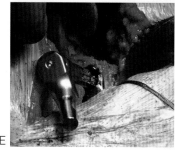

技术图2 置入试模。A. 先插入袖套。B. 直至完全就位。C. 在操作台上组装试模。D. 插入袖套。E. 置入最终的假体。

有股骨干骨缺损的常规翻修

- 计划用一个长的、加长或超长的弯柄越过骨干骨缺损区达2倍髓腔宽度。
- 用1根长导针在髓腔内判断骨皮质是否有穿孔。
- 使用软扩髓器扩髓直至骨干震动。当应用长的、加长或超长柄时，必须扩到比假体柄直径最小处大1.5mm以上(如使用18mm×13mm柄，则需扩至14.5mm)。
- 近端扩髓扩至假体柄的最小直径。
- 锥形扩髓和股骨距研磨的方法参照前面章节的描述。
- 置入试模。

- 插入实际假体时，如使用长的、加长或超长袖套，则不要在植入假体柄之前使近端袖套完全就位。应该将袖套插入到距离设计的位置1～2mm的位置上，然后通过袖套将柄插入，袖套与柄组成一个整体，最终一起就位。
- 弯形假体柄自身带有15°前倾角，实际操作时术者可根据需要放置假体25°～30°前倾。
- 通常不需要使用同种异体骨，尽管它可以增加骨量。

需要转子延长截骨或骨干截骨或切开复位内固定治疗松动假体柄远端的假体周围骨折

- 必要时从股骨顶端或骨折部位清除假体柄和骨水泥。
- 从股外侧肌后方显露股骨干。
- 进行截骨或显露骨折端，置入钢缆环扎骨干远端骨折块。
- 直线扩髓或使用软扩髓器对远端骨干进行扩髓，直至触及骨皮质震动。最后一次扩髓的直径决定假体的尺寸。
- 使用持骨器控制骨折近端，直接用最后一次的扩髓器直径扩近端。锥形扩髓和近端研磨的过程如前所述。建议在袖套平面置入钢缆以防止骨折。

- 必要时使用持骨器将骨折近端复位到骨折远端。
- 置入试模穿过骨折端或截骨处。
- 复位髋关节，评估下肢长度、偏心距、软组织张力。此时骨折端或截骨处无法获得旋转稳定性，所以不可能进行真正的旋转稳定性检查。
- 如需要进行结构性同种异体骨植骨，则置入钢缆环扎植骨处并开始收紧。
- 取出试模，置入假体。如果假体无法与骨折远端匹配，则可能需要再扩0.5mm以避免骨折(技术图3)。
- 收紧钢缆。

- 检查是否存在医源性骨折。
- 考虑是否需要再另外行大块异体骨植骨。
- 轻柔地进行稳定性检查。
- 修补后侧关节囊,常规闭合伤口。

- 术后使用 3 日抗生素,或使用至培养阴性。
- 拄拐 6~12 周。
- 下肢长度的评估是通过软组织张力、术前模板测量和与健侧下肢对比完成的。

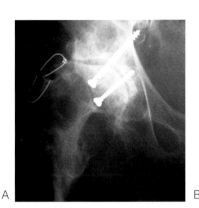
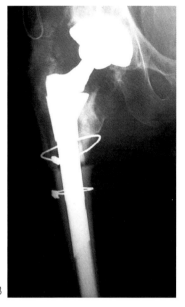

技术图 3　一位股骨近端严重畸形的患者术前(A)和术后前后位 X 线片(B)。该患者必须通过截骨才能植入假体并恢复股骨力线。

使用带凹槽股骨柄和近段股骨同种异体移植物

- 选择一个较大的近段股骨同种异体移植物(关键)。
- 从股外侧肌后方分离、显露股骨干。
- 决定移植骨和自体骨结合部的平面,在此平面截骨。由于弯形带凹槽股骨柄具有良好的旋转稳定性,所以无需进行阶梯状截骨。
- 使用直线或软扩髓器扩远端股骨干,直至感到骨皮质震动。最后一次扩髓的直径决定假体尺寸。
- 把同种异体移植骨放入虎头骨钳内,截断股骨颈,随后直线扩髓到直径比远端骨干直径大 1~2mm。随后对股骨近端移植物进行锥形扩髓和研磨,方法同前。
- 在同种异体移植物上作一个临时的远端截骨,留出 1cm 长度。
- 在自体股骨近端作纵行截骨,使同种异体移植骨可以通过截骨处插入自体股骨中。不要切除自体近端股骨上的任何软组织附着物。
- 将试模放入同种异体移植物中,并将股骨柄的远端插入自体股骨干,尝试复位髋关节并评估下肢长度。去除移植骨远端骨质使双下肢等长。确保移植骨与自体骨连接处接触良好。清除异体移植骨的大转子骨质,

以使自体大转子能够在移植物上处于解剖位。
- 取出同种异体移植物和假体柄,使移植骨与自体骨结合处最低限度地粗糙化。
- 从移植物中取出假体柄,冲洗并擦干移植物内部。将 2 根钢缆穿过小转子,用于在最后配合爪形钢板固定自体大转子。
- 减小袖套的尺寸以容纳骨水泥幔,在操作台上装配股骨柄和袖套。
- 用骨水泥将带凹槽柄和袖套固定在同种异体移植物上,确保柄远端黏附的骨水泥已全部清除干净。异体移植物的远端表面不要有骨水泥黏附,以使其与自体股骨充分紧密接触。
- 骨水泥变硬后,将移植物-假体柄复合体插入自体股骨,一般不需要额外多扩髓 0.5mm,以避免骨折。此时应已能够获得移植物和自体骨结合部的旋转稳定性(技术图 4A)。
- 在移植物和宿主骨的结合部使用自体骨植骨作为支撑。通常在自体的大转子上放置爪形钢板,来将自体大转子固定到异体移植物上(技术图 4B)。

- 自体股骨近端的其余部分通过保留的软组织附着到移植物上。
- 轻柔地进行稳定性检查。
- 常规关闭切口。

- 术后 3 日使用抗生素,或者直到细菌培养阴性。
- 支具固定 6～12 周。
- 通过软组织的紧张度、术前模板测量及双下肢的对比来评估下肢的长度。

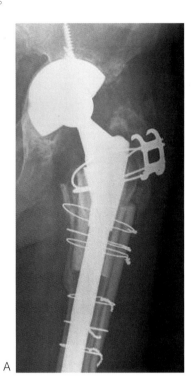

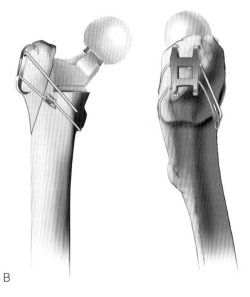

技术图 4　A. 使用带凹槽股骨柄和近段股骨同种异体移植物的前后位 X 线照片。B. 使用爪形钢板固定转子截骨的技术。

要点与失误防范

尽可能避免转子截骨和转子延长截骨(ETO)	• 如不进行截骨,患者的恢复会更快,且袖套下沉的风险降低
确认已彻底清除骨水泥	• 如骨水泥未能彻底清除,由于骨水泥比骨质硬,扩髓钻可能会带走部分骨质并引起穿孔
确认无穿孔发生	• 必要时可使用长导针插入骨干,或使用透视
如发生穿孔,显露穿孔部位,合理处理骨折。如使用长股骨柄,术者在离开手术室前应考虑加拍股骨远端前后位及侧位 X 线片	• 用股骨柄、支撑移植骨等跨过穿孔部位
不要害怕对老年患者使用更大直径的股骨头	• 降低脱位风险

术后处理

- 对于使用标准直柄手术的简单病例,在耐受的前提下负重。
- 睡觉时用膝关节支具以防止脱位。
- 对于骨质疏松、骨折或截骨治疗的复杂病例,支具制动并部分负重 6～12 周。
- 采用药物和机械性方法预防下肢深静脉血栓形成。

- 追踪细菌培养结果。

结果

- 已有学者报道使用 S-ROM 系统对股骨近端骨缺损或其他复杂翻修病例治疗,平均的术后 Harris 髋关节评分为 82 分,84% 的患者满意[3,4]。
- 根据报道,S-ROM 系统 5 年的生存率为 96%,其中有 5% 的力学失败率[9,11]。

- 不良的效果与使用较大直径的假体柄相关。
- 一项研究表明持续的大腿疼痛与使用直径＞17mm 的假体柄有关[3]。
- 还有一项研究报道，使用直径＞16mm 的柄会明显提高应力遮挡发生率，造成骨长入障碍[11]。

并发症

- 无菌性松动
- 感染
- 脱位
- 双下肢不等长
- 骨折或截骨后骨不连
- 转子间骨折

（彭晓春　译，刘旭东　王俏杰　审校）

参考文献

1. Bolognesi M, Pietrcbon R, Clifford P, et al. Comparison of a hydroxyapatite-coated sleeve and a porous-coated sleeve with a modular revision hip stem: a prospective, randomized study. J Bale Jdnt Surg Am 2004;86A2720-2725.

2. Bene J, McCarthy J, Thornhill T, et al. Revision Tdal Hip Arthrcolasty. New York: Springer-Verlag, 1999.

3. Chandler H, Ayres D, Tan R, et al. Revision total hip replacement using the S-ROM femoral component. Clin Orthco Rel Res 1995;319:130-140.

4. Cossetto D, McCarthy J, BOlO J, et al. Minimum four-year radiographic and clinical evaluation of results following femoral revision surgery with the S-ROM modular hip system. Acta Orthop Belg 1986;62:135-147.

5. D' Antonio J, Capello W, Borden L, et al. Classification and management of acetabular abnormalities in total hip arthroplasty. Clin Orthop Rei Res 1989;243:126-137.

6. Hardcastle P, Nade S. The significance of the Trendelenburg test. J BOle Joint Surg Br 1985;67B:741-746.

7. Kendall F, McCreary E, Provance P. Muscles: Testing and Function. Baltimore: Williams & Wilkins, 1993.

8. Magee D. Orthopedic Physical Assessment. Philadelphia: WB Saunders, 1997.

9. Smith J, Dunn H, Manaster B. Cementless femoral revision arthroplasty: 2-to 5-year results with a modular titanium alloy stem. J Arthroplasty 1997;12:194-201.

10. Spangehl M, Yoonger A, Masri B, et al. Diagnosis of infection following total hip arthrcolasty. AAOS Instr Course Lect 1998;47:285-295.

11. Walter W, Walter W, Zicat B. Clinical and radiographic assessment of a mcdular cementless ingrowth femoral stem system for revision hip arthroplasty. J Arthroplasty 2006;21:172-178.

12. Wilkins R, Brody I. Lasègue' s sign. Arch NeuroI 1969;21:219-220.

第8章

合并股骨骨缺损的全髋关节翻修术:股骨近端假体置换

Revision Total Hip Arthroplasty With Femoral Bone Loss: Proximal Femoral Replacement

Javad Parvizi, Benjamin Bender, and Franklin H. Sim

定义

- 股骨近端假体置换是一项挽救性的保肢手术,主要适用于过去往往行截肢术治疗的肿瘤或非肿瘤疾病。
- 在过去10年间,髋关节翻修重建已经取得了明显的进步。第二代组配型股骨假体的使用不仅提高了恢复肢体长度的能力(图1),同时也获得了最佳的软组织张力,减少了假体不稳定的发生率。新一代的巨型假体可以为软组织提供附着点,也为保留宿主骨提供了更便利的条件。

解剖

- 臀中肌、臀小肌、阔筋膜张肌及髂胫束是髋部的外展肌群。内收肌群是股薄肌、短收肌、长收肌、大收肌的前部。外旋肌群是梨状肌、股方肌、上孖肌、下孖肌、闭孔内肌及闭孔内肌。
- 外展肌群主要是臀上神经支配,是稳定髋关节的重要肌群。臀上神经自梨状肌上方出坐骨大孔,伴随臀上神经的还有臀上动脉和静脉。臀上神经麻痹可导致走路蹒跚,Trendelenburg步态。

发病机制

- 股骨骨质丢失是不断增加的,是全髋翻修术中需要面对的最复杂和具有挑战性的问题。
- 全髋翻修过程中可以遇到许多导致股骨骨质丢失的因素:
  - 骨水泥或是聚乙烯颗粒碎屑引起的骨溶解可导致骨质丢失。
  - 以前的感染病史导致骨质丢失。
  - 应力遮挡效应导致骨质丢失。
  - 年龄增加导致骨质丢失。

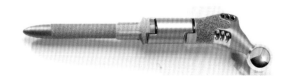

图1 新一代的股骨近端和全股骨置换假体(Stryker Orthopedics, Mahwah, NJ)。

- 假体周围骨折导致骨质丢失。
- 多次翻修术过程中,假体反复的植入和取出加速骨质的丢失,减弱外展肌群的完整性和功能。
- 处理严重骨质疏松的方法包括骨水泥型长柄假体、匹配式假体、异体骨植入及异体股骨置换等。
- 异体股骨能提供大量的骨质并且为软组织提供附着点,包括外展肌。但是异体股骨由于具有感染、不愈合、脱位和无菌松动的风险,使临床应用受到了限制。
- 对于大多数医生,近端股骨假体置换比异体近端股骨置换更常应用,具有技术简单的优点。
- Zehr等[28]报道了应用异体近端股骨置换治疗肿瘤比近端股骨假体置换有更好的临床效果。

自然病程

- 巨型假体对髋关节重建外科医生是十分有用的材料,尤其适用于那些骨质大量丢失、其他重建方法不能有效使用的患者。
- 这种假体在年轻患者中,有不可接受的高失败率,所以应该积极地探寻其他的重建策略。

病史和体格检查

- 在大多数患者,通过评估过去和现在的内科病史、体格检查结果及影像学检查结果可以对髋关节疾病进行正确的诊断。
- 髋关节和髋臼的病变通常出现腹股沟处的疼痛。
- 出现大腿部的疼痛(特别是站起来时痛)意味着可能出现股骨干假体的松动。
- 髋关节的病变可以导致严重的膝关节疼痛,任何具有膝关节疼痛的患者都应该评估髋关节的病变。
- 进行神经血管检查、脊柱和腹部检查排除其他疾病导致的髋部疼痛,如血管源性跛行及椎管狭窄导致的间歇性跛行。
- 记录髋关节活动范围及肢体长度。
  - 骨盆倾斜、挛缩及脊柱侧弯可导致肢体长度的不一致。
  - Trendelenburg试验不能稳定骨盆意味着外展肌群力量明显减弱。
  - Thomas试验是检测髋关节是否有屈曲挛缩。

- 直腿抬高试验阳性可出现下肢后部的神经放射痛。
- Stinchfield 试验如果出现腹股沟部疼痛说明髋关节内可能出现病变。
- 应该仔细询问患者的病史及主诉,并详细讨论。患者疼痛的部位及性质能帮助外科医生作出正确的诊断。
- 外科医生应该仔细回顾分析患者的医疗记录,这能帮助识别导致围手术期并发症的潜在因素,并能帮助医疗小组作出一个最佳的手术方案。
- 要及时发现潜在感染的因素,在手术之前采取适当的治疗和评估。
- 如果髋部穿刺结果为阴性,但还不能排除感染的时候,手术前要通知病理科术中要取组织标本进行快速冰冻活检。
- 合并有静脉曲张、血管分流术及肢体远端无脉搏的患者,应该请血管外科医生会诊。
- 体格检查应包括患者步态的分析、是否使用助行器、是否有跛行及下肢是否有畸形。
- 防痛步态是负重行走时各时相都疼痛所致的结果,起步相缩短是髋关节疾病的特征。
- Trendelenburg 步态或蹒跚步态意味着外展肌连续性中断或是功能丧失,导致患者行走过程中身体重心不断转变。
- 应该常规检查陈旧的切口。计划手术切口是十分重要的,手术切口决定重建手术的入路,尽管髋部手术皮瓣坏死是非常少见的,但应该避免这种并发症。
- 记录髋关节的主动和被动活动范围,记录髋部周围肌肉的肌力。

影像学和其他诊断性检查

- 近端股骨切除和全股骨切除是主要的外科手术方式,术前应有详细的手术计划。
- 体格检查和影像学检查决定骨切除的长度及植入假体的尺寸;判断软组织切除的范围和重建的可能性及识别瘢痕附近的股动静脉、神经及坐骨神经。
- 大多数术前可以预见的并发症都可以在术中采取相应的防范措施来避免。
- 普通 X 线片可以用来评估骨组织破坏程度。CT 可以进一步评估股骨和髋臼的骨质结构的改变。
- MRI 主要用于评估骨髓腔和髋部周围的软组织。
- 三相核素骨显像主要用于检查骨骼是否有转移病灶。
- 由于多次髋关节翻修术可导致髋部周围组织解剖的变异,所以对已行多次翻修术的患者应行髂股血管造影检查。

鉴别诊断

- 骨髓炎
- 转移病灶
- 原发性骨肿瘤、多发性骨髓瘤、软骨肉瘤
- 假体周围骨折
- 骨溶解
- 无菌性松动
- Paget 病
- 代谢性疾病

非手术治疗

- 本章讨论的都是手术病例。但是当患者合并其他疾病不允许手术或是推迟手术时,可佩戴防止脱位的支具保护负重肢体。

手术治疗

- 巨型假体(股骨近端假体置换或全股骨假体置换)的应用可加速老年患者康复,也可促进全髋置换术失败、感染(图 2A、B)、假体周围骨折(图 2C、D)及骨折不愈合所致大量骨质丢失患者的康复。
- 常规的方法不能应用于大量骨质丢失的年轻患者,异体股骨置换要优于常规的股骨假体置换。
- 同时应用股骨假体和异体股骨的前提是股骨远端长度<10cm 时,这时应用异体股骨能使股骨假体获得骨水泥或是非骨水泥固定。
- 如果远端股骨缺损十分严重,此时可以选择全股骨假体置换。
- 髋关节周围如果存在表浅或深部感染是手术的绝对禁忌证。
- 其他的禁忌证还包括患者不合作、血管功能不全妨碍伤口愈合,以及有严重的内科疾病不能麻醉。

术前计划

- 近端股骨假体重建术术前计划具有重要的意义,可以决定手术的成功或是失败。近端股骨假体重建术手术技术要求较高,应该有详细的术前计划。
- 股骨近端假体重建适用于小转子下方股骨干骺端及骨干广泛的皮质缺损,但股骨远端至少 3cm 应完整无破坏。
- 全股骨假体重建适用于股骨小转子至股骨远端与干骺端交界处均有广泛的骨质破坏。
- 术前查体和 X 线片(站立位)评估下肢长度是否一致。
- 如果预计术中肢体延长将>4cm,应术中监测坐骨神经和股神经传导功能。

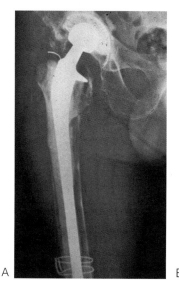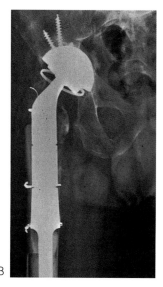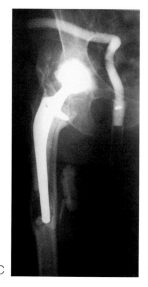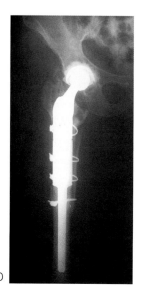

图 2 A. 髋关节前后位 X 线片显示之前多次手术治疗髋关节深部感染及感染导致的股骨近端骨质大量丢失。B. 近端股骨巨型假体翻修重建全髋关节。C. 73 岁的老年患者伴有假体周围骨折。D. 由于大量骨质丢失,应用近端巨型股骨假体置换。

- 术前通过模板选择长度和直径合适的假体。
- 当行髋关节重建术时,去除髋关节的内植物,安装新的内植物时,一定要判断髋关节是否仍存在感染。
- 即使术前再准确的测量,术中也经常会改变假体的尺寸,所以术中手术室要准备不同尺寸的假体。
- 当行股骨近端假体重建术时,假体制造商的技术代表应在手术室。
- 手术室洗手配台工作人员应技术娴熟,麻醉工作人员也应具有丰富的经验及娴熟的技术,因为患者多数是年老体弱的患者,术中监测应常规应用。
- 术中应常规使用自体血液回输器,麻醉最好选择区域麻醉。
- 麻醉应防范循环血液大量丢失,并密切检测循环血量。
- 在一些患者侵入性动脉监测及肺部插管是必需的。

体位

- 患者应选择侧卧位或仰卧位。
- 没有渗透性的 U 形敷料覆盖腹股沟处。
- 用没有渗透性的敷料包裹下肢远端 1/3。即使患者行股骨近端假体置换手术,膝关节也一定要包括在手术区域内。

- 术中如果出现股骨远端骨折等其他情况时,可延长切口,并可行膝关节切开术。
- 应用聚维酮碘溶液消毒皮肤时,时间应至少 10 分钟。

入路

- 笔者常常用直接外侧入路(Hardinge 入路)或用转子间斜行截骨的后外侧入路进入髋关节,因为这样可以方便延长切口(图 3)。

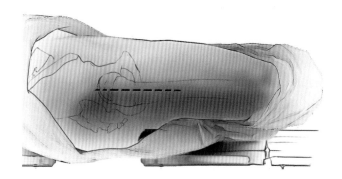

图 3 直接外侧入路示意图。

暴露

- 当需要广泛暴露股骨时,可按 Head1 等[12]报道的行股骨斜行截骨术,向前移动外展肌、股外侧肌及股中间肌,暴露股骨的前方和侧方(技术图 1)。
- 处理软组织时要小心仔细,手法轻柔,这可以促进软组织愈合,减少术后并发症。
- 所有患者深部组织应行快速冰冻标本活检及细菌培养。髋关节要作彻底的清创去除以前手术遗留的金属碎屑及颗粒。
- 近端股骨切除常常应用后外侧切口,如果同时行全股骨切除,切口可延伸到膑腱的前外侧。
- 识别外展肌,解剖出外展肌前后肌间隙。在外展肌肌腱与骨附着处切断外展肌,牵拉外展肌,暴露髋关节和髋臼。
- 将股外侧肌从起点剥离并翻向远端,结扎后方的穿支血管。必须保留股外侧肌来覆盖假体,可将它向近端

牵拉缝合到外展肌上。
- 仔细小心不要结扎向前斜行穿过股直肌筋膜的后方穿支动脉的主干分支。

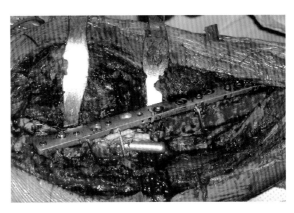

技术图 1　股骨的暴露。这是一例假体周围骨折的患者。

股骨近端置换

- 如果股骨近端无骨质破坏,劈开股骨近端的截骨术可较容易取出假体。
- 首先股骨近端横向截骨应选在具有较好血运的骨质处。
- 剩余股骨的长度直接影响到股骨近端置换翻修术术后的结果,要尽可能维持股骨原有最大的长度[16]。
- 如果股骨质量较差,应该采取纵行 Wagner 方式冠状面截骨,劈开股骨近端。
- 尽可能保留近端股骨软组织的附着处,尤其是外展肌。股骨暴露后,进行股骨远端髓腔的扩髓。如果髓腔有骨松质存在,要尽量保留,有利于骨水泥的固定。
- 股骨准备完毕,决定假体的最佳型号后,植入假体试模,并检查髋关节的稳定性。
- 在股骨远端应用骨水泥终止器,终止器可以使骨水泥距离假体柄尖端至少 2cm。
- 用骨水泥枪向股骨干注入骨水泥后,置入假体,近端假体柄具有微孔的部分要与骨干直接紧密接触,达到牢固固定。
- 假体是组合式假体,可以组装,假体远端部分可先用骨水泥固定,然后再组装其余的假体。

- 一定要注意防止旋转错位 (技术图 2)。为了标记旋转,当试模复位好后,笔者使用一个尖的骨刀在股骨远端皮质凿出一个槽作标记。一旦远端的柄用骨水泥固定后,位置就很难改变了。

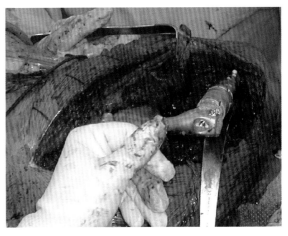

技术图 2　显示如何判定旋转对位及股骨假体的位置。股骨假体的位置可根据膝关节位置判断。

全股骨置换

- 全股骨置换适应证很少,通常包括股骨长度过短(长度<10cm)或股骨远端骨质量很差,无法固定假体柄。在大多数患者股骨远端都有足够的长度和质量来进行安全的固定。
- 全股骨置换手术的同时,也必须行膝关节的切开,进行膝关节假体置换术。
- 股骨完全暴露后,牵拉股外侧肌,在冠状面纵行劈开股骨。
- 即使股骨质量很差,也要尽可能地保留附着肌肉软组织的骨骼。
- 延长股内侧肌下方入路,在外侧或内侧切开膝关节并外翻髌骨。

- 胫骨截骨量应尽可能最小,但要有适当厚度来允许假体置入,插入垫片后又不抬高膝关节线。胫骨的手术方式如同膝关节置换术。一旦最佳的胫骨假体型号确定了,插入假体试模,并准备假体。
- 组装全股骨假体试模,确保假体能够恢复肢体的长度。除非内衬限制,笔者通常喜欢用直径较大的假体头来增加活动范围和减少不稳定。
- 胫骨侧聚乙烯厚度通常是 15～20mm,可以通过调节假体的厚度去恢复肢体的长度和关节线。
- 铰链型膝关节假体是以切除交叉韧带的理念设计的,所以试模安装后,一定要评估假体的稳定性。
- 通常不行髌骨置换,除非髌骨表面软骨破坏严重。

肢体长度的判断

- 通过详细的术前计划和术中测量决定股骨假体的长度。
- 有两个方法可以用来判定肢体的长度
  - 一个方法是牵引患肢,测量髋臼杯与截骨处的距离(主要用于近端股骨假体置换)。
  - 另一种方法是放置 Steinmann 钉于髂嵴处,股骨头脱位之前测量 Steinmann 钉股骨上一个固定点的距离。
- 安装长柄试模假体,肢体的长度应该能准确地恢复。

对于行全股骨置换的患者,应检查对侧肢体 X 线片,可以作为肢体长度准确的模板。
- 假体的长度通常等于骨切除的长度。但是在许多患者骨的完整性受到破坏及骨的解剖结构明显破坏,可能不相等。
- 股骨假体的长度最终依靠髋部软组织张力决定。平衡髋部周围组织肌肉张力,恢复肢体长度及避免坐骨神经张力过大是十分重要的。

髋臼重建

- 在手术开始时,暴露髋臼并仔细检查髋臼。如果先前的内植物还在原位,应仔细检查内植物的稳定性和位置。
- 如果假体在髋臼位置稳定,应留置于原位,更换内衬。如果髋臼假体松动移位,应用压配的方式置入新的假体并用螺钉固定。
- 髋臼重建有时更复杂,例如偶尔还会需要用髋臼加强杯。
- 股骨假体置换完毕后,才能决定用髋臼内衬的类型。

如果患者软组织张力低下及具有高度不稳定的可能性,就应该选择限制性内衬。
- 限制性内衬能被骨水泥或是卡扣固定至髋臼假体里,髋臼假体的类型决定是用骨水泥固定还是卡扣固定。笔者的经验是行股骨巨型假体置换的患者,大约 50% 需要用限制性内衬。
- 应用限制性内衬的绝对适应证是假体在正常的位置及肢体长度等长或接近等长,但术中有软组织缺陷所致的假体不稳定。

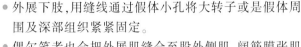

关闭切口

- 在股骨,尽管骨质质量很差,也应当用骨质包绕巨型假体。
- 尽一切可能保留肌腱骨骼附着处。
- 软组织尤其是外展肌,应该仔细缝合固定到假体上(技术图3)。
- 不可吸收线反复绕过大转子残端,使软组织附着在大转子处。

- 外展下肢,用缝线通过假体小孔将大转子或是假体周围及深部组织紧紧固定。
- 偶尔笔者也会把外展肌缝合至股外侧肌、阔筋膜张肌或可能残存的大转子。
- 缝合切口之前,放置2根引流管,可吸收线层层缝合。仔细缝合皮肤,应切除增生的瘢痕组织,尽量减少术后伤口引流量。

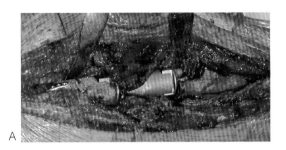

技术图3　股骨假体周围软组织闭合示意图。A. 尽管近端的骨和软组织质量较差,尽可能仔细地将其重新附着在股骨假体上。B. 劈开有外展肌附着的大转子,这样可使肌肉软组织附着在假体上。C. 将外展肌间接缝合到阔筋膜上也可以作为一种选择。

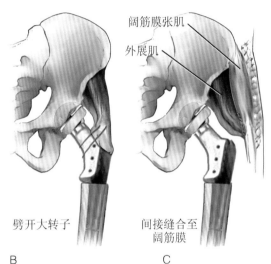

要点与失误防范

术前	● 详细的体格检查。查看原切口的瘢痕情况,检查肢体的长度及外展肌的功能
	● 与患者一同探讨手术计划,帮助他们认清手术所能达到的效果
	● 术前要进行详细的测量
	● 让假体制造商的技术代表观看到测量的模板,准备正确的假体,并在术中备好相邻型号的假体
	● 请有经验的护士和麻醉师配台
术中	● 尽可能减少在软组织骨附着处的剥离,尽可能保留一切骨质
	● 恢复肢体的长度和软组织张力
	● 对应用限制性内衬不要有太严格的限制
	● 切口彻底止血并仔细缝合

术后处理

- 预防性静脉应用抗生素,直到组织细菌培养结果出来。预防静脉血栓应持续6周。
- 术后1天,患者可以开始在保护下负重。

- 笔者推荐患者佩戴外展支具,并在保护下负重12周,直到软组织有足够的时间愈合。
- 患者术后12周内应在助行器的辅助下行走,行全股骨置换的患者应持续应用CPM,恢复膝关节功能。
- 应推荐行膝关节的局部理疗。

结果

- 1981 年 Rubash [24]报道了首次应用股骨近端巨型假体治疗非肿瘤患者的经验。所有 21 例患者，疼痛均明显缓解；有 2 例患者手术失败，1 例需要髋臼假体的翻修，1 例由于股骨假体不稳定需要翻修。

- Malkani 等[16]报道了在 50 例髋关节翻修患者中 49 例非肿瘤患者用股骨近端假体翻修的结果。所有患者的股骨近端均有明显的骨丢失，一些患者有过多次髋关节翻修重建术。平均随访 11 年。术前髋关节 Harris 平均评分为 43±13 分，术后 1 年 Harris 评分提高到 80±10 分，在近期随访中，Harris 评分 76±16 分。术前，86％的患者有中等到严重程度的疼痛。术后 1 年，88％的患者疼痛明显缓解。在最近随访中，73％的患者疼痛有明显的缓解。然而，患者的一些情况随着时间的延长会出现退化。

- 详细的影像学检查可以发现股骨和髋臼侧假体透亮带。股骨和髋臼侧假体进展性透亮带的发生率分别为 30％和 37％。无菌松动是髋关节翻修术的主要原因。将翻修作为治疗的终点，假体的生存率为 12 年的达 64％。翻修术后最常见的并发症是脱位，发生率约为 22％。

- Mayo 骨科临床中心最近报道了 11 例全股骨置换术后结果。其中 6 例患者有多次的同侧全髋和全膝翻修术失败。5 例患者是由于骨骼肌肉系统恶性肿瘤行全股骨置换术，其中 4 例发生病理性骨折。因关节翻修术失败而行全股骨假体重建术的 6 例患者中，有 2 例因髋关节不稳定，术中采用限制性内衬。因感染行全股骨假体重建术的 2 例患者，尽管翻修重建术是分期进行，仍有 1 例术后感染复发；1 例血沉升高，长期应用抗生素，血沉仍高于正常，但无临床症状。所有患者均可在助行器的帮助下行走。因肿瘤而行全股骨假体置换的 5 例患者，1 例术后 3 年出现膝关节假体磨损和不稳定并导致髋部和膝关节疼痛，1 例术后出现切口裂开、败血症并死亡；2 例术后用手杖行走，3 例不用助步器。

- Klein 等[15]报道了一组用股骨近端假体对 Vancouver B3 型假体周围骨折行全髋关节翻修术的结果。所用的股骨近端假体表层均有多孔涂层。21 例患者（平均年龄是 78.3 岁，从 52～90 岁）平均随访时间是 3.2 年，除 1 例患者之外，其余所有的患者均能够行走而且没有疼痛或仅有轻微疼痛。并发症包括 2 个髋关节术后伤口持续渗出，通过清创引流后治愈。2 个髋关节术后发生脱位，1 例术后股骨假体远端发生骨折，1 例髋臼假体失败。

- Parvizi 等[21]报道了 2 个临床中心 48 例患者（平均年龄 78 岁）应用股骨近端巨型假体重建髋关节的情况。股骨近端假体置换的适应证和病例数如下。
  - 假体周围骨折：20 例。
  - 深部感染需要翻修：13 例。
  - 髋关节置换失败：13 例。
  - 转子间骨折不愈合：1 例。
  - 放疗导致的转子下骨坏死继发转子下骨折：1 例。

- 3 例患者术后 2 年内随访期死亡，另外 2 例患者失去随访。剩余的 43 例患者随访平均时间是 36.5 个月。在随访期间，髋部 Harris 评分均明显改善。主要的并发症是关节不稳（8 例），髋臼假体失败（4 例），感染（1 例）。8 例关节不稳定的患者当中，6 例因为关节脱位需要再次手术，另外 2 例呈半脱位表现，没有进一步治疗。股骨近端巨型假体重建术术后 1 年成功率是 87％，术后 5 年之内成功率是 73％。

并发症

- 股骨近端巨型假体重建术后最主要的并发症是早期脱位和无菌性松动。关节不稳定的原因是多因素的。首先，术前多次的翻修重建术使髋关节外展肌功能受到损害，这是关节不稳定的首要因素。其次是无法获得假体周围残余软组织安全的修复，软组织修复不完全易导致关节不稳定[9]。关节不稳定反之可导致患者肢体长度不对称及降低软组织张力。

- 笔者已采取许多方案去减少关节不稳定的发生。这些方法包括对一些病例使用限制性的臼杯、术后常规应用外展支具及在股骨近端应用异体支撑骨，这样可以为软组织提供更多的附着点。在未来，使用钽金属骨小梁假体能和软组织更好地结合，这种方案是可行的，因为金属骨小梁具有极好的与软组织结合的潜能。不同类型的假体也提供了很多解决软组织问题的方案。然而，近端股骨质量较差，应该尽可能保留骨质并贴附在假体周围，这样可减少脱位的发生。使肢体长度对称也是解决软组织张力的重要手段。对于年龄较大、术后活动偏少的患者，如果术中发现不稳定，使用大直径股骨头可以预防不稳定的发生。

- 使用巨型假体重建术后其他常见的并发症是髋臼和股骨侧出现放射性透亮带的概率相对较高。这个并发症主要是翻修重建术生物力学机制导致的。股骨干骨水泥固定，形成了骨-骨水泥-假体单位，其在高扭力和高压力的作用下，容易出现早期松动。翻修重建术后用骨水泥固定假体成功率相对较低，所以目前一般只对老年人和活动量较少的患者行骨水泥固定。应用压配型假体或是有广泛多孔涂层利于骨长入的假体与巨型假体相比，射线透亮带发生率更低[2,20]。

- 在笔者的临床中心应用巨型假体翻修重建术后射线透

亮带的发生率在某种程度有下降的趋势。这也许与笔者日益提高的骨水泥技术有关。然而，射线透亮带发生率降低最好的解释也许是笔者对巨型假体的应用采用

了更严格的适应证，主要应用于老年人和活动量较少的患者，他们对假体的要求也比较低。

（刘旭东　译，王俏杰　审校）

参考文献

1. Berry DL, Chandler HP, Reilly DT. The use of bone allografts in twostage reconstruction of failed hip replacements due to infection. J Bone Joint Surg Am 1991;73A:1460–1468.

2. Berry DJ, Harmsen WS, Ilstrup D, et al. Survivorship of uncemented proximally porous-coated femoral components. Clin Orthop Relat Res 1995;319:168–177.

3. Callahan JJ, Salvati EA, Pellici PM, et al. Result of revision for mechanical failure after cemented total hip replacement, 1979 to 1982.J Bone Joint Surg Am 985;67A:1074–1085.

4. Chandler HP, Clark J, Murphy S, et al. Reconstruction of major segmental loss of the proximal femur in revision total hip arthroplasty. Clin Orthop Relat Res 1994;298:67–74.

5. Donati D, Zavatta M, Gozzi E, et al. Modular prosthetic replacement of the proximal femur resection of a bone tumor. J Bone Joint Surg Br 2001;83B:1156–1160.

6. Emerson RH, Malinin TI, Cuellar AD, et al. Cortical strut allografts in the reconstruction of the femur in revision total hip arthroplasty: a basic science and clinical study. Clin Orthop Relat Res 1992;285:35–44.

7. Gie GA, Linder L, Ling RS, et al. Impacted cancellous allografts and cement for revision total hip arthroplasty. J Bone Joint Surg Br 1993;75B:14–21.

8. Giurea A, Paternostro T, Heinz-Peer G, et al. Function of reinserted abductor muscles after femoral replacement. J Bone Joint Surg Br 1998;80B:284–287.

9. Gottasauner-Wolf F, Egger EL, Schultz FM, et al. Tendons attached to prostheses by tendon-bone block fixation: an experimental study in dogs. J Orthop Res 1994;12:814–821.

10. Gross AE, Hutchinson CR. Proximal femoral allografts for reconstruction of bone stock in revision arthroplasty of the hip. Orthop Clin North Am 1998;29:313–317.

11. Haentjens P, De Boeck H, Opdecam P. Proximal femoral replacement prosthesis for salvage of failed hip arthroplasty: complications in 2–11 year follow-up study in 19 elderly patients. Acta Orthop Scand 1996;67:37–42.

12. Head WC, Mallory TH, Berklacich FM, et al. Extensile exposure of the hip for revision arthroplasty. J Arthroplasty 1987;2:265–273.

13. Johnsson R, Carlsson A, Kisch K, et al. Function following mega total hip arthroplasty compared with conventional total hip arthroplasty and healthy matched controls. Clin Orthop Relat Res 1985;192:159–167.

14. Kantor GS, Osterkamp JA, Dorr LD, et al. Resection arthroplasty following infected total hip replacement arthroplasty. J Arthroplasty 1986;1:83–89.

15. Klein GR, Parvizi J, Rapuri V, et al. Proximal femoral replacement for the treatment of periprosthetic fractures. J Bone Joint Surg Am 2005;87:1777–1781.

16. Malkani A, Settecerri JJ, Sim FH, et al. Long-term results of proximal femoral replacement for non-neoplastic disorders. J Bone Joint Surg Br 1995;77B:351–356.

17. Morrey BF. Bone deficiency in reconstruction surgery of the joints. In: BF Morrey, ed. Adult Reconstruction, ed 2. New York: Churchill-Livingstone, 1996:1569–1586.

18. Morris HG, Capanna R, Del Ben M, et al. Prosthetic reconstruction of the proximal femur after resection for bone tumors. J Arthroplasty 1995;10:293–299.

19. Mulroy WF, Harris WH. Revision total hip arthroplasty with the use of so-called second-generation cementing techniques for aseptic loosening of the femoral component: a fifteen-year average follow-up study. J Bone Joint Surg Am 1996;78A:325–330.

20. Paprosky WG. Distal fixation with fully coated stems in femoral revision: a 16-year follow-up. Orthopedics 1998;21:993–995.

21. Parvizi J, Tarity TD, Slenker N, et al. Proximal femoral replacement in patients with non-neoplastic conditions. J Bone Joint Surg Am 2007;89A:1036–1043.

22. Roberson JR. Proximal femoral bone loss after total hip arthroplasty. Orthop Clin North Am 1992;23:291–302.

23. Ross AC, Tuite JD, Kemp HBS, et al. Massive prosthetic replacement for non-neoplastic disorders. J Bone Joint Surg Br 1995;77B:351–356.

24. Rubash HE, Sinha RK, Shanbhag AS, et al. Pathogenesis of bone loss after total hip arthroplasty. Orthop Clin North Am 1998;29:173–186.

25. Sim FH, Chao EYS. Hip salvage by proximal femoral replacement. J Bone Joint Surg Am 1981;63A:1228–1239.

26. Sim FH, Chao EYS. Segmental prosthetic replacement of the hip and knee. In: Chao EYS, Ivins JC, eds. Tumor Prostheses for Bone and Joint Reconstruction: The Design and Application. New York: Thieme-Stratton, 1983:247–266.

27. Xenos JS, Hopkinson WJ, Callahan JJ, et al. Osteolysis around an uncemented cobalt chrome total hip arthroplasty. Clin Orthop Relat Res 1995;317:29–36.

28. Zehr RJ, Enneking WF, Scarborough MT. Allograft-prosthesis composite versus megaprosthesis in proximal femoral reconstruction. Clin Orthop Relat Res 1996;322:207–223.

第9章

合并髋臼骨缺损的全髋关节翻修术:异体骨打压植骨

Revision Total Hip Arthroplasty With Acetabular Bone Loss: Impaction Allografting

Gregg R. Klein, Harlan B. Levine, and Mark A. Hartzband

定义

- 髋臼骨缺损仍是关节重建医生所面临的挑战。
- 骨缺损可以由创伤、髋臼发育不良、肿瘤、感染、假体松动或溶骨等因素引起。
- 初次关节置换中的重建方法通常不足以处理骨缺损。
- 髋臼打压植骨通过将骨松质在包容性环境下紧密打压来重建骨量。
- 打压植骨的目标是通过将颗粒骨紧密打压来获得假体的即刻初始稳定。而这样的环境又能使移植骨通过骨改建而恢复骨量。
- 打压植骨适用于简单的包容型缺损,也适用于严重的节段型缺损。
  - 节段型缺损(髋臼内壁或边缘)需用不锈钢钢网转化为包容型缺损,从而能进行打压植骨。
- 打压植骨能够为骨水泥的交锁锚固提供良好的骨床,在产生即刻机械稳定性的同时,也充当了促进骨组织重塑的基质,使骨量得以重建。
- 髋臼打压植骨已经有很好的长期临床随访结果报道[7-10]。
- 手术使用标准假体和当代骨水泥技术。

解剖

- 髋臼具有复杂的三维结构。
- 手术过程中正确识别相关骨性标志很重要,比如髋臼横韧带,髋臼内壁、前壁和后壁,髋臼柱及臼顶等(图1)。
- 打压植骨和骨水泥型聚乙烯髋臼的联合使用将能重建髋关节的旋转中心和正常生物力学结构。

发病机制

- 动物实验表明打压后的新鲜冷冻异体颗粒骨能整合为新生骨[6]。
- 在20例通过打压植骨重建髋臼的患者中,共获得24份髋臼骨活检标本[11]。
  - 活检标本都在术后3个月到15年之间获得。
  - 组织学检查发现移植骨材料的快速血管化,随之伴随破骨细胞性骨吸收,并在残留骨基础上形成新的编织骨。
- 移植骨、新生骨和纤维蛋白的混合物完全转化为新的骨松质。新生骨具有正常的板层骨结构并仅有少量的移植骨残留。
- 无论随访期的长短,都可见到局限的未整合移植骨被纤维组织包裹。
- 尤其在那些移植的股骨头由碎骨机加工成骨粒的病例中,还可发现大的未整合软骨碎片。
- 尽管存在移植骨与骨水泥的直接接触,移植骨材料仍保留了它的生物学和力学活性及愈合潜力[5]。

自然病程

- 关于髋臼打压植骨的报道已经展示出令人鼓舞的中期和长期临床结果[4,7-10]。

病史和体格检查

- 对于髋臼假体失败的患者,获得完整的病史是非常重要的。
  - 有持续感染病史的患者必须被排除。
- 体格检查必须包括以前的手术切口、窦道、关节活动度、肢体长度差异、神经血管状态和关节挛缩等方面。
- 应该获得以前手术的相关治疗记录。

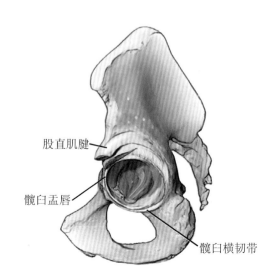

图1 髋臼的解剖。

股直肌腱

髋臼盂唇

髋臼横韧带

影像学和其他诊断性检查

- 最初的诊断性影像学检查应从标准的前后位骨盆 X 线片和受损髋关节的侧位 X 线片开始。
  - CT 扫描对判断髋臼骨丢失程度和结构型骨缺损有帮助。
  - 骨缺损和骨丢失程度可能比术前放射学检查所反映的更严重[12]。
- 术前需进行排除感染的检查。
  - 包括血常规、血沉、C 反应蛋白等的实验室检查必须完成。
  - 如果实验室检查指标增高或可疑,应该在透视引导下行关节穿刺抽液。穿刺液需进行细胞计数、革兰染色和细菌培养以排除感染。

鉴别诊断

- 其他的翻修方法包括结构性植骨后的骨水泥或非骨水泥髋臼翻修、带金属填充块的非骨水泥髋臼翻修、巨大髋臼假体翻修,或金属小梁骨髋臼假体翻修等。
- 在骨盆不连续或严重前柱和后柱缺损的情况下,还可能需用其他的翻修方法,如髋臼笼架、钢板螺钉、金属小梁骨髋臼假体等。

非手术治疗

- 没有保守治疗的方法可以重建已经失败的髋臼假体。

手术治疗

术前计划

- 要将髋臼假体在解剖位置植入以重建髋关节的初始旋转中心,必须进行精确的术前模板测量。

体位

- 患者的体位可根据术者习惯和计划的手术入路来设置。打压植骨可以通过各种患者体位和手术技术完成。

入路

- 任何能充分暴露髋臼的手术入路都可使用。重要的是手术入路应该是术者所熟悉的并且可充分延长的。
- 手术必须充分暴露和辨别髋臼的骨性标志。

髋臼暴露

- 髋臼必须得到充分的暴露。为了获得髋臼的暴露,股骨可能需要前后活动,也可能需要进行股骨截骨。取出股骨假体也可能改善髋臼的暴露。
  - 通常需要进行关节囊环切。
  - 髂腰肌松解是必需的。
- 原来的髋臼假体可通过传统假体取出技术完成,操作时必须避免额外的骨损伤和骨丢失。
- 任何残留的骨水泥都应该被取出。
- 清理纤维组织和死骨直至看见渗血骨面。
- 判断髋臼骨缺损。

髋臼准备

- 用髋臼锉锉磨髋臼硬化骨面直至渗血。在骨硬化严重的区域,可钻多个 2mm 直径的孔,以创造渗血骨面。
- 髋臼用脉冲冲洗器冲洗。
- 识别髋臼的解剖标志以判定髋臼假体植入的位置。
  - 因为髋臼的前、上、后壁常有严重的骨缺损,髋臼解剖标志的识别最好从寻找髋臼下缘和髋臼横韧带开始。
  - 置入髋臼试模以评估骨缺损,并估计需要的植骨量和植骨的部位。
- 用可折弯的钢网和螺钉(X-change Revision Instrument System, Stryker Orthopaedics, Mahwah NJ)将节段型缺损转化为包容型缺损。
  - 钢网可以预制成一定的外形,但可能还需修剪以适应骨缺损的形状。
- 内壁的节段型缺损可用钢网覆盖。
  - 通常钢网足够稳定而无需固定。但仍可用小螺钉固定来增加钢网的初始稳定性。
  - 如果髋臼内壁完整但非常薄弱,可用钢网覆盖以防止打压植骨过程中产生骨折或植骨块内陷(技术图 1A)。
- 髋臼壁骨缺损的判别
  - 进行骨膜下剥离以完整暴露髋臼缘。骨膜下剥离能防止损伤髋臼周围的血管神经结构,如臀上神经血管等。
  - 将钢网覆盖在髋臼缘的外侧面并至少在 3 个点用双层皮质骨螺钉固定(技术图 1B)。
  - 如果需要,钢网可以放置在髋臼内侧并用螺钉固定。

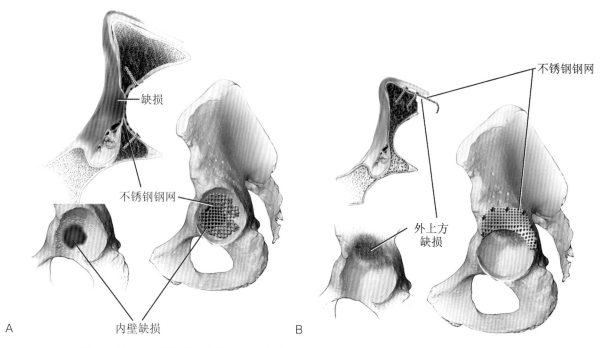

技术图1 在取出失败的髋臼假体后,用不锈钢钢网和螺钉修复髋臼内壁(A)和外上方的骨缺损(B)。

植骨材料的准备

- 手术使用新鲜深冻股骨头作为异体骨移植材料。如果能够得到自体骨,可以将之与异体骨材料混合。通常手术至少需要2个股骨头。大的骨缺损需要更多的植骨材料。异体骨在使用前需先复温并清除所有的软组织。
- 与股骨打压植骨使用更小的骨颗粒相反,髋臼打压植骨推荐使用7～10mm大小的骨颗粒[1]。
- 软组织和软骨必须从植骨材料表面去除。

- 用锯将股骨头分为4块,再用咬骨钳将骨块修剪成7～10mm大小的骨粒。
- 作为替代,也可用碎骨机完成碎骨过程。但大多数碎骨机产生的骨颗粒大小适用于股骨打压植骨,而对于髋臼打压植骨可能过小。
- 较大的骨颗粒能增加髋臼的初始稳定性。同时,去除植骨材料中的多余脂肪、用机械方法去除软组织、温盐水冲洗等也能起到增加髋臼的初始稳定性的作用[1,3]。

髋臼骨重建

- 髋臼用脉冲冲洗器冲洗。
- 小的包容型缺损先用颗粒骨填充。然后将颗粒骨一层一层植入髋臼并压实,直至在解剖位置重建出一个新的髋臼。
  - 打压时必须用力压实并用专用的打压器进行。较小的打压器用于开始时的打压和大致的髋臼重建,然后逐渐用大号的打压器完成新髋臼的成型(技术图2)。
  - 避免用髋臼锉反向旋转锉磨成型,使用这种方法的

临床结果不佳[2]。
- 如果操作准确,即使在打压器取出后,髋臼中的植骨颗粒仍是稳定的。
  - 为防止骨水泥渗入至宿主骨床-植骨界面,打压植骨床必须保持至少5mm的厚度。
- 为了确保足够的骨水泥鞘厚度,最后打压的打压器直径必须比植入髋臼假体的直径大4mm。
- 一旦打压植骨完成后,骨床不可再用脉冲冲洗器冲洗。

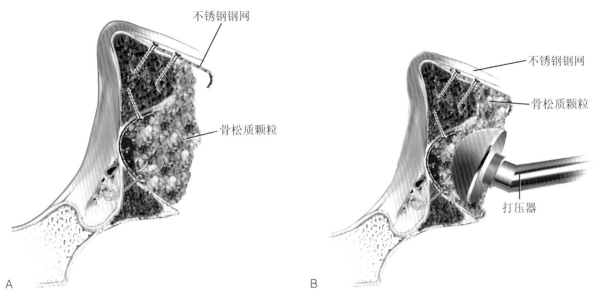

技术图 2　A. 骨缺损用异体颗粒骨填充。B. 使用逐渐增大的打压器用力将颗粒骨压实。

骨水泥臼杯的植入

- 髋臼需保持干燥。双氧水用来清洗和干燥骨床。
- 当骨水泥还处于黏性期时,将真空搅拌的抗生素骨水泥注入髋臼骨床,用骨水泥加压器加压使骨水泥渗入至植骨床(技术图 3A)。

- 根据术者习惯选用植入手柄和定位器,植入全聚乙烯的骨水泥臼杯(技术图 3B)。使用顶棒加压固定臼杯,直至骨水泥固化。

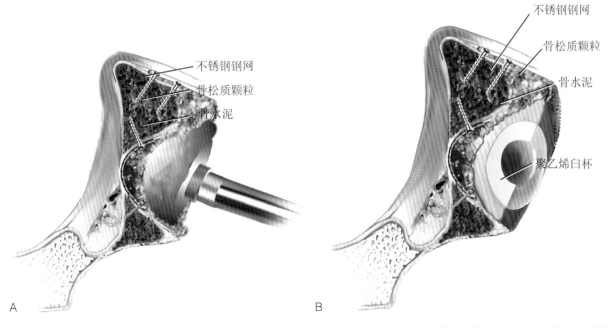

技术图 3　A. 在至少 5mm 厚度的稳定植骨床完成后,将抗生素骨水泥注入髋臼并加压进入骨床。B. 将全聚乙烯髋臼假体植入骨水泥床。

要点与失误防范

髋臼暴露	• 为了评估骨缺损和便于用钢网将骨缺损转化为包容型缺损,髋臼暴露必须充分。防止损伤血管神经
髋臼准备	• 硬化骨必须锉磨去除或用 2mm 钻头钻孔
植骨材料准备	• 新鲜深冻股骨头是最佳植骨材料;去除所有的软组织和软骨 • 骨颗粒大小应在 7～10mm[3];市售的碎骨机生产的骨颗粒通常过小 • 打压植骨前先用温盐水冲洗植骨材料;打压完成后不要再冲洗植骨处
髋臼骨准备	• 为了得到植骨床的初始稳定,必须用专用的打压器用力打压;过度打压可能造成骨折 • 避免用髋臼锉反向旋转锉压髋臼
骨水泥假体植入	• 正确的假体植入位置将重建髋关节解剖中心,提供关节稳定性

术后处理

• 推荐进行抗凝治疗和围手术期抗感染治疗。

• 预防异位骨化也是需要考虑的。

• 患者在前 6 周采用足尖负重方式,接下来 6 周可借助助行器或拐杖进行部分负重锻炼。

• 推荐定期行放射学检查。

预后

• Schreurs 和 Bolder [7]报道了连续的 58 人中的 62 例使用打压植骨和骨水泥髋臼的髋臼翻修结果。在平均 16.5 年的随访中,总体髋臼假体生存率为 79%,而当以无菌松动为统计终点时,髋臼假体生存率达 84%。

• 在年龄＜50 岁的患者中,以无菌松动为统计终点,Schreurs 和 Busch[8]的报道有 91% 的假体生存率。当以任何原因导致的翻修为终点时,这组病例总的生存率为 80%。

• 当将这项技术用于类风湿关节炎患者时,在一组 35 个髋平均 8 年随访的报道中,以无菌松动为终点,Schreurs 和 Thien [10]报道的假体生存率达 90%。

• Pitto [4]报道了 81 例采用打压植骨和髋臼加强环治疗的病例。在平均 6.5 年的随访中,仅 1 人因脱位进行翻修。所有患者都在 3 个月时呈现出植骨材料的骨整合。

并发症

• 感染、脱位、血肿、神经血管损伤等与髋关节翻修相关的并发症都有可能发生。

• 广泛的髋臼暴露有可能损伤臀上血管神经等结构。

• 对颗粒骨的过度打压有可能导致术中骨折。

• 移植骨材料可能带来潜在的感染和理论上的对移植物的排斥反应。根治感染可能需要行关节切除成形术。

（王 琦 译，刘旭东 审校）

参考文献

1. Arts JJ, Verdonschot N, Buma P, et al. Larger bone graft size and washing of bone grafts prior to impaction enhances the initial stability of cemented cups: experiments using a synthetic acetabular model. Acta Orthop 2006;77:227–233.

2. Bolder SB, Schreurs BW, Verdonschot N, et al. Particle size of bone graft and method of impaction affect initial stability of cemented cups: human cadaveric and synthetic pelvic specimen studies. Acta Orthop Scand 2003;74:652–657.

3. Dunlop DG, Brewster NT, Madabhushi SP, et al. Techniques to improve the shear strength of impacted bone graft: the effect of particle size and washing of the graft. J Bone Joint Surg Am 2003;85A:639–646.

4. Pitto RP, Di Muria GV, Hohmann D. Impaction grafting and acetabular reinforcement in revision hip replacement. Int Orthop 1998;22:161–164.

5. Roffman M, Silbermann M, Mendes DG. Viability and osteogenicity of bone graft coated with methylmethacrylate cement. Acta Orthop Scand 1982;53:513–519.

6. Schimmel JW, Buma P, Versleyen D, et al. Acetabular reconstruction with impacted morselized cancellous allografts in cemented hip arthroplasty: a histological and biomechanical study on the goat. J Arthroplasty 1998;13:438–448.

7. Schreurs BW, Bolder SB, Gardeniers JW, et al. Acetabular revision with impacted morsellised cancellous bone grafting and a cemented cup: a 15-to 20-year follow-up. J Bone Joint Surg Br 2004;86B:492–497.

8. Schreurs BW, Busch VJ, Welten ML, et al. Acetabular reconstruction with impaction bone-grafting and a cemented cup in patients younger than fifty years old. J Bone Joint Surg Am 2004;86A:2385–2392.

9. Schreurs BW, Slooff TJ, Buma P, et al. Acetabular reconstruction with impacted morsellised cancellous bone graft and cement: a 10-to 15-year follow-up of 60 revision arthroplasties. J Bone Joint Surg Br 1998;80B:391–395.

10. Schreurs BW, Thien TM, de Waal Malefijt MC, et al. Acetabular revision with impacted morselized cancellous bone graft and a cemented cup in patients with rheumatoid arthritis: three to fourteen-year follow-up. J Bone Joint Surg Am 2003;85A:647–652.

11. van der Donk S, Buma P, Slooff TJ, et al. Incorporation of morselized bone grafts: a study of 24 acetabular biopsy specimens. Clin Orthop Rel Res 2002:131–141.

12. Walde TA, Weiland DE, Leung SB, et al. Comparison of CT, MRI, and radiographs in assessing pelvic osteolysis: a cadaveric study. Clin Orthop Relat Res 2005;(437):138–144.

第 10 章

合并髋臼骨缺损的全髋关节翻修术:防内陷髋臼加强杯

Revision Total Hip Arthroplasty With Acetabular Bone Loss: Antiprotrusio Cage

Matthew S. Austin, James J. Purtill, and Brian A. Klatt

定义

- 髋臼骨缺损的主要原因有髋关节发育不良、感染性关节炎、血清阴性关节病等,次要的原因有无菌性或有菌性假体松动、骨溶解、创伤、拆除假体时造成的医源性缺损等。
- 当非骨水泥多孔涂层髋臼假体无法获得可靠的初始稳定性时,可使用防内陷髋臼加强杯。

解剖

- 髂骨、坐骨和耻骨融合形成半球形的髋臼,构成髋臼前后壁和前后柱。
- 手术的标志点包括前后壁、臼顶和内侧壁"泪滴"。
- 髋臼的正常位置相对骨盆平面外展 45°,前倾 15°。

发病机制

- 髋臼骨缺损,主要是由髋臼发育不良引起。通常这种类型骨缺损无需使用髋臼加强杯。
- 特定条件下(例如类风湿关节炎、幼年类风湿关节炎、强直性脊柱炎、Paget 病)可导致髋臼内陷,但通常不需要使用防内陷髋臼加强杯。
- 髋臼加强杯最常应用在有大量骨缺损,以至于无法使用非骨水泥压配型髋臼假体的情况下。

自然病程

- 需用髋臼加强杯来进行治疗的严重髋臼骨缺损患者的自然病史尚不清楚,通常需要翻修手术来恢复功能。

病史和体格检查

- 通过病史可以确定疼痛是源于髋关节的固有疾病还是髋关节以外的疾病。
- 髋关节以外的疾病(如腰神经根病、盆腔内疾病),行翻修手术不能完全缓解疼痛。
  - 这种疼痛经常是位于腹股沟区,但并非总是这样。
- 感染的评估应当包括:以前的感染史、发热、寒战、伤口渗液及静息痛的情况。
- 开步痛是假体松动的一个特异性表现。
- 必须评估内科并发症,以确定是否会影响手术效果或存在增加并发症的风险。
- 必须仔细检查皮肤情况,以判断以前的手术切口和感染的情况。
  - 需要为手术入路选择合适的切口,留出足够宽(6cm)的皮桥。

影像学和其他诊断性检查

- 平片,包括骨盆前后位片、髋关节前后位及侧位片,以方便对骨缺损进行分类和制定完善的术前计划(图 1)。
- CT 可以用于评估骨缺损的情况。
  - 对于可能需要同种异体骨重建髋臼上方或后方骨缺损时,CT 尤为重要。
  - CT 能够帮助决定是否需要同种异体骨重建骨缺损,也可以在必须进行后柱重建或钢板固定的病例中指导手术入路的选择。
- 当先前的内植物位于 Korhler 线内侧,且内植物与血管或腹腔内容物距离不清楚的情况下,可使用增强 CT 扫描明确血管情况。
- 红细胞沉降率和 C 反应蛋白是检测感染的有效筛查指标。
- 当红细胞沉降率或 C 反应蛋白升高,或临床上怀疑感染时,髋关节穿刺检查有助于评估感染。
- 核医学的一些研究方法,如锝-99 亚甲基磷酸盐与枸橼酸镓结合、铟-111 示踪白细胞、PET-FDG 和硫胶体扫描,有助于辨别松动是无菌性的还是感染性的。

鉴别诊断

- 以下情况可导致疼痛及成为术后持续疼痛的原因:
  - 腰部神经根病和椎管狭窄
  - 椎管狭窄
  - 骶髂关节退行性疾病
  - 腹腔内疾病
  - 盆腔内疾病
  - 神经病变
  - 感觉异常性股痛
  - 复杂性区域疼痛综合征
  - 血管源性跛行
  - 原发性骨肿瘤
  - 转移性骨肿瘤

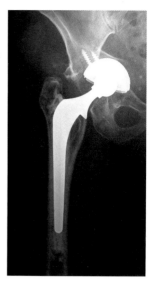

图 1 髋关节前后位 X 线片显示臼杯内移，髋臼处严重骨缺损。

非手术治疗

- 有手术禁忌证的严重髋臼骨缺损的患者可以采用非手术治疗，包括有重大的内科合并症和活动性感染的患者。

手术治疗

- 手术治疗首先要进行术前计划。
- 评估影像学资料，决定是否能用非骨水泥髋臼假体修复缺损，或者需要使用防内陷髋臼加强环来修复。
- 计划手术入路。
  - 如果预期需要修复后柱，则采用后侧入路。
  - 如果不需要修复后柱，可直接采用外侧入路或后侧入路，这取决于术者的习惯。

- 暴露髋臼，评估骨缺损，制定合适的修复方法。

术前计划

- 防内陷髋臼加强杯手术计划的制定首先需要合适的影像学资料。
  - 影像学资料可以对缺损分类及制定翻修计划。
- 笔者发现 Paprosky 分类法可以界定骨缺损的程度，指导重建的方法[3]（图 2）。
  - Paprosky 1 型髋臼骨缺损量最少，通常仅用非骨水泥假体就可以完成重建。
  - Paprosky 2A 型具有完整的上缘，且髋臼为椭圆形，前柱和后柱完整，假体移位＜2cm。这些缺损可以用所谓的 Jumbo 臼杯重建，或使用非骨水泥臼杯结合植骨或骨小梁金属垫块进行重建。臼杯可能需要放置在较高的位置，以便与自体骨有较大的接触。
  - Paprosky 2B 型髋臼骨缺损除了上缘缺损外与 2A 型缺损相似，假体移位＜2cm。上缘可用非骨水泥臼杯结合植骨或骨小梁金属垫块进行重建。
  - Paprosky 2C 型有内侧壁骨缺损，但前后柱完整。内侧壁骨缺损可以用移植骨或金属骨小梁进行重建。
  - Paprosky 3A 型髋臼骨缺损通常向上外侧移位＞2cm，内侧壁和坐骨支存在，但都有缺损。这类缺损可使用植骨或骨小梁金属垫块结合非骨水泥臼杯进行重建。
  - Paprosky 3B 型缺损通常向上内侧移位＞2cm，有泪滴缺失和严重的坐骨骨溶解。应该怀疑骨盆不连续的存在。这类缺损可以用大的异体移植骨、骨小梁金属、防内陷髋臼加强杯或联合的方法重建。对急性损伤致后柱不连续的患者需要用后柱钢板修复后柱，此时应选择后侧入路。

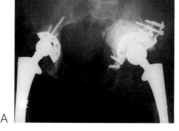
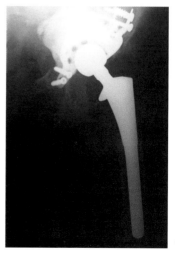
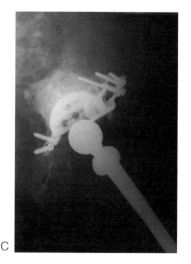

图 2 术前 X 线片显示由于假体向内上方移位造成的严重髋臼骨缺损，同时伴有骨盆不连续（Paprosky3B 型缺损）。A. 骨盆前后位 X 线片。B. 髋关节前后位片。C. 髋关节蛙式位片。少数情况下，为了评估髋臼前后柱的完整性，可能需要拍摄特殊体位的骨盆片，例如 Judet 位。

- 如果骨折累及前后柱，下半骨盆移向上半骨盆的内侧，或者下半骨盆相对于上半骨盆出现了旋转移位，就应该怀疑存在骨盆连续性中断。
- 较大的后柱缺损可导致髋臼加强环手术失败，所以术前计划应包括如何重建骨缺损。
- 应该选择合适的植入器械。
  - 髋臼加强杯的翼部应当可以塑形，使其与骨面能良好贴合。
  - 内植物必须有足够的强度。
  - 笔者认为，把加强杯的下缘固定在坐骨上优于用钩固定在泪滴上。

体位

- 根据术者的习惯确定患者体位。铺巾时应保证手术区有足够的暴露。

入路

- 如果术者计划进行后柱的复位内固定或重建，则应选择后侧入路。否则应选择最为熟悉和舒适的体位。
- 传统或延长的转子截骨能改善髋臼和骨盆显露。
- 术者决定是否需要显露坐骨神经（后侧入路）。

髋臼的显露

- 显露髋臼，取出失效的假体，清除影响视野的软组织（技术图 1A～E）。
- 辨明前后壁/柱、髋臼顶/上缘、内侧壁、泪滴和坐骨，观察骨缺损的情况（技术图 1F～H）。

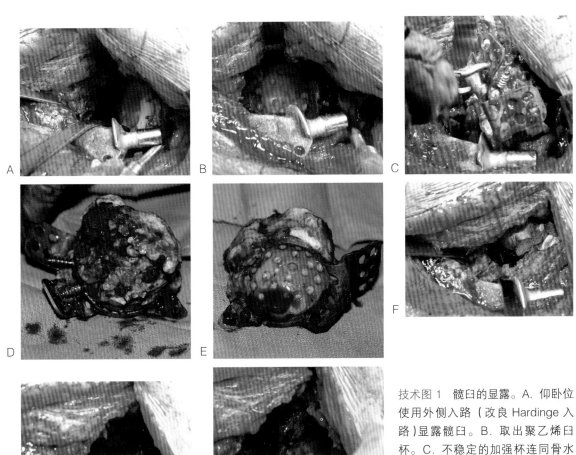

技术图 1　髋臼的显露。A. 仰卧位使用外侧入路（改良 Hardinge 入路）显露髋臼。B. 取出聚乙烯臼杯。C. 不稳定的加强杯连同骨水泥被整块取出。D、E. 取出的失效假体。所有内植物取出后，髋臼解剖标志清晰显露：泪滴(F)，后柱(G)，上壁顶部/上缘(H)。

重建技术的术中确定

- 评估剩余骨量,验证术前评估所确定的骨缺损量。
  - Paprosky1 型、2A、2B、2C 及 3A 型缺损通常能使用非骨水泥髋臼假体重建,可使用或不使用植骨或骨小梁金属垫块。
  - 所有髋臼,尤其是 Paprosky 3B 型缺损,应检查是否存在骨盆不连续。
- 如果存在骨盆不连续(技术图 2),术者可选择使用髋臼加强杯,可根据需要使用或不使用后柱钢板或额外植骨。
  - 或者,术者可以选择用一个非骨水泥的臼杯拉住分开的骨盆,以这种方式桥接骨缺损。
- 评估髋臼剩余骨质是否具备支撑非骨水泥假体的能力。为了支撑非骨水泥臼杯,剩余骨质应至少为髋臼锉或试模提供部分固有稳定性。
  - 如放入髋臼锉和试模不稳定,则不适于进行非骨水泥重建。

- 最初使用髋臼锉并非为了塑形髋臼,而是用来评估剩余骨质是否具有支撑臼杯的能力。
- 如果确定剩余骨质无法支撑臼杯,则应使用防内陷髋臼加强杯。

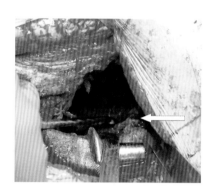

技术图 2　术中确定重建技术。假体取出后可见中央区域一个较大的缺损。后柱骨折导致骨盆连续性中断(箭头)。

骨准备

- 显露髂骨时必须小心,以避开臀上血管神经束(技术图 3A)。
- 可使用一个标准髋臼锉确定缺损的尺寸。然后使用髋臼锉清除可能会阻碍假体完全就位的少量骨质(技术图 3B)。

- 由于使用这种器械的指征就是严重骨缺损,所以不必清除过多骨质。
- 用与髋臼匹配最好的髋臼锉外径确定加强杯的外径。
  - 可使用加强杯试模或实际假体确定是否需要去除阻碍加强杯完全就位的少量骨质(技术图 3C)。

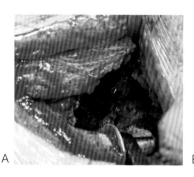
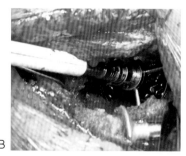
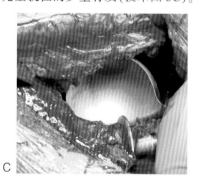

技术图 3　骨准备。A. 显露髂骨。B. 使用髋臼锉适当锉磨,使加强杯能够就位。C. 装入加强杯的试模,确定实际假体是否能够就位。去除阻碍加强杯就位的少量骨质。

骨移植和骨小梁金属垫块

- 当存在严重的髋臼顶或后壁骨缺损时,加强杯无法获得稳定。

- 可能需要使用块状或颗粒状骨移植物加强髋臼(技术图 4),或使用骨小梁金属支撑加强杯。

- 严重的髋臼顶或者后壁或者后柱骨缺损可使用结构性植骨,异体骨可取自股骨远端、胫骨近端或髋臼。
- 骨小梁金属制成的髋臼部件可用于臼杯–加强杯

结构。
- 如果自体骨接触面<50％,则需要使用加强杯支撑骨小梁金属髋臼部件。这项技术超出了本章讨论的范围。

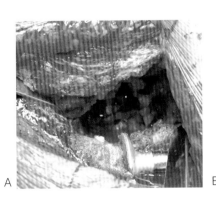
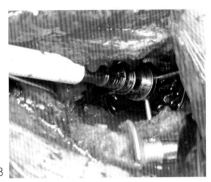

技术图 4　植骨和骨小梁金属垫块。A. 将同种异体骨松质植入准备完成后的髋臼。B. 使用大号髋臼锉反转压紧移植骨。

加强杯的植入

- 坐骨翼置于坐骨上方或内部(技术图 5A、B)。
  - 将坐骨翼置于坐骨上方的优势是可使用螺钉将加强杯固定于坐骨上(技术图 5C、D)
  - 将坐骨翼置于坐骨内的优势是可有效避开坐骨神经(技术图 5E)。

- 两种方法都能提供稳定的固定。
- 加强杯根据髂骨和坐骨的轮廓塑形,使加强杯的臼杯部分能嵌入到剩余髋臼。通常情况下,坐骨翼必须沿坐骨轮廓向外侧弯曲。
- 根据术者习惯将加强杯坐骨翼部分固定于坐骨。

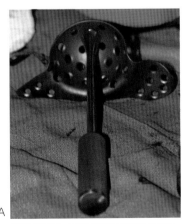
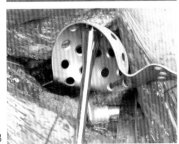
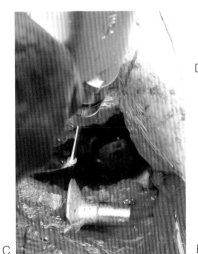
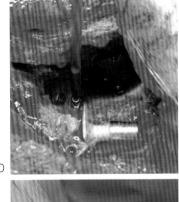
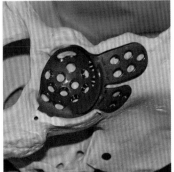

技术图 5　植入髋臼加强杯。A. 准备植入的加强杯。B. 加强杯植入中。C、D. 使用螺钉将加强杯固定于坐骨。E. 坐骨翼采用刃板插入的方式固定。

- 加强杯的臼杯部分必须完全放入髋臼内,以获得最大程度的稳定性。
- 加强杯的髂骨翼部分需根据髂骨轮廓进行塑形,以使加强杯活动度降至最低。通常需要将翼部向内侧弯曲并带一些旋转。
- 一旦加强杯塑形至坐骨、髂骨和髋臼的轮廓并固定于坐骨,使用螺钉穿过加强杯的顶部进行固定。
  - 通常通过后柱和前柱获得固定,注意在确认的安全区域内进行操作。
- 另外用数枚螺钉穿过加强杯的髂骨翼上方固定至髂

骨(技术图 5F、G)。使用螺钉的数量取决于能够提供安全固定的骨量。
- 然后将聚乙烯内衬用骨水泥固定于加强杯结构内。
  - 将骨水泥置入加强杯并加压(技术图 5H～K)。
  - 将骨水泥型内衬或经改良的适合骨水泥固定的内衬用骨水泥固定于加强杯结构内,并注意正确的位置和角度(技术图 5L)。
  - 形成 2mm 的骨水泥鞘是最理想的。
  - 小心操作,以防出现内衬较大面积未被骨水泥覆盖。

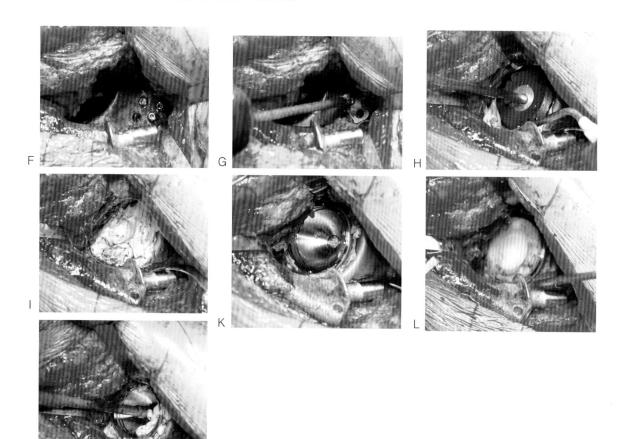

技术图 5(续)　F、G. 使用螺钉将加强杯固定于髂骨。H. 骨水泥加压。I. 加压后的骨水泥。J、K. 臼杯使用骨水泥固定后。L. 聚乙烯内衬植入臼杯。

要点与失误防范

术前计划	详尽的术前计划包括合适的器械、假体、移植骨、手术人员和护士
	一个完整的术前计划还包括当原定计划不充分或术中骨缺损比预期严重时的应对方案
术前检查	必须排除感染
	患者全身情况达到最佳化
	患者依从性必须良好

术中骨质评估	• 评估剩余髋臼是否能支撑非骨水泥臼杯。如稳定性不足,则应使用髋臼加强杯
骨准备	• 尽量少地去除骨质 • 加强杯应有充足的上壁和后壁骨质支撑,必要时可使用金属骨小梁
加强杯的固定	• 将坐骨翼固定于坐骨上方或坐骨内 • 加强杯的臼杯部分必须充分就位 • 加强杯的髂骨翼必须根据髂骨轮廓进行塑形 • 螺钉应穿过髋臼顶部和髂骨翼 • 应小心在"安全区域"内进行操作

术后处理

- 拍摄 X 线片确定加强杯处于正常位置(图 3)。术中摄片可在最后固定加强杯前确认其正确的位置。
- 如未进行植骨加强重建,则允许患者在耐受范围内进行保护下负重。
- 如进行过植骨加强重建,则限制患者仅能进行足趾轻触地面的负重,持续 6~12 周。然后允许患者根据个体的具体情况逐步增加负重。

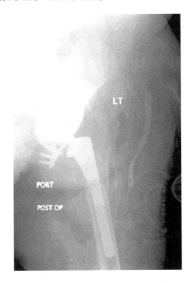

图 3 术后拍摄 X 线片,确认加强杯位置。

结果

- 防内陷髋臼加强杯的短中期存活率较为理想。
  - 然而,由于加强杯无法达到生物学固定,会随着时间推移出现松动,尽管有一项系列报道显示 21 年存活率达到 92%[4]。
  - 另一系列研究显示术后 7.3 年存活率为 100%[5],10.9 年存活率为 93.4%[2]。
- 这些内植物是否成功也取决于其植入的环境。
  - 在北美,大多数骨科医生只有在遇到髋臼存在严重骨缺损无法使用压配式非骨水泥臼杯的病例时才使用加强杯。这种严重的骨缺损使加强杯更容易失效。
  - 最近的一项研究显示,在骨盆不连续的病例中使用髋臼加强杯,随访 46 个月翻修率为 31%[1]。

并发症

- 防内陷髋臼加强杯的使用伴随一些重大翻修手术固有的并发症:
  - 失血
  - 感染
  - 神经血管损伤
  - 内植物结构失败
  - 麻醉和药物并发症

(彭晓春 译,刘旭东 王俏杰 审校)

参考文献

1. Paprosky WG, Sporer S, O'Rourke MR. The treatment of pelvic discontinuity with acetabular cages. Clin Orthop Relat Res 2006;453:183–187.

2. Pieringer H, Auersperg V, Bohler N. Reconstruction of severe acetabular bone-deficiency: the Burch-Schneider antiprotrusio cage in primary and revision total hip arthroplasty. J Arthroplasty 2006;21:489–496.

3. Sporer SM, Paprosky WG, O'Rourke M. Managing bone loss in acetabular revision. J Bone Joint Surg Am 2005;87A:1620–1630.

4. Wachtl SW, Jung M, Jakob RP, et al. The Burch-Schneider antiprotrusio cage in acetabular revision surgery: a mean follow-up of 12 years. J Arthroplasty 2000;15(8):959–963.

5. Winter E, Piert M, Volkmann R, et al. Allogeneic cancellous bone graft and a Burch-Schneider ring for acetabular reconstruction in revision hip arthroplasty. J Bone Joint Surg Am 2001;83A:862–867.

第 11 章

关节切除成形术和间隔植入术
Resection Arthroplasty and Spacer Insertion

Mark J. Spangehl and Christopher P. Beauchamp

定义

- 关节切除成形术和骨水泥间隔植入术是用来治疗髋关节假体周围的慢性深部感染的。
- 本章主要讨论慢性感染的诊断和治疗。与下章所述的急性感染有着不一样的临床表现、诊断方法以及治疗流程。
- 载抗生素的骨水泥间隔是治疗深部感染的一个辅助措施,它能在局部组织释放抗生素[3]。
  - 长期以来,假体周围深部感染往往采用单一的关节切除术来治疗。
  - 间隔假体能够在关节切除术后和再次植入新的人工假体之间改善关节功能活动,并能够提供软组织的张力和一个关节面,并在大多数的患者中可以允许低限度的负重。
- 间隔假体可以分为可活动的关节型间隔假体和非活动的(固定)间隔假体。
  - 关节间隔假体可以与全髋关节置换假体类似,在髋臼和股骨侧都安置载抗生素的间隔假体,或者安置一个半关节间隔,仅仅在股骨侧插入一个载抗生素的假体。
  - 固定型间隔假体是把用销钉连接的大块载抗生素骨水泥放在去除感染假体后的髋臼和股骨髓腔中。

解剖

- 相关的髋关节解剖如图 1 所示。
- 阔筋膜覆盖在髋部的肌肉组织之上。
  - 远端的纤维组织结构致密,形成了髂胫束,并且插入到近端胫骨的外侧部分(Gerdy 结节)。
  - 近端筋膜分裂开包绕臀大肌(臀下神经)和阔筋膜张肌(臀上神经)。
- 在阔筋膜的深部,髋关节外侧部分的上方是主要的外展肌群:臀中肌和臀小肌(臀上神经)。
- 在更后方,臀大肌的深部是外旋短肌。
  - 从近到远:梨状肌(骶 1、骶 2 的分支)、上孖肌(闭孔内神经)、闭孔内肌(闭孔内神经)、下孖肌(股方肌神经);更深部为闭孔外肌(闭孔神经后支);远端是股方肌(股方肌神经)。
- 坐骨神经通常发自梨状肌下缘、外旋短肌的后方。
  - 从后侧切口进入髋关节时,把外旋短肌向后方牵拉有助于保护坐骨神经。

- 旋股内动脉的升支从股方肌的后方经过,在手术中切开的时候可能会导致出血。
- 髋关节关节囊的前方是髂腰肌腱,股神经依附于它,并从腹股沟韧带下方穿过并进入大腿。
  - 拉钩如果放在前壁的话应直接放在股骨上,以免损伤神经。

发病机制

- 假体周围感染分为急性和慢性感染(表 1)[6,8,24]。
- 急性感染可以是术后急性感染或者急性血源性感染。
  - 如果能早期诊断,急性感染可以采用清创术和灌洗术并保留假体。
- 慢性感染通常是以迟发性的方式发生,通常在初次手术的几个月内,或偶然在初次手术后的几年内发生。感染很有可能从最初的手术开始就一直存在,由于感染病原菌的低毒性,使得缺乏典型的感染表现,可能唯一的症状就是髋部的疼痛。
- 慢性感染也包括了一类漏诊的或者延迟诊断的急性感染。这一类漏诊的或者延迟诊断的急性感染也必须按照慢性感染来处理,不能按照急性感染来处理。

自然病程

- 慢性假体周围感染会持续导致疼痛和功能障碍。
- 症状的严重程度主要取决于病原菌的毒力程度、患者的整体健康情况或者合并疾病情况,以及假体的和周围软组织的情况。
- 低毒力的病原菌(如凝固酶阴性的葡萄球菌)可能导致慢性的疼痛,而毒力更高的病原菌(如金黄色葡萄球菌)或者患者免疫系统受损可以导致更加明显的感染症状。
- 未接受治疗的患者可能有病原菌播散到其他置换的关节上的风险。这种播散的概率目前不清楚,但有可能与病原菌的毒力以及宿主的合并疾病相关。
  - 合并多种疾病的患者或者感染了较高毒力的病原菌的患者,更有可能发生全身感染的症状,并且导致血源性感染,播散到其他关节。
- 随着时间的推移,慢性感染可以导致骨量丢失以及假体松动。
  - 除了假体松动会增加疼痛,感染和松动还可以导致骨溶解,从而增加假体周围骨折的风险。

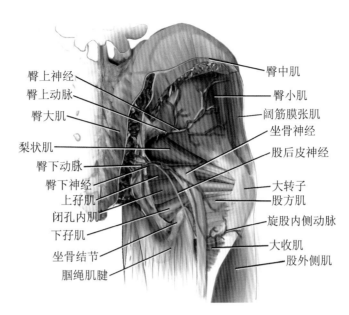

图 1 髋关节外侧部分的解剖。

病史和体格检查

- 在大多数的病例中，一个详尽的病史可以引导医生发现慢性感染。
- 通常患者诉伤口愈合不佳、长时间渗出、延长使用抗生素、进行过清创手术。
  - 出现这些情况说明术后急性感染未被发现或者治疗失败。同样，未诊断出的急性血源性感染也会变成慢性感染，这种感染会有突然的关节功能恶化的病史，并且没有其他明显原因能够解释。
- 另外一小部分慢性感染的患者仅仅出现疼痛症状，这种疼痛通常从初次髋关节置换术后就一直持续着。
  - 也可能有伤口愈合不佳或者长时间渗出的病史。
  - 感染相关的疼痛通常和术前关节炎的活动相关疼痛在特点上不同。前者疼痛持续更久，静息时候也会出现，以钝痛为特点。
- 体检对于发生慢性感染的患者一般没有特异性。
  - 体检结果区别较大，可以从近乎正常、仅仅随着关节活动角度增加而出现的轻微疼痛，一直到更加明显的感染征象，比如出现慢性流脓的窦道。

表 1 假体深部感染的分类(分类依据症状出现的时间)

感染类型	症状出现时间	治 疗
术后急性感染	初次手术后 1～3 周	清创术和保留假体
急性血源性感染	功能完好的关节出现突发的疼痛	清创术和保留假体
晚期的慢性感染	低毒力的慢性感染，时间是初次手术后 1 个月以上	去除并再次植入假体

- 所需要检查的项目如下。
  - 观察走路步态。疼痛或者肌力降低可以导致跛行。躯干可能受到髋关节的影响而发生倾斜。
  - Trendelenburg 征。阳性结果可能提示外展肌功能障碍，或者神经方面的问题(臀上神经或者 L5 神经根)。
  - 检查陈旧的手术切口以及周围的皮肤。新切口计划要尽量包含老的手术切口。流脓的窦道通常提示深部感染。
  - 检查软组织的厚度和延展性。软组织延展性差会影响切口闭合以及愈合。软组织覆盖不完整可以采用旋转皮瓣的方法来关闭切口。
  - 被动活动的度数。严重关节僵直会使得手术暴露更加困难。过度的活动度可能增加术后关节不稳定的风险。
  - 由于感染或者假体松动而产生的疼痛，直腿抬高试验受限。
  - 测量实际的和外观上肢体的长度。
  - 进行神经血管检查。需要在术前检查并记录运动神经的功能、感觉和脉搏情况，以便在术后出现任何改变时可以作为参照。

影像学和其他诊断性检查

- 放射学检查
  - 在大多数的病例中，X 线片无法显示慢性感染的征象。但放射学检查对于术前计划以及排除其他导致无菌性松动的原因来说是必要的。
  - 在很少的长期慢性感染的患者病例中，X 线片会显示深部感染。骨膜反应是深部感染的一种特有的表现。偶尔能看到通到骨骼的窦道(图 2)。
- 实验室检查

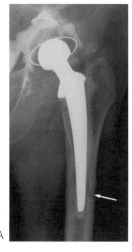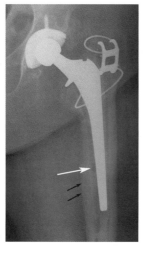

图 2　A. 全髋关节置换术后感染的前后位 X 线片,显示有一个窦道通到外侧皮质(箭头)。B. 全髋关节置换术后感染的前后位 X 线片,显示骨膜反应(黑箭头)以及通到股骨后内侧皮质的窦道(白箭头)。

- 用来确诊和排除疑似诊断为深部感染的最有用的实验室检查是血沉和 C 反应蛋白。
  - 目前通常认为血沉>30mm/h 以及 C 反应蛋白>10mg/L 能够提示潜在的感染,前提是患者没有诊断出其他使炎性指标上升的疾病[21]。
  - 如果在慢性、无毒力且无痛的感染中分别使用血沉和 C 反应蛋白,它们各自的敏感性会降低[18]。如果两者联合使用,两者结果都是强阴性(远低于正常),那么患者不太可能发生感染,需要考虑其他的诊断。
- 白细胞计数在慢性感染中很少出现异常,对于诊断深部感染没有帮助。
- 如果临床上有任何疑似感染的征象,或者在血沉和 C 反应蛋白中有任一数值增高,需要采用髋关节穿刺培养和细胞计数。为了减少培养结果的假阴性,患者在穿刺培养前至少 2～3 周需要停止使用一切抗生素[1]。
  - 进行培养的标本应该分成 2 份或 3 份为佳。如果所有培养都得到了一致的病原菌阳性结果,并且培养的结果和临床表现以及炎性指标的增高相符合,那么可以确诊感染。
  - 穿刺的标本常规应该送去做需氧和厌氧菌的培养。如果对那些曾经诊断为感染,或者培养结果为阴性的接受过治疗的疑似感染患者,以及那些免疫缺陷的患者(器官移植、艾滋病病毒阳性、接受化疗的肿瘤患者),穿刺的标本也要同时送真菌和分枝杆菌培养。
- 关节液细胞计数已经成为帮助诊断深部感染的一个有用的方法。尽管目前提示感染的数值是来源于膝关节关节液的穿刺检查,这些数值对于人工全髋关

节置换术后感染同样适用。如果关节液白细胞计数>2000/ml 或者多核白细胞分类计数>65%,提示感染[12,23]。
- 冰冻切片是非常有用的术中检测方法,但和其他检查结果一样,必须结合临床表现以及其他检查的结果才能够加以判断,因为没有一种单独的方法是百分之百可信的。冰冻切片的敏感性和特异性分别为 0.80 和 0.90[19]。
  - 送检冰冻切片的组织要求是从看上去感染最为严重的部位获取。如果看到>5 个多核白细胞/HPF(高倍视野),能够作为提示感染的阳性结果[15]。
- 术中的革兰染色不能用来确定是否存在感染。在晚期慢性感染中,该方法有着极其低的敏感性[20]。

鉴别诊断

- 关节内原因:
  - 无菌性松动
  - 纤维长入(采用非骨水泥假体)
  - 聚乙烯磨损产生滑膜炎症
  - 部件之间不匹配
  - 肌腱炎症(如腰大肌肌腱撞击)
  - 滑囊炎或外展肌撕裂
  - 异位骨化
  - 应力性骨折
- 关节外原因:
  - 脊柱疾病(如腰 2 神经根影响)
  - 血管源性跛行
  - 疝气
  - 股外侧皮神经影响

非手术治疗

- 一旦发生慢性感染,非手术处理很少作为最终治疗。
- 一旦明确了病原菌,抗生素治疗可以作为暂时的治疗措施。
  - 抗生素治疗可以抑制感染,如果手术不得不延期进行的时候可以用来防止菌血症的发生。
  - 抗生素抑制治疗在预计寿命非常短并且关节功能相对良好的患者中可以考虑使用。使用的条件是病原菌已经明确,并且感染可以使用不易产生耐药的口服抗生素来抑制。
  - 单一使用抗生素无法消除已经发生的慢性感染。如果以治愈感染作为最终目标的话,不能仅仅使用抗生素。

手术治疗

- 处理髋关节假体周围慢性感染的最好方法是两期关节置换术:首先取出所有的假体和异物,然后延期行假体

翻修术。

- 在两期关节置换的间隔期内允许外科医生观察患者对治疗的反应。使得外科医生可以评估停用抗生素以后以及假体翻修术前这段时间内感染复发的可能性。
- 一期手术治疗的原则是通过对关节的清创取出假体和所有的异物，并插入一个载高浓度抗生素的骨水泥间隔(可活动的关节间隔假体或者固定间隔假体)。
- 患者在这之后除了接受内科治疗和营养支持治疗以外，接受恰当的抗生素治疗。在这以后要经过足够长的时间使得抗生素完全释放后，才可以确保临床上完全消除感染，在这之后可以行假体二期翻修术。
- 二期置换重建的原则和无菌性翻修的原则类似，不必因为感染而采用特殊的方法。
  - 如果在翻修时仍然出现疑似感染的迹象，那么不能采取翻修手术。患者需要再一次接受清创术并植入骨水泥间隔。
  - 如果翻修术前检查阴性，术中也没有疑似感染的迹象，那么可以认为患者的感染已经得到了治愈。翻修术要遵循给予患者长期最好的预后这样的原则来进行。
- 大多数情况下更倾向于使用非骨水泥假体的翻修术 [4,5,14,16,22]。采用两期翻修的治疗策略时，在二期置换术中并无特殊证据提示需要使用骨水泥。
- 文献中提到了在假体取出后采用许多不同的制作骨水泥间隔的技术 [4,5,9,13,25]。常用的原则包括在骨水泥中加入大剂量的抗生素来获得局部高浓度的释放，使得骨水泥间隔不会成为另一个异物。
  - 目前使用的预先制作好的商用骨水泥间隔仅仅包含了低剂量的抗生素(通常是预防剂量)。这种商用的间隔假体的有效性并没有很好得到确认。目前笔者不推荐使用这种商用的间隔假体，而是推荐术中制作载高剂量抗生素的间隔假体。
  - 笔者使用 Prostalac 模具 [2]，这将在下文详述。这种技术同样也可以运用于其他的模具。

术前计划

- 术前计划和其他髋关节翻修术类似。同时也要准备好处理感染和植入骨水泥间隔假体的准备。
  - 具体来说术前计划包括确保患者可以平稳地耐受手术，有恰当的设备可以取出假体(比如高速磨钻、薄刃的锯、超声去除骨水泥仪器、环锯、髋臼取出装置)以及术中制作载抗生素骨水泥关节间隔的设备。
- 要想治疗一例慢性的髋关节置换术后感染，需要尽一切努力在术前明确病原菌。
  - 尽管在大多数病例中，在骨水泥中加入的抗生素是一致的，如果偶然在术前明确了一例非典型的病原

表 2　在骨水泥中混入的抗生素

可以和骨水泥混合的抗生素

阿米卡星	红霉素
阿莫西林	庆大霉素(粉剂)
氨苄西林	林可霉素
杆菌肽	甲氧西林
头孢孟多	新生霉素
头孢唑林	苯唑西林
头孢呋辛	青霉素
头孢唑南	多黏菌素 B
头孢噻吩	链霉素
克林霉素(粉剂)	妥布霉素
黏菌素	万古霉素
达托霉素	

由于骨水泥放热会降低活性的抗生素

氯霉素
甲磺酸黏菌素
四环素

对骨水泥的固化会产生不良影响的抗生素

利福平
液态抗生素(庆大霉素、克林霉素)的液体成分

经允许引自 Joseph TN, chen AL, Di cesare PE. Use of antibiotic-impregnated cement in total joint arthroplasty. J Am Acad Orthop Surg 2003;11:38–47.

菌，需要改变混入骨水泥的抗生素组分。

- 对于有晚期慢性感染而没有免疫抑制的患者，如果停用很短一段时间的抗生素，患者不太可能发生菌血症。所以患者在术前 2 周应该停用原来使用的抗生素，以增加术中培养的阳性率。
  - 偶尔在术中可能发现第 2 种病原菌，或者虽然是同一种病原菌却有着不一样抗生素敏感结果，这需要根据术中培养来鉴别。如果患者诉疼痛增加，并且有发热症状，需要增加使用抗生素来防止败血症的发生。
- 为了在术中制作间隔假体，需要准备好合适的模具以及混入骨水泥的抗生素。
  - 最常用的抗生素是万古霉素、庆大霉素或者妥布霉素。也可以使用其他抗生素(表 2，表 3)。
- 如果骨盆内存在骨水泥，需要在术前就明确好。
  - 少量的骨水泥可以从髋臼底部的缺损处取出。
  - 大量的骨水泥需要术前行增强 CT 来评估骨水泥的位置以及与盆腔内结构的关系。做好准备可能需要另作一个切口从腹膜后进入。
- 对 X 线透光的骨水泥也需要在术前行 CT 检查，来确定其远端在股骨髓腔或者骨盆内位置。

表3　载抗生素骨水泥中的抗生素剂量（每40g骨水泥）

抗生素	骨水泥间隔的剂量（g）	用于假体固定的剂量（g）
阿米卡星	2	1
头孢唑林	4～8	无报道
头孢噻肟	无报道	3
头孢呋辛	无报道	1.5～3
克林霉素	4～8	无报道
红霉素	无报道	0.5～1
庆大霉素	2～5	1
替卡西林	5～13	没有合适的
妥布霉素	2.4～9.6	1.2
万古霉素	3～9	1

经允许引自 Joseph TN, Chen AL, Di Cesare PE. Use of antibiotic-impregnated cement in total joint arthroplasty. J Am Acad Orthop Surg 2003;11:38-47.

体位

- 患者手术体位与其他髋关节翻修术相同。
- 最佳体位是以患侧髋关节在上，侧卧位。铺无菌巾时要留有足够的皮肤以方便延长切口。
- 如果需要经腹膜后入路取出骨水泥，那么患者先放置为仰卧位，之后再改为侧卧位。

入路

- 手术切口取决于假体固定的形式、骨水泥的长度、骨的质量，以及髋关节僵硬程度。
- 手术暴露的首要目标是允许安全、有效、彻底地取出内植物和骨水泥或者其他异物，并且对感染关节行彻底的清创。
- 通常需要转子延长截骨术。这种方法可以提供髋臼的最佳暴露并且可以安全地取出股骨假体。
- 如果股骨假体松动，并且近端只有很少的固定，那么也可以使用标准的入路。需要仔细地研究放射学资料并且确保股骨假体可以从上方取出。
- 如果近端股骨有内翻畸形的改变，或者骨水泥远端比近端更宽并且骨水泥壳和假体固定十分牢靠，会阻碍

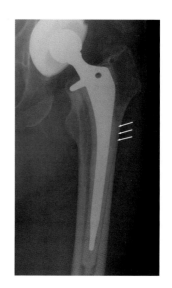

图3　松动股骨柄的前后位X线片。股骨柄已经在骨水泥–骨界面失去了固定效果，而骨水泥和假体之间仍然固定得十分牢固。由于骨水泥在干骺端的区域增宽（白色箭头），要从上方取出股骨柄就变得十分困难，为了安全地取出股骨柄需要行转子延长截骨术。

股骨柄的取出和增加骨折的风险（图3）。

- 理想的入路是后方入路，因为这一入路更加方便延长切口，在假体取出比预计的要困难的时候，还可以采取截骨术。
- 除非旧的切口严重影响了深部组织的暴露，本次手术皮肤的切口需要沿着以前的切口进行。一部分旧的切口可以和新的切口联合在一起，当联合在一起的时候要注意避免形成锐角，锐角会增加伤口边缘坏死的风险。
  - 切除旧的手术切口，生成新鲜的、无瘢痕的皮肤边缘，可以促进伤口愈合。
- 窦道应该通过椭圆形切口切除。
- 暴露到关节之后，至少需要获得3个标本进行培养。
- 然后和无菌性翻修病例的每一个操作技术一样，开始取出假体（这里不具体讨论，可以参考相应的章节）。
  - 和无菌性翻修病例相比，对感染关节的清创和取出假体以及异物要更加彻底。要尽最大努力去除所有的异物以及感染的组织。
- 骨盆内的骨水泥如果无法通过髋臼底部中间的缺损部位取出，需要行另外的腹膜后切口。

可活动关节型载抗生素骨水泥间隔

- 在暴露和取出假体后，关节已经得到了充分的清创。清除所有的异物是非常重要的，这些异物都被潜在地感染了。
- 残留骨水泥或者其他异物会使感染治愈的失败率增加。
- 术中透视可以用来检查骨水泥残留，也可以使用关节

镜深入到股骨髓腔来观察是否有残留的骨水泥。

- 笔者使用模具系统来制作关节型间隔假体并最优化治疗效果,其方法如下。
  - 取出感染的股骨假体(如果可行的话也取出骨水泥)。
  - 测量并用模具来制作载抗生素的股骨间隔。
  - 当股骨间隔在模具中硬化时,取出髋臼假体并清创。
  - 把髋臼部件用载抗生素的骨水泥固定到髋臼处。
  - 从模具中取出股骨间隔,并插入到股骨髓腔中。
  - 牵引关节复位。
  - 如果股骨间隔在髓腔中不稳定,并且股骨间隔有明显旋转和下沉的风险,需要混合第 3 批抗生素骨水泥。当骨水泥到面团期的时候,把它安放在股骨间隔的前后方,来提供旋转和轴向的稳定性。
  - 复位髋关节,闭合伤口。

间隔假体的制作

- 对于大多数的感染,包括耐甲氧西林病原菌,在抗生素骨水泥中添加的剂量是每包骨水泥(40g)中加入庆大霉素或者妥布霉素 3.6g、万古霉素 3g,以及头孢唑林 2g。使用 Palacos 骨水泥为佳,大多数研究证实与其他骨水泥相比,它有着更好的抗生素释放性能[17]。
- 大多数的病例中,总共需要 2 次混合骨水泥(一次制作髋臼,一次制作股骨模具)。如果需要混合 2 次以上,而且患者肾功能异常(血肌酐>1.5mg/dl),抗生素的剂量降低为每包骨水泥中加入庆大霉素或者妥布霉素 2.4g、万古霉素 2g,以及头孢唑林 2g。
- Prostalac 的模具有着不同尺寸和长度(120、150、200、240mm)。制作间隔的长度取决于行转子延长截骨的长度、骨量丢失的程度、髓腔的大小。
  - 大多数的病例中选择一个中号(200mm)或者长号(240mm)的模具,因为较长的长度可以使假体在髓腔里有更好的旋转以及轴向稳定性。
- 抗生素与一批骨水泥在一个容器中混合,然后放入模具中。
- 把模具合拢但不完全封闭(允许骨水泥可以挤出),然后插入股骨柄。之后把模具完全关闭,从外侧部分去除挤出来的骨水泥(技术图 1)。
- 也可以在模具中填入骨水泥后,把匹配的假体放入模具中,然后再合上模具。

假体的安放

- 当股骨柄模具中的骨水泥硬化时,取出髋臼假体,并对髋臼窝进行清创。髋臼锉可以用来帮助清创,但要避免锉掉过多的骨量。

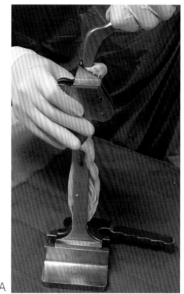

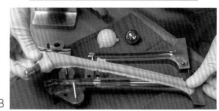

技术图 1　A. 把股骨柄插入到模具中,在模具闭合前已经填充了载抗生素的骨水泥。B. 从模具中取出股骨柄。在假体内侧及外侧所见的挤压出的骨水泥可以用血管钳去除。

- 与此同时第 2 次混合载抗生素骨水泥,当其处于面团期的时候,把聚乙烯髋臼内衬用骨水泥固定到髋臼窝。
  - 为了防止翻修术时间隔假体取出困难,应避免把骨水泥浇铸得过实。
  - 等待骨水泥进入面团期的时候,将内衬放入骨水泥中,适当加压但不要使用过大的力量,可以获得一个容易取出的、稳定的臼杯。
- 如果有巨大的髋臼缺损,可以把股骨模具中剩下的骨水泥放在大小合适的髋臼锉上,做成一个"防内陷"的臼杯,可以在放置聚乙烯内衬前放入髋臼的底部(技术图 2A)。
  - 可以在髋臼中倒入温生理盐水来减少固化时间。
- 一旦髋臼骨水泥硬化,可以从模具中取出股骨间隔(见技术图 1B),并且插入到股骨髓腔中。
- 在许多病例中,股骨间隔能够很好地和髓腔压配,并能获得良好的旋转和轴向稳定,不需要额外调整。
- 在一些病例中,由于和周围骨质压配太紧,使得无法把载抗生素的假体放到理想的位置。
  - 可以使用高速钻头去除影响股骨间隔安放的突起点或者突起区域,把间隔放到理想的位置。

- 在另一些病例中,特别是伴有严重骨缺损或者髓腔巨大的病例,股骨间隔会轻松地插入到股骨髓腔中。
  - 先牵拉关节复位,并记录下腿的长度,在股骨髓腔上记录下柄的理想位置。
  - 然后把髋关节再次脱位,把股骨柄间隔放在理想的位置上。然后混合第 3 批载抗生素骨水泥,当骨水泥处于面团期时,把骨水泥涂在假体的前后方,来提供旋转和轴向的稳定性(技术图 2B~D)。

- 一旦股骨柄在髓腔中稳定了,可以复位来评估肢体的长度和稳定性。
- 然后把合适的股骨头放在柄上,复位关节,关闭切口。
- Prsotalac 关节抗生素间隔采用全聚乙烯带卡扣的臼杯假体,当复位的时候股骨头可以和臼杯卡紧,增强髋关节稳定性(技术图 2E)。
  - 特别是对于股骨近端骨或软组织有较大缺损的患者,这种带锁扣的聚乙烯内衬可以降低脱位的风险。

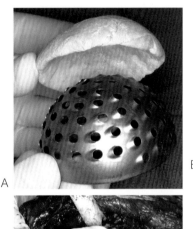
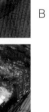
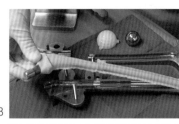
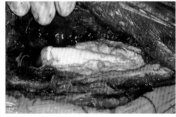
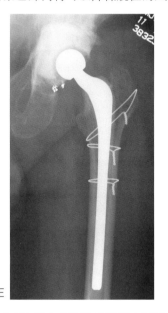

技术图 2　A. 如果髋臼中间存在缺损,可以制作一个"骨水泥防内陷装置",以防止插入髋臼间隔的时候骨水泥漏到骨盆里。这个装置可以通过制作股骨组件多余的骨水泥来制作。把骨水泥放在一个大小恰当的髋臼锉上来成型。B. 股骨间隔插入到髓腔里。在本病例中,一个大的股骨髓腔产生了间隔轴向和旋转的不稳定。C. 在间隔前方和后方放置载抗生素骨水泥,使假体获得轴向和旋转稳定性。D. 一旦骨水泥固化,股骨柄牢固,可以最终牵拉复位关节。股骨柄在轴向和旋转上在髓腔内稳定。E. 术后 Prostalca 关节间隔假体的前后位 X 线片。

非活动的抗生素间隔物

- 使用非活动间隔物的初始步骤和使用活动的关节间隔一样。
  - 主要包括确保所有异物都取出,髋关节得到彻底的清创。
- 在骨水泥中使用抗生素的浓度一致。
  - 对于特殊的病原菌,可以调整使用抗生素,使得对病原菌有特异性,但对于大多数的感染,使用上述的组合。
- 需要 2 次混合载抗生素骨水泥。一次为了髋臼一次为了股骨。
- 髋关节清创完成后,混合第 1 批载抗生素的骨水泥,当骨水泥部分聚合成面团状态时候,放入髋臼中。将骨水泥在髋臼中柔和地塑形,使其能够与髋臼的骨质

弧度匹配,并获得一定的稳定性,防止骨水泥下沉或移位。
- 第 2 批混合的抗生素骨水泥用来制作上方为锥形的含有斯氏针的股骨间隔,当其硬化后,把该股骨间隔插入到股骨髓腔中。
- 制作锥形的股骨间隔的头部非常重要,这样可以在翻修的时候非常容易地拔出。
  - 骨水泥枪的喷头可以用来做长条的带有锥形的股骨间隔(技术图 3)。
  - 另外一种替代的方法可以使用骨水泥包绕斯氏针,同样要确保用骨水泥制作一个近端扩大的锥形结构,这样可以防止股骨间隔顺着髓腔下沉。
- 插入间隔假体后,关闭切口。

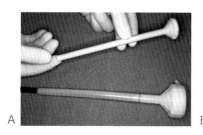
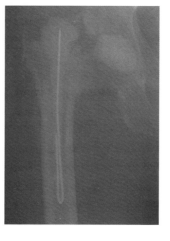

技术图 3 A. 一个非活动的间隔假体可以使用一个骨水泥枪的喷嘴来制作。骨水泥枪的喷嘴可以制作出一个逐渐变细的锥形，并且在假体近端提供一个较大的接触面积，防止骨水泥和其内的斯氏针顺着髓腔下沉。B. 非活动骨水泥间隔前后位 X 线片。可见髋臼处的载抗生素骨水泥团块，以及位于股骨髓腔内包绕斯氏针的载抗生素骨水泥。

要点与失误防范

用骨水泥浇铸关节型间隔假体的聚乙烯内衬	• 应避免过度挤压。过度挤压可能会增加取出时的困难 • 应使用部分聚合成面团期的骨水泥，对聚乙烯内衬施加适度的力量
髋臼内侧巨大的缺损	• 避免骨水泥从髋臼内侧巨大的缺损进入到骨盆，可以制作一个"防内陷"的骨水泥间隔。这个间隔可以把骨水泥放在一个大小合适的髋臼锉上来成型。在放入聚乙烯臼杯前，把间隔放入髋臼中，覆盖髋臼的缺损
股骨柄旋转不稳定	• 股骨间隔可能在很大的髓腔中发生旋转或者轴向不稳定。需要额外混合载抗生素骨水泥，当骨水泥部分聚合到面团期，将其包绕股骨间隔的近端部分，确保旋转和轴向稳定
股骨近端严重骨缺损	• 当股骨近端严重骨缺损或者缺失时，在牵引复位的时候把假体放在理想的位置上。脱位以后，把假体放在方才标记的位置上，然后取混合好的达到部分聚合至面团期的载抗生素骨水泥，放在假体和患者骨的界面处。把骨水泥重叠放到患者骨上来确保假体旋转和轴向的稳定（图 4）
非活动的股骨间隔	• 骨水泥枪的喷嘴逐渐变细，可以使它成为制作股骨间隔的模具
在骨水泥中混入抗生素	• 当把大量的抗生素混合到骨水泥中时，由于抗生素选择的不同（比如加入大量粉剂的硫酸妥布霉素），会因为黏性变差而使操作步骤变得困难。严重时会使骨水泥手感变干燥和粉状，增加操作的难度 • 有两个技巧可以帮助改善骨水泥的操作特性： • 从另一包骨水泥中加入几毫升额外的液态单体 • 把略微冷却的液态单体和聚合体混合，当混合充分但仍然处于液态阶段的时候，把抗生素加入到混合的骨水泥中

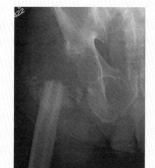
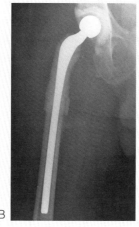

图 4 A. 1 例深部感染伴严重的股骨近端骨缺损患者。术前 X 线片显示近端股骨骨缺损严重，周围伴感染骨。B. 关节间隔假体术后 X 线片。股骨间隔放在了理想的高度，并且另外在股骨和假体的结合处放置了额外的载抗生素骨水泥，以提供旋转和轴向的稳定性。

术后处理

感染的治疗

- 感染的治疗包括内科治疗、营养支持、合适的抗生素。
- 最佳的抗生素、使用持续时间及方法还有一定争议。
    - 尽管文献报道的时间区别较大,静脉用药从 0～9 周,口服用药从不使用到不超过 2 年,但大多学者推荐 6 周的静脉抗生素治疗。
    - 抗生素的使用主要取决于病原菌,但存在着联合使用多种抗生素起到协同杀菌作用(如使用万古霉素和利福平)的这样一个趋势[10],诸如对于耐甲氧西林的葡萄球菌感染。
- 笔者喜欢在术后使用 6 周抗生素,然后停用。炎症指标(血沉和 C 反应蛋白)在术后要一直随访,并且在 6 周时复查(停用抗生素的时候)。此时炎症指标往往都恢复正常,从植入间隔物后 3 个月可以准备进行翻修术,但要注意应该是在炎症指标持续正常的前提下。
- 如果血沉和 C 反应蛋白在 6 周时候仍然升高,笔者们会停用抗生素,并对患者进行临床随访。
    - 血沉和 C 反应蛋白以后每隔 4 周复查一次。如果指标回到正常或者和术前很高的水平相比明显降低到正常范围左右,并且临床上没有活动感染的征象,可以在间隔物植入后 3～4 个月准备进行翻修术。
- 如果炎症指标在 3 个月后仍然升高,可以选择如下处理:
    - 继续对患者临床随访,尤其患者的间隔假体功能良好时。复查血沉和 C 反应蛋白以及关节穿刺细胞计数。
    - 重复清创植入新的抗生素间隔物。
- 应避免仅仅因为炎症指标升高而在短期内反复清创。
- 由于术后假体周围的抗生素浓度往往在 3 周仍然高于最小抑菌浓度,所以常规做穿刺液的培养价值不高。关节液白细胞分类计数可能更有价值,但很少有相关资料推荐这种方法作为常规。

髋关节的处理(间隔物)

- 术后负重和活动的时间取决于使用间隔物的种类。
- 大多数采用活动关节型间隔假体的患者在两期治疗之间可以获得良好的功能,常常仅有很少的疼痛,在翻修术前可以使用手杖或助步器近乎完全负重地行走。
- 采用载抗生素的关节型间隔假体的患者有稳定的压配、良好的旋转稳定性,在术后 6 周允许轻微的部分负重,在随后的 4～6 周允许 50% 的负重。
    - 如果复查的 X 线片显示间隔假体的位置没有明显改变,患者主诉没有明显的不适并且功能良好,这样可允许患者完全负重直到翻修术完成。
- 如果担心股骨间隔和髓腔之间的稳定性欠佳(比如患者巨大的髓腔无法获得股骨间隔良好的轴向和旋转稳定性),患者在翻修术前要保持 50% 的部分负重。
- 如果使用非活动骨水泥间隔,由于肢体短缩患者通常无法负重,直到翻修术后才能负重。

结果

- 总体上采用二期关节置换技术治疗髋关节假体周围感染的成功率接近 90%～93%[4,5,7,8,14,25,26]。
- 影响治疗成功率的因素包括:
    - 感染的深度以及感染离初次手术的时间。
    - 假体情况(假体的固定以及位置)。
    - 软组织情况。
    - 患者身体情况(合并症)。
    - 病原菌(毒力大小)。
    - 外科医生的技术和患者的期望值。
- 在不采用载抗生素骨水泥间隔并且在翻修的时候不使用载抗生素骨水泥的情况下,使用二期(延期)关节重建术,其感染的治愈率约为 82%[7]。
    - 这种方法的治愈率和一期关节置换(直接)相近。后者在一期直接采用载抗生素的骨水泥进行置换。以上提示二期重建术和采用载抗生素骨水泥的方法,对于提高治疗髋关节置换假体感染的成功率起到了一部分作用。
- 另外一部分患者接受了二期(延期)重建术,虽然不采用抗生素间隔,但是在翻修的时候采用了载抗生素的骨水泥,其成功率接近 90%[7]。
    - 患者采用二期(延期)关节重建术,使用载抗生素骨水泥间隔和非骨水泥翻修术,与那些采用间隔和载抗生素骨水泥的翻修术相比,治疗的成功率类似。总体的治疗成功率在 90%～93%[7,8,25,26]。
    - 采用载抗生素骨水泥间隔,翻修术使用非骨水泥固定,没有导致感染治愈率降低[4,5,14]。而且非骨水泥的重建术能提假体供更好的长期的力学使用寿命。
- 采用关节间隔假体 Prostalac 载抗生素骨水泥间隔有 93% 的感染治愈率(45/48 名患者)[26]。在这些患者中,3 例感染,2 例分离出新的病原菌,1 例证实是原病原菌。
- 采用关节型间隔假体允许患者获得更好的功能活动,因此可以减少进行翻修术的迫切程度。这样关节切除术和翻修术之间的间隔期允许外科医生监测患者,并且评估停用抗生素后感染复发的可能性。
- 一期关节切除术到二期翻修术的最佳间隔时间仍然有争论。患者在间隔物植入到翻修术之间,临床上没有感染征象的时间越长,感染被治愈的可能性越大。

并发症

- 常见的并发症和其他翻修术类似(如血栓栓塞症、术后肠梗阻、心肌缺血),在此不详述。

- 局部的并发症常常在取出假体或者间隔物的时候发生。
  - 当取出假体的时候,特别是固定非常牢固的假体,会导致骨量丢失、骨折,或者髓腔穿孔。这些并发症的发生率与在感染和无菌性翻修术相比,并无升高。
- 和间隔相关的并发症主要取决于间隔物使用的种类。
  - 固定的关节间隔除了会导致功能问题,也会造成翻修时的困难。这是由于周围组织挛缩以及肢体过度短缩,可能会使重建患肢的长度变得更加困难。
  - 活动的关节型间隔假体可能会导致骨内膜的磨损及硬化增厚,导致翻修时不适合采用骨水泥固定。非骨水泥固定目前应用广泛,且不增加感染的风险。非骨水泥固定的假体会产生更好的长期的假体固定,尤其适合年轻和运动量大的患者。笔者很少在翻修术时使用骨水泥股骨假体,仅对要求很低、期望寿命不长的患者使用。

- 和普通关节置换一样,活动关节间隔假体也会导致关节不稳。在有骨或软组织缺损的患者中更为常见。笔者在 Prostalac 系统中常规使用带锁扣的聚乙烯内衬,可以有效降低这个问题的风险。
- 感染的并发症是感染无法治愈以及使用抗生素的毒副反应。虽然文献报道有差异,但结果显示感染的治愈率是 90%～93%[4,5,7,8,14,25,26]。
  - 治愈感染的概率和许多因素相关,如局部软组织的情况、全身合并症、病原菌的毒力、手术技术等。
- 外科医生可以通过明确病原菌种类,彻底清创,在骨水泥间隔中使用合适的高剂量抗生素来改善治疗结果。对于肾功能异常患者需调整抗生素剂量。恰当的内科及营养支持可改善预后。根据选用的不同全身抗生素,需检测血清指标来避免抗生素的毒性反应。

(沈 灏 译,刘旭东 王俏杰 审校)

参考文献

1. Barrack RL, Jennings RW, Wolfe MW, et al. The value of preoperative aspiration before total knee revision. Clin Orthop 1997;345:8–16.
2. Duncan CP, Beauchamp C. A temporary antibiotic-loaded joint replacement system for management of complex infections involving the hip. Orthop Clin North Am 1993;24:751–759.
3. Duncan CP, Masri BA. The role of antibiotic-loaded cement in the treatment of an infection after a hip replacement. J Bone Joint Surg Am 1994;76A:1742–1751.
4. Fehring TK, Calton TF, Griffin WL. Cementless fixation in 2-stage reimplantation for periprosthetic sepsis. J Arthroplasty 1999;14:175–181.
5. Haddad FS, Muirhead-Allwood SK, Manktelow AR, et al. Two-stage uncemented revision hip arthroplasty for infection. J Bone Joint Surg Br 2000;82B:689–694.
6. Hanssen AD, Osmon DR. Evaluation of a staging system for infected hip arthroplasty. Clin Orthop 2002;403:16–22.
7. Hanssen AD, Rand JA. Evaluation and treatment of infection at the site of a total hip or knee arthroplasty. AAOS Instr Course Lect 1999;48:111–122.
8. Hanssen AD, Spangehl MJ. Treatment of the infected hip replacement. Clin Orthop 2004;420:63–71.
9. Hsieh PH, Shih CH, Chang YH, et al. Two-stage revision hip arthroplasty for infection: comparison between the interim use of antibiotic-cloaded cement beads and a spacer prosthesis. J Bone Joint Surg Am 2004;86A:1989–1997.
10. Isiklar ZU, Demirors H, Akpinar S, et al. Two-stage treatment of chonic staphylococcal orthopaedic implant-related infections using vancomycin-impregnated PMMA spacer and rifampin-containing antibiotic protocol. Bull Hosp Jt Dis 1999;58:79–85.
11. Joseph TN, Chen AL, Di Cesare PE. Use of antibiotic-impregnated cement in total joint arthroplasty. J Am Acad Orthop Surg 2003;11:38–47.
12. Mason JB, Fehring TK, Odum SM, et al. The value of white blood cell counts before revision total knee arthroplasty. J Arthroplasty 2003;18:1038–1043.
13. Masri BA, Duncan CP, Beauchamp CP. Long-term elution of antibiotics from bone-cement: an in vivo study using the prosthesis of antibiotic-loaded acrylic cement (PROSTALAC) system. J Arthroplasty 1998;13:331–338.
14. Masri BA, Panagiotopoulos KP, Greidanus NV, et al. Cementless two-stage exchange arthroplasty for infection after total hip arthroplasty. J Arthroplasty 2007;22:72–78.
15. Mirra JM, Amstutz HC, Matos M, et al. The pathology of joint tissues and its clinical relevance in prosthesis failure. Clin Orthop 1976;117:221.
16. Mitchell PA, Masri BA, Garbuz DS, et al. Cementless revision for infection following total hip arthroplasty. AAOS Instr Course Lect 2003;52:323–330.
17. Penner MJ, Duncan CP, Masri BA. The in vitro elution characteristics of antibiotic loaded CMW and Palacos-R bone cements. J Arthroplasty 1999;14:1141–1145.
18. Sanzen L, Sundberg M. Periprosthetic low-grad infection hip infections: erythrocyte sedimentation rate and C-reactive protein in 23 cases. Acta Orthop Scand 1997;68:461–465.
19. Spangehl MJ, Masri BA, O'Connell JX, et al. Prospective analysis of preoperative and intraoperative investigations for the diagnosis of infection at the sites of two hundred and two revision total hip arthroplasties. J Bone Joint Surg Am 1999;81A:672–683.
20. Spangehl MJ, Masterson E, Masri BA, et al. The role of intraoperative Gram stain in the diagnosis of infection during revision total hip arthroplasty. J Arthroplasty 1999;14:952–956.
21. Spangehl MJ, Younger AS, Masri BA, et al. Diagnosis of infection following total hip arthroplasty. AAOS Instr Course Lect 1998;47:285–295.
22. Toms AD, Davidson D, Masri BA, et al. The management of periprosthetic infection in total joint arthroplasty. J Bone Joint Surg Br 2006;88B:149–155.
23. Trampuz A, Hanssen AD, Osman DR, et al. Synovial fluid leukocyte count and differential for the diagnosis of prosthetic knee infection. Am J Med 2004;117:556–562.
24. Tsukayama DT, Estrada R, Gustilo RB. Infection after total hip arthroplasty. A study of the treatment of one hundred and six infections. J Bone Joint Surg Am 1996;78A:512–523.
25. Wentworth SJ, Masri BA, Duncan CP, et al. Hip prosthesis of antibiotic-loaded arcylic cement for the treatment of infections following total hip arthroplasty. J Bone Joint Surg Am 2002;84A(Suppl 2):123–128.
26. Younger AS, Duncan CP, Masri B, et al. The outcome of two-stage arthroplasty using a custom-made interval spacer to treat the infected hip. J Arthoplasty 1997;12:615–623

第12章

髋关节假体再植入手术
Hip Reimplantation Surgery

Nelson V. Greidanus, Winston Y. Kim, and Bassam A. Masri

定义

- 髋关节假体再植入手术是指除去原有的、感染的关节假体后,再置入另一关节假体的手术。可分为一期或二期翻修术,骨水泥或非骨水泥型。

解剖

- 髋关节置换手术中后外侧入路是最常用的手术入路。偶尔需要行转子延长截骨术(ETO)。
- 通过后外侧入路行髋关节置换手术,极易损伤坐骨神经。对于髋关节有严重瘢痕的患者,必须充分暴露行走于梨状肌和闭孔内肌之间的坐骨神经。
- 通过直接外侧入路(即经臀肌入路)时,要避免损伤位于距离大转子近端5cm的臀上神经,如果损伤该神经将影响外展肌的功能。
- 股骨和髋臼重建假体的选择受一系列因素影响,主要包括股骨和髋臼骨缺损程度、残留的骨量及其质量、周围软组织和外展肌条件,以及外科手术医生的偏好。
- 对于髋臼重建,螺钉固定十分必要。髋臼螺钉的安全置入点为髋臼的后上象限[11]。

发病机制

- 假体重新植入手术通常在感染后关节分期置换或一期行关节翻修术时进行。行髋关节再次植入手术之前,要确保手术部位没有感染,本章节后面部分将作详述。
- 通常患者的血沉、C反应蛋白和髋关节穿刺液培养要达到正常值范围。有时,检验结果模棱两可时,可以行核医学影像检查来确定有无感染。
- 在感染的人工髋关节中,最常见的细菌是金黄色葡萄球菌、表皮葡萄球菌和革兰阴性细菌等,这些细菌往往有很强的耐药性。

自然病程

- 不论采取何种髋关节重建的方法,假体再植入手术成功的关键都是彻底清除感染。
- C反应蛋白、血沉升高以及软组织或液体培养(穿刺液或组织活检)阳性,均提示有感染持续性存在。这是假体再植入手术的禁忌证。
- 感染持续存在时,应该继续抗生素治疗,重复一期所做的手术或行关节切除成形术。

病史和体格检查

- 假体感染的主要症状是疼痛,尤其是持续的静息痛。
- 初次置换术后伤口延迟愈合、伤口持续渗出、有浅表伤口感染史,均提示感染可能。
- 感染的高危因素包括:糖尿病、慢性肾功能不全、皮质激素的运用和免疫功能不全。
- 常规医学检查评估:
  - 检查髋关节伤口,查看有无皮温增高、发红、波动感、窦道渗出和血肿。
    - 有皮肤发红、皮温增高、窦道渗出提示活动性感染持续存在。
  - 触诊时发现浅筋膜缺损时提示术后可能伤口裂开。
  - 评估外展肌功能。
- 进行充分的神经系统检查和动脉搏动的触诊。
  - 术前下肢伸肌肌力减弱或部分足下垂,提示可能有坐骨神经周围瘢痕形成。

影像学和其他诊断性检查

- 通过血沉(正常<30mm/h)和C反应蛋白(正常<10mg/ml)等一系列检查排除感染。
- 患者合并其他系统炎性疾病(如类风湿疾病),血沉和C反应蛋白也可升高。因此,诊断感染并不能完全依靠血沉和C反应蛋白结果。
- 如果术前血沉和C反应蛋白升高,需要行髋关节穿刺液培养或组织活检。穿刺术前至少2周需停止使用抗生素,避免假阴性结果。
- 行髋关节穿刺术时,应取3份样本,最好包括1份软组织标本。当其中2份独立的样本培养为阳性时提示感染。
- X线片检查包括骨盆正位,髋关节侧位和Judet位,必要时评估髋臼柱的完整性(图1)。在一些病例中,需要拍摄股骨全长正侧位片。通过平片评估骨缺损和选择合适的假体。
- CT平扫有助于确定髋臼骨缺损量。
- 影像学检查需结合体格检查,从而评估恰当的手术技术来恢复肢体长度,或者在外展肌功能不全的情况下重建髋关节稳定性,减少神经血管的损伤。

手术治疗

- 手术治疗的主要目的是彻底清除感染,最大限度降低并发症发生率,恢复功能。

图1　术前摄片。A. 骨盆片。
B. 股骨正位。C. 闭孔斜位。
D. 髂骨斜位。

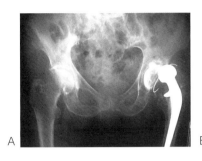
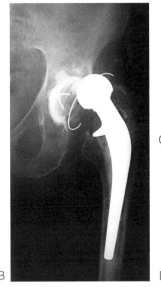
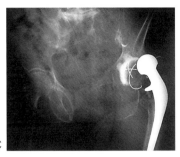
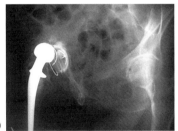

- 通常情况下,髋关节是连枷状,但可能包括一个含抗生素的骨水泥间隔。手术的目的是去除间隔物,并植入永久性髋关节置换假体。

术前计划

- 术前需要准备特殊的植入假体和工具,这很重要。
- 术前仔细地作模板测量对评估假体大小、长度和偏距是十分重要的(图2)。
  - 用模板测量来重建下肢长度、髋关节偏距和旋转中心。
- 髋关节外展肌力不足需要使用限制性的髋臼假体或大直径股骨头。
- 术中对是否存在感染难以确定时，需要微生物实验室进行冰冻组织切片检查。
- 要有候选手术方案应对术中可能出现的情况和并发症。

体位

- 患者取侧卧位,前后予以支撑(图3)。

- 骨盆垂直于手术台,确定支撑稳固。
- 术者需监督患者体位摆放的过程，因为体位摆放错误将导致髋臼假体位置不佳。

入路

- 以下因素在术前选择手术入路时要慎重考虑:
  - 前次手术入路
  - 骨缺损的解剖部位和程度
  - 预期可能会出现的不稳定
  - 外展肌功能
  - 术者的偏好和训练情况
- 主要可选择的入路:
  - 直接外侧入路(经臀大肌入路)
  - 后外侧入路
  - 大转子截骨
  - 大转子滑移截骨
  - 转子延长截骨(ETO)

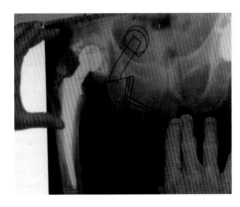

图2　术前模板测量对术中决定假体的直径和长度十分重要。

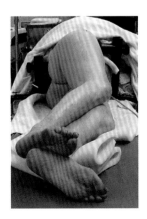

图3　患者置于侧卧位。

髋关节显露和抗生素间隔物的取出

- 手术显露可使用后入路。
- 辨别坐骨神经,手术过程中加以保护。暴露过程中,将髋关节内旋,足部放在有良好衬垫的搁腿架上,以保护坐骨神经。
- 辨别外旋短肌和后侧关节囊,并以复合组织瓣的形式加以切断。以缝线加以标记,方便后期修复。大多数病例臀大肌腱因严重瘢痕必须加以松解,利于股骨活动。
- 从髋关节中获取组织标本进行细菌学检查。
- 术中怀疑存在感染,需送冰冻组织切片检查。
- 内旋股骨,将髋关节脱位。
- 切断前侧附在髋臼骨上的瘢痕组织,增加股骨活动范

围。有时必须要用电刀松解股骨前侧的关节囊,利用股骨牵开器置于前方暴露股骨髓腔(技术图 1A)。
- 将假体肩部和大转子的骨水泥、软组织和骨质去除,这样更容易将抗生素骨水泥间隔物取出,降低大转子骨折的风险(技术图 1B)。
- 利用股骨拔出器取出股骨抗生素间隔物 (技术图 1C),确保抗生素骨水泥和假体完整地取出(技术图 1D)。
- 利用 Cobb 剥离器取出髋臼抗生素骨水泥间隔,确保骨质无进一步损伤(技术图 1E)。
- 使用刮勺、咬骨钳和 Cobb 剥离器等去除髋臼坏死组织,予以彻底清创,确保髋臼完整地显露(技术图 1F)。

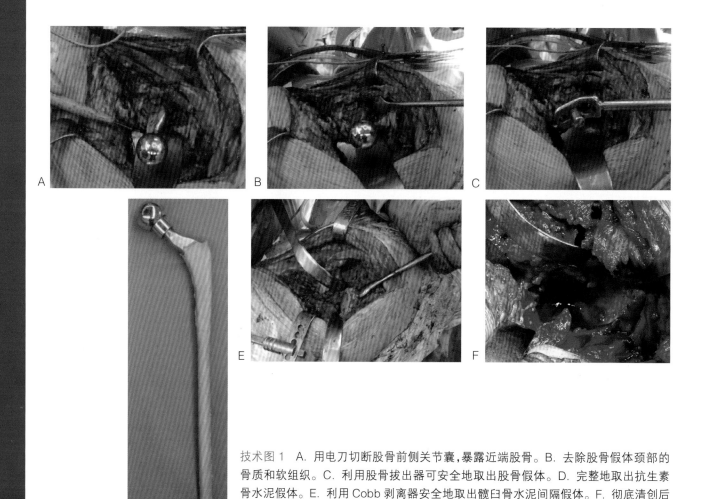

技术图 1　A. 用电刀切断股骨前侧关节囊,暴露近端股骨。B. 去除股骨假体颈部的骨质和软组织。C. 利用股骨拔出器可安全地取出股骨假体。D. 完整地取出抗生素骨水泥假体。E. 利用 Cobb 剥离器安全地取出髋臼骨水泥间隔假体。F. 彻底清创后完整暴露髋臼。

髋臼假体再植入

- 以 2mm 递增,对髋臼进行磨锉,形成一半球状的同心圆面,注意保留髋臼缘的完整性(技术图 2A)。
- 选择比最后一把髋臼锉直径大 1~2mm 的髋臼假体压配打入髋臼窝。
- 假体植入时维持外展角 40°方向以及前倾角 10°~ 20°方向(技术图 2B)。
- 确保假体与下方的宿主骨均匀地接触。
- 大多数病例中需要辅助螺钉固定。
- 髋臼中置入合适的试模内衬,便于股骨髓腔处理结束后试装复位。

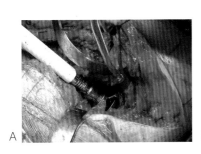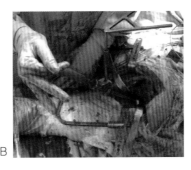

技术图 2　A. 逐号进行髋臼磨锉。B. 利用外定位调准架确定髋臼假体的角度和对线。

使用非骨水泥型广泛多孔涂层股骨柄进行二期假体再植入翻修术

- 在彻底清创和髋臼重建之后,开始处理股骨。股骨髓腔的长度和直径术前应仔细测量。
- 利用倒钩、刮匙和冲洗枪进行股骨清创。
- 根据术前测量,对股骨髓腔进行逐号扩髓,直到钻头在至少 5~6cm 长度范围内遇到骨皮质抵抗(技术图 3A)。
- 尝试复位,评估肢体长度、软组织张力、活动范围和髋关节稳定性(技术图 3B)。
- 相比于股骨假体的实际直径,股骨髓腔扩髓后的直径要小 0.5mm,可利用孔规测量后确认。
- 广泛多孔涂层股骨假体柄植入至少需要与 5~6cm 的骨干皮质完全接触, 使假体获得轴向和旋转的稳定性。
- 将假体插入股骨髓腔内。应当能够徒手将其插入到离最终位置 5cm 以内,否则就需要按照号对号重新扩髓,以免不慎引起股骨骨折(技术图 3C)。

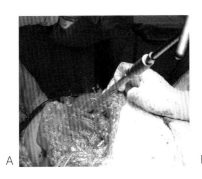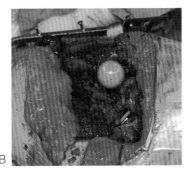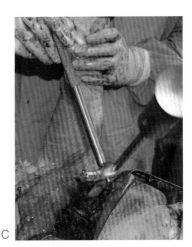

技术图 3　A. 用扩髓钻进行股骨髓腔的准备。B. 置入试模假体。C. 插入广泛多孔涂层股骨假体。

TECHNIQUES

使用非骨水泥锥形带凹槽股骨柄进行二期假体再植入翻修术

- 在彻底清创和髋臼重建之后,处理股骨。
- 利用倒钩、刮匙和冲洗枪进行股骨清创(技术图4A)。
- 根据术前测量的髓腔深度和直径,利用锥形扩髓钻对股骨髓腔进行扩髓,直到与骨内膜完全接触(技术图4B)。
- 对骨干进行扩髓的目的是维持假体稳定,防止假体下沉。
- 术前模板测量所测定的假体柄长度,远端应该超过应力可能增高的部位(如转子延长截骨的顶点)至少2个髓腔宽度的距离。

- 与全多孔涂层圆柱假体柄不同,不建议术中将股骨髓腔比股骨假体实际直径多扩0.5mm,而更倾向于号对号扩髓。
- 利用圆锥形磨钻处理股骨近端。
- 尝试复位,评估股骨假体柄的前倾角度、肢体长度、软组织张力、活动范围和髋关节稳定性(技术图4C)。
- 非骨水泥型锥形带凹槽股骨柄可以调整股骨前倾角度(技术图4D)。
- 尝试扭转股骨假体,确保假体扭转和轴向稳定。

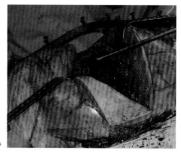
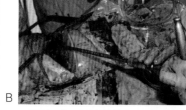
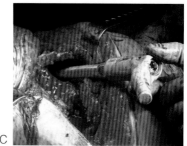
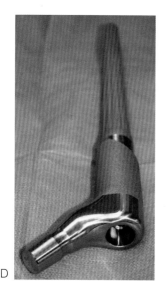

技术图4　A.进行股骨髓腔清创。B.用扩髓钻进行股骨髓腔准备。C.插入试模假体。D.组配式非骨水泥锥形带凹槽股骨柄。

要点与失误防范

假体取出和髋臼重建	• 取髋臼骨水泥的时候,可能必须要从骨与骨水泥界面上开始将骨水泥敲碎才能将其取出 • 动作轻柔地髋臼磨锉可以用来当作机械性扩创
广泛多孔涂层股骨假体柄翻修	• 处理股骨时,对股骨髓腔进行同心性中央扩髓非常重要 • 至少需要5~6cm节段的抓配才能为假体提供即刻的初期稳定性 • 使用孔规确定股骨假体与最后扩髓钻之间的差异,可能有助于减少术中股骨骨折的发生率
非骨水泥型锥形带凹槽股骨假体柄翻修	• 使用非骨水泥型带凹槽假体的前提是股骨干部位有足够的骨量 • 在应力可能增高的部位以远至少达到长度为髓腔宽度2倍的固定,对于假体的固定至关重要
骨水泥型假体翻修术	• 可行一期或二期手术(见结果部分) • 在欧洲的一些地区行髋关节翻修时更偏好于使用这一类假体,但在北美地区却很少使用

术后处理

- 术后处理需要个体化，视翻修手术的复杂程度而定。
- 假体固定的质量、术前骨缺损的严重程度、髋关节稳定性、术中遇到的技术因素以及患者依从性，都会影响患者可允许的负重程度和髋关节活动范围的限制程度。
- 如果使用经臀肌入路(直接外侧入路)，则需要限制患者髋关节主动外展。
- 术后明确的康复指导以及多学科团队之间的经常交流沟通是十分必要的。康复指导包括术后血液检查、深静脉血栓预防和围手术期抗生素使用。

结　果

- 行非骨水泥型假体二期翻修术，能够成功治愈 92%～93% 的感染病例[4,5,7]。

- 联合使用抗生素骨水泥，单纯行一期翻修术的手术成功率为 77%～86%[1,10]。
- 联合使用抗生素骨水泥，行二期翻修术的手术成功率为 90%～95%[6,8]。
- 绝大多数病例应选择二期的髋关节翻修手术。

并发症

- 翻修术后感染复发是十分严重的并发症，预后不佳[9]。
- 感染复发可能为初次感染部位复发，通常是翻修手术失败所致。也可能是不同细菌引起的新发感染，通常为患者具有多种危险因素导致感染[7]。
- 髋关节脱位、双下肢不等长、静脉血栓、神经血管损伤，以及一定的致死率都是潜在并发症，这同其他关节翻修置换手术一样。

(嵇伟平　译，刘旭东　王俏杰　审校)

参考文献

1. Buchholz HW, Elson RA, Engelbrecht E, et al. Management of deep infection of total hip replacement. J Bone Joint Surg Br 1981;63B:342–353.

2. Callaghan JJ, Katz PR, Johnston RC. One-stage revision surgery of the infected hip: A minimum 10-year follow-up study. Clin Orthop 1999;369:139–143.

3. Elson RA. One-stage exchange in the treatment of the infected total hip arthroplasty. Semin Arthroplasty 1994;5:137–141.

4. Faddad FS, Muirhead-Allwood SK, et al. Two-stage uncemented revision hip arthroplasty for infection. J Bone Joint Surg Br 2000;82B:689–694.

5. Fehring TK, Calton TF, Griffin WL. Cementless fixation in 2-stage reimplantation for periprosthetic sepsis. J Arthroplasty 1999;14:175–181.

6. Garvin KL, Evans BG, Salvati EA, et al. Palacos gentamicin for the treatment of deep periprosthetic hip infections. Clin Orthop 1994;298:97–105.

7. Kraay MJ, Goldberg V, Fitzgerald SJ, et al. Cementless two-staged total hip replacement for deep periprosthetic infection. Clin Orthop Relat Res 2005;441:243–249.

8. Lieberman JR, Callaway GH, Salvati EA, et al. Treatment of the infected total hip arthroplasty with a two staged reimplantation protocol. Clin Orthop Relat Res 1994;301:205–212.

9. Pagnano MW, Trousdale RT, Hanssen AD. Outcome after reinfection following reimplantation hip arthroplasty. Clin Orthop Relat Res 1997;338:192–204.

10. Raut VV, Siney PD, Wroblewski BM. One-stage revision of total hip arthroplasty for deep infection: long term follow-up. Clin Orthop Relat Res 1995;321:202–207.

11. Wasielewski RC, Cooperstien LA, Kruger MP, et al. Acetabular anatomy and the transacetabular fixation of screws in total hip arthroplasty. J Bone Joint Surg Am 1990;72A:501–508.

第 **13** 章　髋臼周围截骨术
Periacetabular Osteotomy

Marco Teloken, David Gusmao, and Marcus Crestani

定义

- 髋臼周围截骨术是指在不影响骨盆正常解剖位置的情况下，髋臼窝周围使用截骨的方法将髋臼窝从其骨床上移位并作适当的调整，以获得更好的位置，减轻因髋臼位置不佳而带来的不良结果。
- 采用髋臼周围截骨术的前提是髋臼骨骺生长板必须已经愈合。
- 虽然所有的骨盆重建性截骨的目的是一致的，但是髋臼周围截骨仅仅改变了髋臼的角度。
- 理想情况下，髋臼周围截骨的位置应该尽可能地紧贴髋臼，这样有利于髋臼窝的移动，并能保护髋关节血供和防止髋关节突入盆腔。
- 按照定义，髋臼周围截骨术包括 Eppright[6]、Nynomiya、Wagner[24,25]等学者描述的球形或旋转截骨的方法，Ganz[8]描述的多边形 Bernese 截骨及他们的一些改良手术方法。
  - Eppright 描述的截骨呈桶状，中轴呈前后方向，这种截骨方法对改善髋臼外展角度非常好，但对髋臼前倾角度的改善有限。
  - Wagner Ⅰ 型截骨是一种单一的球形髋臼周围截骨，通过旋转髋臼来改变髋臼位置，而不能延长、短缩、内移和外移。因为仅仅改变了髋臼的位置，所以其相对的缺点就是因髋臼四周区域完整而无法完成髋关节内移。
  - Wager Ⅱ 型截骨也是一种球形髋臼周围截骨，但它可以在旋转髋臼骨块的同时有延长作用。这种延长作用是通过在髋臼骨块和上方的髂骨之间的裂口中进行髂骨块移植来完成的。
  - Wagner Ⅲ 型截骨是一种球形髋臼周围截骨，采用这种方法可以同时改变髋臼的角度并完成髋臼内移。这种髋臼周围截骨是通过球形髋臼截骨并在近端进行类似 Chiari 截骨将髋臼内移而完成的。完成截骨以后需要用特殊结构的克氏针张力带和半管型钢板固定。
  - Bernese 髋臼周围截骨是采用多个直行截骨将髋臼从骨盆上分离。这种截骨方法在很多医疗中心被应用，其主要的优势有：
    - 该手术可以在一个切口中通过多个直行的、相对可重复的关节外截骨完成。
    - 这种手术方法可以使髋臼在所有方向上进行调节，包括调整髋臼外旋、前倾及中心点内移。
    - 通常因为髋臼截骨后后柱仍保持完整，因此截骨后的髋臼存在内在稳定性。
    - 所需的内固定极少。
    - 无需特殊外支架保护，可以早期下地。
    - 供应髋臼的臀下动脉得以保留。
    - 能够在不进一步破坏截骨块血供的情况下进行关节切开术。
    - 真骨盆的形态没有被明显改变，能够允许术后怀孕的妇女进行正常的经阴道分娩。
    - 该术式不影响外展肌功能，术后下肢功能恢复较快。

解剖

- 围绕髋关节的解剖结构包括表面的和深层的骨性结构、肌肉和神经。
- 髋关节周围和临床相关的体表标志包括：
  - 髂翼前缘的骨性标志有髂前上棘和髂前下棘，它们分别是缝匠肌和股直肌直头的起始点。
  - 在髋关节的后部，股骨大转子和髂后上棘也很容易被分辨。
- 股骨近端和髋臼组成稳定的关节，可以根据以下方面归类。
  - 组织学：滑膜关节
  - 形态学：球窝关节
  - 运动轴：多轴关节
- 髋臼由髂骨、坐骨和耻骨组成，上述三者通常在 15～16 岁时发生骨化融合。
  - 髋臼具有约 45° 的俯倾角和 15° 的前倾角，它是一个半球形的结构并覆盖了股骨头约 170°。
  - 髋臼的关节面类似马蹄形，除了在髋臼切迹处，髋臼的其他部位有关节盂唇加深。
  - 髋臼盂唇是由纤维软骨组成，它环形包绕髋臼缘，不但加深了骨性髋臼，还增加了髋关节的稳定性。盂唇通过髋臼软骨狭窄的软骨钙化区附着在髋臼软骨上。盂唇非关节面侧是直接附着于髋臼的骨性边缘。盂唇仅在周缘 1/3 或不到的区域有丰富的血液供应，其血供来自闭孔动脉、臀上动脉和臀下动脉的分支。痛觉纤维主要集中在盂唇的前部和前上部。
  - 髋臼横韧带连接了盂唇的前部和后部。
  - 股骨头韧带起自髋臼横韧带，越过髋臼切迹，止于股骨头凹。

- 股骨近端由股骨骨骺和转子骨骺组成，并在 16～18 岁骨骺封闭。股骨头为近似 2/3 的球形，除了在股骨头凹处，其余表面由透明软骨覆盖。
  - 股骨颈的中轴和股骨中轴有约 125°的颈干角，和股骨后髁连线有约 15°的前倾角。
- 关节囊附着于髋臼盂唇和横韧带的边缘，并呈袖套状延伸至股骨颈基部。主要有 3 条韧带加强。
  - 髂股韧带位于关节囊前方，形状类似倒置的 Y 形，在髋关节伸直时紧张。
  - 耻股韧带位于关节囊下方和内侧，在髋关节伸直和外展时紧张。
  - 坐股韧带位于关节囊下方，螺旋形向上加入围绕股骨颈的轮匝带。它也是在髋关节伸直时紧张，这也就解释了为什么髋关节屈曲到一定角度时会引起关节囊松弛。
- 髋关节在屈曲位稳定性最差，因为关节囊韧带都处于松弛状态。
- 正常的髋关节活动范围如下（图 1）：
  - 外展和内收（50°/0°/30°）
  - 内旋和外旋（40°/0°/60°）
  - 后伸和前屈（15°/0°/120°）
- 附着在髋关节周围的肌肉非常多，总共有 27 块肌肉跨越髋关节。
  - 主要的屈肌包括：髂肌、腰肌、髂小肌、耻骨肌、股直肌（直头和斜头）和缝匠肌。
  - 伸肌包括：臀大肌、半膜肌、半腱肌、股二头肌（短头和长头）、大收肌（坐骨结节部分）。
  - 外展肌包括：臀中肌、臀小肌、阔筋膜张肌和髂筋束。

- 内收肌包括：短收肌、长收肌、股薄肌和大收肌前部。
- 外旋肌包括：梨状肌、股方肌、上孖肌、下孖肌、闭孔内肌、闭孔外肌。
- 血供源自髂总动脉，髂总动脉分叉并沿髂总静脉外侧下降并微向髂总静脉后内行。在骨盆环处，髂总动脉分为髂外和髂内动脉。
  - 髂内动脉系统：臀上动脉、臀下动脉和闭孔动脉供应腰大肌、腰方肌、盆腔内脏和部分骨性骨盆。
  - 髋臼的血供来自臀上动脉和臀下动脉的分支、阴部动脉及闭孔动脉吻合支，所有的这些分支都来自于髂内动脉。
  - 髂外动脉继续沿着髂腰肌走行，先在其内侧，后位于其前方。在骨盆腹股沟韧带下方移行为股动脉。
- 髂耻弓将腹股沟韧带和髋骨组成的空间分成 2 个部分。肌腔隙位于髂耻弓的外侧，内含有髂腰肌和股神经。血管腔隙位于髂耻弓的内侧，内含股动脉、股静脉。
  - 旋股内外侧动脉来自髂外动脉系统，其动脉吻合支围绕着股骨近端。
  - 旋股内侧动脉有 3 个主要的分支：升支、深支和转子支。
    - 深支是股骨头的主要血供，它沿着闭孔外肌下缘，行经于耻骨肌和髂腰肌腱之间。
    - 转子支从股方肌近端穿出走向转子外侧。
    - 在后方，旋股内侧动脉的深支位于股方肌近端和下孖肌之间，然后向前到闭孔内肌和上孖肌，在那里穿关节囊，在关节囊内上行分成 2～4 支上支持带血管。旋股内侧动脉深支与周围动脉之间存在一些吻合支：在股骨颈基底部位与旋股外侧动脉降支；在臀中肌止点处与臀上动脉深支；沿梨状肌下缘在联合肌腱后方与臀下动脉；在髋臼后方区域与阴部动脉。
  - 旋股外侧动脉、干骺端动脉、骶内侧动脉也为股骨头提供小部分血供。
- 来自腰丛 L1、L2、L3、L4 的骨盆神经支配。
  - 股神经位于髂腰肌前内侧，通过腹股沟韧带深面进入大腿。
  - 股外侧皮神经从腰大肌中部外侧缘穿出，斜穿髂肌，向髂前上棘走行，于腹股沟韧带深面、缝匠肌浅层进入大腿，然后分为前支和后支。
    - 股外侧皮神经前支在腹股沟韧带下方 10cm 穿出深筋膜，分出分支支配大腿前方和外侧的皮肤直至膝部。其终末支经常与股神经前皮支、隐神经髌下支交通形成髌丛。
    - 股外侧皮神经后支穿外侧筋膜至皮下，分出分支至支配大转子以下至大腿中部以上外侧和后方皮肤。

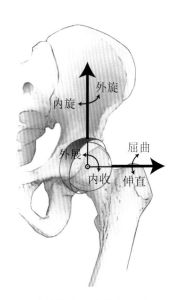

图 1　髋关节的运动轴和运动方向。

- 闭孔神经位于耻骨下方深筋膜，股神经和闭孔神经分别与其伴行动脉向前方和内侧走行。
- 来自腰骶丛 L4、L5、S1、S2、S3 的骨盆神经支配。
  - 坐骨神经没有明显的伴行血管，出坐骨大孔，分出股后皮神经和其他小的神经后进入外旋短肌。
  - 臀上神经过梨状肌上缘出骨盆，与臀上动脉伴行。
    - 臀上神经麻痹会导致外展肌无力，产生 Trendelenburg 步态。
  - 臀下神经经过梨状肌下缘出骨盆，与臀下动脉伴行。
    - 臀下神经麻痹会导致伸直髋关节力量减弱，引起从坐位站立困难或登楼困难。

发病机制

- 以下情况是导致骨性关节炎的机械因素。
  - 髋关节发育不良：髋臼角度的不正常会伴随髋臼前壁缺损或股骨头球形覆盖缺失，致使髋臼和股骨头接触面积减小，引起前上方过度负荷或偏心负荷，继而在早期造成髋关节骨关节炎[10,17,26]。
  - 髋臼后倾可以导致髋臼后壁缺损或前壁覆盖过多，或同时存在这两种情况，从而导致骨性关节炎[1,2,20,22]。
    - 股骨近端和髋臼缘在髋关节活动终末的异常接触会导致髋臼盂唇或附近软骨的损伤。这种现象在年轻人和活动量大的成年人中非常常见。早期的髋臼软骨和盂唇损伤会进一步进展，引起关节退变性疾病。而且这种现象在髋关节有基础疾病，如髋关节发育不良、Legg-Calvé-Perthes 病、骨盆截骨术后的患者中更常见，比以前想象的要多。
    - 在髋关节日常活动中，髋臼后壁往往承载了更多的负荷。在髋臼后倾的情况下，理论上髋臼后壁单位面积的软骨会承载更大的负荷，这种情况也会导致髋关节退变[7]。
  - 关节过度松弛，也被称为 Down 综合征。
- 这些患者的髋关节存在实质性的结构畸形，容易导致髋关节不稳定、关节局部负荷过度集中、撞击或几种情况同时存在，这些状况都会导致关节软骨过早退变而继发骨性关节炎。

自然病程

- 髋关节解剖和关节退行性改变的发展是相关的。
  - 髋臼过度覆盖（例如髋臼后倾）会引起股骨和髋臼的撞击，反复的撞击导致退行性关节炎的发生，也会导致保髋手术的治疗效果更加不确定，其治疗结果取决于关节软骨损伤的范围。
  - 发育性髋关节发育不良。
    - 没有半脱位的髋关节发育不良。这种患者通常是偶然的 X 线摄片或产生了症状才会被发现。有证据表明髋关节发育不良会导致成人关节退行性改变，特别是在女性患者中更常见[4]。关节界面接触应力增加容易导致关节面退变。
      - 存在半脱位的髋关节发育不良通常会在 30～40 岁时出现明显的关节退变而产生症状。
      - 在髋关节发育不良的患者中，50 岁时发生骨性关节炎的为 43%[3]～50%[26]，而在 Perthes 病的患者中为 53%[15]。
- 使用改善髋臼节段血液供应和改善髋臼位置的技术可以改变骨性关节炎的自然病程。增加股骨头的覆盖面积、纠正内外方向上的移位和矫正髋臼骨块的前后倾是矫正髋关节力线不良的主要方法。

病史和体格检查

- 明确髋关节疼痛的病因是有困难的。髋关节外的因素和关节内的因素都会引起疼痛，这种疼痛可以表现在腹股沟区，或髋关节外侧、内侧，或大腿前方，或骨盆后方、臀部和腰背部。
- 髋关节关节内病变的病史可能是简单的一次急性扭伤或意外摔倒，也可能是隐匿开始的疼痛并在数月至数年内不断加重。许多重要症状患者可能无法清晰表达，但骨科医生必须去发现。
- 髋关节机械性异常可以表现为没有症状，也可以表现为疼痛、跛行、力量差，或感觉关节不稳定、弹响、关节交锁。
  - 关节炎引起的疼痛通常发生于下肢负重或一段时间制动后刚开始行走的头几步，疼痛通常位于腹股沟区域。
  - 外展肌疲劳引起的疼痛多位于髂后上棘或外展肌覆盖的区域，这种疼痛可以向膝关节方向放射。
    - 髋关节发育不良继发骨关节炎的早期阶段。
    - 由于股骨大转子过度生长引起的不平衡：股骨颈短缩和髋内翻，Legg-Calvé-Perthes 病。
  - 髋关节撞击引起的疼痛与肢体的活动和位置有关。
    - 会因为髋关节屈曲、内收、内旋而加重。
    - 往往在患者坐了很长时间后发生。
    - C 字征有诊断意义：患者会将示指放在髋关节前方，拇指放在大转子后方区域来指出其疼痛的部位。
  - 与髋臼边缘综合征[12]相关的急性疼痛表现为突然的腹股沟区域的锐痛，有强烈的髋关节不稳定或髋关节交锁的感觉。
  - 当关节不稳定时患者有关节不稳定的感觉。
  - 关节外弹响、关节交锁和关节内弹响是经常发生的症状。髋关节真性交锁是盂唇损伤的症状。关节无痛性弹响可以是因为髂腰肌肌腱在未覆盖的股骨头前缘滑动,多出现在髋关节发育不良的患者中。

- 体格检查包括对站姿、步态、肢体长度、肌力和关节活动度的评价,还包括一些特殊检查。
  - 合并关节内病变的患者站立时会表现出髋关节屈曲畸形和防痛步态,表现为站立期缩短和步长缩短。
  - 在髋臼发育不良的患者中,由于股骨颈前倾角增加,往往表现出髋关节内旋角度增加。
  - 如果内旋角度变小,髋关节往往已经出现继发性骨性关节炎。
  - Trendelenburg 试验阳性。
  - 特殊检查包括
    - 撞击试验:髋关节屈曲 90°、内收 15° 时内旋。这个动作可以使股骨颈前缘和髋臼前缘接触,这也是髋臼发育不良通常的应力集中部位。该试验阳性表明患者髋臼边缘综合征阳性,典型的疼痛是位于腹股沟区域。
    - 恐惧试验:髋关节过伸、外旋,在股骨头前方未覆盖的患者会出现髋关节不适和不稳定感觉。
    - 将髋关节从完全屈曲、外旋和外展位活动至伸直、内旋、内收位置,盂唇前外侧撕裂和髂腰肌型弹响髋患者会出现疼痛和弹响。
    - 髋关节滚动试验阳性很大程度上表明髋关节存在关节内病变。

影像学和其他诊断性检查

- X 线平片包括骨盆前后位、假斜位、标准侧位以及患髋外展位功能片(图 2)。
- 骨盆前后位摄片可以得到绝大多数的信息。
  - 患者站立位拍摄,以允许在负重位评估髋关节。
  - 骨盆必须无旋转,无倾斜。
  - 评估 Shenton 线(图 3),如果不连续表明存在继发于髋关节发育不良引起的半脱位。
  - 如果髋臼边缘存在骨折表示此处有应力集中。
  - 髋关节间隙大小可以用来评估关节软骨退变的程度。
  - 髋关节发育不良的程度可以通过以下测量来进行评估。
    - Wiberg 介绍的中心边缘角(CE 角)[26]:是股骨头中心点到髋臼外侧缘的连线与通过股骨头中心点垂线的夹角。又被称为外中心边缘角(LCE)。正常发育的髋关节中这个角度 >25°(图 3)。
    - Tonnis 角[14,21]:髋臼负重区的倾斜角。正常髋关节中,这个角度应该 <10°(图 3)。
    - 髋臼前后倾:观察髋臼的前缘和后缘,如果前缘跨

过后缘(在 X 线片上显示有交叉征),则髋臼存在后倾。

- 由 Lequesne 和 de Sèze[13] 提出的假斜位:患者站立,患髋靠着 X 线片盒,骨盆旋转至与片盒呈 65°,但同侧的足仍然与片盒平行。X 线球管对准股骨头垂直片盒进行曝光。
  - 这个位置的 X 线片可以用来评估股骨头前方的覆盖。俯倾角:测量股骨头中心点到髋臼前缘的连线与通过股骨头中心点垂线之间的夹角。这又被称为前中心边缘角。正常发育的髋关节中,这个角度一般 >25°。
- 外展功能位摄片需要髋关节置于最大外展的位置。
  - 这个片子可以用来模拟截骨需要纠正的角度。
  - 观察髋关节的对合、复位和覆盖情况。
- CT 扫描可以提供比平片更清晰的三维影像信息,来观察股骨头的覆盖情况。
  - 理想的位置是完全伸直并 15° 外旋髋关节。
- MRI
  - 磁共振成像可以帮助分析髋臼盂唇形态结构以及与异常应力相关的影像学特征。

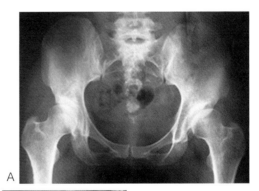

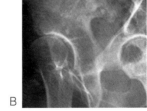

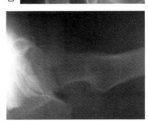

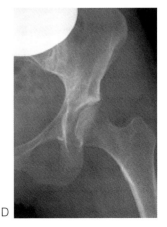

图 2　髋关节 X 线摄片。A. 前后位。B. 假斜位。C. 标准侧位。D. 功能位。

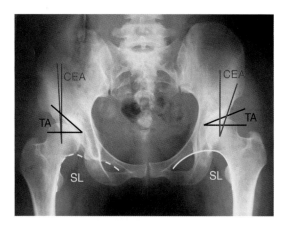

图 3　Shenton 线(SL),CE 角(CEA),髋臼负重区倾斜角(TA)。

- 过度增生、发育不良
- 退行性改变
- 撕裂
- 通过术前的影像资料可以发现是否存在软骨缺失、盂唇损伤和囊性改变。
- 发现这些病理改变十分有用,它可以提醒术者在术中定位和明确病变的特性并在术中给予相应处理。

手术治疗

- 髋臼周围截骨术(PAO)的适应证:
  - 有症状的严重髋臼发育不良 (Severin 分级的 Ⅳ 级或 V 级)。
  - 由于髋臼后倾导致的症状性股骨髋臼撞击综合征。
  - 轻度的或没有继发骨性关节炎[20]。
  - 年轻、健康的患者。
  - 髋关节形合度充分。
  - 髋关节有充分的屈曲(100°)和外展(30°)。
- 髋臼周围截骨术(PAO)禁忌证:
  - 中度以上的继发性骨关节炎(Ⅱ级或Ⅲ级)。
  - 老年人。
  - 髋关节变形严重。
  - 肥胖。

- 严重的髋关节活动受限(髋关节屈曲活动＜100°、外展＜30°,如果同时计划行股骨近端手术来处理股骨髋臼撞击,可以适当放宽手术指征)。
  - 针对髋臼旋转截骨:CE 角＜40°；髋臼顶倾斜角＞60°；股骨头畸形不可能被纠正。
- 存在严重的合并症。
- 患者依从性差。

术前计划

- 详细询问病史和仔细的体格检查:
  - 需记录髋关节疼痛的位置、特性及和活动的关系。
  - 步态、下肢长度和髋关节的活动范围需要被记录。
  - 术前作适当的内科和麻醉评估。
  - 术前记录血管、神经状况。
- 影像学检查:
  - 骨盆前后位摄片。
  - 标准侧位片:Dunn 位,45°位和 90°位。
  - 假斜位片:Lequesne 和 de Sèze 位。
  - 髋关节外展内旋功能位片能提示可矫正的程度。

体位

Bernese 髋臼周围截骨术

- 患者仰卧位于可透视手术床上。
- 足部的阻挡板固定于手术床上,当髋关节屈曲时用来固定足的位置。
- 同侧的上肢放置于胸前。
- 消毒和铺巾的范围要包括从髂嵴上方到足,能显露半个骨盆的范围。
- 如果有需要,可以在同侧肢体使用神经功能监测器,用弹力绑带固定。

入路

- Bernese 髋臼周围截骨术手术入路选用改良的 Smith-Petersen 切口,前方直切口结合了髂股和髂腹股沟入路,保留了臀中肌在髂翼上的止点。

Bernese 髋臼周围截骨术

切口、分离和髂棘截骨

- Bernese 髋臼周围截骨使用改良的 Smith-Petersen 切口,从髂前上棘近端 3cm 到远端 10cm 轻度向内侧弧的切口(技术图 1A)。
- 分别向内侧和外侧分离皮瓣,辨认阔筋膜张肌肌腹表

面的筋膜。
- 切开阔筋膜张肌和缝匠肌之间间隙的筋膜,沿此间隙进行分离。注意保护缝匠肌筋膜内的股外侧皮神经。
- 从髂嵴向内推开腹外斜肌腱膜。
- 从髂前上棘近端约 15mm 的髂嵴处进行截骨,注意保

护缝匠肌和腹股沟韧带止点(技术图1B)。
- 在截骨部位的近端,髂翼内侧缘的骨膜连带髂肌从骨面上被剥离并向内拉开。
- 横行切断股直肌的联合肌腱,并向远侧翻转,保留部分在髂前下棘上的腱性部分残端,便于后面的缝合。
- 通过分离髂小肌的肌纤维暴露髋关节前方关节囊和腰肌肌腱之间的平面。
- 显露前方和内下方的髋关节囊,屈髋有助于显露。

坐骨截骨

- 顺着关节囊向后,用组织剪分离髋臼下沟并辨明其边界,后方触摸到坐骨前缘。
  - 上方为髋关节囊
  - 内侧为闭孔
  - 外侧为坐骨胫骨肌的起点
- 使用组织剪有利于保护1.27cm弧形(或角形)叉形骨刀进入的通道。
- 使用C臂机在前后位和45°斜位确认骨刀的位置位于髋臼下沟。
- 髋臼下截骨从紧邻髋臼唇下方开始,截骨方向朝向坐骨棘中部。
- 在同一前后位平面上,骨刀应遵循如下步骤进行截骨。
  - 通过内侧皮质最远至后方皮质前方1cm。
  - 通过坐骨的中心区域。
  - 外侧骨皮质最薄,在外侧皮质上凿进不要>20mm(技术图2),髋关节外展可以减少在这一截骨步骤中坐骨神经损伤的风险。

耻骨、髂骨和后柱截骨

- 髋关节屈曲、内收位暴露耻骨
- 沿耻骨上支走向切开骨膜,使用一对窄的拉钩置于耻骨上支前后方向前后拉开,暴露耻骨上支,保护闭孔神经。另使用一把把形拉钩置于髂耻隆起最内侧部的内侧至少1cm处,向内侧拉开髂腰肌和股神经血管束。
- 耻骨截骨从前上方和外侧到后下方和内侧,避免在游离骨块中形成刺状骨结构(技术图3A)。紧贴把形拉钩的外侧,使用小的摆锯或磨钻在前上方皮质开始截骨操作。
  - 使用直形或角形骨刀完成耻骨后下方皮质的离断。
  - 截骨部位周围的骨膜必须完全游离,以便于畸形矫正。
- 为了进行髂骨截骨,骨盆内侧壁和四周区域需要进行骨膜下剥离,坐骨切迹处放置一把大的Hohmann拉钩。
  - 在髂骨的外侧壁作小部分骨膜剥离,插入一把钝头的拉钩,用来在进行髂骨截骨时保护外展肌。
  - 使用高速磨钻在骨盆环的上外方1cm处钻孔。
  - 使用摆锯从髂骨内侧开始向外侧作髂骨截骨,截骨时注意外展下肢(技术图3B)。
- 对于后柱截骨,髋臼后柱需沿着真骨盆的内侧面向坐骨棘插入直形Cobra拉钩来进行暴露。
  - 在C臂机监视下,使用直形骨刀和髂骨截骨线成

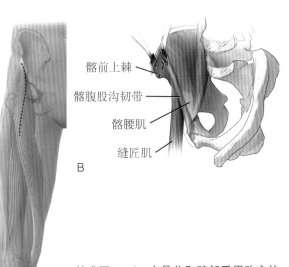

技术图1 A. 在骨盆和髋部采用改良的Smith-Petersen切口。B. 髂前上棘截骨保留了缝匠肌和腹股沟韧带的止点。

（图中标注：髂前上棘、髂腹股沟韧带、髂腰肌、缝匠肌）

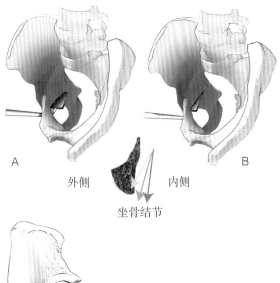

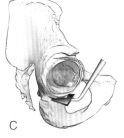

技术图2 坐骨不完全截骨应该通过3个步骤:A. 通过坐骨内侧皮质。B. 在坐骨中部。C. 在坐骨外侧皮质。

（图中标注：外侧、内侧、坐骨结节）

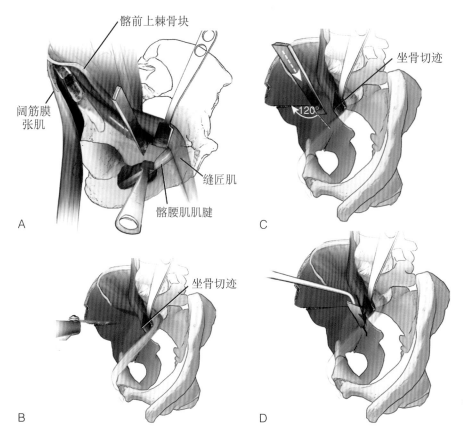

髂前上棘骨块

阔筋膜
张肌

缝匠肌

髂腰肌肌腱

坐骨切迹

坐骨切迹

A

B

C

D

技术图3 A. 耻骨支截骨。B. 髂骨截骨从髂前上棘开始向坐骨切迹进行截骨，止于骨盆环外上方1cm处。C. 后柱截骨和髂骨截骨面呈120°向下，截骨的方向可以采用45°髂翼斜位透视下确认。D. 使用45°角形骨刀完成后柱截骨。

120°进行内侧面截骨(技术图3C)。

- 然后直形骨刀向下延伸5～6cm或使用角形骨刀由内向外通过三到四步来完成截骨(技术图3D)。

游离截骨块和矫形

- 在髋臼上方区域植入1枚Schanz钉，评估截骨块的活动度(技术图4)。
- 如果不能完全活动骨块，需要重新检查以下3个部位：
  - 耻骨区域是否存在骨膜包绕。
  - 在120°转角处的后方骨皮质是否断开。
  - 髋臼下方截骨区域。
- 在髂骨截骨部位使用持骨钳可以起到辅助Schanz钉旋转截骨块的作用。
- 这时截骨块可以在任何平面上被调整，直到位置满意为止。
- 检查耻骨上支，将髋臼截骨块向前外侧倾斜，以确认其已能被完全游离。
- 髋臼需要被放置在内旋和向下倾斜的位置。
- 髋臼截骨块的移位应该遵循以下原则：
  - 髋臼内移，这需要一个由外向内的直接压力，注意保持正确的前倾角度。

- 髋臼上移，是为了获得截骨块和宿主骨之间良好的接触，并减少由于纠正了髋脱位而导致的肢体延长。

固定

- 临时固定可以采用3～4枚2.5mm克氏针。以耻骨联合为中心进行骨盆前后位X摄片来确认髋臼位置是否纠正理想。在闭孔对称和骨盆水平的情况下，耻骨

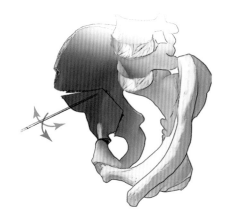

技术图4 髋臼截骨块中打入1枚Schanz钉，用来矫正截骨块的位置。

联合与骶髂关节应当在一条线上。

- 同时,打开关节囊,评估盂唇和股骨头颈部连接部是否完整。
  - 严重的、不稳定的盂唇撕裂需要用带缝线锚钉修复。
  - 对退变性盂唇撕裂进行切除。
  - 股骨头-颈偏心距不足在髋关节发育不良的患者中很常见,这也是导致股骨-髋臼撞击的原因之一。此时需要使用弧形骨刀和磨钻进行骨成形。
- 在前后位的 X 线片上,外侧 CE 角、髋臼腹倾角、髋关节中心点的内移程度、泪滴的位置和髋臼的前倾角度都需要被评估。
  - 轻度的纠正不足优于过度纠正。
- 最后的固定需要使用 3~4 枚 4.5mm 皮质骨螺钉(技术图 5)。
  - 1 枚螺钉要打入髋臼截骨块的前外侧,作为"阻挡螺钉"。
  - 另外 2~3 枚螺钉依次靠近内侧打入。
  - 使用 C 臂机透视,确认螺钉髋臼复位满意,内固定物位置满意。
- 活动髋关节以排除存在继发性股骨-髋臼撞击和不稳定。

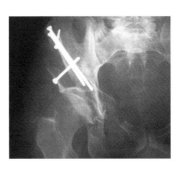

技术图 5　使用 3 枚 4.5mm 螺钉对髋臼截骨块进行可靠固定,并使用 1 枚 3.5mm 螺钉固定髂前上棘。

- 髋关节屈曲必须>90°。
- 在髋关节伸直位、外展位和外旋位评估髋关节的稳定性。

关闭伤口

- 使用摆锯将髋臼前方突起的骨块修整齐,锯下来的骨块可以填塞在髂骨缝内。
- 使用可吸收线修复前方髋关节囊。
- 股直肌肌腱起点处用不可吸收线修复。
- 使用小的螺钉或不可吸收线将髂前上棘的骨块固定在髂骨上。
- 在深层和浅层各放置一个负压吸引,常规关闭伤口。

要点与失误防范

通过髂前上棘截骨的手术入路需要有良好的骨质质量 将股外侧皮神经与缝匠肌一起向内侧牵拉可以更好地保护该神经	● 耻骨支周围连续的骨膜组织可以防止髋臼截骨块完全游离
在作耻骨支骨膜下剥离时需要保护闭孔神经 耻骨截骨时注意截骨部位必须在髂耻粗隆内侧	● 有时透视影像会导致不理想的复位 ● 耻骨、坐骨和后柱的截骨有时会累及髋关节
骨折块需要有足够的活动度,如果活动度缺乏可能是因为截骨不完全 患者必须置于一个很好的体位来获得骨盆前位 X 线片	● 横向截断后柱会导致不稳定 ● 髋臼截骨块后倾或髋臼前移会导致髋臼后壁缺失,并可能会加重股骨髋臼撞击
如果在手术过程中损伤股外侧皮神经,最好还是进行断端切除,因为该神经会在愈合的过程中产生并发症 在进行髂骨截骨时,使用摆锯可以减少意外骨折的发生	● 使用 Schanz 钉暴力活动髋臼截骨块有时会导致钉松动 ● 术后疼痛控制不力会造成生理和心理的不良后果
髋关节屈曲内收可以保护前内侧血管组织(例如股动脉、闭孔动脉和臀上动脉)。髋关节伸直可以保护坐骨神经 从髂前上棘松解股直肌直头可以降低股神经损伤的风险 应该通过髋臼截骨块内移来完成髋关节旋转中心的重建	● 过度的剥离会增加异位骨化的风险

术后处理

- 疼痛管理。
  - 使用软的支具将髋关节固定在中立位。
  - 疼痛管理应当与围手术期治疗方案相适应。
  - 多模式镇痛包括区域性神经阻滞、非甾体抗炎药物、其他周围和中枢性镇痛药物[19]。
  - 使用疼痛度量尺或视觉模拟评分法在出院前的 5～6 天评估疼痛情况。
- 引流管在 48 小时内拔除。
- 常规进行下肢静脉血栓预防。
  - 药物预防
    - 在住院期间使用低分子量肝素。
  - 机械方法预防
    - 小腿间歇性充气加压装置[7]。
- 异位骨化的预防(可选择性)
  - 在髋关节周围软组织得到良好保护的情况下不一定必须采取预防措施。
  - 如果存在危险因素,使用吲哚美辛 25mg,每日 3 次。
- 物理治疗
  - 应当尽可能简单,更多的是强调功能的恢复,而不光是力量和关节活动度。
  - 术后第 3 天,患者可以离床。
  - 使用双拐,患肢部分负重(10kg)。
  - 主动活动需要在 6 周以后,以防危及肌肉止点缝合牢固性。
  - 12 周后可以进行抗阻力训练。
  - 术后 8～10 周,允许借助手杖行走,直到外展肌肌力足以稳定髋关节后才可以不使用手杖[9]。
- 回访
  - 在手术后即刻、术后 6 周和 12 周,都需要进行 X 线摄片。

结果

- 通常术后能够缓解疼痛和跛行,但是缓解的程度与术前骨关节炎的严重程度有关系[23]。
- 虽然各种术式在调整髋臼位置上效果类似,但通过 Bernese 截骨很容易使髋关节旋转中心内移。
- 对于股骨头呈球形、髋臼也呈球形但发育不良的患者,通过髋臼截骨手术有望获得永久的疼痛缓解和防止骨关节炎的发生[16]。

并发症

- 并发症可以被分为轻微、中度和严重[4]。
  - 轻微并发症无需治疗。
    - 耻骨骨不连。
    - 股外侧皮神经支配区感觉减退。
    - 无症状的异位骨化。
  - 中度并发症
    - 轻微的切口并发症。
    - 轻微的全身并发症。
    - 腓总神经麻痹。
    - 不需要治疗的骨折。
  - 严重并发症
    - 永久性不可修复的神经损伤。
    - 大出血。
    - 交感神经性肌萎缩。
    - 内固定失败。
    - 深静脉血栓。
    - 深部感染。
- 并发症的发生和严重程度通常与医生的学习曲线有关。
- 手术过程中某些特定的手术步骤与手术技术性并发症相关。
  - 手术切口
    - 神经损伤:股外侧皮神经损伤最为常见(30%的发生率)。
    - 髋臼骨坏死:臀上动脉下支和臀下动脉髋臼支损伤。
    - 既往有手术史会增加并发症发生的风险。
  - 截骨
    - 截骨累及关节内。
      坐骨:通常发生在股骨头向外上方脱位患者中。
      后上方部位:截骨过于垂直或髂骨延伸截骨不足。
    - 后柱不连续。
    - 发生坐骨神经损伤。
      坐骨支截骨时。
      后柱截骨时。
  - 髋臼截骨块位置
    - 矫正不足。
      复发性半脱位。
    - 过度矫正。
      复发性半脱位。
      外置:髋臼外侧缘应力性骨折。
      过度内移:进行性髋臼内移。
      髋臼后倾:撞击。
  - 截骨块固定
    - 骨不连。
      耻骨:比较常见,不需要治疗。必须在关闭切口前排除髂腰肌嵌入断端。
      坐骨:临床症状不确定,可能需要进行植骨。

髋臼上方位置:骨不连少见,如果发生需要治疗。
- 髋臼截骨块移位。
- 可以使用 3.5mm 螺钉替代 4.5mm 螺钉来防止螺钉头突出于皮下。
- 患者依从性差。
- 缺乏康复指导。
- 改变术后常规。

$\qquad$(邵俊杰　译,王俏杰　审校)

● 术后处理

参考文献

1. Beck M, Kalhor M, Leunig M, et al. Hip morphology influences the pattern of damage to the acetabular cartilage: femoroacetabular impingement as a cause of early osteoarthritis of the hip. J Bone Joint Surg Br 2005;87:1012–1018.

2. Beck M, Leunig M, Parvizi J, et al. Anterior femoroacetabular impingement: part II. Midterm results of surgical treatment. Clin Orthop Relat Res 2004;418:67–73.

3. Cooperman DR, Wallensten R, Stulberg SD. Acetabular dysplasia in the adult. Clin Orthop Relat Res 1983;175:79–85.

4. Davey JP, Santore RF. Complications of periacetabular osteotomy. Clin Orthop Relat Res 1999;363:33–37.

5. Eisele R, Kinzl L, Koelsch T. Rapid-inflation intermittent pneumatic compression for prevention of deep venous thrombosis. J Bone Joint Surg Am 2007;89:1050–1056.

6. Eppright RH. Dial osteotomy of the acetabulum in the treatment of dysplasia of the hip. J Bone Joint Surg Am 1975;57:1172.

7. Ezoe M, Naito M, Inoue T. The prevalence of acetabular retroversion among various disorders of the hip. J Bone Joint Surg Am 2006;88:372–379.

8. Ganz R, Klaue K, Vinh TS, et al. A new periacetabular osteotomy for the treatment of hip dysplasias: technique and preliminary results. Clin Orthop Relat Res 1988;232:26–36.

9. Ganz R, Klaue K, Vinh TS, et al. A new periacetabular osteotomy for the treatment of hip dysplasias: technique and preliminary results. Clin Orthop Relat Res 2004;418:3–8.

10. Harris WH. Etiology of osteoarthritis of the hip. Clin Orthop Relat Res 1986;213:20–33.

11. Hussell JG, Rodriguez JA, Ganz R. Technical complications of the Bernese periacetabular osteotomy. Clin Orthop Relat Res 1999;363:81–92.

12. Klaue K, Durnin CW, Ganz R. The acetabular rim syndrome: a clinical presentation of dysplasia of the hip. J Bone Joint Surg Br 1991;73B:423–429.

13. Lequesne M, de Seze S. Le faux profile du bassin: nouvelle incidence radiographique pour lietude de la hanche: son utilite dans les dysplasies et les différentes coxopathies. Rev Rhum Mal Osteoartic 1961;28:643–644.

14. Massie WK, Howorth MB. Congenital dislocation of the hip: method of grading results. J Bone Joint Surg Am 1950;31A:519–531.

15. McAndrew MP, Weinstein SL. A long-term follow-up of Legg-Calve-Perthes disease. J Bone Joint Surg Am 1984;66A:860–869.

16. Millis MB. Reconstructive osteotomies of the pelvis for the correction of acetabular dysplasia. In Sledge CB, ed. Master Techniques in Orthopaedic Surgery: The Hip. Philadelphia: Lippincott-Raven Publishers, 1998;157–182.

17. Murphy SB, Ganz R, Müller ME. The prognosis of untreated hip dysplasia: Factors predicting outcome. J Bone Joint Surg Am 1995;77A:985–989.

18. Ninomiya S, Tagawa H. Rotational acetabular osteotomy for the dysplastic hip. J Bone Joint Surg Am 1984;66A:430–436.

19. Reuben SS, Buvanendran A. Preventing the development of chronic pain after orthopaedic surgery with preventive multimodal analgesic techniques. J Bone Joint Surg Am 2007;89:1343–1358.

20. Siebenrock KA, Schoeniger R, Ganz R. Anterior femoro-acetabular impingement due to acetabular retroversion: treatment with periacetabular osteotomy. J Bone Joint Surg Am 2003;85A:278–286.

21. Tonnis D. Normal values of the hip joint for the evaluation of x-rays in children and adults. Clin Orthop 1976;119:39–47.

22. Tonnis D, Heinecke A. Acetabular and femoral anteversion: relationship with osteoarthritis of the hip. J Bone Joint Surg Am 1999;81:1747–1770.

23. Trousdale RT, Ekkernkamp A, Ganz R, et al. Periacetabular and intertrochanteric osteotomy for the treatment of osteoarthrosis in dysplastic hips. J Bone Joint Surg Am 1995;77A:73–85.

24. Wagner H. Experiences with spherical acetabular osteotomy for the correction of the dysplastic acetabulum. In: Weil UH, ed. Acetabular Dysplasia: Skeletal Dysplasia in Childhood, vol 2. New York: Springer, 1978;131–145.

25. Wagner H. Osteotomies for Congenital Hip Dislocation. St. Louis: CV Mosby, 1976;45–65.

26. Wiberg G. Studies on dysplastic acetabula and congenital subluxation of the hip joint. With special reference to the complication of osteoarthritis.Acta Chir Scand 1939;83(Suppl 58).

第 14 章

股骨截骨
Femoral Osteotomy

Philipp Henle, Moritz Tannast, and Klaus A. Siebenrock

定 义

- 本章主要介绍采用转子间内翻截骨改善股骨头的覆盖度及髋关节的匹配度。该手术的适应证主要包括：
  - 股骨头外侧完整的骨骺轻度发育不良。
  - 股骨头局限性坏死或剥脱性骨软骨炎。
  - 股骨头外翻，尤其是股骨头凹位于髋关节承重区。
  - 发育性髋关节发育不良，与骨盆截骨联合施行以获得更好的关节匹配度。
  - 创伤后关节不匹配。
- 手术能否成功的关键在于关节的不匹配是否有可能得到改善。
- 同样的手术技术能用于纠正股骨近端的外展、屈伸和过伸畸形以及各种联合畸形。

解 剖

- 髋关节是坚强且稳定的多轴球窝关节。站立时，上半身的所有重量通过髋关节传递至下肢。
- 由于髋臼的纤维软骨盂唇加深了髋臼的深度，超过 1/2 的股骨头被髋臼包裹。
- 股骨头表面除股骨头凹以外均有关节软骨覆盖。
- 髋臼中央及下部的髋臼窝不参与应力的传导。
- 股骨头血运主要来自于旋股动脉，尤其是旋股内侧动脉，在此区域手术时应特别注意。

发病机制

- 多种病理改变能影响髋关节的匹配度。其中最重要的几点已经在前文中列举。
- 髋关节不匹配会导致承重区缩小，使得剩余关节表面的负重增加。

自然病程

- 如果关节负重超过了关节软骨的极限，关节病变就会开始发生。如果不治疗，将不可避免地出现髋关节的破坏。
- 由于全髋置换不可替代的优势，当前治疗严重关节退变的方法主要是全髋置换。

病史和体格检查

- 为了评估症状的持续性及严重性，必须收集完整的病史，包括儿童期的疾病，如发育性髋关节发育不良、

Perthes 病、股骨头骨骺滑脱。
- 髋部的一般检查包括主动和被动活动度、步态分析、双下肢长度比较。
- 特殊的体格检查方法包括：
  - 前方撞击试验。如果被动活动引起腹股沟疼痛即为阳性，与髋臼前壁发生股骨髋臼撞击综合征或者髋臼盂唇撕裂相关。
  - 恐惧试验。如果患者抱怨有关节将要发生脱位的感觉即为阳性，提示股骨头覆盖度不足。

影像学和其他诊断性检查

- 骨盆正位片可以评判股骨头或股骨颈的病理学形态。患者髋部处于轻度内旋位，代偿股骨前倾。
  - 其他有用的投射位包括①轴位；②假斜位作为股骨头和股骨颈的真实侧位；③髋臼前上内侧缘切线斜位(图 1，图 2)。
- 极度外展下的髋部正位片对决定理想的矫正角度非常有效。
  - 该投射位模拟术后股骨头的位置及预期的关节匹配度。
- 也可选择骨盆 MRI 和 CT，可用于发现髋臼盂唇或软骨的伴随损伤，股骨头坏死的范围和分期。

手术治疗

术前计划

- 术前绘图是必需的。术前绘图应当使术者能根据术中可以辨明的参考点来决定截骨的水平和部位，内植物的进针点和进针方向。
- 因为术前绘图是手术的关键步骤之一，因此会在技术章节中详细描述。

体位

- 取对侧卧位，这样能毫无阻碍地到达手术区域并能自由活动患肢(图 3)。
- 推荐采用术中透视。所以，手术需用透光手术床。在消毒铺巾前必须检查 C 臂机和影像增强器的位置。

入路

- 标准手术入路采用外侧直切口，L 形切断股外侧肌，增加外展肌群内侧的间隙。
- 也可采用经臀肌入路，能更好地暴露前方关节囊，但如果要进行大转子截骨则不推荐采用该入路。

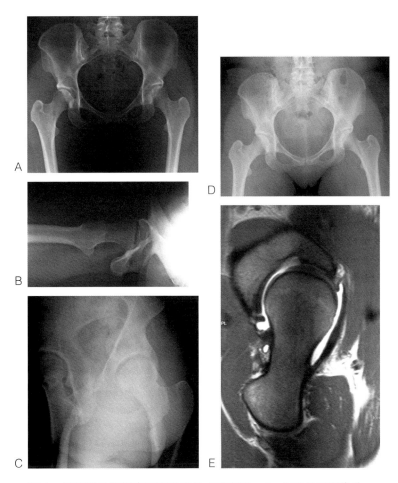

图 1 轻度髋关节发育不良患者的术前影像。A. 标准骨盆正位片。
B. 轴位片。C. 假斜位片。D. 极度外展下的髋部正位片可用于决定
纠正角度并且模拟股骨头的预期位置和覆盖度。E. 髋部 MRI 可提供
髋臼盂唇或软骨的伴随损伤、股骨头坏死情况等信息。

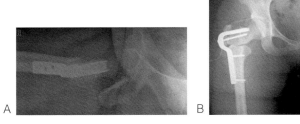

图 2 A、B. 右髋内翻截骨矫形术后片。该患者同时进行了股骨大转子向
远端转位。

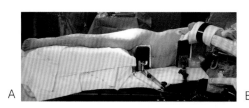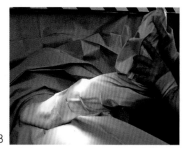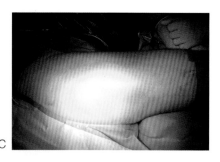

图 3 A. 患者取侧卧位,用支架及侧卧垫固定身体。双腿之间放置泡沫枕。B. 患肢单独消毒铺巾,用无菌袋包裹,允许髋关节自由活动。C. 以大转子为中心消毒铺巾后的手术野。

术前绘图

- 根据 X 线片在绘图纸上勾勒出股骨和骨盆外形。当然,也可以在电脑上通过 PACS 系统在数字图像上直接进行术前计划。
- 绘图需注意以下几点(技术图 1):
  - 标注无名结节,作为术中的外侧参考点。
  - 与股骨轴线垂直画出预计的截骨位置。截骨的平面对准小转子的近侧端。
  - 测量截骨平面与无名结节的距离。
  - 在致密骨小梁内确定角钢板刃板的最佳放置点。
  - 根据上面确定的点和相对于截骨平面的预期矫正角度,现在可以确定角钢板刃板在股骨头颈内的位置。

- 角钢板刃板的延长线与外侧皮质的交叉点即为刃板的开口点。测量开口点与无名结节的距离,并在术中指导定位。
- 当转子间截骨角度>25°时推荐联合应用转子截骨。
  - 截骨后的转子的厚度至少需要 10mm,楔形截骨块的角度应当与截骨矫形的角度相同,以使转子骨块能精确对合。
- 当按计划实施手术时,必须记住平片是正常解剖的放大。
  - 所以,所有测量好的距离(角度除外)必须减小大约10%。

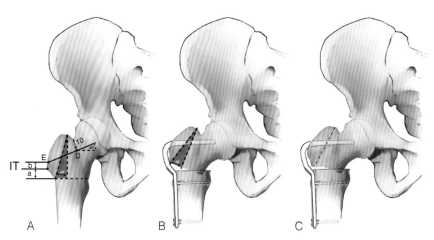

技术图 1 A. 根据无名结节(IT)、骨小梁致密点(D)及角钢板刃板的位置和需要矫正的角度(α)来决定截骨水平和进钉位点(E)。灰色区域代表可选择的转子截骨位置,仅仅当矫正角度>25°时才推荐使用。B. 不作转子截骨,转子间内翻截骨后钢板的最终位置。C. 联合转子截骨后钢板的最终位置。

手术入路

- 以大转子作为解剖标志作切口。
- 以大转子为中心,作长 20～30cm 的切口,起自大转子近端 3～4cm(技术图 2)。
- 纵行切开皮下组织、阔筋膜、转子滑囊,暴露臀中肌的止点和股外侧肌起始部。
  - 为方便暴露,可外展大腿以放松阔筋膜。
- 如果切口太偏前,可能会切断阔筋膜张肌。如果切口

太偏后,臀大肌近端可能被错误地分离。
- 在股外侧肌起始部作 L 形切断,增加外展肌群内侧的间隙。
  - 用刀片和宽的骨膜剥离器从后侧边缘剥离肌肉,直到整个股骨外侧面完全暴露。
- 向前牵开剥离的肌肉,暴露股骨外侧,远端暴露到第 1 支穿支动脉处,该动脉常位于无名结节远端 8～

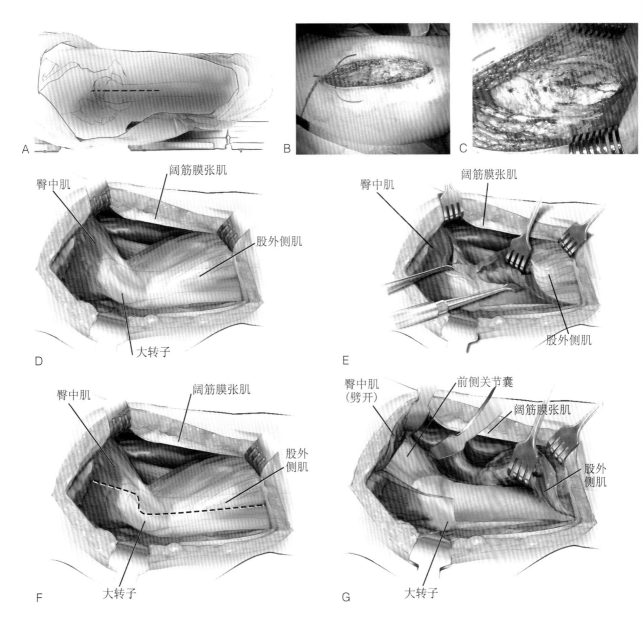

技术图 2 手术入路。A. 皮肤切口以大转子为中心,起自大转子尖近端 3～4cm,沿股骨轴线至远端,长 20～30cm。B. 术中观察切口。大转子作为解剖标志标出。C. 沿股骨轴线切开筋膜。D. 牵开阔筋膜,暴露大转子。E. L 形分离股外侧肌起始部。F. 经臀肌入路作为备选入路。G. 该入路能更好地暴露前关节囊。

10cm,将其结扎。
- 经臀肌入路可作为备选方案。
  - 分离臀中肌前部和臀小肌前侧止点,向下延续至股外侧肌。
  - 在两块肌肉之间作向后方向的阶梯状切断,保持两块臀肌与股外侧肌之间的连续性。
- 切开臀中肌时注意保护支配阔筋膜张肌的神经分支,它从臀中肌止点近端3~5cm处穿过。
- 经臀肌入路可以更好地暴露前关节囊,但当计划采用转子截骨时,不推荐用该入路。

角钢板刃板通道的建立

- 沿股骨颈方向切开前关节囊,暴露股骨颈和髋臼盂唇(技术图3)。
  - 该入路不会影响股骨头的血供。
- 为了方便关节囊切开以及股骨头和股骨颈的暴露,最多可以插入3把Hohmann拉钩(8mm),在髋关节轻度屈曲的情况下将拉钩置于盂唇近端的髋臼边缘。
- 在大腿外旋的情况下,此时应能直视下评估股骨前倾,并观察股骨头表面的关节软骨。
- 以无名结节作为参照点,在术前绘图中确定的开口点水平,开一大小为15mm×5mm的皮质骨窗。
  - 该骨窗几乎完全位于侧位上大转子二等分线的前方。
  - 最好用解剖刀或骨刀预先作骨窗的标记。
- 接下来用四角定位测量板来测量刃板插入的方向,并以在骨窗近端插入大转子的1枚克氏针作为标记,术前绘图时也对这一插入方向进行过测定。
- 沿股骨颈方向置入另外1枚克氏针,插至股骨头,显示股骨颈的前倾角。
  - 测量不能太接近于股外侧肌的起始部,因为股骨直径在远端2~3cm处明显减小。
- 根据2枚克氏针决定的方向在骨窗中插入U形骨凿。
  - 建议只有当骨凿在骨窗中获得一定的把持力后再进一步将其凿入。
  - 从各个方向检查骨凿的位置,必要时进行调整。
  - 骨凿进入股骨颈和股骨头的方向需要不断调整控制,直至达到理想的深度(通常为50~60mm)。
- 进行截骨前,轻轻撤回骨凿,以方便移开。

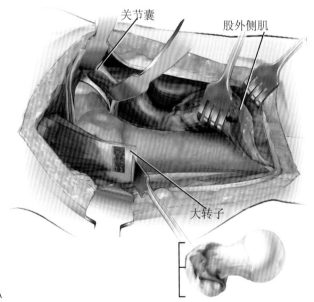

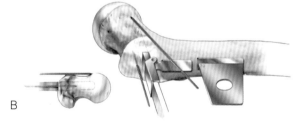

技术图3 角钢板刃板通道的建立。A. 沿股骨颈切开前侧关节囊。看清股骨颈的前倾角度后于刃板开口处开一皮质骨窗。B. 打入2枚克氏针显示预计的刃板方向,沿着该方向在骨窗内插入骨凿。

截骨

- 根据术前绘图，由相对于无名结节的距离确定截骨平面。
  - 精确的绘图可以让术者在术中不用触摸小转子就能确定截骨平面。
- 股骨前后方向置入 2 枚克氏针，1 枚位于截骨部位的近端，另 1 枚位于远端，以允许随后的旋转重建（技术图 4）。
- 在不断冲洗的情况下，沿与股骨长轴垂直的方向截骨。
  - 周围的软组织，尤其是后方，必须用钝性拉钩保护。

- 旋股内侧动脉在小转子近端 15mm 处靠近骨面，容易受损。
- 联合应用转子截骨时，可能切断来自髂内动脉的动脉吻合支，有可能会导致股骨头坏死。
  - 因此推荐先截断前方皮质，再处理后方皮质。
- 插入宽的骨凿(20mm)撑开截骨间隙。
  - 用骨凿与患者下肢作为杠杆沿相反方向撬动骨块。
- 必须避免操作插入股骨颈的骨凿，防止其松动。

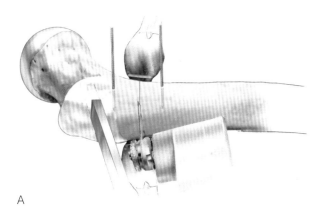
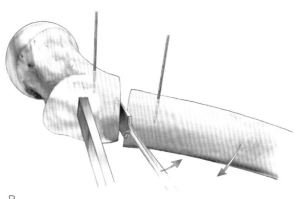

A   B

技术图 4 截骨。A. 在截骨部位近端和远端平行置入 2 枚克氏针控制旋转后，在充分保护软组织的情况下进行截骨。B. 插入宽的骨凿撑开截骨间隙。用骨凿和患者下肢作为杠杆沿相反方向撬动骨块。

插入刃板

- 在骨凿取出之前，角钢板必须已经安装到插入器上准备就绪，刃板和插入器必须对线一致。

- 起始的 2～3cm，刃板可以通过手动来反复用力推进（技术图 5）。

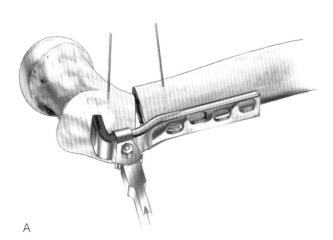
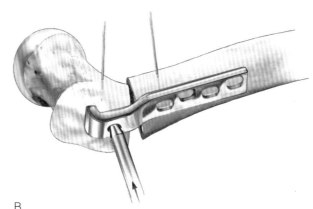

A   B

技术图 5 A. 将刃板插入由骨凿开出的隧道内。B. 最后的 10mm 需要用打击器将刃板打入股骨颈内。

- 只要接骨板顺着隧道推进,就应该不会遇到明显的阻力。
- 如果明显超过了刃板插入所需的力量,应取出钢板,重新插入骨凿,检查方向,然后重新插入钢板。
- 确认了刃板的方向后才允许用锤子敲击。否则,刃板可能进入一个错误的位置或穿透股骨颈皮质。
- 在刃板插入过程中,应避免钢板与软组织或股骨干接触,因为这可能改变刃板的方向。

- 避免此类接触的最好方法是将大腿置于内收位,直到刃板的 3/4 已顺利插入。
- 当钢板的转角处与骨面的距离<1cm 时,移除插入器,改用打击器将钢板进一步打入,直到与骨面接触。
- 如果进行了转子截骨,则转子骨块通过预先开好的骨窗旋至刃板上,然后将刃板连同转子骨块一起推入股骨颈。
  - 必须注意保护转子骨块,避免其发生劈裂。

矫形与安装钢板

- 活动下肢,调整钢板与股骨干外侧皮质之间的距离,使其达到预期的位置。重建旋转力线时,可参考先前插入的 2 枚克氏针。
- 钢板位置确定后,可用复位钳(Verbrugge 钳)固定钢板与骨块(技术图 6)。
- 有 3 种方法固定远端骨块:
  - 骨块间不加压。
  - 通过滑动孔进行骨块间加压。
  - 通过钢板加压器进行骨块间加压。
- 加压力量的大小由稳定性程度和术者的习惯决定。
- 使用钢板加压器时,加压要慎重,因为过度的加压会使矫正丢失,尤其是在骨质疏松的病例中。
- 如果不做转子截骨,推荐采用滑动孔加压。

- 如果需要进一步的稳定性,可于近端骨块处打入 1 枚螺钉。
- 在螺钉旋紧时,必须仔细观察骨块的旋转力线。
  - 当钢板仅有后缘与骨面接触时,可能会出现外旋畸形。
- 在第 1 枚螺钉旋紧后且复位钳未松开时检查稳定性。
  - 全范围活动髋部,尤其是屈髋 90°时的旋转。
- 如果证实固定稳定,则继续打入第 2 枚螺钉。
- 如果骨的质量良好,2 枚双皮质骨螺钉就已足够。
- 在进行过转子截骨的病例中,可将截除的楔形骨块填入两主要骨块之间的外侧间隙中。
  - 推荐使用钢板加压器,因其可降低外翻畸形复发的风险。

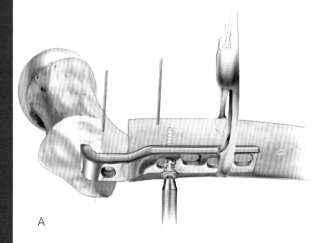
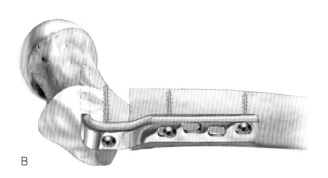

A　　　　　　　　　　　　　　　　　　　B

技术图 6　矫形与安装钢板。A. 达到预期的矫正效果且钢板与股骨外侧完全接触后,用复位钳固定钢板,打入第 1 枚螺钉。B. 如果骨的质量良好,远端 2 枚螺钉就已足够。如果骨质量降低,可在钢板转角处向近端骨块打入另 1 枚螺钉以改善稳定性。

要点与失误防范

禁忌证	● *严重的骨质疏松* ● *严重的骨性关节炎伴边缘骨赘* ● *挛缩或严重的活动范围丢失* ● *炎症性关节炎*
矫正不满意或超出预期的下肢不等长	● *精确的术前计划是必需的* ● *术中用影像增强器检查矫正的角度和下肢长度的改变* ● *如果矫正角度与术前计划有偏差,应重新安放骨凿*
刃板放置不稳定或切出	● *避免刃板松动的最好办法是一次性准确置入骨凿和刃板* ● *在极少数意外情况下,可以考虑使用骨水泥来增强刃板的固定强度*
错误的刃板长度	● *如果刃板太短,近端骨块的稳定性降低,可能会导致股骨头和股骨颈的倾斜* ● *如果刃板太长,容易穿透股骨头* ● *如果术中或术后摄片显示所使用的刃板长度不合适,则必须更换*
危及股骨头血供	● *必须使用影像增强器透视来确认刃板的正确放置* ● *如果刃板的位置太偏后,则旋股内侧动脉深支可能受损* ● *后侧软组织的大量出血不能盲目使用电凝,而应当在直视下止血。应考虑使用止血钛夹*

术后处理

● 下肢轻度屈髋屈膝置于支具上。
● 卧床休息 1～2 天后离床活动,部分负重(15kg)8 周。
● 由于患肢非负重活动时要求患髋保持屈曲位,因而会增加截骨处的应力,所以应当予以避免。
● 理疗仅用于使用手杖进行步态训练时。
● 持续 3 周给予吲哚美辛(75mg,每日 1 次),预防异位骨化。
● 术后 6 周进行影像学随访复查。
● 术后 6 周开始外展肌群的力量训练。
● 术后 1 年进行最后一次影像学随访复查。
● 仅在出现软组织激惹或转子滑囊炎且术后已>1 年的情况下才考虑取出钢板。

结果

● 据文献报道,经过 21～26 年的长期随访,通过转子间内翻截骨治疗髋关节发育不良的长期结果优良率为 63%～87%[1]。
● 根据股骨头缺血坏死的影像学分期,有 65%～90% 的股骨头缺血性坏死患者采用转子间截骨进行治疗能获得较好的效果。
● 采用转子间截骨治疗剥脱性骨软骨炎患者的数据有限。>2/3 的患者获得影像学愈合。

并发症

● 矫形不满意
● 错误的刃板放置
● 旋转畸形
● 股骨头坏死
● 延迟愈合或不愈合
● 异位骨化
● 股神经或坐骨神经损伤

（胡承方　译，王俏杰　审校）

参考文献

1. Santore RF, Kantor SR. Intertrochanteric femoral osteotomies for developmental and posttraumatic conditions. Instr Course Lect 2005; 54:157–167.
2. Siebenrock KA, Ekkernkamp A, Ganz R. The corrective intertrochanteric adduction osteotomy without removal of a wedge. Oper Orthop Traumatol 2000;8:1–13.
3. Turgeon TR, Phillips W, Kantor SR, et al. The role of acetabular and femoral osteotomies in reconstructive surgery of the hip: 2005 and beyond. Clin Orthop Relat Res 2005;441:188–199.

第 15 章

股骨髋臼撞击综合征及髋关节外科脱位
Femoroacetabular Impingement and Surgical Dislocation of the Hip

Martin Beck and Michael Leunig

定义

- 股骨髋臼撞击综合征(FAI)是一种在非发育不良髋关节中发生的因股骨头-颈结合处或髋臼结构异常而导致的早期退变。
- 股骨髋臼撞击综合征是髋部骨性关节炎的一种原因,尤其是年轻患者。
- 股骨髋臼撞击综合征发生于髋关节运动时,尤其是在髋关节屈曲和内旋时。
- 目前,髋关节外科脱位下纠正关节内病变是治疗股骨髋臼撞击的金标准。

解剖

- 髋关节外科脱位需要熟悉旋股内侧动脉(MFCA)深支。
  - 任何做这种手术的外科医生都必须熟悉这条动脉的解剖。
  - 如果不注意保护这条动脉,将会导致股骨头缺血性坏死。
- MFCA 从股深动脉发出后,其深支走行于耻骨肌与腰大肌之间,经过闭孔外肌下缘,达到股四头肌近端,发出大转子支。
- MFCA 在梨状肌水平穿过关节囊续为骺外侧动脉,支配股骨头后外侧。

发病机制

- 根据畸形的位置,可有两种不同机制。
  - 凸轮型(Cam)股骨髋臼撞击综合征是由股骨头的畸形导致的(例如手枪柄样畸形、非球形股骨头、股骨头骨骺滑脱)。
    - 非球形的头-颈交界部挤入髋臼时,造成盂唇软骨分离,并造成髋臼关节软骨相对于软骨下骨的剪切损伤(图 1A)。
    - 软骨的损伤范围可能会比较大,掀起的软骨片或者软骨缺损最远可能向关节中心延伸达 15mm。
  - 钳夹型(Pincer)股骨髋臼撞击综合征是在股骨近端结构正常的情况下,髋臼局部(如髋臼后倾)或整体(例如髋臼过深、髋臼内陷)过度覆盖,造成髋臼缘与股骨颈线性接触,从而导致盂唇的退行性撕裂及骨化。

- 仅有沿髋臼缘的一窄条髋臼软骨受累(图 1B)。
- 单独的 Cam 股骨髋臼撞击综合征或 Pincer 股骨髋臼撞击综合征罕见,多数情况下,两者同时存在。

自然病程

- 越来越多的证据表明 FAI 是骨性关节炎的主要致病因素,虽然 FAI 作为早期骨性关节炎的致病因素是一项比较新的认识,但早先的研究已经提示股骨头及颈的解剖形状异常可导致骨性关节炎。

病史及体格检查

- FAI 常常发生于活跃的年轻人,表现为轻微外伤后缓慢出现的腹股沟疼痛。
  - 疾病初期,疼痛为间歇性的,剧烈活动后疼痛加剧。
  - 疼痛常常发生在久坐后。

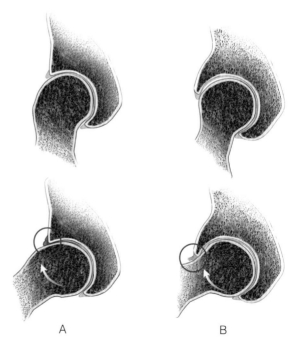

A   B

图 1 图解 Cam(A)和 Pincer(B)股骨髋臼撞击综合征。A. 在 Cam 撞击综合征中,非球形的前外侧股骨头颈交界处被挤入髋臼,造成髋臼前上缘软骨的剪切和挤压损伤。B. 在 Pincer 撞击综合征中,股骨头-颈交界处结构正常,但髋臼窝过深。盂唇在股骨颈和髋臼骨质之间受到挤压,最终发生退变和骨化。股骨头被撬向后下方,造成股骨头和髋臼的"对冲"损伤。

- 这些症状常被误认为是肌源性的,并采用理疗(包括拉伸)来进行治疗。
- FAI 的主要症状为腹股沟疼痛及内旋受限,但髋关节的功能几乎不受影响。
- 除了撞击试验(+)及屈髋位内旋受限外,髋部体格检查往往是正常的。

影像学和其他诊断性检查

- 应进行前后位及侧位 X 线摄片。
- 前后位片评估髋臼的深度(例如髋臼内陷)及方向(如前倾、后倾,图 2A)。
- 为了正确评估髋臼的形状和方向,X 线球管的中心应对准耻骨联合上方约 2cm 处。
  - 任何左右旋转必须避免, 因其可导致低估或高估髋臼的后倾。
- 侧位片显示股骨头–颈结合处的前部轮廓或前方突起的包块(图 2B)。
  - Lauenstein 位及 Dunn 位片代替侧位片是可以接受的。
- MR 关节造影对检查盂唇撕裂高度敏感,对检查软骨损伤的敏感性稍低。
  - 沿股骨颈轴线的影像学重建片对发现前外侧偏距问题非常重要。
  - 不沿股骨颈轴线的影像学重建片是无用的。

鉴别诊断

- 内收肌紧张
- 髂腰肌滑囊炎
- 耻骨炎
- 运动性疝
- 神经卡压(例如股外侧皮神经、髂腹股沟神经、闭孔神经)
- 腰骶源性的牵涉痛

- 腹腔内脏器病变(例如动脉瘤、阑尾炎、憩室炎)
- 生殖泌尿系统疾病(例如尿道感染、肾结石、阴囊和睾丸疾病、妇科疾病)

非手术治疗

- 非手术治疗包括休息及给予非甾体抗炎药。
- 导致腹股沟疼痛的活动必须停止,必须调整活动,避免屈曲和内旋。
- 禁忌做以改善运动范围为目的的物理治疗, 因其往往导致症状加重,少数情况下可能会加速关节退变。
- 加强肌肉力量的锻炼可能有益。

手术治疗

术前计划

- 全面评估所有的影像学检查。
- 在标准的骨盆前后位片上, 仔细查看是否有髋臼整体(如髋臼过深、髋臼内陷)或局部(如髋臼后倾)过度覆盖、臼缘骨折、关节盂唇骨化或骨赘。
- 评估髋臼覆盖:测量术前的外中心边缘角(LCE),设计最低可接受的 LCE(通常为 25°),由此决定髋臼外侧缘的截骨量。
- 观察股骨侧是否有非球形畸形 (如手枪柄样畸形)、髋内外翻畸形及骨赘。
- 观察侧位片,评估是否存在前方偏距不足或前方骨性突起。
- MR 关节造影可显示是否存在盂唇及软骨损伤及其位置, 在沿股骨颈轴线的影像重建片上可以确定非球形畸形,或前方骨性突起的确切位置及大小。

体位

- 将患者置于侧卧位。准确良好的侧卧体位有助于术中判断髋臼的前后倾(图 3)。

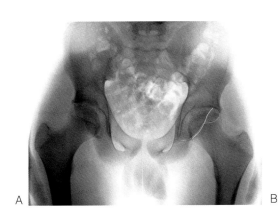 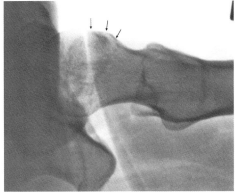

图 2　A. 骨盆的标准前后位片,显示双侧髋臼后倾。在左髋上面,分别用虚线和实线勾勒出了髋臼的前缘和后缘,两条线组成了"8"字形。B. 在侧位片上,一个重要的前方突起的包块变得清晰可见。

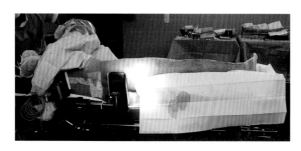

图 3　患者的体位。

- 用 3～4 块侧方挡板固定患者的体位。后方的挡板抵住骶骨放置,前方的挡板置于耻骨联合稍向头侧。
- 下方的腿置于半管形软垫中以免其受压形成压疮,并

为上方的腿提供平整的支撑表面。
- 消毒的范围包括整个下肢,近端一直要到最低的一根肋骨下缘。
  - 下肢铺巾范围从髂嵴到大腿中段,应允许下肢自由活动。
  - 铺巾后应能随时方便触摸到髂前上棘和髂后上棘。
- 在平膝关节水平的前方放置一个无菌的袋子,用于随后髋关节脱位时下肢的摆放。

入路

- Kocher-Langenbeck 入路或 Gibson 入路,并行大转子截骨。

髋关节外科脱位

手术切口与分离(Gibson 入路)

- 以大转子为中心,沿其前 1/3 作一直切口。
  - 根据患者的身高和体重指数不同, 切口长度约为 20cm。
  - 切开皮下组织,直达髂胫束和臀大肌筋膜,注意仔细止血。
- 找到臀大肌前缘,其标志为臀上动脉的穿支。该穿支动脉走行于臀中肌和臀大肌之间的薄层筋膜内,向浅面穿出覆盖臀大肌和臀中肌的阔筋膜。
- 由于上述血管与支配臀大肌前部的臀下神经的分支伴行,故将其周围的筋膜与臀大肌留在一起以保护这些结构。
- 向近端将臀大肌从臀中肌上分离开,接近髂嵴处,但皮肤切口不一定要向近端延长这么多。
  - 在大转子以远,沿股骨长轴切开筋膜。
  - 打开臀中肌和臀大肌之间的间隙,显露臀中肌的后缘。
- 也可以像 Kocher-Langenbeck 入路一样沿臀大肌纤维方向劈开臀大肌。如果是这样的话,皮肤切口就要与其相匹配了。
- 在大转子后缘切开包括滑囊在内的大转子表面的组织并向前推开,以显露股外侧肌嵴(技术图 1)。
  - 此处可以见到旋股内侧动脉(MFCA)的转子支,在做转子截骨之前将其电凝切断。
- 内旋髋关节(20°～30°),辨明臀中肌后缘和大转子。

转子截骨

- 用薄的摆锯片进行截骨, 截骨起自大转子的后上缘、

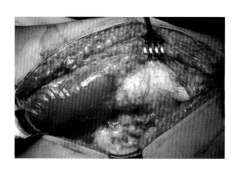

技术图 1　右髋。显露臀小肌后缘和大转子,可以看到旋股内侧动脉的转子支。

臀中肌在转子尖最后方的止点的前方约 5mm 处,向远端朝向股外侧肌的后缘,即股外侧肌嵴(技术图 2A、B)。

- 到达前方皮质时停止用摆锯截骨。
- 用骨刀撬起截骨块, 从而形成一个控制性骨折, 在前方留有骨嵴,能够增加固定后转子骨块的稳定性。
- 截骨的正确倾斜方向是平行于下肢, 截骨块约 15mm 厚。
- 还可以选择进行逐步截骨(技术图 2C)。
  - 用薄的摆锯片进行截骨,截骨起点与上面介绍的相同,但在大转子尖端和股外侧肌嵴的中点停止。
  - 然后进行第二步截骨,起自近端截骨线终点后方 3～4mm 处,朝向股外侧肌后缘。
  - 两条截骨线之间的骨桥用一把 5mm 骨刀截断。
  - 如前所述,获得前方皮质的控制性骨折。

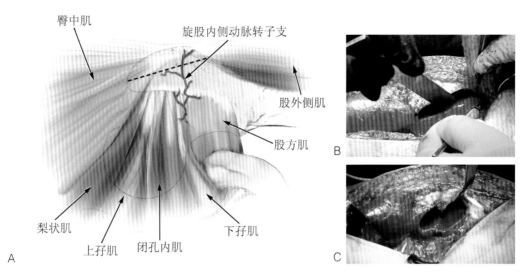

技术图 2　A. 大转子截骨方向示意图。在近端，截骨线紧邻臀中肌最后方肌纤维的前方。图中标注了旋股内侧动脉深支的走行。B. 右髋术中照片。在近端，截骨线紧邻臀中肌最后方肌纤维的前方。在远端，将股外侧肌从股骨上作部分游离。C. 右髋逐步截骨的术中照片。后方头侧可见梨状肌肌腱。

显露

- 小 Hohmann 拉钩置于大转子前缘之上。
  - 近端和远端分别从大转子和股骨上松解臀中肌和股外侧肌剩余纤维。
- 在大转子后上尖部的前方，可以看见一块脂肪垫。
  - 在切除脂肪垫之后，可以看见梨状肌腱及其在大转子上的止点。
  - 偶尔，梨状肌腱纤维可能会保持附着于转子截骨块上，必须予以切断以容许进一步移动转子截骨块。
- 现在屈曲并外旋大腿，容许将转子截骨块更多地向前方牵开。
- 将股外侧肌和股中间肌从股骨外侧和前面剥离。
- 将臀中肌轻轻向前上方牵开，显露梨状肌和臀小肌。
  - 注意坐骨神经跨越梨状肌下面，避免损伤。
  - 然而，坐骨神经相对于梨状肌的走行常常存在变异。
- 打开梨状肌和臀中肌之间的间隙。
  - 必须在梨状肌腱近端进行操作，以避免破坏 MFCA 深支。
- 将臀小肌从关节囊表面锐性切开并向前牵开。必须分离前方进入关节囊的腱性止点。
  - 现在，后方、上方以及前方关节囊得到了显露（技术图 3A）。
  - 外旋短肌和梨状肌的止点保留完整，以保护 MFCA 深支。
- 在右髋行 Z 字形关节囊切开，在左髋行反 Z 字形关

节囊切开（技术图 3B），小心不要损伤盂唇和软骨。
- 关节囊切开的纵向分支平行于股骨颈的长轴，起自大转子的前上缘。内侧，关节囊切开线与转子间线相同，保留一关节囊组织袖便于其后再附着，并向小转子延伸，并止于其前方，以免损伤走行于小转子后上方的 MFCA。
- 关节囊切开线的近端横向分支为沿髋臼上缘切开关节囊，直至抵达梨状肌。
  - 这些步骤使关节囊切开线的分支远离 MFCA 的关节囊穿支。
- 将股骨头向前脱位以容许检视髋臼。
  - 屈曲和外旋髋关节并将患肢放置在无菌袋中（技术图 3C、D）。
  - 用骨钩钩住股骨距牵引致股骨头脱位，用弯剪剪断股骨头韧带。
  - 外旋有助于打开前方关节间隙并拉紧韧带，以便于横断。
- 降低膝关节，让股骨头自动上升离开手术点，容许彻底检视。
  - 2 个钝头 Hohmann 拉钩围绕股骨颈放置（技术图 3E）。
- 为了观察髋臼，屈髋使膝关节高于骨盆，并轴向轻推使股骨头移向后方，为显露整个髋臼创造足够的空间。
  - 插入 3 个拉钩：
    - 1 把双脚 Hohmann 拉钩置于髋臼前缘，插在盂唇

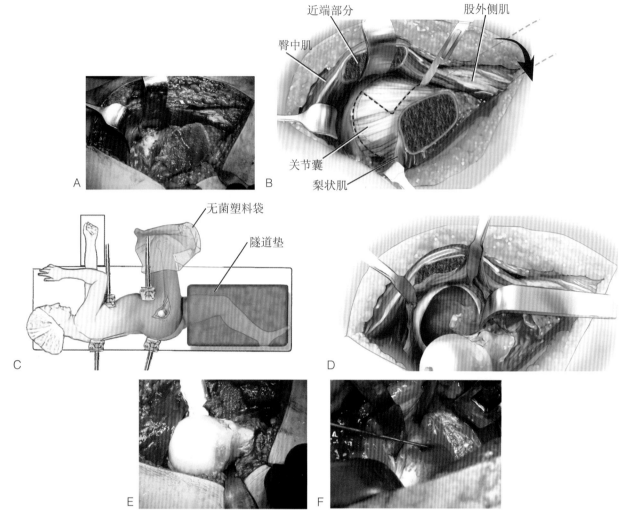

技术图 3 A. 将转子截骨骨块向前方游离。显露髋关节囊。保持梨状肌肌腱在转子上的止点完整。B. 关节囊切开的示意图。C. 屈曲外旋髋关节,将患肢置于前方的无菌袋中。这一动作允许髋关节前脱位。D. 髋关节脱位之后髋臼的整体观。E. 脱位后的股骨头。为了更佳的显露,在股骨颈前后放置 2 把钝头 Hohmann 拉钩。可以看到撞击区域的非球形畸形和纤维软骨。F. 左侧髋臼术中照片。在髋臼的前上缘可以看到延伸入软组织中的盂唇结节,同时可以看到前上方的髋臼软骨剥离软骨片。

和关节囊之间。
- 1 把直的 Hohmann 拉钩(8mm 或 16mm)置于前上缘,靠近髂前下棘。

- 1 把 Cobra 拉钩的尖端插入泪滴处,将股骨颈拉向后下方,增加髋臼后方和下方的显露。
● 至此,髋臼获得了完整的显露(技术图 3F)。

股骨髋臼撞击的关节内手术

撞击部位的评估
● 在髋关节脱位之前,注意观察是否存在关节积液和滑膜炎及其严重程度。
  ● 观察股骨头-颈交界处是否存在非球形畸形(技术

图 4)。
● 通过屈髋内旋运动来评估股骨髋臼撞击的部位。
● 向前方脱位股骨头,允许对股骨头-颈交界处以及髋臼作全面评估。

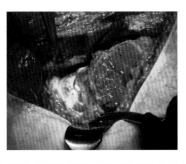

技术图 4 在原位观察股骨头。可以看到前方的非球形畸形。屈髋 – 内旋动态检查能够明确发生撞击的区域。

- 评估髋臼前后倾,并与术前放射影像片比较。
- 用钝探子判定盂唇和关节软骨的完整性,并记录任何破坏或损伤的质和量。

髋臼缘修整和盂唇重新固定

- 如果有髋臼后倾,则行过多前缘的切除。
- 桶柄样锐性分离盂唇,并留作以后再固定(技术图 5A~C)。在多数情况下,可以在髋臼缘的盂唇基底部将其分离,切除退变的盂唇基底部和骨性过度覆盖。

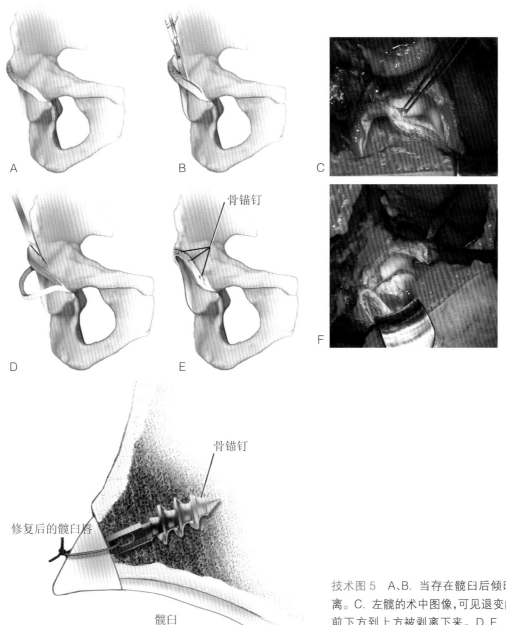

技术图 5 A、B. 当存在髋臼后倾时进行盂唇剥离。C. 左髋的术中图像,可见退变的盂唇已经从前下方到上方被剥离下来。D、E. 切除髋臼缘。F. 术中照片。G. 使用锚钉进行盂唇的重新固定。

TECHNIQUES

- 髋臼缘切除的多少取决于髋臼软骨的损伤程度和过度覆盖的程度。
- 切除不应过多,以免引起髋关节不稳定。
- 髋臼前缘过多部分 (包括伴有软骨损伤的部分)的切除采用 10mm 弧形骨刀来进行(技术图 5D～F)。
- 如果残留有软骨损伤的区域,则进行微骨折处理以修复软骨。
- 大多数髋臼缘的损伤位于前上方,靠近髂前下棘处。
  - 盂唇的重新附着需要 2～4 枚锚钉。
    - 钛制的锚钉体积较小,与较薄的髋臼前缘更加匹配。
    - 锚钉的安装是在直视下进行的, 距离骨–软骨界面约 2mm。
- 在整体过度覆盖的情况下 (例如髋臼过深、髋臼内陷), 可能必须做盂唇的环形分离和髋臼缘的环形切除。
  - 在这种情况下,有可能需要使用最多 8 枚锚钉。
  - 使用不可吸收缝线以避免缝线吸收诱发的炎症反应。
    - 线结应打在外侧(关节囊侧)表面,缝线穿过盂唇的基底部(技术图 5G)。

股骨侧的进一步处理

- 髋臼缘修整和盂唇重新固定完成后, 仔细冲洗髋臼, 清除所有的骨性与纤维组织碎屑,撤除拉钩,进一步进行股骨侧的处理。
- 对显露的股骨头上的软骨进行持续冲洗。
- 用透明的球形测量模板评估股骨头上的非球形畸形部分(技术图 6A)。
  - 头–颈交界处的非球形畸形部位通常位于前外侧。

- 由非球形部分到球形部分的过渡区的特点通常为软骨表面呈现出略带红色的外观。
- 清除多余的骨质,用一把小的弧形骨刀凿出光滑平顺的股骨头–颈交界带(技术图 6B、C)。
  - 尽管切除的骨量小于股骨颈直径的 30% 时不会减弱股骨颈的强度,但仍应当避免在这一偏心性的手术操作过程中切除过多的骨质。
  - 过多的骨质切除会减弱盂唇的封闭功能。
- 前方和前外侧的骨软骨成形术相对较为安全, 因为 MFCA 的终末支是经过头–颈交界处外侧和后外侧的滋养孔进入股骨头的。
  - 保护这些血管对于保留股骨头的血供来说是至关重要的。
  - 如果非球形畸形部分位于极其外侧和后外侧,骨刀应当在软骨或骨内小心地推进,方向朝向外侧支持带动脉的穿入点。
    - 在到达该点之前,抽出骨刀,折断剩下的骨桥。
  - 用刀片自内向外在骨膜下剥离凿除的骨块。
  - 采用这种方法,即使是位于非常外侧和后外侧的偏心性病变也能被清除掉。
- 通过观察股骨头韧带动脉或者切骨面的出血情况来观察股骨头的血流灌注,当然也可以使用激光多普勒血流计。
- 在膝关节处施以牵引内旋的力量来复位髋关节。
  - 应当避免使股骨头在重新固定好的盂唇上滑过,因为这有可能会撕裂缝合好的盂唇。
  - 股骨头复位好之后, 重新检查髋关节的活动范围, 并检查屈曲和内旋髋关节是否还会引起股骨髋臼撞击。

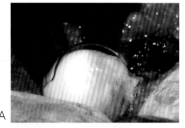

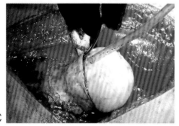

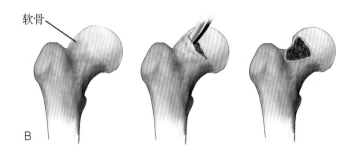

技术图 6　A. 用球形模板来检查股骨头的球形情况。当模板的一端碰到非球形部分或者骨性突起的时候, 模板就会被抬离软骨面。B. 股骨的骨软骨成形术示意图。C. 左髋术中照片。外侧支持带动脉紧邻骨软骨成形处的后方进入股骨头。在该病例中,偏心性缺损主要位于前方。

关闭伤口

- 关节囊的关闭可以采用连续缝合或者间断缝合。
  - 应当避免缝合处有任何张力,因其会拉伸支持带并对股骨头血供造成不良的影响。
- 转子骨块予解剖复位,并用 2 枚或 3 枚 3.5mm 皮质骨螺钉固定(技术图 7)。
  - 螺钉头予以埋头,以避免刺激阔筋膜。

- 然后,各层软组织通过连续或单针缝线关闭。
- 很少用引流,因为几乎没有死腔遗留,而有死腔形成的时候用引流可能会有好处。
- 在女性患者,仔细进行筋膜闭合和皮下组织塑形,以避免形成松垂畸形。

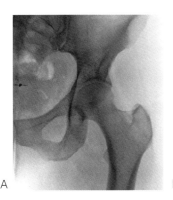 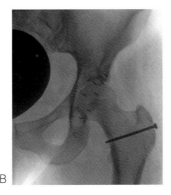

技术图 7　A. 髋关节过深患者的术前 X 线片。B. 该患者行盂唇环形分离并行髋臼缘修整术后的 X 线片。盂唇的重新固定用了 8 枚锚钉。转子截骨块采用 2 枚 3.5mm 螺钉进行重新固定。

要点与失误防范

股骨头血供	• 安全施行外科脱位,必须熟悉髋部血供
	• MFCA 是股骨头血供的主要来源,来自于股深动脉。MFCA 在转到股骨近端后方之前,在腰肌和耻骨肌之间向后走行,然后沿闭孔外肌下缘和股方肌近侧走行
	• 在闭孔外肌肌腱水平发出恒定的转子支,在大转子表面向前走行。可以用这支血管来定位 MFCA、股方肌上缘和闭孔外肌肌腱。MFCA 的深支在后方穿过闭孔外肌肌腱,继续向前经过由上、下孖肌和闭孔内肌肌腱组成的联合腱。了解它的走行,也就知道了为什么一定要保护好外旋短肌。该血管在上孖肌肌腱的上缘穿入关节囊,并分成数支终末支,即支持带动脉
	• 近 80% 的滋养孔位于头-颈交界处的后上方。一团由疏松结缔组织、滑膜组织和支持带组成的软组织覆盖着这些血管。在股骨头脱位的过程中,外旋短肌(尤其是闭孔外肌)保护 MFCA 使其免受牵拉或破裂。如果严谨地在前方进行关节囊切开,就能够避免损伤支持带血管
神经损伤	• 坐骨神经紧贴梨状肌走行,如果错误地在梨状肌以远显露关节囊时就存在神经损伤的风险。极少数情况下坐骨神经分双支包绕梨状肌,则神经损伤的风险更大,在这种情况下,应松解梨状肌在大转子止点处的肌腱,以免脱位过程中牵拉神经分支
	• 在施行过髋部手术的患者中,坐骨神经可能被包裹在瘢痕组织中,脱位过程中发生牵拉损伤的风险很高。在这种情况下,最好在进一步操作之前辨明并从瘢痕组织中松解坐骨神经
入路	• 外侧直切口适用于肥胖或女性患者,以避免形成松垂畸形。长切口有利于外科显露,保护肌纤维,并使股骨头易于脱位
	• Kocher-Langeneck 入路优于 Gibson 入路的一个优点是:它允许术中更好地观察股骨头、颈的后方,尤其是在肥胖患者中
	• 追求短切口可能是危险的,因其可能由于牵拉而对皮肤和肌肉造成软组织损伤

转子截骨	• 如果截骨线太靠内侧并延及股骨颈基底部,发生股骨头缺血性坏死的风险较高。因此,在进行转子截骨之前,应当辨明大转子的后上缘,截骨线的出口应当在大转子后上缘的前方,这一点至关重要
关节囊切开	• 为了降低股骨头软骨和髋臼盂唇医源性损伤的风险,在进行关节囊切开的时候,应当将下肢置于髋关节屈曲外旋的位置 • 在靠近股骨颈前方基底部作一个短的切口之后,剩下的关节囊切开应当按照由内向外的技术来进行。关节囊的内下方切口必须停止于小转子的前方,以免损伤 MFCA 的起点
髋臼侧矫正	• 术者必须避免过多切除髋臼缘,因其可导致股骨头覆盖不足,从而造成髋关节不稳定
股骨侧骨软骨成形	• 进行骨软骨成形的安全区是前方和前外侧。如果必须向更外侧延伸,则必须在支持带血管近端进行操作,以避免发生股骨头缺血性坏死

术后处理

- 术后康复治疗包括触地部分负重 6 周,直到转子截骨处获得可靠的愈合。
- 在部分负重期间,给予患者低分子量肝素来预防深静脉血栓形成。
- 屈髋＞90°以及主动外展或屈曲髋关节应被禁止,以利于转子截骨处的良好愈合。
- 术后第 1 天即开始进行持续被动活动(CPM),允许屈髋至 90°,以此来预防股骨头颈骨软骨成形处与关节囊之间的关节粘连。
  - 是否延长使用 CPM 取决于髋臼软骨损伤是否必须进行微骨折处理。
  - 如果是的话,CPM 可能需要持续 6～8 周。

结 果

- 选择正确的患者是取得良好治疗效果的关键。
  - 髋关节骨关节炎分期高于 Tonnis 分期 I 期的患者预后不满意或差的风险较高。
- 在笔者的首项研究中,优良率达到 75%。
  - 有 5 位患者(25%)需要行全髋关节置换,其中 4 例出现了进展期的骨性关节炎或在股骨头上出现了较大面积的软骨缺损。
- 在一项包括 277 例病例的临床研究中,总的症状改善率为 70%。
  - 统计分析显示,没有出现影像学上可见的退行性改变,术前髋关节功能良好的患者可获得良好的效果。

并发症

- 异位骨化
- 大转子不愈合
- 感染
- 深静脉血栓形成
- 坐骨神经麻痹(解剖变异、既往手术史)

(刘闻欣 译,王俏杰 审校)

参考文献

1. Beck M, Kalhor M, Leunig M, et al. Hip morphology influences the pattern of damage to the acetabular cartilage: femoroacetabular impingement as a cause of early osteoarthritis of the hip. J Bone Joint Surg Br 2005;87:1012-1018.

2. Beck M, Leunig M, Parvizi J, et al. Anterior femoro-acetabular impingement: Midterm results of surgical treatment. Clin Orthop Relat Res 2004;418:67-73.

3. Espinosa N, Rothenfluh DA, Beck M, et al. Treatment of femoro-acetabular impingement: preliminary results of labral refixation. J Bone Joint Surg Am 2006;88A:925-935.

4. Ganz R, Gill T, Gautier E, et al. Surgical dislocation of the adult hip: a technique with full access to the femoral head and acetabulum without the risk of avascular necrosis. J Bone Joint Surg Br 2001;

83B:1119-1124.

5. Ganz R, Parvizi J, Beck M, et al. Femoroacetabular impingement: a cause for osteoarthritis of the hip. Clin Orthop Relat Res 2003;417:112-120.

6. Gautier E, Ganz K, Krugel N, et al. Anatomy of the medial femoral circumflex artery and its surgical implications. J Bone Joint Surg Br 2000;82B:679-683.

7. Gibson A. Posterior exposure of the hip. J Bone Joint Surg Br 1950;32B:183-186.

8. Ito K, Minka MA II, Leunig M, et al. Femoroacetabular impingement and the cam-effect. A MRI-based quantitative anatomical study of the femoral head-neck offset. J Bone Joint Surg Br 2001;83B:171-176.

9. Lavigne M, Kalhor M, Beck M, et al. Distribution of vascular foramina around the femoral head and neck junction: relevance for conservative intracapsular procedures of the hip. Orthop Clin North Am 2005;36:171-176.

10. Mardones RM, Gonzalez C, Chen Q, et al. Surgical treatment of femoroacetabular impingement: evaluation of the effect of the size of the resection. J Bone Joint Surg Am 2005;87:273-279.

11. Meyer DC, Beck M, Ellis T, et al. Comparison of six radiographic projections to assess femoral head/neck asphericity. Clin Orthop Relat Res 2006;445:181-185.

12. Nork SE, Schar M, Pfander G, et al. Anatomic considerations for the choice of surgical approach for hip resurfacing arthroplasty. Orthop Clin North Am 2005;36:163-170.

13. Notzli HP, Siebenrock KA, Hempfing A, et al. Perfusion of the femoral head during surgical dislocation of the hip. Monitoring by laser Doppler flowmetry. J Bone Joint Surg Br 2002;84B:300-304.

14. Notzli HP, Wyss TF, Stoecklin CH, et al. The contour of the femoral head-neck junction as a predictor for the risk of anterior impingement. J Bone Joint Surg Br 2002;84:556-560.

15. Siebenrock KA, Kalbermatten DF, Ganz R. Effect of pelvic tilt on acetabular retroversion: a study of pelves from cadavers. Clin Orthop Relat Res 2003;407:241-248.

16. Tannast M, Zheng G, Anderegg C, et al. Tilt and rotation correction of acetabular version on pelvic radiographs. Clin Orthop Relat Res 2005;438:182-190.

第 16 章

通过前方切口治疗前方股骨髋臼撞击综合征

Treatment of Anterior Femoroacetabular Impingement Through an Anterior Incision

John C. Clohisy

定 义

- 前方股骨髋臼撞击综合征包含了一大类结构性髋关节疾病,其特点是前外侧股骨头-颈交界处异常引起与髋臼缘-盂唇复合体的撞击。
- 反复的前外侧撞击导致髋臼关节软骨剥离,盂唇病变,最终继发骨性关节炎。

解 剖

- 了解髋部撞击疾病的病理解剖,对于建立准确的诊断和选择最佳外科治疗计划是非常必要的。
- 结构性撞击疾病可以主要源于股骨(即 Cam 撞击)或主要源于髋臼(即 Pincer 撞击)(图 1)[2,12,17]。
  - Cam 和 Pincer 联合撞击畸形很常见[2],特点是股骨近端及髋臼都存在解剖异常。
- 股骨近端畸形引起撞击的疾病包括股骨头颈部偏心距减小、非球形股骨头、股骨头骨骺滑脱、Perthes 畸形、股骨颈骨折畸形愈合。
- 髋臼侧的常见撞击畸形包括髋臼后倾、髋臼过深和髋臼内陷。

发病机制

- 股骨近端或髋臼或两者同时的撞击畸形引起异常机械性环境,由此启动髋关节退变[12,17,22]。
  - 机械性撞击在屈髋或屈髋并内旋时最显著。
- 前外侧股骨头-颈连接处与髋臼缘-盂唇复合体的反复撞击启动了有害的级联反应式的生物学事件。
- 骨性的撞击导致不同程度的髋臼缘关节软骨剥离,盂唇退变,后下髋臼关节疾病(由于来自于前方撞击的股骨头的杠杆作用),以及前外侧股骨头-颈交界处软骨疾病。
- 这一组关节内疾病相互影响并随时间推移逐渐加重,是继发性骨性关节炎的常见原因[12,17,22]。

自然病程

- 前方股骨髋臼撞击综合征的自然史尚未明确。
- 放射学研究已经证明了结构性撞击异常和继发性骨性关节炎之间的相关性[1,15,22],但是真正的自然病程资料仍然缺乏。
- 目前的共识是有症状的撞击疾病预后极差,而且这些疾病通常会导致继发性骨性关节炎。
- 将来对自然病程的研究将会充分加深对这些疾病的认识。

病史和体格检查

- 前方股骨髋臼撞击综合征患者通常表现为运动相关的腹股沟前方疼痛。合并外侧及后侧髋部疼痛很常见。
- 症状是多变的,可能为酸痛伴间歇性锐痛或刺痛的混合疼痛。
  - 交锁和别卡感等机械性症状也可能是有异常,可能是由盂唇疾病或不稳定的关节软骨瓣引起[4]。
- 通常表现为日常活动困难,包括长时间行走,久坐,从座位站起以及旋转运动。

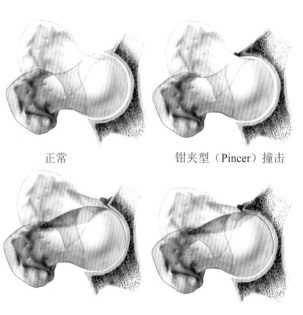

正常 钳夹型(Pincer)撞击

凸轮型(Cam)撞击 联合撞击

图 1 前方股骨髋臼撞击综合征的疾病模式。在关节活动时间隙减小导致在股骨近端和前方髋臼缘反复接触碰撞。Cam 撞击由股骨头-颈偏心距减小引起,Pincer 撞击是由于髋臼过度包容股骨头引起,而 Cam 和 Pincer 联合撞击则是由头-颈偏心距减小以及前方过度包容共同引起。

- 要求较高的体育运动,包括跑步、剪切、旋转以及反复的髋关节屈曲(如足球),经常使症状加剧。
- 应当确定是否有任何髋部创伤史、儿童期髋部疾病、先前手术史及先前治疗史。
- 获知患者的年龄、运动水平、整体健康状况、髋关节功能障碍对其生活质量的影响。
- 体格检查应当包括整体健康状况、胖瘦及体型。
- 检查先前的手术瘢痕以明确先前手术的性质及帮助制定术前计划。
- 进行坐姿、步态的观察,髋部触诊,外展肌力测试,仔细的髋关节活动度评估以及特殊激发试验。
  - 前方股骨髋臼撞击综合征通常会引起直立坐位时不适感。
  - 单腿站立时骨盆水平位是正常的。对侧半骨盆降低表明有症状侧髋外展肌无力。外展肌无力通常见于早期髋关节内疾病及撞击症。
  - 在撞击疾病中屈髋通常限制在 100°或更少。屈髋内旋经常限制于 0°～10°。
- 在疾病早期短距离步态及外展肌力通常是正常的。
  - 跛行或轻微外展肌无力可能发展成为盂唇疾病及关节退行性改变。
- 应当稳定骨盆并仔细进行髋关节活动范围测试以明确

活动终端。患者被动髋关节屈曲运动及屈髋 90°时内旋受到限制。髋部不适经常在被动活动终端重现。
- 前方撞击试验及 Patrick 试验对于发现髋关节内在疾病是很敏感的操作手法,通常会重现前方股骨髋臼撞击综合征患者的髋部症状。

影像学和其他诊断性检查

- X 线平片包括仰卧前后位骨盆片,下肢 15°内旋仰卧侧位投照位以及蛙状侧位[9,18,20]。
- 在所有 X 线平片中评估髋关节的结构性参数。
  - 从骨盆前后位片可以确定髋臼俯倾角、股骨头覆盖及髋臼前后倾(图 2C～E)。同时也可以注意到关节间隙狭窄,关节周围囊肿及盂唇骨化。
  - 侧位摄片检查以评估股骨头球形度及股骨头-颈偏心距。
  - 这些投影能最好地展现前方及前外侧股骨头颈部畸形,而这些正是 Cam 撞击症的特征。
- 髋关节的 MR 造影(MRA)适用于所有疑似撞击症及相关关节内疾病的患者。
  - 对股骨头-颈交界处的轮廓[16]、盂唇疾病以及相关关节软骨疾病全部进行检查。
  - MRI 也可以有助于排除其他不常见的疾病,包括应

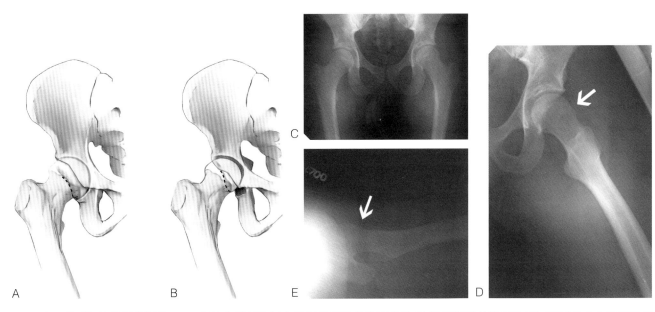

图 2　髋臼前后倾的放射学评估。A. 半骨盆前后位示意图显示髋关节为正常前倾。注意髋臼前壁和后壁(虚线)的方向接近于平行。两条线没有交叉,汇聚于髋臼的外上方。B. 髋关节示意图显示髋臼后倾。出现"交叉"征,正如之前描述的,这提示髋臼是后倾的。在髋臼的最近端处,髋臼缘前方投影在髋臼缘后方投影(虚线)的外侧。图 C～E 为一名左髋疼痛且伴有 Cam 撞击症的 19 岁足球运动员术前 X 线片。C. 在这个病例中,前后位摄片显示患者有相对正常的髋臼前倾、股骨头覆盖及髋臼俯倾角。D. 蛙状位视图,注意在头-颈交界处前外侧可见突起(箭头)。E. 在侧位片上,可见从股骨头前方到股骨颈前方的偏心距轻度减小(箭头)(图 A、B 的版权:Espinosa N, etal. Treatment of femoro-acetabular impingement: preliminary results of labral fixation. J Bone Joint Surg Am 2006;88A:925 – 935)。

力性骨折、股骨头坏死、肿瘤及感染。

- 髋关节 CT 扫描对于确定和描绘骨性撞击损伤的范围很有帮助。
  - 股骨头–颈交界处的轮廓及股骨侧疾病的范围可以得到详细鉴别。
  - 髋臼的前后倾及髋臼缘相关骨性畸形也可以得到详细评估。
  - CT 扫描对其他影像学检查是一种补充，能够影响手术决策。

鉴别诊断

- 单独的髋关节内疾病（如滑膜炎、盂唇撕裂、软骨疾病、游离体）而且没有撞击症[4]
- 轻度髋关节发育不良（关节不稳）
- 关节外疾病（如腰椎疾病、滑囊炎、腹股沟疝）

非手术治疗

- 对于前方股骨髋臼撞击综合征的非手术治疗并没有大量的研究或文献记录。
- 目前逐渐形成的共识是髋关节撞击症很常见，最可靠的治疗应当建立在关节的病理力学基础上。
- 非手术治疗的效果对于相对健康、没有或仅有轻度退行性改变的关节来说尚未确定。
- 限制运动、物理治疗、抗炎药物、关节内可的松注射可以被认为是潜在的非手术治疗的选择。然而，这些治疗方式的效果尚未最终得到证实。
- 理疗不应该强调改善髋关节活动度，而应避免用激进的方法来获得髋关节屈曲及内旋活动，因为这会使髋关节受到刺激。
- 抗炎药物会减轻盂唇疾病及结构性撞击所引起的不适。
- 限制运动会缓解某些患者的症状。涉及重复屈髋动作的运动员都有过这样的体验，如果限制运动，他们的症状将会明显得到缓解。
- 想要维持高运动水平的有症状的股骨髋臼撞击综合征患者接受非手术治疗经常会失败，他们更希望得到手术治疗。
- 对于中晚期退行性疾病患者来说，上面列出的非手术方式可以考虑作为关节置换之前的临时治疗。

手术治疗

- 髋关节撞击症的手术治疗技术持续发展，现在已经有各种各样的用于关节重建的手术技术可供选择[6]，包括髋关节外科脱位[11]、髋关节镜和有限切开减压联合应用[7]，以及单纯关节镜下减压技术[14]。
- 无论选择何种技术，手术的基本目标都是解决结构性

撞击病变及相关关节内疾病因素（如盂唇、关节软骨）

- 对于非局灶性撞击症或严重畸形以及那些需要进行髋臼缘修整和盂唇修补的病例，如髋关节非局灶性股骨头畸形或周缘 Pincer 撞击症，笔者更喜欢采用髋关节外科脱位技术。
- 对于髋关节局灶性、Cam 型前方股骨髋臼撞击综合征，微创手术技术有明显的优势。在这些病例中，笔者使用髋关节镜精确地解决了关节内疾病（如盂唇、关节软骨），接着行有限切开骨软骨成形术以矫正股骨侧撞击畸形。

术前计划

- 复习病史及体检结果。
- 评估所有术前 X 线片加 MRA 及 CT 扫描（如果有的话）。确定撞击的病变大小及位置。髋臼盂唇及关节软骨的状况应当在 MRA 上进行评估。
- 要注意屈髋活动及屈髋内旋的受限程度，因为这些临床参数应当在前外侧股骨头–颈交界处的重新塑形中得到改善。
- 术者确定撞击病变是 Cam、Pincer 还是 Cam-Pincer 联合畸形至关重要，因为具体畸形的特征将会影响手术计划及治疗。
- 在笔者的实践中，股骨头–颈交界处用髋关节镜及有限切开进行骨软骨成形，主要是用于 Cam 型撞击及相关关节内疾病的治疗。

体位

- 首选脊髓麻醉或全身麻醉并同时使用肌松药。
- 患者仰卧位置于射线可透过的有下肢牵引装置的骨折牵引手术床上[5]（图 3）。
- 足踝部要有良好衬垫并牢固地固定在牵引靴中。会阴柱使用大量衬垫以防止阴部神经麻痹。
- 术侧髋部开始放置于屈伸中立位且轻度（0°～10°）外

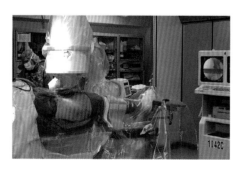

图 3 手术体位及手术室设置。患者仰卧位置于射线可透过的骨折床上。先进行髋关节镜手术，接着有限切开进行股骨头–颈交界处的骨软骨成形术。

- 展。术侧下肢内旋 15°～20°。
- 对侧髋部屈曲约 15°并外展 10°～20°，施行较小的牵引以稳定骨盆。

- 同侧上肢置于胸部上方。
- 对术侧髋部施行牵引以获得 8～10mm 的关节牵开。用透视进行证实。在髋部消毒铺巾时松开牵引。

髋关节镜入路

- 髋关节镜是在患者仰卧位通过前侧、前外侧及后外侧入路进行操作的[5]（技术图 1A）。股骨头–颈交界处的有限切开骨软骨成形术也是在仰卧位进行。手术切口使用 Smith-Peterson 入路间隙进入髋关节前方[19]。
- 有限切开的切口长 8～10cm，从髂前上棘向远侧与前方关节镜入路合为一处（技术图 1B）。
- 髋关节镜空心套管系统被用于入路的建立。
- 首先在透视引导下建立前外侧入路。
- 在盂唇远端和股骨头上方进入关节。插入 70°关节镜镜头，并利用它在直视下建立前侧及后外侧入路（技术图 1C、D）。

- 前侧入路建立时应当特别小心以避免损伤股外侧皮神经。
- 作一较浅的皮肤切口，用止血钳分离软组织向下进入髋关节囊。
- 套管鞘通过皮下组织插至关节囊，并将套管针插入关节内。
- 用 70°及 30°关节镜进行中央间室的诊断性评估。这使得股骨头及髋臼能够获得良好视野。
- 在前外侧入路关节镜监控下可以完成大部分关节镜手术。但前侧及后外侧入路可以用于关节的全面检查。

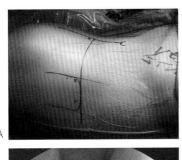
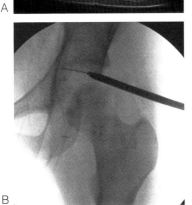
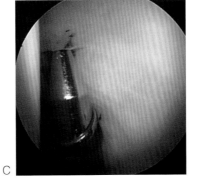
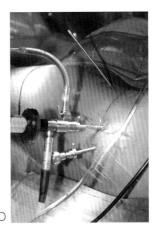

技术图 1　A. 显示了前侧、前外侧及后外侧关节镜入路相对于大转子和髂前上棘（ASIS）的定位。B. 髋关节被牵开 8～10mm，首先建立前外侧入路。C、D. 然后在放置于前外侧入路（D）中的 70°关节镜直视下建立后外侧（C）和前侧入路。

盂唇及软骨疾病的髋关节镜治疗

- 仔细探查前方及外上方盂唇（技术图 2A）。
- 如果已经确认存在盂唇撕裂，就要向后清理盂唇直到残留盂唇处于稳定状态。
  - 用关节镜刨刀及射频电刀进行清创。
  - 注意切除的时候要保守，不要切除过多的盂唇组织。
  - 在大部分病例中，盂唇关节囊附着处仍然稳定而不

  应该被切除。
- 盂唇修补在某些有合适指征的病例中可以作为一种选择，但是笔者最初的经验都专注于部分盂唇切除（技术图 2B）。
- 评估关节软骨，尤其是沿着髋臼缘前方及外上缘。
  - 不稳定的关节软骨瓣应当用机械性刨刀清除。

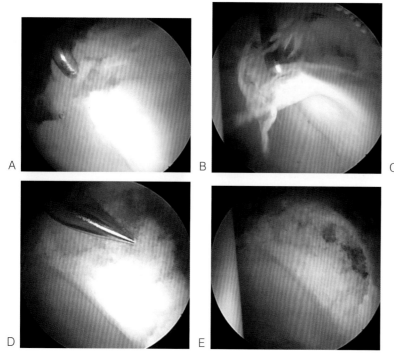

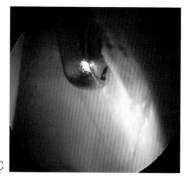

技术图2 关节内疾病的关节镜治疗。A. 探查前方及外上方盂唇。盂唇疾病通常累及髋臼缘的这一区域,并且经常包含有完整关节囊附着的退变性关节内撕裂。B. 进行部分盂唇切除,并检查相邻的关节软骨。C~E. 清除不稳定的关节软骨瓣(C),用微骨折技术处理已暴露的软骨下骨(D、E)。

- 如果存在全层分离的软骨瓣,就要向后清理直到残留关节软骨处于稳定状态(技术图2C)。注意要避免分层的关节软骨瓣向中央延伸。
- 当软骨下骨暴露时,应当进行微骨折处理(技术图2D、E)。
- 切除有炎症反应的滑膜。
- 当关节内疾病的关节镜下评估及治疗完成之后,取出器械并放松牵引。

有限切开骨软骨成形术

手术入路

- 患者保持仰卧位,从髂前上棘的外侧向远侧作一8~10cm切口,与前侧关节镜入路切口连接(技术图3A)。
- 从皮下组织逐层切开到阔筋膜张肌的筋膜 (技术图3B)。注意稍偏外侧进行皮下组织分离,以避免损伤股外侧皮神经。

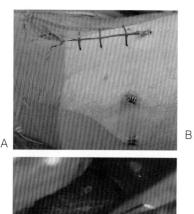

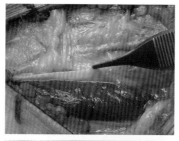

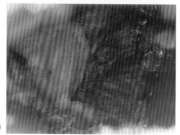

技术图3 骨软骨成形手术入路。A. 前方切口(8~10cm)始于髂前上棘外侧并向远侧连接前方关节镜入路切口。B. 从皮下组织逐层切开到阔筋膜张肌(TFL)的底层筋膜。切开筋膜,向外翻转阔筋膜张肌肌腹。向内翻转缝匠肌。C. 使股直肌腱的直头(图示)及斜头得以暴露出来。D. 松解股直肌腱两个头,在前方关节囊表面暴露出下方的髂小肌。向远侧及内侧翻转髂小肌。向内侧展开髋关节囊和上方覆盖的髂腰肌之间的间隙。

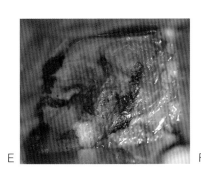
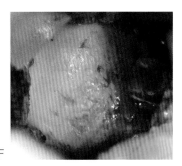

技术图 3(续)　E. 然后确认前方关节囊,作一个 I 形关节切开。F. 在关节内放置牵开器,前外侧头–颈交界处得以暴露。

- 在阔筋膜张肌肌腹表面切开筋膜,向外翻转筋膜张肌。将包括缝匠肌在内的内侧软组织瓣向内翻转。辨认出下方的股直肌腱。
- 松解股直肌直头及斜头并向远侧翻转,可获得髋部更宽广的入路及股骨头–颈交界处更广泛的暴露(技术图 3C、D)。
- 松解股直肌之后,将软组织和髂小肌纤维从前方关节囊剥离。眼镜蛇拉钩于内侧放置在腰大肌与前侧关节囊之间,并将一直角窄深拉钩置于外侧。
- 作一个 I 形关节切开,拉钩移至关节内,分开内外侧关节囊瓣,从而提供到股骨头–颈部的通路(技术图 3E、F)。
- 然后将患足从牵引架上移开并放置在射线可透过的手术台上,以允许下肢能够进行不限制的活动,并为股骨头–颈交界处提供更宽广的入路。
- 检查关节时要特别注意股骨头–颈交界处。

股骨头–颈重新塑形

- 将下肢放置于 4 字形体位,这使前内侧头–颈交界处能够得到最佳显露。
  - 当前外侧头–颈交界处偏心距减小时,股骨近端区域通常仍存在正常的偏心距。因此,可用前内侧颈部的轮廓作为前外侧骨软骨切除的一个参考模板。
- 关节软骨变色、软骨软化的出现或撞击沟槽(凹陷)迹象也可以在前外侧股骨头–颈交界处观察到 (技术图

4A)。从可疑撞击区域的近端开始进行骨软骨成形术。
- 联合使用 1/2in(1.27cm) 及 1/4in(0.635cm)弧形骨凿进行前外侧股骨头–颈交界处重新塑形(技术图 4B)。骨软骨成形应斜向下方进行,以避免保留下来的股骨头关节软骨分层。
- 骨软骨成形深度范围是 5～10mm, 这取决于畸形严重程度。切除范围通常包括前外侧股骨头–颈交界处的大部分区域,可能会延伸到覆盖股骨头–颈整个圆周的 180°以上。
- 下肢内旋和外旋放置大大增加了视野的范围并且允许在直视下进行安全的重新塑形。
- 注意不要延伸到后外侧股骨颈,因为该区域包含旋股内侧动脉深支的终末支[13]。
- 在股骨头重新塑形之后,通过关节切口直视下及触诊进行切除的评估。当屈髋及屈髋结合内旋时通过关节切口进行触诊,以动态检查前方股骨髋臼撞击情况。
- 如触诊发现存在残余的撞击,就应在股骨头–颈交界处或股骨颈处继续切除撞击结构,使切除更加精确。
- 进行透视检查以确认股骨头在重新塑形之后已成为球形及进行了足够的骨软骨切除。在中立位及外旋位扩大范围观察股骨头形态。然后在蛙状侧位检查髋关节,可以更好地观察前外侧股骨头–颈交界处。不同角度的屈髋及内外旋使骨软骨成形术能够得到更好的评估。
- 当股骨头–颈交界处重新塑形完成后, 用骨蜡处理骨软骨成形处骨床(技术图 4C)。

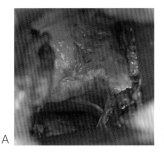
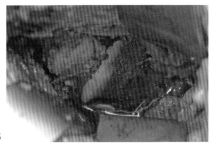
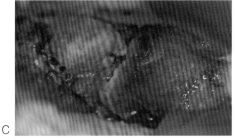

技术图 4　股骨头–颈重新塑形。检查前外侧股骨头–颈交界处。A. 注意观察关节软骨任何不规则之处、关节软骨变色及撞击沟槽或凹陷。B. 使用 1/2in(1.27cm) 及 1/4in(0.635cm)弧形骨凿进行前外侧股骨头–颈交界处的骨软骨成形及重新塑形。C. 完成骨软骨成形术并直接体检和透视检查之后,用骨蜡处理骨软骨成形处骨床。

关闭切口

- 用可吸收缝线缝合纵行关节囊切口。内上及外上关节囊瓣重新缝合复原。下方的关节囊瓣无需修补。
- 股直肌腱的直头以及斜头用不可吸收的缝线缝合(技术图 5)。
- 按常规关闭筋膜、皮下组织以及皮肤。

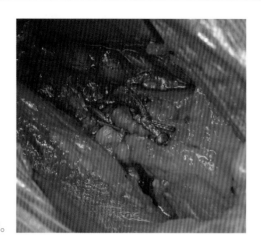

技术图 5 修补髋关节囊及其上方覆盖的股直肌腱。

要点与失误防范

适应证	• 理想的手术对象为有症状的前方股骨髋臼撞击综合征,身体健康,55 岁以下,没有或仅有轻度继发性骨关节炎
	• 病史及体格检查对于前方股骨髋臼撞击综合征的明确诊断至关重要
	• 放射影像学检查对于撞击症的分型非常关键
	• 治疗髋撞击症有多种手术方法可供选择
	• 本文提出的手术策略主要被用于 Cam 型畸形的治疗
盂唇清创	• 进行盂唇部分切除时,在技术上适当保守非常重要
	• 应当去除不稳定的关节内盂唇瓣
	• 应当尽可能保留稳定的关节囊处残留盂唇
	• 应当避免对盂唇进行全层切除
关节软骨	• 沿着髋臼缘前方及外上方的关节软骨的分层很常见
	• 应当对关节软骨瓣向后清创直到稳定的关节软骨
	• 对于全层缺损,可以对髋臼缘病变进行微骨折术
有限切开骨软骨成形术	• 应当广泛暴露股骨头–颈交界处以进行安全精确的骨软骨成形术
	• 松解股直肌腱并进行 I 形关节切开可以更好地暴露股骨头–颈交界处,并能够获得更宽广的入路
	• 结合使用 1/2in(1.27cm)和 1/4in(0.635cm)带角度的弧形骨凿有利于通过本手术入路进行骨软骨成形术
	• 通过关节切口进行髋部的动态检查及触诊,以确保撞击结构得到彻底减压
	• 骨软骨成形术后髋部的透视检查可以协助判断股骨头–颈交界处重新塑形是否充分
术后康复	• 应强调在患者感觉舒适的情况下进行适度的活动,并在患者可以忍受的限度内缓和地渐进性增加活动范围
	• 常见的错误是术后头 2 个月过度治疗。这会妨碍康复进程

术后处理

- 术后行 X 线检查以证实股骨头–颈交界处的重新塑形并记录股骨近端的完整性(图 4)。
- 患者术后 6 周内口服阿司匹林,每次 1 片,每日 2 次,以预防深静脉血栓,并且口服吲哚美辛 75mg / 日以预防异位骨化。
- 患者在 4 周内趾触地负重,然后过渡到完全负重。治疗

重点是在患者感觉舒适的限度内进行适度活动及渐进性增加活动范围。
- 在 2~4 周内每天进行 4~6 小时的持续性被动活动。
- 术后 4 周患者在能够忍受的情况下可以恢复日常活动,术后 6 个月可以恢复身体接触性运动或跑步。

结果

- 髋撞击症手术治疗临床结果的文献资料有限[3,8,10,14,21]。

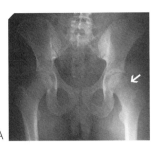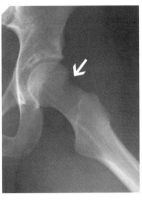

A　　　　　　　　B

图 4　髋关节镜及有限切开进行股骨头 – 颈交界处前方骨软骨成形术后 X 线片。A. 骨盆前后位片显示已经增加的外侧股骨头 – 颈交界处的偏心距（箭头）。B. 蛙状侧位片清晰显示已改善的股骨头 – 颈前方偏心距（箭头）及与术前 X 线（见图 2C～E）相比有明显改善的股骨头球形度。在 2 年随访时该患者已无临床症状及活动受限。

- 已有文献报道髋关节外科脱位技术治疗的早期至中期效果，大多数患者的效果是令人鼓舞的[3,10,21]。
- 撞击症微创治疗技术的临床报道有限[8,14]。
- 笔者的髋关节镜结合有限切开骨软骨成形术的经验令人鼓舞。笔者分析了首期连续 23 例病例并进行平均 18 个月随访，发现在 23 髋中有 22 髋都展现了优良的临床结果[8]。

并发症

- 神经血管损伤
- 深静脉栓塞
- 异位骨化
- 股骨颈骨折
- 感染
- 关节软骨磨损
- 关节镜器械断裂

（刘闻欣　译，王俏杰　审校）

参考文献

1. Aronson J. Osteoarthritis of the young adult hip: etiology and treatment.Instr Course Lect 1986;35:119–128.

2. Beck M, Kalhor M, Leunig M, et al. Hip morphology influences the pattern of damage to the acetabular cartilage: femoroacetabular impingement as a cause of early osteoarthritis of the hip. J Bone Joint Surg Br 2005;87B:1012–1018.

3. Beck M, Leunig M, Parvizi J, et al. Anterior femoroacetabular impingement: part II. Midterm results of surgical treatment. Clin Orthop Relat Res 2004;418:67–73.

4. Burnett RS, Della Rocca GJ, Prather H, et al. Clinical presentation of patients with tears of the acetabular labrum. J Bone Joint Surg Am 2006;88A:1448–1457.

5. Byrd JW. Hip arthroscopy in the supine position. Oper Tech Sports Med 2002;10:184–195.

6. Clohisy JC, Keeney JA, Schoenecker PL. Preliminary assessment and treatment guidelines for hip disorders in young adults. Clin Orthop Relat Res 2005;441:168–179.

7. Clohisy JC, McClure JT. Treatment of anterior femoroacetabular impingement with combined hip arthroscopy and limited anterior decompression. Iowa Orthop J 2005;25:164–171.

8. Clohisy JC, Zebala L, Hinkle SN, et al. Combined hip arthroscopy and limited open osteochondroplasty for treating impingement disease. Presented at the Annual Meeting of the American Academy of Orthopaedic Surgeons, San Diego, CA, February 14–17, 2007.

9. Eijer H, Leunig M, Mohamed M, et al. Cross-table lateral radiographs for screening of anterior femoral head-neck offset in patients with femoroacetabular impingement. Hip International 2001;11:37–41.

10. Espinosa N, Rothenfluh DA, Beck M, et al. Treatment of femoro-acetabular impingement: preliminary results of labral fixation. J Bone Joint Surg Am 2006;88A:925–935.

11. Ganz R, Gill TJ, Gautier E, et al. Surgical dislocation of the adult hip: a technique with full access to the femoral head and acetabulum without the risk of avascular necrosis. J Bone Joint Surg Br 2001;83B:1119–1124.

12. Ganz R, Parvizi J, Beck M, et al. Femoro-acetabular impingement. An important cause of early osteoarthritis of the hip. Clin Orthop Relat Res 2003;417:112–120.

13. Gautier E, Ganz K, Krugel N, et al. Anatomy of the medial femoral circumflex artery and its surgical implications. J Bone Joint Surg Br 2000;82B:679–683.

14. Guanche CA, Bare AA. Arthroscopic treatment of femoroacetabular impingement. Arthroscopy 2006;22:95–106.

15. Harris WH. Etiology of osteoarthritis of the hip. Clin Orthop Relat Res 1986;213:20–33.

16. Ito K, Minka MA II, Leunig M, et al. Femoroacetabular impingement and the cam-effect. A MRI-based quantitative anatomical study of the femoral head-neck offset. J Bone Joint Surg Br 2001;83B:171–176.

17. Lavigne M, Parvizi J, Beck M, et al. Anterior femoroacetabular impingement: part I. Techniques of joint preserving surgery. Clin Orthop Relat Res 2004;418:61–66.

18. Meyer DC, Beck M, Ellis T, et al. Comparison of six radiographic projections to assess femoral head/neck asphericity. Clin Orthop Relat Res 2006;445:181–185.

19. O'Brien RM. The technic for insertion of femoral head prosthesis by the straight anterior or Hueter approach. Clin Orthop 1955;6:22–26.

20. Peelle MW, Della Rocca GJ, Maloney WJ, et al. Acetabular and femoral radiographic abnormalities associated with labral tears. Clin Orthop Relat Res 2005;441:327–333.

21. Peters CL, Erickson JA. Treatment of femoro-acetabular impingement with surgical dislocation and debridement in young adults. J Bone Joint Surg Am 2006;88:1735–1741.

22. Tanzer M, Noiseux N. Osseous abnormalities and early osteoarthritis: the role of hip impingement. Clin Orthop Relat Res 2004;429:170–177.

第17章 膝关节单髁置换
Unicondylar Knee Arthroplasty

Keith R. Berend, Jeffrey W. Salin, and Adolph V. Lombardi, Jr.

定义

- 膝关节分为3个间室。单纯内侧或外侧间室关节炎治疗可以采用膝关节单髁置换(UKA)。
- 早期的一些膝关节单髁置换之所以疗效不佳,主要原因是假体设计上存在缺陷,术者不够重视如何选择患者,以及手术技术方面存在一些问题。

解剖

- 膝关节分为3个间室,其中内侧间室由内侧胫骨平台和股骨内侧髁组成,外侧间室由外侧胫骨平台和股骨外侧髁组成,髌股间室由髌骨和股骨组成。
- 在正常的膝关节中,伸直位时大部分膝关节韧带处于未伸展的松弛状态。
  - 膝关节屈曲20°~30°,后关节囊和外侧副韧带(LCL)松弛,允许膝关节出现有张力的间隙。
    - 关节间隙的进一步增大受到前交叉韧带(ACL)、后交叉韧带(PCL)和内侧副韧带(MCL)的对抗。
  - 在屈曲90°,外侧间室上下间隙被牵开为7mm,而内侧间室保持恒定的2mm。
    - 交叉韧带和内侧副韧带在这段活动中起着维持内侧间室等长的作用。
- 在单腿站立时,内侧间室的负荷为全身重量的70%,如果膝关节有4°~6°的内翻畸形,负荷将达到全身重量的90%。

发病机制

- 交叉韧带完整、内侧副韧带功能正常的内髁关节炎最终会导致关节面的磨损。
  - 前内侧胫骨平台和股骨远端表面的软骨和骨磨损,是伸膝状态磨损的表现。
  - 骨关节磨损很少影响到胫骨平台后1/4部分,从未损害到胫骨平台后侧边缘。
  - 股骨后髁和胫骨后侧软骨保持完好。
  - 完整的韧带维持股骨正常的"后滚",造成了这种典型的磨损特征。
- 膝关节内翻畸形会导致后关节囊缩短。然而,当后关节囊在20°屈膝位处于松弛状态时,可以用手法将膝关节力线矫正到发生病变前的状态。
  - 在屈曲90°时,股骨后髁的软骨和胫骨后方接触,可以自动纠正膝关节内翻。

- 在屈曲时,内侧副韧带也会被拉伸到正常长度。
- 与三间室的病变不同,单间室膝关节炎在进行关节置换时应当不需要松解韧带。
- 当胫骨和股骨的软骨下骨都外露时,软骨缺损近5mm。这通常会导致5°内翻畸形。
  - 每增加1mm软骨缺损,将增加1°内翻畸形。

自然病程

- 前交叉韧带的退行性病变,可能导致前内侧骨性关节炎向后内侧骨性关节炎转变,从而引起后侧半脱位和内侧副韧带的结构性缩短。
  - 后侧软骨磨损会导致屈曲时的内翻畸形。
- 前交叉韧带的损伤贯穿于整个关节退变的过程:从正常至滑膜覆盖的缺失(通常为远端),外露的韧带发生纵向劈裂,受到拉伸后强度下降,最后发生断裂并最终消失。
  - 慢性滑膜炎导致前交叉韧带滋养障碍,是前交叉韧带退变的危险因素。
  - 关节炎造成的髁间骨赘也是前交叉韧带退行性病变的危险因素。

病史和体格检查

- 疼痛是骨性关节炎最常见的症状。
  - 患者通常会指出疼痛沿内侧关节线分布,但它的具体定位是不确切的。
  - 站立和行走时会感觉疼痛,坐卧时疼痛消失。
- 站立位时可以看到5°~15°内翻畸形。屈曲90°时内翻畸形自动纠正,屈膝20°在外翻应力下可以纠正内翻畸形。
- 常可出现屈曲挛缩、关节积液和滑膜肿胀。
- 在评估患有骨性关节炎的膝关节十字韧带时,Lachman试验、轴移试验和抽屉试验的结果往往难以解读,但韧带的稳定性应当存在。

影像学和其他诊断性检查

- X线平片,包括负重状态下的膝关节正侧位片(图1A、B)、应力位片和髌骨轴位片,对于确定患者是否适合行单髁置换非常重要。
- 如果正位片上只有内侧间室的关节炎(即关节间隙变窄、硬化、囊肿、骨赘),则有必要行外翻应力位摄片(图1C)。
  - 该检查能够显示外侧间室的关节软骨厚度,并显示内翻畸形是否可纠正。

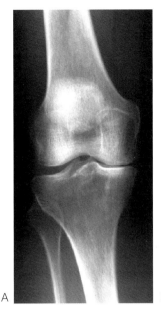
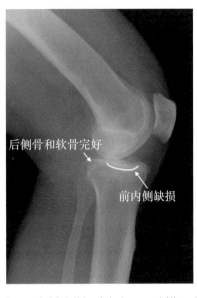
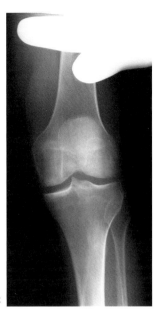

图1 A. 负重膝关节正位 X 线片显示内侧关节间隙变窄。B. 侧位 X 线片显示后侧软骨仍保持完好。
C. 外翻应力位 X 线片显示力线得到纠正和关节间隙得到恢复。

- 外侧间室的间隙不应<5mm（正常软骨厚度的总和），内侧间室间隙应至少在 5mm（丢失的关节软骨的总厚度）。
- 内侧关节间隙的不完全消失必须通过内翻应力位摄片来进一步检查，从而了解是否有完全的关节间隙消失。
  - 如果关节间隙没有完全消失，应该先寻找其他引起疼痛的病因，而避免直接行 UKA 手术。
- 侧位 X 线片能显示关节后侧磨损的程度，因此，侧位片是 ACL 的功能是否完整的可靠指标。
  - 股骨髁和胫骨平台应该是相互重叠的。
  - 如果胫骨平台仅有前 2/3 出现凹陷性磨损，则 ACL 应当是完好的（95％的概率）。

鉴别诊断

- 全膝骨关节炎
- 半月板撕裂
- 隐神经炎
- 软骨损伤
- 鹅足滑囊炎
- 感染性关节炎

非手术治疗

- 非手术治疗包括非类固醇类抗炎药、葡萄糖胺和软骨素、物理疗法、辅助装置支持治疗、功能锻炼，或是关节内皮质激素注射。

手术治疗

- 患者是否可以行 UKA 手术，最终是在手术室决定的。如果不是所有的条件得到满足，患者必须提前做好转行全膝关节置换术的准备。
- 笔者使用牛津标准，具体如下：
  - 体征必须包括达到关节置换指征的严重疼痛，同时屈曲挛缩畸形<15°。
  - X 线指征有内侧间室全层软骨缺失，关节面已经是致密骨–骨接触，外侧间室和胫骨平台后侧软骨保持完好，并且内翻畸形是可以手法纠正的。
  - 术中指征包括完整的 ACL，外侧间室中央关节软骨仍保持完整。
- UKA 的传统禁忌证包括：
  - 炎症性关节炎
  - 屈曲挛缩达到或>5°
  - 术前膝关节活动度<90°
  - >15°内外翻畸形
  - 对侧间室有严重的软骨损伤
  - ACL 功能不全
  - 体质指数>32
  - 髌骨的软骨下骨外露
- 禁忌证不包括年龄、活动的水平、体重、髌股关节炎、外侧半月板退行性变和软骨钙质沉着病。

术前计划

- 术前根据侧位片进行模板测量选择适当型号的关节

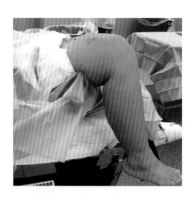

图2 患者的下肢摆放在悬腿架上,准备接受膝关节单髁置换术。

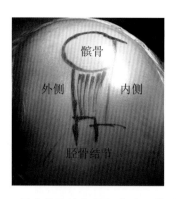

图3 屈曲的膝关节照片,标注了作手术切口时参照的解剖标志。

假体。
- 在麻醉状态下评估膝关节的稳定性和活动度。

体位

- 患肢放在悬腿架上,大腿绑上止血带(图2)。

- 髋关节屈曲约30°并外展下肢。
- 体位要摆放正确,保证膝关节可以自由屈曲135°。

入路

- 膝关节内侧单髁置换术采用缩短的髌旁内侧入路(图3)。

显露

- 膝关节屈曲90°状态下,从髌骨内侧到关节线远端3cm做内侧髌旁皮肤切口,关节囊切口应斜行向内侧延长到股内侧肌内1~2cm。

- 髌骨后脂肪垫可部分切除,检查确认前交叉韧带是完好的(技术图1A)。
- 清除股骨内侧髁内侧和髁间窝的所有骨赘(技术图1B)。

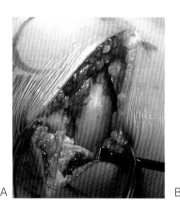 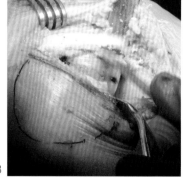

技术图1 A. 采用缩短的内侧髌旁手术入路。
B. 使用骨刀清除股骨内侧髁边缘和髁间窝的骨赘。

胫骨截骨

- 在手术切口下半部分自胫骨结节至平台边缘显露胫骨平台前侧。
  - 尽可能切除内侧半月板。
  - 不要松解内侧副韧带。
- 安装胫骨截骨导向器,使导向器的杆从正位和侧位上来看都平行于胫骨长轴(技术图2A)。

- 估测胫骨截骨的平面,该平面取决于胫骨磨损深度。
  - 后侧软骨和骨至少切除6mm。
  - 截除磨损最深部下方2~3mm的骨质。
  - 首次截骨最好保守一点,因为如果胫骨截骨过少,重新截骨并不困难,导向器正确放置,可以明确观察胫骨锯除的深度(技术图2B)。

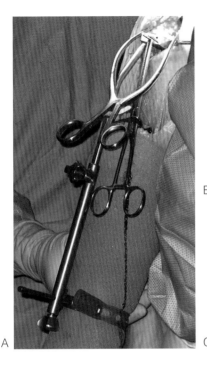

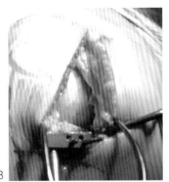

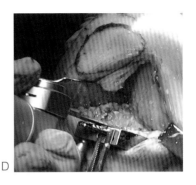

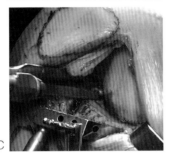

技术图 2　A. 放置胫骨截骨导向器，使其在前后位和侧位上都与胫骨平行。B. 胫骨截骨导向器安装好之后，可以查看需要截除的胫骨的厚度。C. 用往复锯来进行胫骨的垂直截骨。D. 用 12mm 宽的摆锯进行胫骨平台截骨。

- 用带有窄锯片的往复锯进行胫骨垂直截骨。
  - 从股骨内侧髁外侧缘放入锯片。
  - 锯片指向股骨头(技术图 2C)。
- 水平截骨之前，应该先用拉钩保护好内侧副韧带。
- 用 12mm 宽的摆锯行胫骨平台截骨(技术图 2D)。
  - 锯片应该一直深入到关节后方。

- 胫骨平台松动后，用宽骨刀撬离。
- 然后切除内侧半月板后角。
- 在截除的胫骨平台上可以看到经典的前内侧骨关节炎的磨损特点和保持完好的后方软骨。
- 对比截除的胫骨平台和胫骨假体试模来确定合适的胫骨假体大小。

模板测量和钻孔

- 胫骨侧截骨厚度必须充分，以容纳胫骨假体试模和至少 4mm 厚的垫片(技术图 3A～C)。
  - 当用间隙测量器测量间隙时，必须移走拉钩。
  - 如果拉钩留在原来的位置上，会使软组织变得紧张，从而人为地减小了关节间隙。
  - 当 4mm 间隙测量器放入时感觉很紧或根本无法放入，应该截除更多的胫骨。
- 屈膝 45°，运用开口器从髁间窝前内侧角前侧 1cm 处钻孔进入股骨髓腔。
- 屈膝 90°，由于髌骨内侧缘会碰到髓内定位杆上，所以这一步操作应小心谨慎。
- 更换胫骨试模，置入股骨钻孔导向器，放入比二者之

间屈曲状态下的间隙薄 1mm 的间隙测量器。
  - 如果间隙测量器比较松，可以选择插入更厚的型号。
- 调整股骨钻孔导向器，使其处于股骨内侧髁的中线且其把手平行于胫骨长轴。
  - 通过调整膝关节屈曲程度，使钻孔导向器的上表面从侧方看上去平行于髓内定位杆。
  - 通过调整胫骨旋转，使导向器外侧面从上方看上去平行于髓内定位杆(技术图 3D)。
- 当以上 5 个条件都满足后，经导向器上方一个孔钻入钻头到底，并保留钻头在该位置。
  - 当钻好第 2 个孔后，移除所有钻头和其他器械。
  - 髓内定位杆也可以移除(技术图 3E、F)。

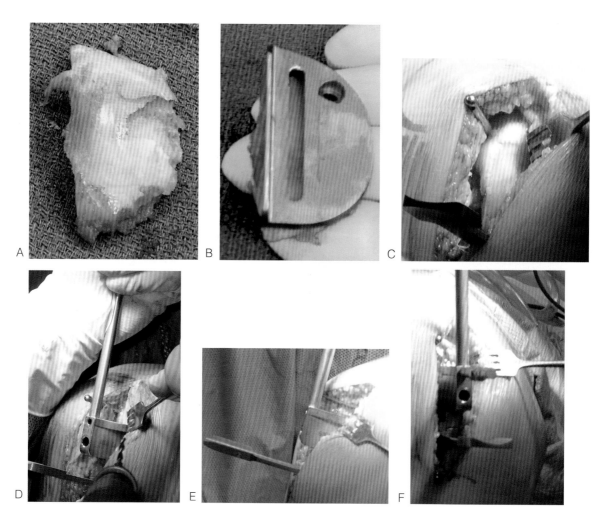

技术图3 A. 截除的胫骨块显示前内侧骨性关节炎的典型表现,后方软骨保持完好。B. 胫骨测量模板与截除的胫骨骨块放在一起测定合适的假体大小。C. 移开拉钩,插入4号间隙测量器来测量股骨和胫骨之间的间隙大小。D~F. 置入胫骨试模和比屈曲间隙薄1mm的间隙测量器后,置入股骨截骨导向器,调整位置以确定股骨侧截骨对线。当所有的对线要求都得到满足后,进行钻孔。

股骨后髁截骨和碾磨

- 将股骨截骨导向块插入先前钻好的孔中。
  - 使用12mm的锯片截除股骨髁的后侧面(技术图4A)。
- 取出股骨截骨导向块,将0号碾磨器限位杆插入较大的钻孔中(技术图4B)。

- 然后用球形的股骨碾磨器碾磨股骨远端直到无法再推进为止(技术图4C)。
- 膝关节屈曲90°,插入胫骨试模假体,将股骨试模假体安装到碾磨后的股骨髁上(技术图4D)。

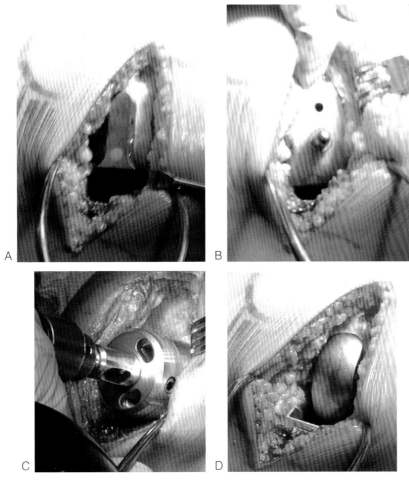

技术图 4　A. 将股骨截骨导向块插入到先前钻好的孔中,然后用 12mm 宽的锯片截除股骨髁的后侧面。B. 移除股骨截骨导向块,将 0 号碾磨器限位杆插入较大的钻孔中。C. 用球形股骨碾磨器碾磨股骨远端。D. 膝关节屈曲 90°,插入胫骨试模假体,将股骨试模假体安装到碾磨后的股骨髁上。

平衡屈曲和伸直间隙

- 用间隙测量器仔细测量屈膝间隙。间隙测量器应当能够轻松放入拿出,但不会倾斜。
- 取出间隙测量器。伸膝之前很重要的一点是要取出间隙测量器,因为手术做到这一步的时候,伸膝间隙总是要比屈膝间隙窄。
  - 如果没有取出间隙测量器,伸膝时会拉伸甚至撕裂韧带。
- 接下来,用金属的间隙测量器在屈膝 20°时测量伸膝间隙(技术图 5)。
  - 当膝关节完全伸直时,后关节囊紧张,会造成伸膝间隙过小的假象。
- 屈膝伸膝间隙平衡公式如下:

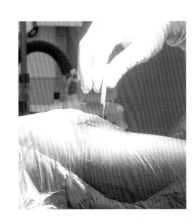

技术图 5　用金属的间隙测量器在屈膝 20°时测量伸膝间隙。

- 屈膝间隙(mm)－伸膝间隙(mm)＝需要碾磨的股骨厚度(mm)＝需要使用的碾磨器限位杆的型号。
- 举例说，如果屈膝间隙 5mm，伸膝间隙 2mm，则需要碾磨 3mm 厚度的股骨，为此选择 3 号碾磨器限

位杆，碾磨股骨髁直到碾磨器无法继续推进。
- 当胫骨和股骨试模都安装好后，再次测量屈膝和伸膝间隙。

假体试模和垫片试模

- 插入胫骨假体试模，用胫骨打击器打击到位。
  - 胫骨假体要充分覆盖骨面，后缘要达到胫骨后方。
  - 选用轻锤敲打，避免胫骨平台骨折。
- 最后从前后方修整股骨髁，从而减小完全屈膝和完全伸膝时垫片与股骨的撞击风险(技术图 6A)。
- 在股骨髁上安装股骨后方修整导向器，用清除骨赘的凿子清除后方的骨赘。
- 插入选择好厚度的半月板垫片试模。
  - 直到这一步才使用垫片试模(技术图 6B～D)。
  - 先前的步骤中使用间隙测量器来测量间隙，是因为

它们不会拉伸韧带。
- 放入垫片后，进行膝关节全方位伸屈活动，来检查关节的稳定性、垫片的稳定性以及是否存在撞击。
  - 正确选择垫片的厚度，从而恢复韧带的正常张力。在此张力下，当膝关节受到外翻应力时，人工关节应当能够被牵拉开 1～2mm。
    - 该检查应在屈膝 20°时进行。
  - 当膝关节完全伸直时，由于后侧关节囊紧张，垫片假体会被紧紧卡住。

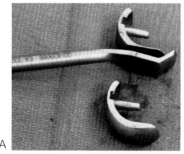
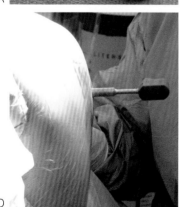
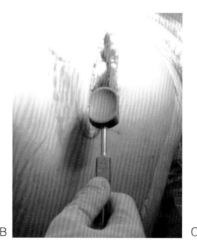
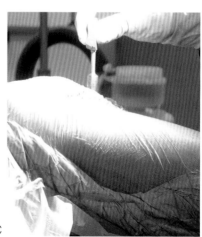

技术图 6　A. 所示为股骨后方修整导向器、清除骨赘的凿子和股骨假体试模。B. 即将插入半月板垫片试模。C. 屈膝 15°时用垫片试模检查伸膝时的张力。D. 然后检查完全屈曲膝关节时的张力。

插入并用骨水泥固定假体

- 用骨水泥孔钻在胫骨和股骨表面上钻数个小孔,使表面变得粗糙不平(技术图 7A)。
- 插入胫骨假体,按照从后向前的顺序压紧假体,这样可以保证多余的骨水泥从前方挤出(技术图 7B)。
  - 假体边缘多余的骨水泥用小刮匙刮除。
- 安装股骨假体,用打击器沿与股骨长轴成 30°方向打击压紧假体(技术图 7C)。

- 同样,假体边缘多余的骨水泥用小刮匙刮除。
- 在骨水泥固化的过程中,将下肢保持在膝关节屈曲 45°的位置(技术图 7D)。
  - 下肢不应完全伸直,因为该位置下的压力会导致胫骨假体前倾。
  - 最后放入先前选好的垫片。
- 常规关闭伤口。

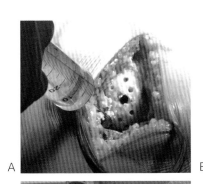
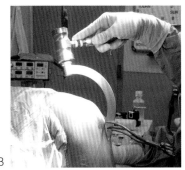
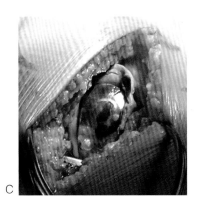
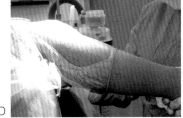

技术图 7　A. 对股骨和胫骨表面进行粗糙化处理,以利于骨水泥与骨面的交锁锚固,在关节周围软组织内注射罗哌卡因、酮咯酸和肾上腺素混合液,作为多模式镇痛治疗方案的一部分。B. 使用特制的工具插入胫骨假体并由后向前压紧,多余的骨水泥可以被从前方挤出来。C. 如图所示多余的骨水泥可以用小刮匙刮除。D. 在骨水泥固化的过程中,将下肢保持在膝关节屈曲 45°的位置。

要点与失误防范

容易发生的错误是放入一个过紧的垫片 应该让垫片相对松动一些	· 必须避免发生胫骨平台骨折。应当避免损伤胫骨后侧骨皮质或者龙骨槽切割过深。插入假体后选择轻锤轻轻敲打
股骨假体近端前方应磨除 4～5mm 骨质,以避免与垫片发生撞击	· 手术过程中,试模或软组织平衡时必须取出所有拉钩。拉钩的存在会造成关节间隙过窄的假象
放置股骨截骨导向器和股骨钻孔时,胫骨间隙测量器要覆盖胫骨金属托的外侧缘	· 容易发生过度后倾截骨的错误。后倾宜维持在 7°左右

术后处理

- 手术时在受损软组织内注射局麻药 (0.5% 罗哌卡因 60ml、酮咯酸 30mg、1:1000 肾上腺素 0.5ml)

- 放置引流管,术后第 1 天拔除。
- 患者可以 24 小时内出院。
- 患者术后初期康复迅速(图 4),部分患者会有膝关节内侧持续性轻痛 2～3 个月。

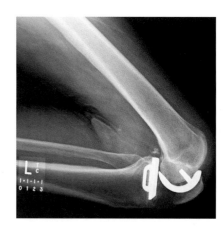

图 4 患者通常恢复快速、满意,能够获得具有正常动力学的高屈曲度。

结 果

● UKA 是适用于特定的前内侧膝关节骨性关节炎患者的一项可靠的手术。假体 10 年生存率可达 90% 甚至更高(表 1)。

● 笔者在 2004~2005 年共行 316 例内侧髁单髁置换术。重点随访了 UKA 的传统禁忌证患者,包括肥胖、年轻、髌股关节退行性变等。

  ● 25% 患者体质指数>35。

  ● 54% 患者<60 岁。

  ● 43% 患者摄片表现有髌股关节退行性变。

  ● 仅 68% 患者主诉单纯膝关节内侧疼痛,21% 患者术前诉全膝疼痛,6% 患者诉膝关节前侧疼痛。

  ● 术前有膝关节前侧疼痛和没有疼痛的患者,以及术前有髌股关节退行性变的患者和没有退行性变的患者之间,术后关节假体生存率和膝关节评分没有统计学差异。

  ● 肥胖患者和正常患者,>60 岁和<60 岁患者之间也没有统计学差异。

● 笔者从开始使用第 1 例牛津 UKA 至今已有 2.5 年,到目前为止,有 5 例假体失败:2 例胫骨松动塌陷、1 例胫骨平台骨折、1 例感染、1 例不明原因的疼痛。

● 未发生可活动垫片的脱位。

并 发 症

● 已有多个系列报道(表 1,参考文献 9、10)概述了牛津可活动垫片 UKA 的临床结果和潜在并发症。

● 感染率最高达 0.6%。

● 内侧胫骨平台骨折发生率为 0.3%,所以要重视避免损伤胫骨后侧骨皮质。

● 牛津 UKA 假体翻修回收研究发现其磨损率为每年 0.026~0.043mm。

● 以往,可活动垫片脱位的概率为 0.5%。初次脱位主要有两个原因:撞击和股骨假体位置不良。后侧的骨赘和骨水泥会碰撞垫片,导致其向前脱出。如果股骨假体位置不良,会导致垫片假体"旋出"(spin out)。新一代带有"侧翼"的垫片会帮助解决一部分旋出的问题(图 5)。但是,正确放置股骨假体仍然是至关重要的。

● 外侧间室关节炎的进展加重导致 UKA 患者翻修的概率达 1.4%。大多数学者认为外侧间室关节炎的发生与内侧副韧带过度松解或损害引起的内翻畸形过度矫正有关。

表 1 膝关节单髁置换术的临床结果

年 份	作 者	假 体	例 数	生存率(%/年)
2005	Berger 等[2]	Miller-Galante(Zimmer, Warsaw, IN)	62	98/10 95.7/13
2004	Keblish 和 Briard[6]	Low Contact Stress(LCS) (Johnson & Johnson/DePuy, Warsaw, IN)	177	82/11
2004	Naudie 等[7]	Miller-Galante(Zimmer, Warsaw, IN)	113	94/5 90/10
2005	O'Rourke 等[8]	Marmor(Richards, Memphis, TN)	136	84/20 72/25
2004	Rajasekhar 等[10]	Oxford(Biomet, Warsaw, IN)	135	96.73/5 94.04/10
2005	Price 等[9]	Oxford(Biomet, Warsaw, IN)	439	93/15

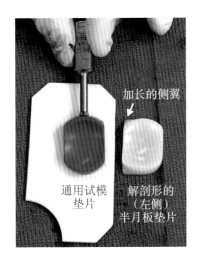

图 5 尽管试模垫片是左右通用的,但真正的垫片是解剖形的,带有加长的侧翼来增强稳定性。

（图中标注：加长的侧翼、通用试模垫片、解剖形的（左侧）半月板垫片）

- 多达 2% 的患者会有术后持续 1 年左右无法解释的疼痛,可能的原因包括:胫骨和股骨髁负荷过重,胫骨假体外悬,内侧副韧带过度牵拉和鹅足滑囊炎。大部分患者的内侧疼痛可于 2 年后自行缓解。

（程 涛 译,王俏杰 审校）

参考文献

1. Argenson JN, O'Connor JJ. Polyethylene wear and meniscal knee replacement. J Bone Joint Surg Br 1992;74B:228–232.

2. Berger RA, Menegini RM, Jacobs JJ, et al. Results of unicompartmental knee arthroplasty at a minimum of ten years of follow-up. J Bone Joint Surg Am 2005;87A:999–1006.

3. Goodfellow JW, O'Connor JJ. The anterior cruciate ligament in knee arthroplasty. Clin Orthop Relat Res 1992;276:245–252.

4. Goodfellow J, O'Connor J, Dodd C, et al. Unicompartmental Arthroplasty with the Oxford Knee. Oxford: Oxford University Press, 2006.

5. Hsu RW, Himeno S, Coventry MB, et al. Normal axial alignment of the lower extremity and load-bearing distribution at the knee. Clin Orthop Relat Res 1990;255:215–227.

6. Keblish PA, Briard JL. Mobile-bearing unicompartmental knee arthroplasty: A 2-center study with an 11-year (mean) follow-up. J Arthroplasty 2004;19(7 Suppl 2):87–94.

7. Naudie D, Guerin J, Parker DA, et al. Medial unicompartmental knee arthroplasty with the Miller-Galante prosthesis. J Bone Joint Surg Am 2004;86A:1931–1935.

8. O'Rourke MR, Gardner JJ, Callaghan JJ, et al. Unicompartmental knee replacement: a minimum twenty-one-year followup, end-result study. Clin Orthop Relat Res 2005;440:27–37.

9. Price AJ, Waite JC, Svard U. Long-term clinical results of the medial Oxford unicompartmental knee arthroplasty. Clin Orthop Relat Res 2005;435:171–180.

10. Rajasekhar C, Das S, Smith A. Unicompartmental knee arthroplasty 2-to 12-year results in a community hospital. J Bone Joint Surg Br 2004;86B:983–985.

11. Tokuhara Y, Kadoya Y, Nakagawa S, et al. The flexion gap in normal knees. An MRI study. J Bone Joint Surg Br 004;86B:1133–1136.

12. White SH, Ludkowski PF, Goodfellow JW. Anteromedial osteoarthritis of the knee. J Bone Joint Surg Br 1991;73B:582–586.

第18章　胫骨上段截骨
Upper Tibial Osteotomy

James Bicos and Robert A. Arciero

定义

- 胫骨上段截骨(高位胫骨截骨)早先用于治疗内侧间室膝关节炎和一系列的膝关节病变。
- 高位胫骨截骨用于改变内侧间室膝关节炎患者的下肢力线。
- 它也可用于在修复软骨过程中,卸除软骨表面应力(如自体软骨细胞移植、半月板移植和自体或异体骨软骨移植)。
- 高位胫骨截骨可改变膝关节后倾角, 辅助治疗前交叉韧带或后交叉韧带损伤。
- 因此,高位胫骨截骨的适应证包括:
  - 关节炎合并力线不良。
  - 关节不稳合并力线不良。
  - 关节炎、关节不稳合并力线不良。
  - 软骨修复手术合并力线不良。

解剖

- 胫骨上段截骨有几个关键解剖点需注意, 这样才能获得治疗成功的效果,避免下肢损伤。
  - 在膝关节内侧,鹅足附着于胫骨前内侧面。缝匠肌筋膜底面可见股薄肌和半腱肌,必须注意保护。肌腱的深面,是由浅、深两部组成的内侧副韧带。
  - 髌腱在胫骨结节上的附着点及其与截骨水平的关系。截骨必须在胫骨结节近端进行。
  - 在外侧,注意腓总神经及其与腓骨头的关系。上胫腓联合在外侧闭合截骨时容易受损,导致关节炎。
- 后方的血管神经结构,包括腘动脉和胫神经,在行后方截骨时必须注意保护。
- 胫骨近端截骨的横断面并非圆形,而是三角形。所以, 截骨的最内侧面在胫骨的后方和前方是不同的。基于此,为了避免在撑开截骨线时不慎增加胫骨的后倾角,前侧截骨后需撑开的高度应相当于后侧高度的1/3(图1)。

发病机制

- 进行高位胫骨截骨的生物学基础与其适应证有关。
- 关节炎。
  - 不管引起关节炎的病因是创伤后的还是原发性的, 当膝关节内侧间室存在力学上的过度负荷时,内侧间室关节炎将会持续加重。
  - 如果髋–膝–踝全长片上显示下肢负重力线落在内侧

间室,内侧软骨就会过度负重,长期如此会引起退行性变。
- 关节不稳。
  - 因为截骨可以改变胫骨近端两个平面的方向 (冠状位和矢状位),改变胫骨后倾角能改善因交叉韧带功能不全而发生的膝关节不稳。
  - 当胫骨后倾角减小时,胫骨向前方移位的趋势减小, 高位胫骨截骨可帮助那些因前交叉韧带功能不全而引起关节不稳的患者。当胫骨后倾角增大时,胫骨向后方移位的趋势减小,因而高位胫骨截骨能帮助因后交叉韧带功能不全而引起关节不稳的患者缓解症状。
  - 前交叉韧带功能不全的患者, 如果前交叉韧带情况不明,且胫骨后倾角增大未被发觉,在膝关节活动时由于生物力学机制的改变会使残留的关节不稳定加重。
- 软骨修复手术。
  - 由于软骨退变而需要行软骨修复重建手术的患者往往会伴随力线不良, 将重建或者再生的软骨植入膝关节的时候就必须为受累间室卸除载荷,给新生软骨的修复与再生提供最佳的力学环境。

自然病程

- 内翻畸形的内侧关节炎是进行性的关节退变。其结局是一系列的膝关节关节炎改变,从单间室关节炎发展到三间室关节炎。
- 采用前交叉韧带重建治疗膝关节不稳定时, 如果膝关节存在双平面或三平面的内翻畸形, 会对前交叉韧带移植物产生不良影响,且有较高的失败风险。
  - Noyes 等[17]推荐同时解决韧带功能不全和下肢内翻畸形的问题,以达到最安全的生物力学结构,避免重建的移植物上的张力过大。
- 在存在下肢力线不良的情况下, 软骨的再生或修复手术(如微骨折、自体软骨细胞移植、自体或异体骨软骨移植、半月板移植)有较高的失败风险,因为这会导致新移植组织的过度负重。
  - 研究指出,如果未通过分期手术或同期手术处理下肢力线不良,则下肢力线不良是这类手术的禁忌证[1-3]。

病史和体格检查

- 详尽询问病史可以确定患者的主诉是否与最终的诊断相关。这对区别关节炎引起的疼痛和关节不稳引起的

162

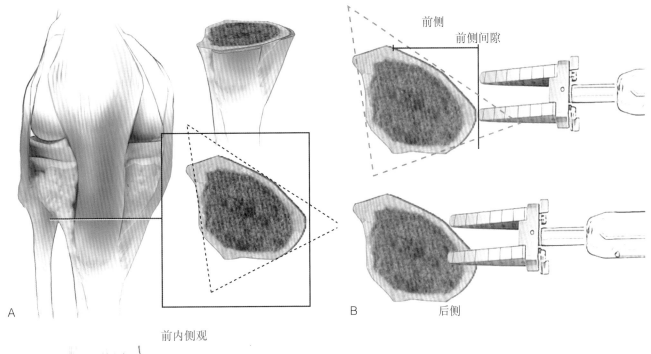

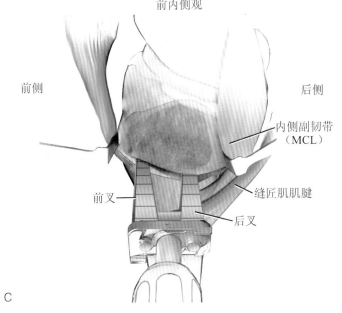

前内侧观

前侧　　　　　　　　　　　后侧

内侧副韧带（MCL）

前叉　　　　　缝匠肌肌腱

后叉

C

图 1 A. 胫骨近端的横断面并非圆形而是三角形。这一点必须在手术时牢记，以免无意间增加胫骨的后倾角，改变截骨的方向。B. 因为胫骨横截面呈三角形，骨刀或截骨楔子放于三角形的一边并平行于底边时，骨刀或截骨楔子不会接触到三角形的最上部。将截骨楔子敲入三角形的胫骨时，后叉上的刻度线读数应当总是大于前叉上的刻度线读数，这样做可以防止截骨平面与术前计划出现偏差。上述要点仅针对单平面截骨。如果计划行双平面截骨（如改变胫骨后倾角），就必须进行相应的调整。C. 注意前叉与后叉打入深度的不同。

疼痛及治疗方法的选择尤其重要。

- 疼痛的确切部位要求患者用一个手指指出。
  - 膝关节内侧疼痛，不伴放射性，随后的平片检查显示内侧间室关节炎或内侧狭窄，由此可得出是否需要进行手术干预的明确结论。
  - 膝关节前侧或后侧疼痛与内翻畸形和内侧间室关节炎无关，需为患者的疼痛寻找另外的原因。
  - 从髋关节至膝关节内侧的放射性疼痛可确定是由髋关节炎所引起的下肢疼痛。
  - 膝关节远端至足部的放射性疼痛可确定是神经根性疼痛和脊柱疾病引起的下肢疼痛。

- 对疼痛进行进一步的分类很重要，包括症状的持续时间和频率，症状的加重或减轻因素，询问膝关节外伤史。
- 患者是否仅主诉疼痛、仅主诉关节不稳，还是疼痛、不稳并存？鉴别这一点对伴有膝关节慢性韧带功能不全和关节退变的多发性膝关节损伤的病例很重要。
  - 疼痛不伴关节不稳，平片示内侧间室关节炎，可仅通过截骨进行治疗。
  - 仅有关节不稳、下肢存在内翻畸形的病例，如果内翻畸形为轻度且没有膝外摆步态，可通过单纯的韧带重建手术进行治疗。但对于明显的膝外摆和严重的内翻畸形，这种韧带重建手术往往会失败。

- 疼痛伴关节不稳需通过韧带重建和截骨联合治疗,二者可分期进行或同时施行。
- 已经尝试过其他的保守治疗方法。
  - 伴有内翻畸形的膝关节内侧疼痛,通过使用外侧垫高的足跟垫,改变了行走时的力学关系,使膝关节内侧间室的负荷得到卸载,能够使患者获得良好的效果。
  - 其他治疗方法包括内侧免负重支具,通过卸载内侧间室的负荷改变膝关节的生物力学机制。重体力劳动者由于工作限制不能请假休息时,可通过使用这种支具熬过工作日,并后延手术治疗的时间。
  - 可的松注射或补充滑液也是膝关节早期关节退变的治疗选择。可暂时性的减缓关节炎引起的急性疼痛。
- 对内翻膝的体格检查应包括:
  - 在评估步态时观察有无膝外摆步态。
  - 评估侧副韧带的稳定性,以此作为冠状面上膝关节残留松弛度的指标。
  - 髌骨的触诊或冲击触诊检查有无关节积液,可以提示疼痛症状的关节内病变原因。
  - 膝关节全面触诊,确定疼痛部位。
  - 膝关节活动度(ROM)评估,确定手术目标:显著的ROM受限很可能不单纯是由于下肢内翻而造成的,提示存在严重的关节炎。

影像学和其他诊断性检查

- 高位胫骨截骨的影像检查至关重要,常规获取双下肢站立位前后位片、双侧屈膝45°后前位片、患膝侧位片、双侧 Merchant 位片。
  - 双下肢站立位片和45°屈膝位后前位片可以对内侧或外侧关节间隙狭窄作出评估。关节间隙狭窄常常在后髁区域被发现,因此在普通站立位正位片上容易漏诊。
    - 屈膝45°可以通过切线位观察股骨髁的另一片区域,可能能够显示该区域显著的关节炎性改变(图2A、B)。
  - 侧位片可初步评估髌股关节和胫骨后倾角。
  - Merchant 位片可完整评估髌股关节,判断髌股关节是否有关节炎改变。
  - 进一步的影像学评估包括全长力线(髋-膝-踝)片。可评估双下肢内翻或外翻畸形及整体力线,计算张开截骨的角度(图2C)。
- MRI 对于年轻患者软骨面和韧带功能不全的评估非常有用(如平片发现内翻畸形、关节间隙相对得到保留的慢性前交叉韧带功能不全者)。软骨面的损伤范围和半月板损伤也能被发现。
  - MRI 对骨髓水肿的诊断也非常有效,还能帮助判断患者疼痛的来源。比如,膝关节内翻畸形合并内侧疼痛,有半月板症状,内侧关节间隙仅为4mm,这就很难判断患者的疼痛是直接来源于半月板的撕裂还是早期关节退变。
  - MRI 显示股骨内侧髁或胫骨平台骨髓水肿提示应慎行常规内侧半月板切除术,因为患者的疼痛实际上可能是由早期关节退变和软骨过度负荷引起的,半月板切除术后膝关节疼痛症状可能加重或没有改变。
- 骨扫描对判断膝关节不明原因疼痛的来源可能会有所帮助(图2D)。

鉴别诊断

- 半月板撕裂
- 骨软骨损伤
- 双间室或三间室骨关节炎
- 前交叉韧带、后交叉韧带、后外侧韧带不稳
- 髋关节骨性关节炎
- 脊柱病变(如椎管狭窄、椎间盘突出)

非手术治疗

- 单间室骨关节炎行截骨手术前的保守治疗包括:
  - 理疗和减轻体重。
  - 药物(如对乙酰氨基酚、非甾体抗炎药、氨基葡萄糖/硫酸软骨素)。
  - 膝关节腔内注射:如皮质类固醇、黏性滑液补充剂。
  - 机械性的负荷卸载装置或矫正器械(如外侧增高的足跟楔形垫、免负重支具)。笔者推荐患者在所有这些保守治疗手段都失败或者无法接受的情况下再考虑行高位胫骨截骨手术。尤其是使用免负重支具后,患者可能获得极好的症状缓解,然后患者可能会继续采用保守治疗,或者他们能够得出结论,即高位胫骨截骨这一类的负荷卸载手术能够可靠地减轻他们的疼痛症状。
- 关节不稳合并力线不良的保守治疗包括上述讨论的所有办法。但必须区分患者的主诉是疼痛还是不稳定,前者提示可能存在潜在的关节炎性改变,后者根据最终确定的内翻角度可能只需通过韧带重建来进行治疗。

手术治疗

- 手术适应证
  - 内翻畸形伴内侧间室关节炎。
    - 患者生理年龄年轻(<55岁),活动要求高。
    - 不能单纯根据年龄排除患者,应注重 Tegner 活动评分。研究显示,没有一位全膝关节置换或单间室膝关节置换的患者评分>4分[22]。

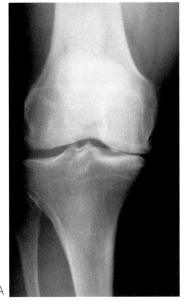
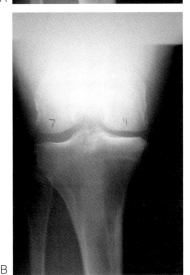
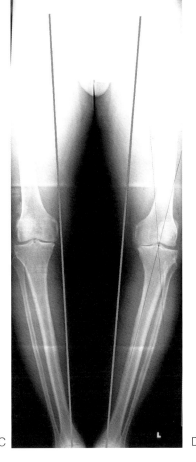
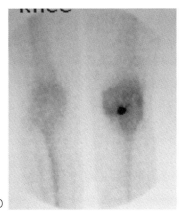

图2 A. 右膝正位片显示内侧关节间隙狭窄和股骨内侧髁变平,骨赘形成。B. 同一膝关节 45°屈膝后前位(即 Rosenberg 位)X 线片,从不同的切线位角度观察股骨髁。在这一投照位上,可以看到患者仍有部分软骨间隙残留,但内侧间隙变窄。片中股骨髁上的数字是用毫米表示的关节间隙的大小。C. 双下肢力线片显示双下肢内翻畸形。虽然平片对股骨头的曝光不足,但可通过下列办法获得力线:①标出股骨头中心;②标出踝关节中心;③两者之间作一直线,如果直线通过膝关节中心内侧,表明患者有内翻畸形。如果在外侧,患者为外翻畸形。这个病例,患者有严重内翻畸形。D. 膝关节骨扫描显示左膝内侧间室放射性核素摄取量增加。

- 内翻畸形伴关节不稳。
  - 后外侧不稳[4,6,17]。
  - 前交叉韧带不稳。
- 内翻畸形伴关节炎和关节不稳。
  - 高位胫骨截骨可在矢状面上减小胫骨后倾角,减小因前交叉韧带功能不全引起的膝关节前向移位。
  - 相反,对于后交叉韧带功能不全的膝关节,可增大后倾角,减小胫骨向后方移位。
- 内翻畸形伴半月板或软骨损伤。
  - 为新移植的软骨细胞或半月板提供良好的力学环境,包括通过截骨减轻受累间室的负重[7,11,14,15]。
- 外翻畸形伴外侧间室关节炎。
  - 常采用股骨远端的内翻截骨,从而避免内翻高位胫骨截骨术后引起的胫股关节线的倾斜。

- 成人的剥脱性骨软骨炎[19]。
- 年轻患者的股骨内侧髁骨坏死。
- 禁忌证
- 年老患者(60 岁),对活动要求不高者更适合全膝关节置换。
- 膝关节对侧间室的退变或外侧半月板切除术后。
- 膝关节活动度丢失>70°。
- 髌股关节退变且有症状。
- 疼痛与临床检查不一致(如髌股关节疼痛合并内侧间室骨性关节炎)。
- 炎性关节病变(如风湿性关节炎)。

术前计划

- 回顾所有的影像学检查,尤其是力线,决定截骨所需纠正的角度。

● 医生和患者需讨论使用自体材料还是异体材料在截骨区域植骨。

  ● 如果截骨角度＜7°,则通常不需要植骨。

  ● 如果截骨角度＞7°,则需要对张开楔形截骨所留下的缺损进行植骨。

    – 自体植骨多采用髂骨(即含三面骨皮质的髂嵴植骨块)。

    – 异体植骨由含三面骨皮质的髂嵴植骨块和用于填充髓腔的碎骨块组成。由于担心将"死骨"放在植骨部位会出现问题,有学者建议同时使用具有骨传导或骨诱导作用的添加物(例如,OP-1,DBM)。

● 术中应当有 C 臂机备用。

● 麻醉情况下进行体检应包括活动度的评估和30°及0°的内外翻应力实验。

体位

● 患者取仰卧位(图3)。

● 关节镜手术过程中可在外侧放置一个柱子来维持体

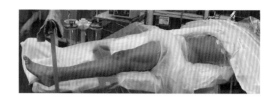

图 3 患者仰卧位,髂嵴区域作一标记并铺巾,便于取髂骨作自体植骨。

位,在切开截骨手术过程中可以将这根柱子降低。

● 作切口前应透视髋关节和踝关节以确保经手术床能透视到这些区域。在术中需用髋关节和踝关节来评估下肢长度。根据患者的身高,可能需要把手术床的头垫放到尾端,来获得放置下肢的足够长度。

● 大腿上段放置止血带。

入路

● 胫骨高位张开楔形截骨的主要入路是经前内侧切口,切口位于内侧关节线远端,胫骨结节内侧 3cm。

● 外侧闭合截骨的入路位于胫骨前外侧,腓骨前方。

关节镜

● 进行常规的诊断性关节镜检查。

● 明确外侧间室的状态。

  ● 如果发现外侧间室骨关节炎或软骨缺损,应力转移至该区域会严重影响手术的长期疗效(技术图 1)。

● 髌股关节间室的状况也需确认。

  ● 高位胫骨截骨手术可能会使严重的髌股关节炎(尤其是髌骨的外侧小关节面和股骨外侧滑车面)的症

状加重。这样的关节炎同样也会对手术的长期疗效造成不利影响。

● 清理撕裂的半月板直到达到稳定的状态。

● 然后进行软骨成形或骨髓刺激手术。如果截骨术与软骨重建手术(如自体软骨细胞移植)同期进行,应当首先进行截骨术,然后进行软骨重建手术,以使刚移植的骨膜或注射进去的软骨细胞受到的创伤最小。

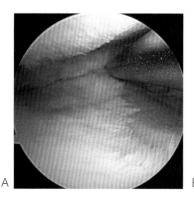

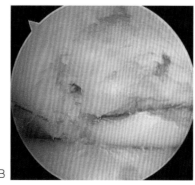

技术图 1 A. 内侧间室的关节镜图像。可见股骨内侧髁和胫骨内侧骨质外露。B. 运用微骨折技术后的关节镜图像。进入外侧间室,意外地发现外侧股骨髁上的软骨损伤。将力线负荷转移至已经出现退变的外侧间室是这项手术的禁忌证。

A

B

初步解剖分离

- 正确定位骨性解剖标志。
  - 用皮肤记号笔标记出胫骨结节、胫骨后内侧缘和关节线。
  - 在胫骨结节后方 2～3cm 和关节线以远 1cm 处作皮肤切口,并向远端延伸 5～6cm(技术图 2A)。
- 沿着切口切开皮肤及皮下组织,暴露缝匠肌筋膜(技术图 2B)。
  - 摸到股薄肌肌腱的上缘,并沿其上缘切开缝匠肌筋膜。
  - 在内侧,将鹅足滑囊从胫骨结节内侧倒 L 状剥离。
  - 将鹅足滑囊向远端小心掀开, 一定要注意在鹅足滑囊与其深面的内侧副韧带之间的平面间隙进行分离。
  - 在近端,切开支持带和膝关节内侧副韧带浅层至接近关节线水平(技术图 2C)。

- 在前侧,确认髌腱和髌腱后方的平面。将一 Z 形拉钩放置在髌腱后方保护髌腱组织。
  - 有时候,必须剥离髌腱在胫骨结节上的附着点最上方的纤维组织,以避免截骨时对髌腱造成意外损伤。
- 在后侧,用骨膜剥离器将内侧副韧带贴着骨膜下分离至胫骨后内侧缘。
  - 用骨膜剥离器沿着截骨线分离胫骨后侧的肌肉和组织。注意紧贴胫骨后侧骨面分离以免造成神经血管损伤。
  - 充分剥离后侧软组织直至可以在胫骨后侧直接伸进一个手指头为止。在膝关节后方放置一块盐水垫纱布以保护后侧的神经血管。
  - 最后,在后方放置一 Z 形拉钩拉开鹅足、内侧副韧带和后侧的神经血管结构(技术图 2D、E)。

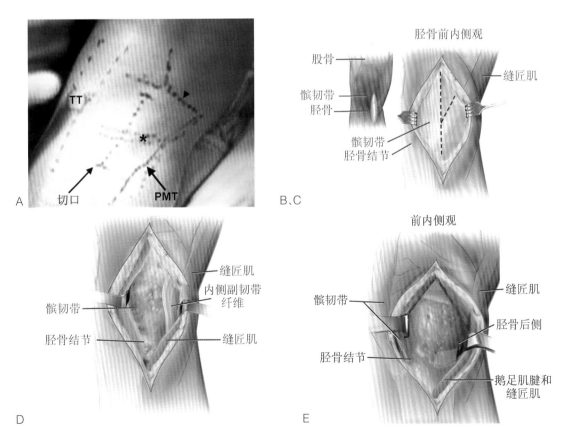

技术图 2　A. 膝关节前内侧观,图中标记出了正确的解剖标志。图中 PMT:胫骨后内侧缘;TT:胫骨结节;箭头所指为关节线;＊所指为腘绳肌腱位置。图 B～E 以示意图显示从前内侧看逐层切开的过程。B. 切口的整体观,沿皮肤切口直接向下切开皮下软组织,直至缝匠肌筋膜。C. 切口的特写。紧贴股薄肌肌腱上缘切开缝匠肌筋膜,倒 L 状剥离鹅足滑囊。在近端支持带处作一切口。D. 通过该切口暴露内侧副韧带,并用骨膜剥离器贴着骨膜下剥离内侧副韧带。E. 在髌腱深面和胫骨后内侧缘放置拉钩进行保护。

TECHNIQUES

置入导针

- 市售截骨系统均提供进行截骨手术所必需的配套工具。笔者一般使用的是 Athrex 器械（Arthrex, Inc., Naples, FL）。
- 在进行截骨前,需要先利用电刀线或截骨器械包中的

力线杆透视获得术中患者机械轴的影像学资料。
- 使用 X 线透视机,将力线杆的一端置于股骨头的中心(技术图 3A),另一端则置于踝关节中心(技术图 3B)。

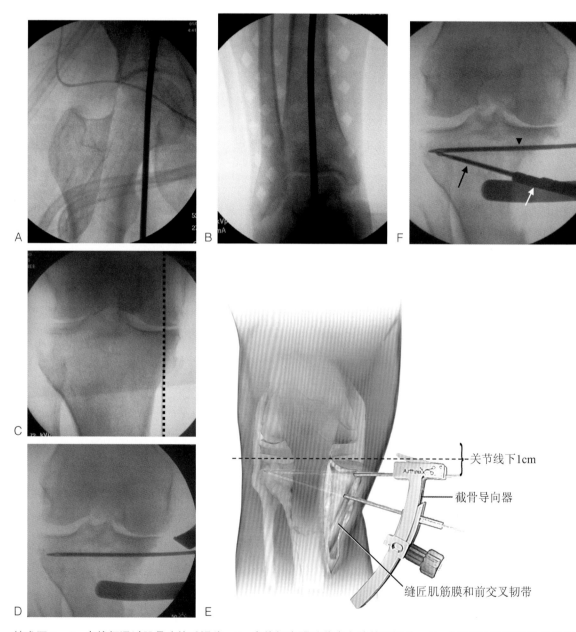

技术图 3 A. 力线杆通过股骨头的透视片。B. 力线杆在踝关节中心处的透视片。C. 力线杆在膝关节处的透视片。该机械轴必须确保是正确的,且应与术前计划一致。D. 平行于关节线由内向外置入的初始导针。该导针从关节线以远 1cm 处置入。E. 在初始导针上装配截骨导针装置。改变导针装置角度使接下来置入的截骨导针均在胫骨结节上方。沿着截骨线由内向外置入 2 枚导针,并使 2 枚导针与初始导针在距外侧皮质 1cm 处交汇。F. 透视确认由内向外置入的 2 枚导针。观察在该透视片上 2 枚导针的重叠情况,因为该透视位平行于关节面,如果 2 枚导针互相重叠,就说明它们也平行于关节面。图中白箭头:导针装置;黑箭头:截骨导针;黑三角:初始导针。

- 之后力线杆在膝关节处的冠状位透视就是术中机械轴的位置(技术图 3C)。
- 将这些透视片保存下来以便与之后的资料进行对照。
- 在胫骨近端距离关节线 1cm 处，平行于关节面从内侧向外侧置入 1 枚导针。
  - 导针的尖端应接近腓骨的位置。术中须用 X 线透视机确认导针位置正确(技术图 3D)。
- 随后在导针上装配截骨导针装置(技术图 3E)。导针装置的使用原理与前交叉韧带重建时的胫骨瞄准导向器相同，以正确的角度置入后续的导针，使其指向先前平行于关节线置入的导针的尖端。
- 然后在截骨导向装置上插入一平行导向套筒。
  - 截骨导针装置不仅可以决定冠状面上的截骨角度，也能控制截骨在矢状面上的旋转以准确重建胫骨平台后倾角。这一点在一些特殊情况下(如后交叉韧带或前交叉韧带功能不全)会有助于手术实施，因为在这些情况下可能必须改变胫骨平台的后倾角(双平面截骨)。
- 确定导针装置在冠状面上的角度，使导针在胫骨结节以上的水平进入胫骨近端。
- 当位置确认以后，沿着截骨线的位置由内侧向外侧再置入 2 枚导针，并通过 X 线透视确认导针的位置(技术图 3F)。
- 将平行导向套筒、导针装置和最初平行于关节线置入的导针移除。

张开截骨

- 配合使用截骨导向器有利于维持截骨的方向。无论用或不用截骨导向器，都需要使用摆锯来进行截骨。
  - 将摆锯放在截骨导针下方进行截骨，以避免疏忽导致摆锯截到关节面。通常用摆锯截到距外侧皮质 1cm 处停止。
  - 术中需多次透视确定截骨的深度和角度。
  - 在截开前侧和后侧胫骨皮质时需要保持高度警惕以免损伤到后侧的神经血管结构和前侧的髌腱。
- 用薄的骨刀完成外侧 1cm 皮质的截骨(技术图 4A)。
- 通过"外翻反弹试验"评估是否可以对截骨面进行牵开。
  - 进行膝关节外翻应力的评估时，在截骨处施加一轻微的外翻应力。截骨处在该应力下应能轻易张开 4～5mm，并在撤除应力后能回缩到原来位置。
  - 这样就能保证对前侧和后侧皮质的截骨程度是充分的。
- 在截骨处插入截骨楔子，轻柔地撑开截骨线直到所需要的矫正角度。
  - 如果初始截骨平面难以打开和放置截骨楔子，可以在截骨处重叠插入 3 把骨刀辅助张开截骨处，并为外侧皮质提供适当的弹性形变(技术图 4B)。
  - 在能够置入截骨楔子后，可以通过改变楔子的置入深度以达到所需的矫正角度。
- 楔子的边上标记的刻度可以换算成截骨所需的角度。所需的截骨角度应在术前计算完成，通常情况下，笔者认为截骨端张开 1mm 对应纠正 1° 截骨角度。因此，如果在术前计算需要矫正 11°，那么截骨端应张开 11mm。截骨端张开的距离每次只能增加几个毫米以使外侧皮质能够发生适当的弹性形变(技术图 4C、D)。
  - 术中进行透视以评估外侧皮质的状态和截骨的进程(技术图 4E)。
  - 术中需警惕截骨线延伸至外侧皮质导致外侧皮质的铰链式结构被破坏，或延伸至关节面导致关节内骨折。发生这种情况时，术者会有截骨楔子插入时瞬间的突破感。
- 截骨楔子的后叉应尽量靠后放置，以避免造成胫骨后倾角的增加(技术图 4F)。
  - 因为胫骨近端在横截面上呈三角形，所以截骨楔子的后叉在内侧的起始位置较前叉在内侧的起始位置更靠内侧。
- 因为胫骨近端横截面呈三角形，所以，如果截骨后矢状面上对线正确的话，那么后叉的毫米读数将较前叉的大。
  - 截骨前半部的张开高度应相当于后半部张开高度的 1/3。这样胫骨后倾角将不会有明显改变。

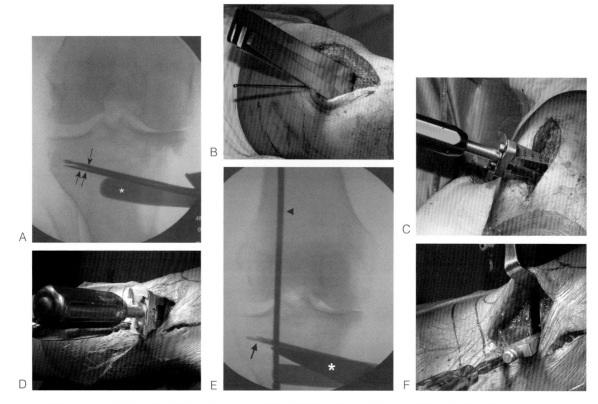

技术图4　A. 用薄骨刀进行外侧皮质1cm内截骨的透视图。图中黑单箭头:截骨导针;黑双箭头:骨刀;＊:保护后侧神经血管结构的拉钩。B. 在截骨处重叠插入骨刀为外侧皮质提供张开的弹性形变。C. 在截骨处插入截骨楔子。截骨楔子的前叉读数为10mm,后叉读数为11mm。这是因为胫骨近端在横截面上呈三角形,正如图1A所解释的。张开的距离等同于截骨矫正的角度。D. 从另一个角度看置于截骨处的截骨楔子。E. 截骨楔子位于截骨导针下的透视图。在张开截骨过程中将导针留在原位,以避免截骨线延伸突入关节。利用力线杆确认张开截骨角度和下肢机械轴的改变。图中＊:截骨楔子;黑箭头:截骨导针;黑三角:力线杆。F. 移除截骨楔子柄后,可以看到后叉基本位于后内侧皮质处以避免胫骨后倾角的增加。

钢板固定

- 移除截骨楔子上的手柄(技术图5A),将截骨楔子的前叉和后叉留在原位。
  - 接着在截骨区域放置适宜大小的截骨钢板(技术图5B)。根据胫骨平台后倾角的形状,钢板上的楔形块应由后向前倾斜。
  - 建议使用二代锁定钢板进行固定。
  - 在最终锁定钢板前需先把截骨平面内的截骨楔子的前后叉取出(技术图5C)。
- 钢板近端用6.5mm的全螺纹松质骨螺钉进行固定(这里不需要用双皮质骨螺钉)。钢板远端用2枚4.5mm的双皮质骨螺钉进行固定。

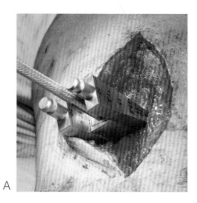

技术图5　A. 将截骨楔子柄移除,并在楔子前后齿之间插入楔形块试模以确定截骨钢板的大小型号。

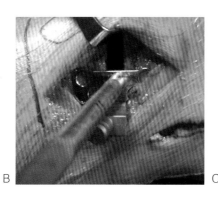
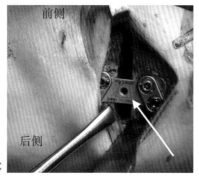

技术图 5(续) B. 测试截骨钢板大小是否匹配。本病例中笔者保留了楔子后叉而移除了前叉。C. 放置二代锁定钢板。白箭头指向的是钢板上确认由后向前倾斜的标示(即梯形的后侧宽于前侧)。

植骨

- 根据术者和患者的选择,必须对截骨区域进行填充植骨,并对内侧皮质区域予三面皮质的髂骨植骨进行强化。
  - 植骨材料可以使用自体骨或异体骨,但必须在术前与患者讨论后共同决定。

自体髂骨植骨

- 自体髂骨植骨的优点在于它不仅强化了内侧皮质区域,还富含造血因子及骨形成级联反应所需的所有成分(技术图 6A)。
- 该技术的不足在于它必须进行髂嵴取骨,这有可能造成一些术后的不良结果,虽然发生率较小,但还是可能导致术后感染、血肿和疼痛的发生。

异体髂嵴混合自体骨松质植骨

- 异体髂嵴塑成所需的楔形,并分别放置在钢板的前侧和后侧。
- 三面皮质的髂嵴有利于重建胫骨的内侧皮质缘(技术图 6B)。
- 自体骨松质可以通过标准的手术方式取自髂嵴,或者利用骨软骨自体移植系统 (OATS; Arthrex, Inc., Naples, FL)在股骨远端内侧钻 2 个孔后取材,填充到截骨端。

异体髂嵴和异体骨松质植骨

- 如果截骨张开距离较大且需要发生骨整合的植骨骨量较多,在这种情况下,就需要担心骨不连的风险。很显然,截骨矫正角度越大,移植骨完成骨整合所需的时间也就越长。
- 如果截骨张开>11mm,笔者常规应用脱钙骨基质或 OP-1 促进骨诱导。

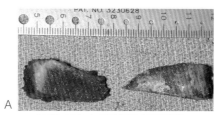
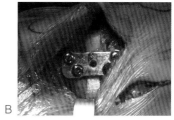

技术图 6 A. 将自体髂嵴塑成截骨端所匹配的楔形。B. 截骨钢板前后方置入异体髂嵴后的截骨部位最终图像。运用髂嵴皮质恢复重建截骨区域胫骨内侧皮质的完整性。

关闭切口

- 用 1 号可吸收线将鹅足滑囊缝合在接近截骨钢板远端的解剖位置上(技术图 7A)。
  - 将缝匠肌筋膜的切口和劈开的内侧支持带近端也用 1 号可吸收线缝合关闭。
  - 尽可能地用软组织覆盖钢板。大多数情况下,如果初步解剖剥离比较仔细的话,软组织是可以完全将钢板覆盖的。
- 在皮下组织放置一引流管后用标准方式缝合皮肤切口(技术图 7B~D)。无菌敷料包扎和护膝(Aircast, Austin, TX)保护膝关节。
- 将下肢置于铰链式膝关节制动支具中,并且维持在伸直位。

TECHNIQUES

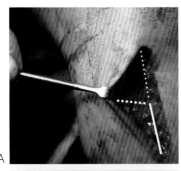

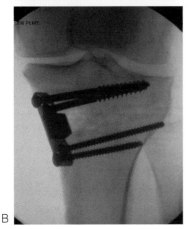

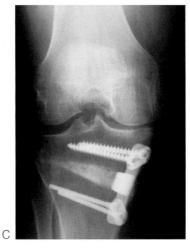

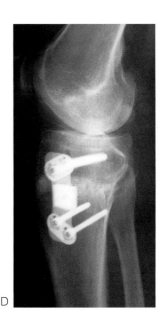

技术图7 A. 用软组织覆盖钢板：将鹅足滑囊（白实线）固定在钢板远端部分的解剖位置上；缝合股薄肌肌腱上方的缝匠肌筋膜切口（白虚线）；缝合位于髌腱内侧的劈开的浅层支持带（黄虚线）。B. 术中最终的前后位透视图。C、D. 术后的正侧位X线片。

要点与失误防范

解剖剥离	● 确定截骨线位置上的软组织被充分从后侧胫骨上剥离下来。术者的手指应可以轻易地从胫骨后方的内侧掏到胫骨后方的外侧。放置一块盐水垫纱布来保护胫骨后方的神经血管组织
截骨	● 注意矢状面上的截骨平面以免造成胫骨平台后倾角的增大。做好截骨平面并植入截骨楔子后需保证截骨前半部分张开的高度为截骨后半部分高度的1/3
	● 在插入截骨楔子前，需验证截骨端在受到一定的外翻应力后可以轻易地弹回原来位置。如果截骨端在适当外翻应力下不能被轻易打开，则说明胫骨前侧或后侧的皮质未被骨刀或摆锯打断
	● 贴着截骨导针下方做截骨
	● 术中要经常透视以免截骨线进入关节内或劈断外侧皮质。如果截骨线延伸到关节内，则应按照胫骨平台骨折的处理进行治疗。如果截骨线劈断外侧皮质，则需要在外侧皮质用1枚U形钉或1块2～3孔的钢板来重建外侧铰链式结构的稳定性
钢板固定	● 必须在移除截骨楔子后再进行钢板的最终固定，这样才能保证截骨的两端压在钢板的楔形块上，而不是被固定在被牵开的位置上

术后处理

● 术后即刻的处理
  ● 所有的截骨患者留院观察1天。
  ● 术后第1天晚上使用患者自控式镇痛泵。术后第2天晨起改口服镇痛药处理。
  ● 术后第2天早上在患者离开医院前拔出留置的引流管。
  ● 患者术后立即开始进行踝泵、直腿抬高和股四头肌等长收缩锻炼。

● 用双拐帮助患肢非负重站立。在非关节活动锻炼期间，用铰链式支具将患者膝关节维持固定于伸直位。
● 强调膝关节完全伸直。不论带或不带支具，术后即刻允许患者进行<90°的膝关节主动活动。但不允许被动的膝关节活动，以免截骨端产生不必要的应力。
● 住院期间患肢应用持续加压装置。术后1个月内使用Kendall TED的抗血栓膝弹力袜（Covidien，Mansfield，MA）和阿司匹林（650mg/d）以减少发生深静脉血栓的风险。

表 1　高位胫骨截骨的临床结果

研究者	截骨手术例数	随访时间(年)	结　果
Yasuda 等[25]	56	6~15	6 年满意率 88%,10 年满意率 63%
Ritter 和 Fechtman[18]	78	2~12	12 年生存率 60%
Cass 和 Bryan[3]	86	平均,9	51%结果优良;31 例转行全膝关节置换
Insall 等[9]	95	5~15	5 年优良率 85%;9 年优良率 63%
Tjornstrand 等[24]	107	7	7 年优良率 42%
Sprenger 和 Doerzbacher[21]	76	10.8	5 年生存率 86%;10 年生存率 74%;15 年生存率 56%
Marti 等[12]	34	11	26%优;62%良;12%可/差
Naudie 等[16]	106	10~22(平均 14)	10 年生存率 51%;20 年生存率 30%
Coventry 等[5]	87	3~14(平均 10)	5 年生存率 87%;10 年生存率 66%
Ivarsson 等[10]	99	平均 5.7 和 11.9	5.7 年 50%结果优良,11.9 年 43%结果优良
Hernigou 等[8]	93	平均 11.5	5 年优良率 90%,10 年优良率 45%
Matthews 等[13]	40	1~9	5 年功能良好占 50%;9 年功能良好占 28%(16 例转行全膝关节置换)
Stukenborg-Colsman 等[23]	32	7~10	优良率 71%
Billings 等[2]	64	平均 8.5	5 年生存率 85%;10 年生存率 53%(21 例转行全膝关节置换)
Aglietti 等[1]	61	10~21(平均 15)	5 年、7 年、10 年、15 年生存率分别为 96%、88%、78%、57%

结 果

- 掌握恰当的适应证和娴熟的手术技巧后进行胫骨高位截骨手术,可以显著、有效地改善患者的疼痛并将膝关节置换的时间延后 7~10 年。影响手术预后的因素包括:畸形矫正不到位和肥胖。
- 多位学者就 HTO 的临床结果进行了报道(表 1)。

并发症

- 虽然高位胫骨截骨术可以为年龄较轻的膝关节关节炎患者提供数年的疼痛缓解期,但它也不是没有任何并发症。
  - 和其他许多手术一样,胫骨高位截骨术的学习曲线长,术者需对手术的各种结果做好充分准备。
  - Sprenger 和 Doerzbacher[21]报道了胫骨高位闭合截骨大约 21%的术后并发症发生率。同时,Spahn[20]报道了胫骨高位张开截骨高达 43.6%的术后并发症发生率。

- 术中并发症
  - 内侧或外侧皮质的骨折(图 4A)
  - 截骨线延伸至关节内(图 4B)
  - 螺钉打入关节内
  - 腓总神经麻痹
- 术后早期并发症
  - 血肿
  - 感染
  - 骨筋膜室综合征
  - 血栓栓塞
- 术后晚期并发症
  - 低位髌骨
  - 骨不连或延迟愈合
  - 内固定物失败(图 4C)
  - 截骨平面塌陷导致截骨矫正角度丢失(图 4D~F)

(胡永方　译,王俏杰　审校)

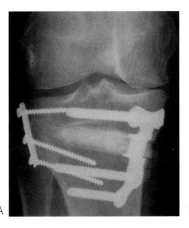
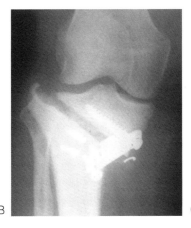
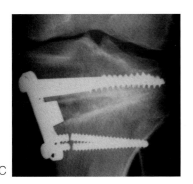

图 4　A. 外侧皮质劈断后以 3 孔的 1/3 管型钢板固定。在截骨线延伸至胫骨外侧壁时需做类似固定。B. 截骨线延伸至关节内,但术中未予处理,导致后期截骨矫形失效和内植物断裂。C. 内植物失败。截骨平面并没有塌陷,但继发的微动导致了远端螺钉的断裂。

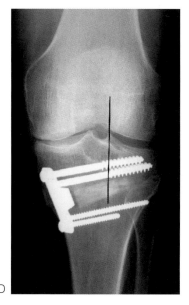 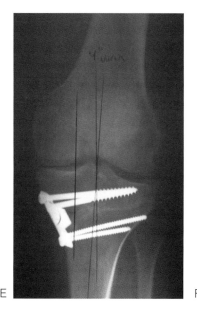 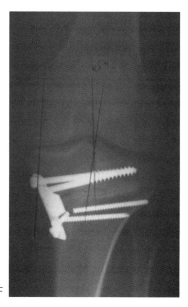

图 4(续) 图 D~F 示截骨平面塌陷导致截骨矫正角度丢失。D. 术后 1 周的 X 线片显示机械轴通过胫骨外侧平台。E. 术后 4 个月的 X 线片显示截骨平面明显塌陷(4°内翻)。F. 术后 10 个月的 X 线片显示截骨平面完全塌陷伴 10°的内翻畸形。该患者术前有 15°的内翻畸形。

参考文献

1. Aglietti P, Buzzi R, et al. High tibial valgus osteotomy for medial go-narthrosis: a 10-to 21-year study. J Knee Surg 2003;16:21–26.

2. Billings A, Scott DF, et al. High tibial osteotomy with a calibrated osteotomy guide, rigid internal fixation, and early motion. Long-term follow-up. J Bone Joint Surg Am 2000;82A:70–79.

3. Cass JR, Bryan RS. High tibial osteotomy. Clin Orthop Relat Res 1988;230:196–199.

4. Cooper D. Treatment of combined posterior cruciate ligament and posterolateral injuries of the knee. Oper Tech Sports Med 1999;7:135–142.

5. Coventry MB, Ilstrup DM, et al. Proximal tibial osteotomy. A critical long-term study of eighty-seven cases. J Bone Joint Surg Am 1993;75:196–201.

6. Fanelli G, Monahan T. Complications in posterior cruciate ligament and posterolateral corner surgery. Oper Tech Sports Med 2001;9:96–99.

7. Gill T. The role of microfracture technique in the treatment of full thickness chondral injuries. Oper Tech Sports Med 2000;8:138–140.

8. Hernigou P, Medevielle D, et al. Proximal tibial osteotomy for osteoarthritis with varus deformity. A ten to thirteen-year follow-up study. J Bone Joint Surg Am 1987;69:332–354.

9. Insall JN, Joseph DM, et al. High tibial osteotomy for varus gonarthrosis. A long-term follow-up study. J Bone Joint Surg Am 1984;66A:1040–1048.

10. Ivarsson I, Myrnerts R, et al. High tibial osteotomy for medial osteoarthritis of the knee. A 5 to 7 and 11 year follow-up. J Bone Joint Surg Br 1990;72B:238–244.

11. Koh J. Osteochondral autograft transplantation (OATS/mosaicplasty). Semin Arthroplasty 2002;13:100–111.

12. Marti RK, Verhagen RA, et al. Proximal tibial varus osteotomy. Indications, technique, and five to twenty-one-year results. J Bone Joint Surg Am 2001;83A:164–170.

13. Matthews LS, Goldstein SA, et al. Proximal tibial osteotomy. Factors that influence the duration of satisfactory function. Clin Orthop Relat Res 1988;229:193–200.

14. Minas T. A practical algorithm for cartilage repair. Oper Tech Sports Med 2000;8:141–143.

15. Minas T, Peterson L. Advanced techniques in autologous chondrocyte transplantation. Clin Sports Med 1999;18:13–44.

16. Naudie D, Bourne RB, et al. The Install Award. Survivorship of the high tibial valgus osteotomy. A 10-to 22-year followup study. Clin Orthop Relat Res 1999;367:18–27.

17. Noyes FR, Barber-Westin SD. Surgical restoration to treat chronic deficiency of the posterolateral complex and cruciate ligaments of the knee joint. Am J Sports Med 1996;24:415–426.

18. Ritter MA, Fechtman RA. Proximal tibial osteotomy. A survivorship analysis. J Arthroplasty 1988;3:309–311.

19. Slawski DP. High tibial osteotomy in the treatment of adult osteochondritis dissecans. Clin Orthop Relat Res 1997;341:155–161.

20. Spahn G. Complications in high tibial (medial opening wedge) osteotomy. Arch Orthop Trauma Surg 2004;124:649–653.

21. Sprenger TR, Doerzbacher JF. Tibial osteotomy for the treatment of varus gonarthrosis. Survival and failure analysis to twenty-two years. J Bone Joint Surg Am 2003;85A:469–474.

22. Sterett WI. Joint preservation and the degenerative varus knee in the active patient. ICL 106. Presented at the annual meeting of the American Orthopaedic Society for Sports Medicine, July 14–17, 2005, Keystone, CO.

23. Stukenborg-Colsman C, Wirth CJ, et al. High tibial osteotomy versus unicompartmental joint replacement in unicompartmental knee joint osteoarthritis:7-10-year follow-up prospective randomised study. Knee 2001;8:187–194.

24. Tjornstrand BA, Egund N, et al. High tibial osteotomy: a seven-year clinical and radiographic follow-up. Clin Orthop Relat Res 1981;160:124–136.

25. Yasuda K, Majima T, et al. A ten-to 15-year follow-up observation of high tibial osteotomy in medial compartment osteoarthrosis. Clin Orthop Relat Res 1992;282:186–195.

第 19 章

骨水泥型全膝关节置换术
Cemented Total Knee Arthroplasty

S. Mehdi Jafari and Javad Parvizi

定义

- 全膝关节置换术(TKA)是一种成功的手术方式,能够明显缓解膝关节骨性关节炎患者的疼痛并改善关节功能。
- 目前,全膝关节置换手术优先选择骨水泥进行固定。

解剖

- 膝关节是一个能够轻度旋转活动的铰链式滑膜关节。
- 关节面的匹配与侧副韧带和交叉韧带的协调性保证了膝关节的稳定。
- 机械轴是指从股骨头中心到胫距关节中心的一条直线。解剖轴即股胫轴,由股骨和胫骨的纵轴连接而成(图 1A)。两轴之间形成了一个约 6° 的外翻角,该角度是由股骨远端和胫骨近端的骨性解剖结构所决定的。
- 胫骨平台通常存在平均 3° 的轻度内翻。此内翻角与髋关节旋转中心的偏心距,使得在单腿站立时胫骨承重面与地面平行。由于胫骨的轻度内翻和股骨远端的 9° 外翻,这样当膝关节伸直时,胫骨和股骨之间就形成了 6° 的夹角。
- 股骨髁远端的不对称性延续到了其后侧。当正常的膝关节屈曲时,关节仍然和地面平行。在胫骨平台内翻时,为了维持这种平行,势必导致股骨髁后侧不对称。屈膝位观察时,内侧髁比外侧髁更偏向后侧。
- 胫骨关节面在矢状位的排列也是非常重要的。在矢状位,胫骨有 5°~7° 后倾(图 1B)。对于正常的膝关节来说,骨性结构的不对称维持了关节的力线和韧带的张力[1]。

发病机制

- 膝关节骨性关节炎 (OA),又称为骨关节退行性病变(DJD),通常是由关节软骨的磨损和撕裂导致的,多见于老年男性和女性。
- 膝关节骨性关节炎分为两类。
  - 原发性骨性关节炎:关节的退行性变,不伴有明显的原发疾病。
  - 继发性骨性关节炎:由于关节面处的异常应力集中(如创伤性关节炎,图 2)或者关节软骨的异常病变(如类风湿关节炎)。

自然病程

- OA 是一种进展性疾病,最终可导致关节功能障碍。患者临床症状的发作频率虽然存在差异,但通常会渐进性加重,发作越来越频繁。患者的病情进展速度因人而异。
- 虽然药物可以控制类风湿关节炎和其他炎性疾病的进展,但是目前仍未发现经临床证实能够对膝关节 OA 起改善病情作用的药物。
- 由解剖异常引起的 OA 病例中,纠正异常状况(如胫骨高位截骨术纠正膝内翻),可以减轻关节负荷,阻止病情进展,甚至会出现生物性修复。

病史和体格检查

- 首先应评估膝关节的疼痛在多大程度上是由膝关节 OA 引起的。膝关节的疼痛偶尔是由髋关节或者腰椎牵涉痛所引起的。
  - 虽然通常通过体格检查就能够区分疼痛的来源,但有时必须进行选择性的麻醉药注射来明确其他重叠的病因在疼痛症状中所起的所用。
- 患者站立时,观察关节周围皮肤是否有红斑、水肿,股四头肌是否萎缩以及是否有 X 形腿或 O 形腿畸形。观察患者的步态来发现是否有髋关节疼痛的体征或者异常的髋关节活动。
  - 术前要系统评估关节周围皮肤可移动度,是否有手术瘢痕以及瘢痕的位置(先前的手术瘢痕会影响手术入路的选择)。
- 沿关节线、内外侧副韧带、髂胫束和鹅足触诊,如有压痛,表明局部有损伤。
- 评估主动和被动活动范围(ROM)。正常活动范围是指从完全伸直(0°)到完全屈曲(135°)。记录异常的活动范围。
- 评估股四头肌和腘绳肌肌力并用五级分制记录。
- 触诊并记录腘动脉、足背动脉和胫后动脉搏动。评估患者的下肢,看是否有皮肤发亮、无毛或者静脉淤滞性溃疡,这些征象提示可能存在血管方面的问题。
- 膝关节置换术前对存在骨性关节炎的膝关节的其他检查方法包括:
  - >15° 的 Q 角常会引起髌骨半脱位/脱位、髌股关节疼痛和关节炎。
  - 前抽屉试验:与对侧相比,胫骨前移幅度增加,加之存在软性终止点,表明存在前叉韧带(ACL)损伤。
  - 后抽屉试验:胫骨相对股骨髁后移 >10mm,应高度怀疑膝关节多发韧带损伤和后交叉韧带(PCL)功能不全。
  - 侧方应力试验:膝关节屈曲 30° 时不稳定提示只有侧

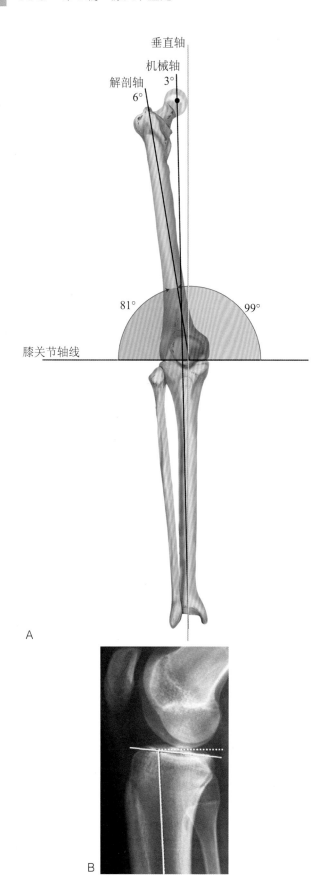

图 1　A. 下肢的机械轴和解剖轴。B. 在矢状位,胫骨平台后倾 5°～7°。

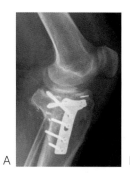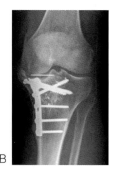

图 2　内侧胫骨平台损伤引起的创伤后关节炎。A. 正位片。B. 侧位片。

副韧带损伤。而膝关节在 0°和 30°均不稳定时表明有多发韧带损伤。

- 髌骨恐惧试验:有髌骨不稳定病史的患者会有一种髌骨即将发生脱位的恐惧感。
- 髌骨倾斜试验:髌骨外侧倾斜＞15°说明松弛。髌骨无法倾斜提示外侧高度受限。
- 髌骨研磨实验阳性表现为疼痛或者摩擦音。
- 股四头肌收缩试验:令患者伸膝,胫骨向前方移位为阳性,表明后交叉韧带(PCL)功能不全(胫骨后移的复位)。

影像学和其他诊断性检查

- 站立位前后位平片能很好显示关节间隙狭窄和潜在的动力性不稳定,还可以显示边缘骨赘,胫骨和髌骨的骨刺,软骨下硬化,关节间隙狭窄,股骨髁变平、变方以及关节线成角。
- 站立位伸膝侧位片。
- 髌骨轴位片。
- 有时需要特殊的膝关节平片,如 45°前后位平片(Rosenberg 位)和下肢全长平片,决定畸形程度,在既往有创伤或骨折病史的患者中了解胫骨和股骨的情况。

鉴别诊断

- 在膝关节骨性关节炎的鉴别诊断中,应当考虑到任何能引起膝关节局部疼痛或弥漫性疼痛的疾病,包括:
  - 髋关节骨性关节炎
  - 下腰痛 / 脊柱硬化
  - 髌股综合征
  - 半月板撕裂
  - 滑囊炎
  - 感染性关节炎
  - 痛风、假性痛风
  - 髂胫束综合征
  - 侧副韧带或交叉韧带损伤

非手术治疗

- 一系列非手术方法可以治疗膝关节骨性关节炎。这些方法不能从根本上改变疾病进展，但可以明显减轻疼痛和改善功能障碍。
- 健康和行为模式改变：包括患者教育、物理治疗、减轻体重和膝关节支具，这些措施能减轻膝关节疼痛，改善功能。在整个膝关节 OA 病程中，对于肥胖患者，减轻体重是非常有效的治疗方法。减负型膝关节支具能转移受损膝关节间室的负重，而支持型支具可以支撑整个膝关节的负重。
- 药物治疗：包括对乙酰氨基酚、非类固醇类抗炎药（NSAIDs）、COX-2 抑制剂、氨基葡萄糖和硫酸软骨素。
- 关节腔内注射。
  - 皮质激素注射：对于有水肿等明显炎性反应的膝关节有效。
  - 透明质酸（补充黏液）。

手术治疗

- 截骨术适用于与力线不良有关的单间室膝关节 OA，或者用于矫正症状明显的创伤后膝关节周围畸形愈合。
- 关节镜清创和灌洗在治疗膝关节 OA 中作用甚微。
- 关节成形术：全膝或部分膝关节置换术。

适应证

- 对于日常疼痛严重并有影像学关节炎证据的骨性关节炎患者，全膝关节置换术（TKA）是一种有效的治疗方法。影像学改变和症状的不匹配说明可能存在其他问题。膝关节疼痛严重，但没有相应的影像学发现，提示要系统检查排除其他可能引起膝关节和腿痛的疾病（如髋关节或者脊椎神经受压引起的牵涉痛）。对于中度骨性关节炎患者，矫正中度畸形或进展中的畸形有时也可以成为膝关节置换的手术指征。

禁忌证

- 绝对禁忌证
  - 活动性或潜在的（<1 年）膝关节感染。
  - 身体的其他部位存在活动性感染。
  - 股四头肌或者伸膝装置无力。
- 相对禁忌证
  - 神经源性关节病（Charcot 关节病）。
  - 软组织覆盖或者皮肤条件差：如邻近膝关节切口且未能控制的银屑病性病变。
  - 功能良好且无痛的、位置良好的融合膝。
  - 病态肥胖。
  - 精神疾病引起的不依从：如痴呆、攻击性人格或者酒精、药物成瘾。
  - 重建所需的骨量不足。
  - 健康状况差或者所患其他疾病不允许患者承受大手术和麻醉。
  - 患者接受手术的动机不良或期望值不切实际。
  - 严重外周血管疾病。

术前计划

- 必须全面了解诊疗史和药物使用情况，确保患者能够承受较大手术和麻醉。任何忽略的细节都有可能导致严重的甚至是威胁生命的并发症。
- 获得如前所述的高质量 X 线片。因为体位对 X 线片影响较大，所以要确保 X 线片在膝关节旋转中立位拍摄。在某些病例中，从髋到踝的下肢全长 X 线片可以帮助确定下肢机械轴以及发现异常的骨干弯曲和畸形。
- 模板测量：估算假体尺寸和骨缺损程度。
- 患者签署有关手术可能存在的风险的知情同意书。

体位

- 在手术准备区将膝关节周围皮肤体毛剃除，同时保护皮肤的完整性不受损。
- 在层流手术室，患者取仰卧位，上身躯干用保护带固定，以允许手术台在需要时倾斜。在患者足跟放置阻挡物，当膝关节屈曲时可以解放助手的双手（图 3A）。
  - 止血带尽量往大腿近端放置，同时大腿近端放置保护垫。对于肥胖或者下肢较短的患者，为了保证充足的手术区域，可以使用消毒的止血带。
  - 将足跟悬吊在抬腿架上（图 3B）。
  - 在止血带远端粘上胶布，防止消毒液滴到止血带深面。
  - 手术区域皮肤准备：使用广谱杀菌溶液，如联合使用碘伏和异丙醇。若对碘过敏可以使用洗必泰。
- 仔细稳妥的铺巾技术对于减少感染的发生非常重要。大量重叠的布巾会使内外踝和跖骨等骨性标志变得难以触摸清楚，而这些标志常用在膝关节置换时为精确截骨、旋转和力线测量提供参照。
- 下肢用驱血带驱血。在膝关节切口前方标记一些水平线，这样可以在缝合时更好地对齐皮肤（图 3C）。外科薄膜巾覆盖除手术区域外的下肢其他区域。
- 在皮肤切开前 30～60 分钟和止血带充气前 10 分钟，单次剂量使用头孢唑啉或头孢呋辛。如果患者对 β-内酰胺类过敏，可以使用万古霉素或者克林霉素。

入路

- TKA 通常使用前正中纵行切口。这个切口可能会损伤

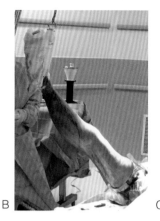
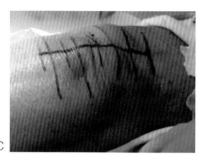

图3 A. 当膝关节屈曲时,手术台上有一个阻挡物来支撑足跟。B. 将足跟悬吊在一个抬腿架上进行皮肤消毒。C. 在膝关节前方标记手术切口,同时画几条水平标记线。

隐神经的髌下支,引起该区域的麻木,因此在术前应告知患者此种可能性。

- 膝关节前方皮肤的血液供应主要来自于内侧,因此在选择切口时应考虑到原有瘢痕的具体位置和大小,防止危及外侧皮肤的活力。多数情况下,如果切除原有瘢痕可以提供充足的暴露视野,同时不增加皮肤的张力,那么可以将原有瘢痕包含在切口中。

- 如果膝关节前方有平行的纵行瘢痕,尽量选择最外侧的作为手术切口。上述条件无法达到时,要保证新切口和原有瘢痕之间有8cm宽的完整皮桥。水平瘢痕可以垂直通过。较短的斜行瘢痕可以忽略。必须避免切口间成锐角。

- 关节切开时可采用髌旁内侧入路、股四头肌内侧头下入路(Southern 入路)或者经股四头肌内侧头入路。
  - 髌旁内侧入路能很好地显露术野,同时股骨和胫骨并发症发生率极低。

显露

- 膝关节屈曲 90°,切开皮肤,切口(技术图 1)从股四头肌肌腱近段上缘(髌骨上极上方一横掌)到胫骨结节内下方。屈膝时皮肤紧张,切开的同时皮缘会被牵向两侧。

- 切开皮肤、脂肪和筋膜直达伸膝装置。在保护好内外侧皮瓣血运的前提下分离皮瓣以作足够的手术暴露。

- 切开深筋膜后,切开髌前滑囊并向内外两侧牵开。暴露并保护髌腱的腱旁组织。

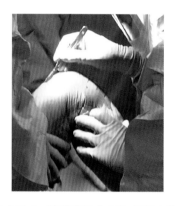

技术图 1 膝关节屈曲 90°,切开皮肤。

关节切开术

- 伸直膝关节,行关节切开术。

- 下文会介绍各种方法,区别主要在于切口近端部分的处理(技术图 2)。

内侧髌旁入路

- 沿股四头肌肌腱内缘由近至远纵行切开,保留肌腱袖 5~10mm。然后沿髌骨内侧和髌腱进一步显露。

- 关节切开时经过内侧支持带、关节囊和滑膜,髌骨内侧保留 5mm 内侧支持带袖以利于术后缝合。远端切口止于髌腱下缘,即胫骨内上缘靠近鹅足止点的近侧。

股四头肌内侧头下入路(Southern 入路)

- 沿内侧肌间隔钝性分离。注意保护膝降动脉的肌间隔支或关节支。将近端分离限制在 10cm 或更少可以避

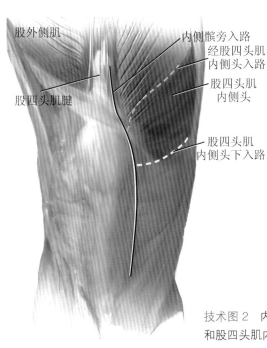

股外侧肌

内侧髌旁入路

经股四头肌
内侧头入路

股四头肌
内侧头

股四头肌腱

股四头肌
内侧头下入路

技术图 2　内侧髌旁入路、经股四头肌内侧头入路
和股四头肌内侧头下入路的切开平面图。

免损伤上述分支。

- 在髌骨中部水平经内侧支持带作横行切开,切口位于股内侧肌下方。
- 切口止于髌腱。沿髌腱内侧缘约 1cm 到胫骨结节作第 2 个切口。

经股四头肌内侧头入路

- 自髌骨内上极开始用手指在股内侧肌内钝性分离,经过股内侧肌全层,沿肌纤维延伸,向近端内侧最长延伸 4cm。为避免损伤支配股内斜肌的隐神经,这种分离不能向内侧进一步延伸。膝上内侧动脉和膝降动脉肌支得到了保留。

膝关节的显露

- 根据膝关节内翻或外翻畸形的程度,自胫骨干骺端近段内侧剥离软组织袖(技术图 3)。
  - 膝关节内翻时需更广泛地剥离松解,而对于外翻膝,就应少或不剥离内侧软组织。
- 使用刀片或电刀,自胫骨内侧至胫骨矢状位中线作骨

膜下剥离(包括内侧副韧带深层)。剥离时远端不能超过内侧关节线远侧 2~3cm。

翻转髌骨

- 翻转髌骨,屈曲膝关节(技术图 4A)。股四头肌内侧的皮瓣需拉向内侧以显露股骨远端。髌腱止点处不应有过度的张力。可以在胫骨结节处打入 1 枚克氏针以防止髌腱撕脱。
- 将直角 Hohmann 拉钩插入外侧半月板的外侧(技术图 4B)。
- 切除髌骨周围滑膜,显露股四头肌止点和髌腱。咬骨钳咬掉骨赘,重建髌骨实际大小和厚度。
- 为使髌骨完全翻转,松解髌骨近端髌上囊的关节囊皱襞。
- 若髌骨不能翻转,检查外侧胫骨平台周围的切除情况,同时检查股四头肌近段切口是否足够。分离外侧髌股韧带有利于髌骨翻转。
  - 松解部分髌腱中段,剥离紧邻髌腱止点的小部分骨膜,对于翻转髌骨是有帮助的。

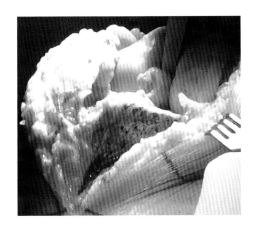

技术图 3　根据矫正膝关节内翻的需要,自胫骨干骺段近段内侧剥离软组织袖。

TECHNIQUES

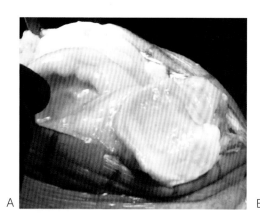

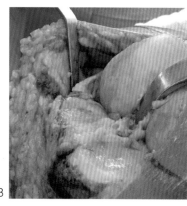

技术图 4　A. 髌骨翻转,膝关节屈曲;B. 使用 Hohmann 拉钩牵开软组织,在胫骨平台后侧放置一拉钩前推胫骨。

胫骨准备

- 切除前交叉韧带,允许胫骨进一步前移。
- 膝关节屈曲同时外旋时,胫骨完全位于前脱位状态,可以很好地显露胫骨平台、股骨髁和半月板后角的止点。
  - 偶尔,骨赘可以阻挡膝关节的屈曲外旋,需切除这些骨赘。如果后内侧角和后方关节囊结构松解不够充分,将无法完成胫骨前移和外旋。
- 牵开器向前牵拉胫骨以暴露后方胫骨平台。

- 胫骨向前完全半脱位时,切除内外侧半月板,暴露后交叉韧带,根据术者喜好保留或者切除后交叉韧带。在软组织和骨切除过程中,注意保护腘肌腱。
- 如果不能充分暴露,应首先行股骨截骨,这样就可以显露关节后方。
- 切除前方滑膜,暴露股骨髁上区域。这对于选择合适的股骨假体大小和防止切迹至关重要。

截骨

- TKA 的 5 个标准截骨如下:
  - 胫骨上端的水平截骨
  - 股骨髁远端截骨
  - 股骨髁前后截骨
  - 股骨远端前后斜行截骨
  - 髌骨后方截骨
- 第 6 步髁间窝截骨仅适用于后方稳定型假体。
- 术者可以先行股骨截骨或者胫骨截骨。一般情况下,如果胫骨能很好前移,先行胫骨截骨。但如果膝关节较紧或者胫骨平台难以显露,可以先行股骨髁截骨。
- 截骨可以使用开放型或者有槽型截骨导向器(技术图 5)。截骨槽更加精确,能减少人为误差。然而,在使用中,截骨槽遮挡了摆锯尖端,增加了损伤重要结构(如内侧副韧带)的概率。大多数新型股骨截骨板通过单一截骨板为远端、前后和斜行截骨提供截骨槽,这样可以节省时间。
  - TKA 的临床成功与假体的正确方向和下肢力线相关。假体安装的准确性依赖于力线引导下的精确截骨。

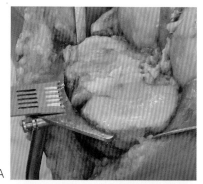

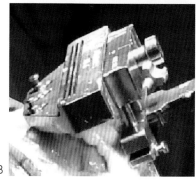

技术图 5　A. 开放型截骨导向器。B. 有槽型截骨导向器。

胫骨上端截骨

- 如果胫骨干没有畸形、弯曲，胫骨近端和胫骨纵轴不存在偏心距或者髓腔堵塞等情况，可以使用髓内定位杆。总体来说，髓外(EM)定位更常用，因为它可以忽略胫骨干可能的畸形。
  - 对于肥胖患者，骨性标志被掩盖，使用髓外定位时可能会引起更多误差。
- 使用髓外(EM)定位装置行胫骨截骨
  - 将力线导向器远端的皮带固定在踝关节上，近段固定于近侧胫骨干骺端(技术图 6A)。调整导向器，使其与胫骨平台髁间隆起中心、胫骨干和踝穴中心成一直线，而踝穴中心线实际上位于内外踝之间中心轴线的内侧 3～5mm 处。
    - 在踝关节上向内向外滑动截骨导向器的远端，最终调整至其对准距骨的中心，减少内翻截骨的发生。
    - 调整导向器近端使其在矢状位后倾 3°～5°。
  - 由于外翻的髌腱阻挡，胫骨近端前方的截骨导向器有过度内旋的趋向，这点要牢记。为避免这种错误，应把截骨导向器的中心对准胫骨结节内侧 1/3。
  - 近端截骨板与胫骨皮质贴紧，提高截骨的精确度。
    - 此步截骨应垂直于胫骨在冠状面的解剖轴。
  - 从胫骨平台去除 10mm 厚的软骨和骨组织。切除骨的厚度应与最终胫骨假体的厚度相同，胫骨假体包括金属托和聚乙烯衬垫。

- 使用髓内(IM)定位装置行胫骨截骨
  - 选择使用 IM 定位装置时，准确选择进针点，该点位于前交叉韧带的胫骨止点和外侧半月板前角交汇处(技术图 6B)。冲洗髓腔，插入带有凹槽的中空棒，钻孔，孔比 IM 杆稍大，可以减小脂肪栓塞的风险。
    - 插入 IM 杆，在所需位置固定截骨板，移除 IM 杆和其外悬架。
  - 摆锯截骨。为保护后方神经血管束，当截骨还剩几毫米时，停止使用摆锯，改用撬动骨块的方法或者用骨刀切除剩余骨质。
  - 在合适的位置放置拉钩，保护 MCL 和 LCL。
  - 将半月板残体和截除的骨质一并切除。去除骨赘，重建胫骨干骺端的解剖边界。

股骨远端截骨

- 由于缺乏可靠的可触及的外部标志，股骨截骨的时候 IM 定位优于 EM 定位，除非有股骨过度弯曲、既往骨折、Paget 病或者同侧的长柄全髋关节置换术。
- 在 PCL 起点前方 1cm、髁间切迹中部的稍偏内侧处钻孔(技术图 7A)。另一手触摸股骨干前面，引导钻孔方向。
- 在插入定位杆前，推荐轻微扩大钻孔，使用有槽的 IM 定位杆和冲洗髓腔。这些措施可以减小髓腔压力，进而降低脂肪栓塞的风险。
- 插入 IM 定位杆，在髓腔中心走行，不与股骨皮质相

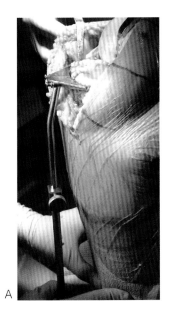
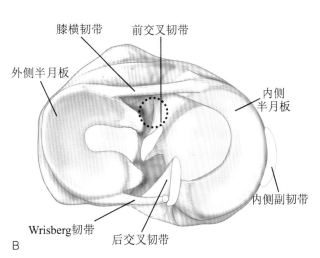

膝横韧带　前交叉韧带
外侧半月板
内侧半月板
Wrisberg韧带
后交叉韧带
内侧副韧带

技术图 6　A. 髓外定位装置远端皮带固定于踝关节上，微调完成后，用钉子将近端固定于胫骨上端干骺端。B. 髓内定位装置的进入孔位于 ACL 在胫骨的止点和外侧半月板前角交汇处。

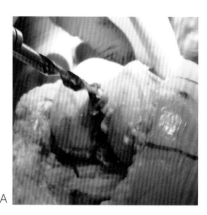
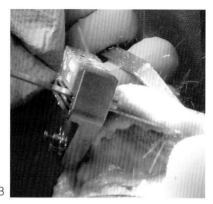
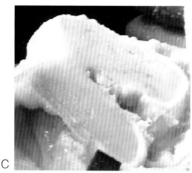

技术图 7 A. 进针点在 PCL 起点前方 1cm 处,稍微靠近髁间切迹中部的内侧。B、C. 股骨远端截骨。

接触,否则会改变截骨的角度。连接截骨板,调整到 5°~6°外翻的位置,然后固定截骨板。

- 膝关节外翻时,股骨截骨外翻不超过 5°。确保在导向器下没有软组织卡压。
- 移除 IM 杆并截骨。沿截骨线截骨时,避免锯片弯曲或者方向错误,尤其是在切除硬化骨时。
- 股骨截骨的厚度应该与假体的厚度完全吻合。在矢状位,股骨远端截骨面与机械轴成 90°。平衡软组织后,股骨远端截骨面应平行于胫骨近段截骨面 (技术图 7B、C)。

股骨前后髁截骨

- 精确截骨对于获得合适大小和旋转的股骨假体是至关重要的。
- 使用股骨前后髁截骨导向器时,股骨假体相对于后髁轴线有 3°外旋。对于右侧膝关节,外旋是指逆时针旋转,而对左侧膝关节,外旋指顺时针旋转。在正常膝关节中,外旋意味着从内髁后侧截去更多骨质。后髁的破坏会改变后髁轴线。
  - 后髁截骨应该平行于内外上髁线,垂直于 Whiteside 线(股骨髁间凹的前后轴线),以及平行于胫骨上端截骨面。记住这几条可以帮助术者减少在股骨假体旋转方面的错误(技术图 8A)。
- 后方截骨时,最大限度屈曲膝关节,减少后方神经血管束损伤的风险。调整指示前方截骨穿出点的触针。沿股骨前方皮质的切线方向进行前方截骨,可以避免形成切迹以及由此形成应力集中而导致的骨折(技术图 8B~D)。
  - 相反,截骨过高时会导致使用过于大号的股骨假体和髌股关节的过度填塞,将会导致髌骨轨迹不良或

者屈曲受限。

前后方斜行截骨

- 前后方斜行截骨对于假体与股骨远端匹配是非常重要的。
- 斜行截骨导向器放置在股骨远端。在某些系统中,这一步被整合到股骨前后髁截骨板上(技术图 9A、B)。
- 摆锯截骨完成后,用椎板撑开器撑开股骨和胫骨之间的间隙,然后用骨刀去掉未切除的小块残留骨质(技术图 9C)。

髌骨的准备

- 去除骨赘、滑膜和脂肪,辨清髌骨的解剖边界。
- 在截骨前用卡尺测量髌骨厚度(技术图 10A)。髌骨表面置换后要保证髌骨厚度与原来厚度相同,而且至少要保留 12mm 厚的骨质。
  - 为准确测量髌骨厚度,应当切除髌前滑囊,暴露髌骨的前表面。
- 使用髌骨截骨导向器或徒手技术。髌骨截骨面通过软骨–骨交界面平行于髌骨前表面,完全切除所有的小关节面(技术图 10B)。近端,从股四头肌止点浅表截骨,远端经过髌骨突出部分截骨。
  - 截骨要平整,切除所有残存的软骨。
- 居中并紧握钻孔导向器,钻 3 个孔并成三角形(技术图 10C、D)。
- 对于后方稳定型假体,为满足立柱–横杆机制,最后将髁间截骨导向器置于股骨远端行髁间截骨 (技术图 10E)。截骨导向器居中,并用钉子或螺钉固定。
  - 使用往复锯进行髁间截骨,配合使用骨刀或骨凿完成截骨。

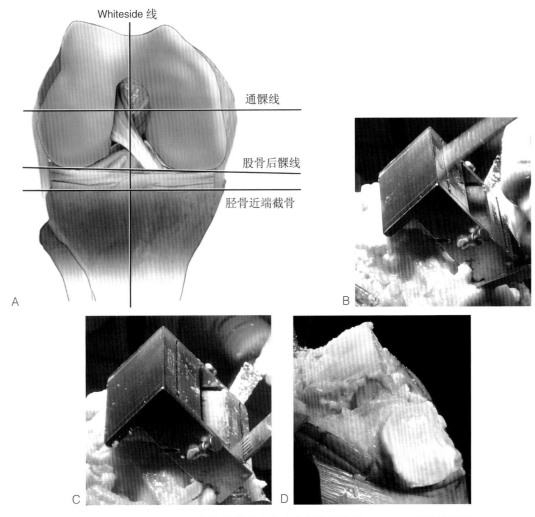

技术图 8　A. 股骨远端截骨的参考线决定假体的旋转。B~D. 股骨前后髁截骨。

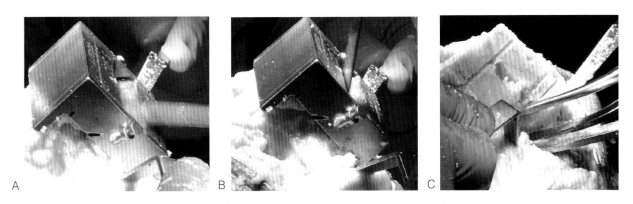

技术图 9　A、B. 前后斜行截骨。C. 用骨刀去掉未切除的骨质和后方骨赘。

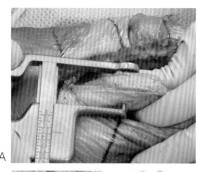
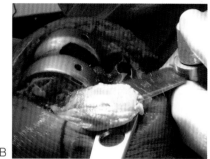
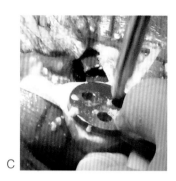
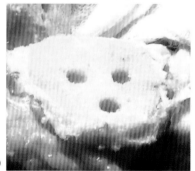
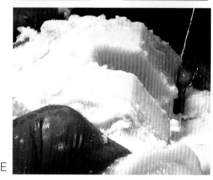

技术图 10　A. 髌骨截骨前,使用卡尺测量髌骨厚度。B. 髌后截骨要平行于髌骨前表面。C、D. 钻 3 个桩孔,成三角形排列。E. 髁间截骨。

软组织和韧带平衡

- 软组织和韧带平衡是手术过程的重要部分。
- 平衡轻度畸形的膝关节并不困难,通过松解较少的软组织、截骨,然后安装试模假体进行测试,就可以达到平衡。
- 对于复杂或严重畸形的膝关节,需要逐步仔细松解。每松解一步,安装假体试模检查平衡性。若不需继续松解,进行下一步。倘若严重的关节畸形破坏了韧带的完整性,可以考虑用限制性假体。
- 为达到合适的软组织平衡,开始就应去除周围骨赘,直至显露骨骼的解剖边界。

屈曲挛缩的矫正

- 使用弧形骨刀松解股骨后方骨赘,用咬骨钳取出骨赘。
- 剥离股骨后方粘连的关节囊,重建关节囊隐窝。
- 对于术前中重度膝关节屈曲挛缩,需要同时横行切断后方关节囊及松解腓肠肌肌腱的起点。
- 如果 PCL 仍然存在,考虑松解或者切除。
- 可以增加股骨远端截骨厚度。

内翻畸形的矫正

- 在手术显露时,通过内侧关节囊切开和内侧骨膜下松解,能矫正轻度内翻畸形。

- 内侧骨膜下松解向后方延伸 2~3cm。
- 如果膝关节内侧仅在屈曲位紧张,则松解 MCL 浅层的前束。
- 如果膝关节内侧仅在伸直位紧张,则松解 MCL 浅层的后方斜行纤维。
- 如果膝关节内侧在屈曲和伸直位都紧张,则松解 MCL 浅层的各组成部分。

外翻畸形的矫正

- 如果膝关节外侧在伸直位紧张,松解髂胫束。部分术者喜欢使用"馅饼皮"技术。
- 如果膝关节外侧在屈曲位紧张,先松解腘肌腱,然后从股骨髁上剥离 LCL。
- 如果膝关节外侧在屈伸位都紧张,依次松解髂胫束、腘肌腱和 LCL,最后松解后关节囊。
- 股二头肌肌腱仅在绝对必需时才松解。

外翻膝合并内侧副韧带功能不全的矫正

- 外翻膝合并胫侧副韧带功能不全见于长期存在的重度膝关节外翻畸形。
- 处理策略包括使用内外翻限制型假体,内侧侧副韧带紧缩或重建。

安装假体和试模复位

- 安装大小合适的股骨和髌骨临时假体(技术图11A)。
- 插入与胫骨截骨表面积匹配的胫骨试模托盘。该托盘是用于胫骨假体固定时钻孔的导向器,同时决定假体最后的内外侧、前后侧和旋转的位置。
  - 旋转在这一步还可以调整。必须避免假体的内旋。
  - 检查托盘周围,确保托盘没有外悬伸出骨面,尤其是内侧缘,此处假体外悬容易被忽略。
- 插入高度合适的间隙板,复位膝关节。检查活动范围和韧带稳定性。在屈伸位施加内翻和外翻应力,确定膝关节的稳定性和胫骨垫片的合适厚度。
  - 该步骤中,对于后交叉韧带保留型假体,应使用不同厚度的胫骨假体试模仔细进行韧带平衡。这是非常重要的。
- 胫骨托盘中心对准胫骨结节内侧1/3并固定(技术图11B)。使用合适大小的髓腔钻导向器并钻孔(技术图11C)。
- 将大小合适的胫骨龙骨锉组装到龙骨锉打击器上,将打击器置于托盘上,敲击龙骨锉到合适深度(技术图11D)。在安装最终的正式假体前,安装带柄的假体试模以检查其与骨床的匹配情况。
- 检查膝关节活动范围时,同时查看髌骨轨迹。
- 试模复位检查完成后,去掉所有试模。

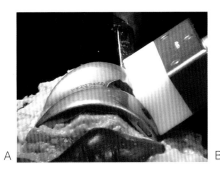
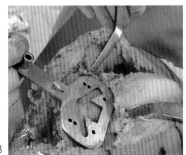
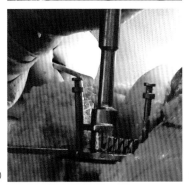
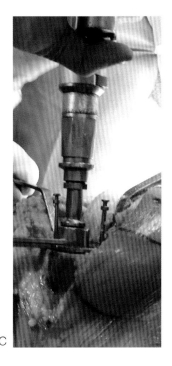

技术图11 A. 试模复位。B. 调整胫骨托盘的对线。C. 为胫骨假体柄锉髓。D. 敲击龙骨锉到合适的深度。

假体固定

- 聚甲基丙烯酸甲酯用于膝关节置换中的假体固定。在准备骨水泥前,应该准备好假体和假体安装所需的基本器械(技术图12A、B)。
- 在胫骨平台的硬化骨处用电钻钻孔(1～2mm深),以获得胫骨假体的牢固固定。
- 小块骨松质填塞股骨远端髓内定位杆留下的钻孔(技术图12C)。
- 用生理盐水脉冲式彻底冲洗截骨面,去除所有残渣,增加骨水泥向骨小梁的渗透。冲洗完成后,不要忘记使骨面完全干燥。
- 截骨面放置纱布并用手加压,干燥骨面,直到骨水泥真空搅拌完成。
- 骨水泥在面团期时,涂到胫骨平台(技术图12D)。涂一薄层骨水泥,然后在合适位置打压胫骨假体和聚乙烯衬垫(技术图12E)。
  - 修整去掉胫骨平台周围多余的骨水泥。
- 涂抹骨水泥到股骨截骨面(技术图12F),尤其是后髁位置,在该位置往往容易发生骨水泥填充不足。

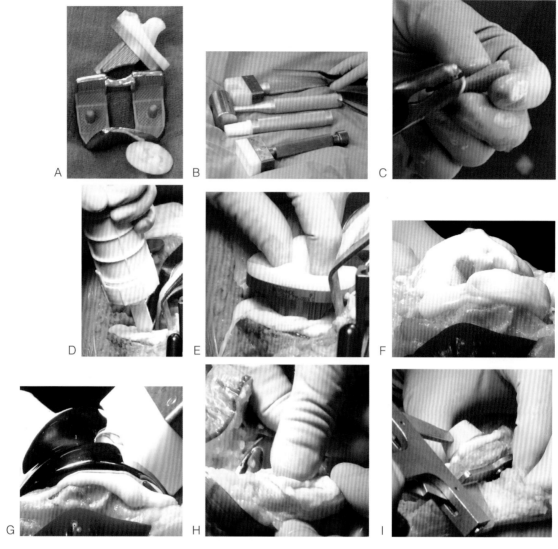

技术图 12　假体(A)及其安装器械(B)先于骨水泥准备好。C. 小块骨松质填塞股骨远端髓内定位时留下的钻孔。D. 胫骨平台上涂抹骨水泥。E. 涂一薄层骨水泥，然后在合适位置打压胫骨假体和聚乙烯衬垫。F. 股骨截骨面涂抹骨水泥。G. 打紧股骨假体。H. 髌骨截骨面上涂抹骨水泥。I. 放置髌骨假体，并钳夹牢固。

- 打紧股骨假体，去除假体周围过多的骨水泥(技术图12G)。
  - 在可见区域，手术刀修整骨水泥并用刮匙去除多余骨水泥。在不可见区域，禁用手术刀修整骨水泥。
- 复位膝关节并使其完全伸直。
- 膝关节伸直后，髌骨截骨面上涂抹骨水泥 (技术图12H)，放置髌骨假体，并钳夹牢固(技术图12I)，去除多余的骨水泥。
- 保持膝关节处于完全伸直位直到骨水泥完全干燥。检查关节的各个角落，尤其是后方，确保没有骨水泥残留。因为残留的骨水泥会阻碍膝关节的活动或者成为游离体，产生第三体磨损。
- 彻底冲洗膝关节。在缝合前，最后一次检查活动范围、稳定性和髌骨轨迹。

髌骨轨迹

- 在放置假体试模和最终安装假体后，都应该通过膝关节活动范围评估髌骨轨迹。髌骨应位于滑车沟中央，在膝关节完全屈曲时，无向外半脱位或向外倾斜。
- 无拇指试验(no-thumb 试验)：在未关闭内侧关节囊和

TECHNIQUES

不施加任何内侧应力前提下，全范围屈伸膝关节,保持髌骨在位。

- 膝关节屈曲时,如果没有髌骨倾斜、半脱位和脱位,表明伸膝装置平衡。
- 如果无拇指试验表明髌骨倾斜或者轻度半脱位,在髌骨上极用 0 号缝线缝合内侧支持带 1 针。如果膝关节完全屈曲时缝线没有断裂，就没有必要松解外侧。这样做消除了无拇指试验时髌骨的轻微倾斜或者半脱位，避免了不必要的外侧松解。
- 为了提高伸膝装置平衡评估的准确性,这些试验应在止血带放气后进行。因为充气的止血带通过捆绑伸膝装置,会改变髌骨轨迹,可以导致感觉上的髌股轨迹不良[4]。

关闭切口

- 大量水冲洗膝关节,确保无骨质和骨水泥碎屑残留。
- 找到原先所做标记,在伸膝位间断缝合切开的关节腔(股四头肌和内侧支持带),这样可以产生一个不透水密封垫。
- 活动膝关节,确保在物理治疗时缝线不会断裂和髌骨活动正常。
- 尽量完全覆盖假体,2 号薇乔(Vicryl)缝线单层间断缝合皮下组织和浅筋膜(肥胖患者缝合两层)。
- 皮肤缝合钉关闭皮肤。缝合太紧或太松会产生伤口愈合问题或者伤口裂开。

要点与失误防范

胫骨髓外定位装置的远端位置	如果不放置于内外踝连线中心轴线的内侧 3～5mm 处,会导致胫骨内翻截骨
胫骨后倾截骨时胫骨截骨定位装置的方向	如果定位装置内旋或者外旋,后倾就会相应地变成外翻或者内翻
胫骨假体的冠状面位置	胫骨假体偏内放置会增加 Q 角和内侧假体外悬
股骨髓内定位杆的插入点	插入点太靠外或靠内会相应增加外翻或者内翻角度
股骨假体大小	尺寸偏小时会增加前方切迹风险或者股骨髁后方切除过多 尺寸偏大时,根据前后髁截骨的参考位置不同,会使屈曲间隙过紧或髌股关节过度填塞
股骨假体在矢状位的放置	自然力线下,既不屈曲也不过伸
股骨远端截骨	截骨不能＞7°,否则会增加 Q 角,导致髌骨半脱位或者脱位
仅使用后髁连线作为截骨参照线	当内髁或者外髁破坏或发育不良时,会相应地导致股骨假体过度外旋或内旋
股骨假体内外侧的放置	股骨假体置于股骨末端中央或轻度靠外,有助于改善髌股关节运动轨迹
股骨假体的冠状位放置	避免股骨假体偏内,这样会增加 Q 角
股骨假体大小	当测量值在两个尺寸之间时,选择较小一号的假体,因为轻度的切迹(＜2mm)比髌股关节的过度填塞更容易被接受
髌骨截骨	过度切除会导致髌骨骨折或骨坏死。减小髌骨的整体厚度会导致伸膝装置无力 切除不足会导致髌股关节的过度充塞,导致外侧软组织张力过大、髌骨轨迹不良、膝关节前方疼痛以及屈曲受限
髌骨假体放置	靠内或居中放置髌骨假体是可以接受的。靠外会增加 Q 角
置换后的髌骨厚度	等于或者略小于原始髌骨的厚度

术后处理

- 当手术结束时,从足趾到大腿中段用加压绷带包扎,每一圈有 50% 重叠,形成双层,然后放松止血带。24 小时后去除加压绷带。
  - 首选使用改良的疼痛管理模式充分镇痛(例如静脉患者自控镇痛和硬膜外患者自控镇痛),加速早期的恢复。
  - 抗生素使用 24 小时。开始合理的血栓预防措施。
  - 术后 2 周首次随访时,拆掉皮钉。
- 康复治疗的目标是尽最大可能恢复由肌肉控制的膝关节的活动范围。充分的康复治疗是 TKA 成功的一项重要必备条件。事实上,这在术前已经开始(手术前 1～2 周),术前告知患者手术过程和结果,指导其如何进行术后功能锻炼,评估患者家庭和社会环境。无论在家还是在医院,理疗师在康复过程中都将发挥重要作用。
  - 有关 TKA 术后具体的康复训练计划还存在一些争议。一般的原则是,鼓励患者在置换后的膝关节活动范围内活动,在能够耐受的情况下逐步增加活动范围,但要避免过度活动和压力。术后早期进行过度物理治疗(PT)会导致膝关节水肿、僵硬和损伤。
- 虽然持续被动活动器(CPM)可能不能改变最终膝关节的屈曲范围和整体功能,而且 CPM 的使用变化很大,但术后即刻的高度屈曲可以较快恢复活动范围,在短期康复中,CPM 联合物理治疗会比单纯的物理治疗产生更有益的结果。应告知患者术后膝关节最终活动范围是与术前活动范围直接相关的,换言之,如果术前活动范围受限,那么患者术后屈曲 >100° 的可能性不大。
- 术后第 1 天,开始床上活动、转移训练(如从床到凳子,从凳子到床)和床边练习(如踝泵运动、股四头肌舒缩运动和臀肌舒缩运动)。
  - 对于骨水泥型膝关节,在术后第 1 或第 2 天,在治疗师监督下允许完全负重。
  - 开始时借助助步器离床行走,直到患者能达到足够的平衡去使用手杖。
  - 有些情况下,患者可以佩戴膝关节固定支具,直到患者能不费力地做直腿抬高动作。
  - 股四头肌肌力弱时离床走动会导致膝关节不稳定,无法控制膝关节,产生疼痛,并给假体带来不必要的压力。
- 术后第 2 天,开始膝关节主动活动、主动-被动活动、完全伸直、直腿抬高和肌肉加强练习。继续辅助装置下的步态练习,从坐到站和从站到坐的移动,以及上卫生间。
- 术后第 3～5 天,在患者能够耐受的范围内,继续加强活动范围练习和力量训练,在限制性最小的保护装置

的辅助下进行平地行走或上下楼梯练习(如果条件允许的话)。
- 住院期间,理疗师教会患者用助步器或者手杖爬楼梯。
- 患者通常术后 3～5 天出院,根据患者的个人需要并咨询社区工作人员和家庭医生后,患者可以回家,或去康复中心及专业护理机构。大部分患者趋向于回家。
- 从第 5 天到第 6 周,患者根据自身耐受情况,增加离床活动行走距离和独立进行日常生活活动。
- 当患者能安全迅速地操作踏板时,就可以开始驾车,这一般要 4～6 周。重返工作岗位一般要 4～10 周,这要依据工作任务而定。患者要牢记他们可能不能恢复到原先的劳动强度。
- 患者术后 6 周、3 个月和 1 年常规随访。一旦患者恢复力量、活动度和平衡,就可以进行低冲击性体育运动(例如骑车、游泳、柔和的有氧锻炼、走路、远足、高尔夫球、保龄球)。不鼓励进行高冲击性运动,如足球、曲棍球和篮球。

结果

- TKA 是一个可靠并且可以预知的手术。报道称,10～23 年随访,生存率 >85%。TKA 术后的疼痛程度和功能良好。
- 对于大多数患者,术后整体满意度为优到良。

并发症

- TKA 术后患者总体死亡率很低。该手术并不明显降低 OA 患者的预期寿命。

感染

- 疼痛是一个重要的相关症状,对于既往功能良好的 TKA,任何持续性的疼痛或者急性疼痛都应该考虑感染[8]。
- 仔细研究影像片上感染的可能征象。进展性假体松动是与感染最一致的影像学征象。感染时,血沉和 C 反应蛋白增高。白细胞计数并不是一个感染的可靠指标。抽取关节液,行滑液分析、革兰染色、培养和药敏试验。伤口浅层或窦道培养是不可靠的而且有误导性。关节液、深层创口活检和骨活检是较好的标本[8]。
- 切口浅表感染,以伤口发红、干燥、无脓液、无小脓腔或硬结形成为特征,全身使用抗生素即可。但要注意,一旦使用抗生素,就会失去诊断深层感染的机会。尽管穿刺未感染的关节会有担心,但是使用抗生素前行关节穿刺是一个合理的措施,即使穿刺临近红斑。相反,有渗出或皮肤坏死的伤口即刻行外科清创是有帮助的,此时如果还没使用抗生素,就可以在清创术中得到可靠的培养标本[14]。
- 术后早期的伤口渗出,如果无深部感染证据,无红斑、

脓液或者疼痛时，手术医生也没有怀疑有浅表或深层感染，则可以采用短时间内制动和局部伤口护理的方法。如果数天后渗出没有停止或者明显减少，应考虑行手术清创缝合。推荐观察 3～5 天，最长可到 1 周。

- 手术医生一般同意清除有渗出的关节积血。对于没有渗出的关节内血肿没有必要一定要清除。然而，如果血肿影响到物理治疗，增加了皮缘或伤口的张力，加剧了疼痛，应该考虑清除[14]。
- 自从开始进行髌股关节置换后，膝关节前方疼痛已经明显减少。

不稳定

- TKA 术后不稳定是手术失败的原因之一，占翻修原因的 10%～20%。这些患者中许多得到了成功的结果。但如果没有找出不稳定的原因，术者可能再次重复同样的错误[9]。
- TKA 术后可能发生三种类型的不稳定：伸直不稳定、屈曲不稳定及膝反屈。理解各种不稳定类型的原因和处理方法非常重要。翻修手术的目的是恢复屈伸间隙的平衡。对于这一小部分患者，合理选择性使用限制型或者旋转-铰链型设计的假体[9]。

骨溶解

- 骨溶解是晚期膝关节翻修手术最重要的原因，是机体对假体磨屑异物反应的结果，最终导致假体松动。TKA

术后骨溶解的发生率和范围小于全髋关节置换术[5]。这种并发症在骨水泥型和非骨水泥型假体均能见到。
- 临床症状、平片和 CT 用来评估骨溶解的范围和自然病程。在骨溶解早期，患者可能无症状。然而大多数患者出现疼痛、水肿、急性滑膜炎，影像片上伴或不伴骨溶解。此时就需要系列影像学片来评估骨溶解的发展进程[11]。

血管损伤

- TKA 中腘动脉损伤少见但却是灾难性的。这种损伤可有急性或者迟发性表现。文献曾报道止血带引起动脉栓塞、术中操作引起动脉扭结以及动脉的直接穿刺伤。一般认为动脉的直接穿刺伤预后优于动脉栓塞。在术中，膝关节的过伸和过屈都有可能损伤腘动脉。这就需要关节外科医生及时识别血管损伤，并由经验丰富的血管外科医生进行处理[3]。

神经损伤

- TKA 术中，胫神经和腓总神经都可能受损。术前屈曲挛缩或外翻畸形和术后血肿增加了腓总神经损伤风险。首选治疗是保守治疗，治疗的目的主要是减少进一步的损伤。屈曲膝关节和髋关节 20°～45°，去除或者放松弹力绷带。如果损伤后 3 个月神经功能没有恢复的迹象，可以行神经探查术[12]。

（程　涛　译，王俏杰　审校）

参考文献

1. Benjamin J. Component alignment in total knee arthroplasty. Instr Course Lect 2006;55:405–412.
2. Callaghan JJ, Warth LC, Hoballah JJ, et al. Evaluation of deep venous thrombosis prophylaxis in low–risk patients undergoing total knee arthroplasty J Arthroplasty 2008;23(6 Suppl 1):20–24.
3. Da Silva MS, Sobel M. Popliteal vascular injury during total knee arthroplasty. J Surg Res 2003;109:170–174.
4. Eisenhuth SA, Saleh KJ, Cui Q, et al. Patellofemoral instability after total knee arthroplasty. Clin Orthop Relat Res 2006;446:149–160.
5. Gupta SK, Chu A, Ranawat AS, et al. Osteolysis after total knee arthroplasty. J Arthroplast 2007;22:787–799.
6. Lombardi AV Jr, Berend KR. Posterior cruciate ligament–retaining, posterior stabilized, and varus/valgus posterior stabilized constrained articulations in total knee arthroplasty. Instr Course Lect 2006;55:419–427.
7. McPherson EJ. Patellar tracking in primary total knee arthroplasty.

Instr Course Lect 2006;55:439–448.
8. Mihalko WM, Manaswi A, Cui Q, et al. Diagnosis and treatment ofthe infected primary total knee arthroplasty. Instr Course Lect 2008;57:327–339.
9. Parratte S, Pagnano MW. Instability after total knee arthroplasty. J Bone Joint Surg Am 2008;90:184–194.
10. Patel J, Ries MD, Bozic KJ. Extensor mechanism complications after total knee arthroplasty. Instr Course Lect 2008;57:283–294.
11. Peters CL. Soft–tissue balancing in primary total knee arthroplasty. Instr Course Lect 2006;55:413–417.
12. Schinsky MF, Macaulay W, Parks ML, et al.Nerve injury after primary total knee arthroplasty. J Arthroplasty 2001;16:1048–1054.
13. Silverton CD. Cemented and cementless fixation: results and techniques. Instr Course Lect 2006;55:429–437.
14. Vince K, Chivas D, Droll KP. Wound complications after total knee arthroplasty. J Arthroplasty 2007;22(4 Suppl 1):39–44.

第20章

导航辅助全膝关节置换术
Total Knee Arthroplasty Using Navigation

William J. Hozack, S.M. Javad Mortazavi, and Camilo Restrepo

定义

- 精确的假体位置和下肢力线是全膝关节置换术(TKA)成功的关键。研究表明,力线误差达到3°就会影响TKA的松动率和临床效果[6]。医生定位假体力线的准确性受很多因素的影响,包括患者体位、肥胖、解剖结构变异、畸形、骨缺损、韧带的解剖。
  - 计算机辅助的TKA旨在改善假体位置和下肢力线。已经证明改善假体位置和下肢力线能延长假体寿命,降低翻修率[2-4,7,8]。
- 导航的作用是给医生提供精确的信息,包括膝关节解剖形态、下肢力线、术中膝关节活动度。导航系统能在手术过程中动态实时地反馈信息,包括截骨方向、软组织平衡、假体位置、下肢力线、植入试模假体后的膝关节活动度,从而辅助医生在每一个环节能作出准确的判断[2]。
- 导航可以给医生提供更精确的信息,辅助医生作出选择。但要牢记,导航不能完全取代医生,究竟应该在哪个平面截骨、哪里松解软组织,还是需要医生作最终决定。

解剖

- TKA的成功取决于冠状面、矢状面、横断面上正确的假体位置。术中应重建下肢冠状面力线,股骨假体、胫骨假体都应垂直于机械轴力线。
  - 机械轴力线的定义是股骨头中心和踝关节中心的连线。膝关节解剖轴线是冠状面上平行于股骨和胫骨长轴的直线相交,通常在5°~7°之间。
  - 标准的髓内定位技术以股骨解剖轴为参考,来估计机械轴线,后续的截骨方向垂直由此确定的机械轴线。
- TKA术中矢状面力线对膝关节活动很重要,因为屈伸活动发生在矢状面上。胫骨近端后倾角是矢状面对线的重要参数。
  - 有多种方法可以确定胫骨矢状面上的机械轴线。一种方法是胫骨平台中点到距骨中点的连接线。另一种是胫骨内侧平台中点和胫骨远端平面中点的连线。这两条参考线都可以作为胫骨平台后倾的参照[7,9]。
- 假体的旋转对线对TKA至关重要。如果假体旋转对线不良,会引起髌股轨迹不良,从而导致膝前疼痛[1]。
  - 股骨假体旋转对线的参考线仍有争议:包括经股骨内外上髁连线、Whiteside线、后髁轴。但是股骨旋转

轴的参考线每条都有缺陷。大多数医生都同意Insall提出的胫骨假体的旋转轴:参考胫骨结节中、内1/3[5]。
  - 导航辅助的TKA,股骨假体旋转对线参考经股骨内外上髁连线和Whiteside线的平均值,胫骨假体旋转对线参考胫骨前后轴线。
- 导航辅助的TKA术前需要注册解剖标记和轴线,术中以注册信息为依据确定截骨方向,恢复下肢力线。如果起始阶段注册信息出错,计算机软件会终止程序进行。如果发现某个解剖点注册出错,应重新注册该解剖信息。

手术治疗

术前计划

- 术前评估最重要的是患者是否具有TKA指征。
- 术前膝关节摄片包括站立位前后位片、侧位片、髌骨轴位片。一般不需要术前下肢站立位全长片,因为即使创伤或前次手术造成患肢畸形,导航系统仍能在术中准确定位下肢机械轴线。
- 传统TKA术前需要使用模板测量假体大小和骨缺损大小。而导航只要通过术中注册不同解剖部位的信息就能获得模板。
- 导航系统可以更准确地评估术前膝关节活动度,有利于确定截骨角度,包括股骨假体屈曲角和胫骨假体后倾角。
- 导航手术的麻醉、预防深静脉血栓、心血管药物及内科药物的使用与传统TKA术没有差别。

体位

- 患者取仰卧位。
- 止血带尽可能靠大腿近端。对非常肥胖的患者,将止血带下面的脂肪组织推向远端,防止止血带向远端滑移,确保止血带尽可能放在近端。
- 将一根水平方向的棒固定在手术台上恰位于关节线以远的水平。屈膝时患侧足部被棒顶住,可以使膝关节维持在屈曲位。
- 导航仪器应该放在术者对侧。开始注册解剖标记前,建议将红外接收器放在膝关节对侧、使所有仪器信号能够保持畅通(图1)。
  - 手术开始前完成系统设定。所有示踪器和指示器完成初始化,验证有效,校准指示器的顶点。

入路

- 传统手术入路或微创手术入路在导航手术中都可以使用,此处介绍的是标准的正中髌旁入路。
- 初次 TKA 最常用的皮肤切口是膝前正中切口。

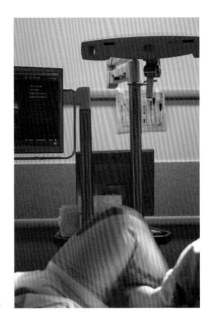

图 1　导航仪器放在术者对面,确保每个仪器信号可见。

显露

- 屈膝位切开皮肤,皮下组织会自动向两侧分开,有助于显露。
  - 皮肤切口应当足够长,从而避免术中过度牵拉导致皮肤坏死。
  - 内侧皮瓣尽可能厚,紧贴伸膝装置表面分离皮瓣。
- 向近端切开髌旁支持带,保留股内侧肌 3～4mm 的腱性组织以便切口关闭。沿髌腱内侧缘切开髌骨内侧和

胫骨近端前内侧面 3～4cm。
- 骨膜下剥离前内侧关节囊,将内侧副韧带深层牵向膝关节后内侧角,暴露膝关节内侧。
  - 翻转髌骨切除髌下脂肪垫,以后的手术过程中不翻转髌骨,而是将髌骨外移半脱位。
- 屈膝位切除前、后交叉韧带。

安装示踪器固定针

- 所有示踪器固定针都在切口内安装。虽然这样做切口较大,但大大简化了固定针的安装过程,减少了肌肉的损伤。由于不是固定在骨干上,减少了固定针周围骨折的风险。
- 股骨侧固定针安装在干骺端的近端、股骨的前方偏内

侧(技术图 1A)。示踪器固定针尽量靠近端安装,可以避免干扰股骨截骨和假体试模安装。示踪器固定针偏内侧安装,可以允许固定针安装位置略偏向远端(可以减小手术切口),因为股骨假体前脸的内侧比外侧向近端延伸得少。

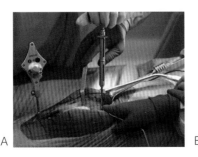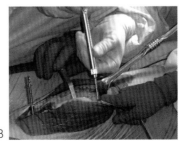

技术图 1　A. 示踪器在胫骨和股骨上的位置。B. 准确测深,确定示踪器的固定针为双皮质固定。

- 胫骨侧固定针跨越胫骨内侧平台安装,矢状面上平行于关节线,从而避免与胫骨截骨导向器和假体试模的撞击。安装固定针时屈曲膝关节,以避免损伤膝关节后方血管。
  - 固定针与矢状面成30°角,避免撞击胫骨截骨导向器。

- 先用3.2mm的钻头预钻,然后准确测深,双皮质固定示踪器的固定针(技术图1B)。
- 安装2个示踪器,一绿一蓝。绿色的固定在股骨侧,蓝色的固定在胫骨侧。股骨侧的注册信息参照绿色示踪器,胫骨侧的注册信息参照蓝色示踪器。

注册股骨头中心

- 屈髋屈膝并旋转髋关节,确定髋关节中心。计算机软件通过几何测量计算出股骨头中心, 误差在1mm以内(技术图2)。

- 旋转髋关节时,保持骨盆不移动。如果骨盆移动,应该让助手固定骨盆,然后重新注册股骨头中心。

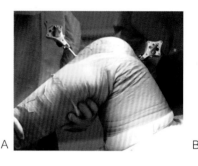
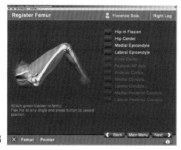

技术图2 A. 屈髋屈膝并旋转下肢,确定髋关节中心。B. 导航计算髋关节中心的截屏图。

注册股骨远端

- 用指示器的尖端放在膝关节股骨内、外上髁和膝关节中心的位置,按指示器上的"选择"按钮记录该解剖标志(技术图3A、B)。
- 注册股骨AP轴(Whiteside线)时,指示器的轴对准股

骨髁间沟前方的轴线。按"选择"键记录股骨AP轴。导航软件计算出经股骨内外上髁轴和AP轴的平均值,术者以此为参考确定股骨假体旋转位置(技术图3C、D)。

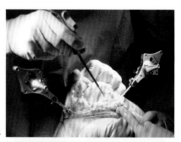
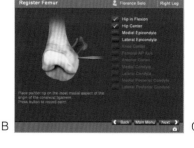
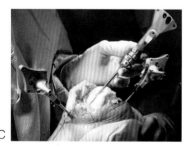
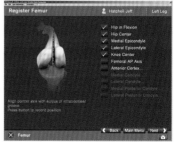

技术图3 A. 用指示器注册股骨内上髁。B. 相应的计算机截屏图。C. 注册Whiteside线。D. 相应的计算机截屏图。

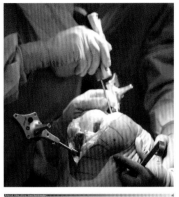

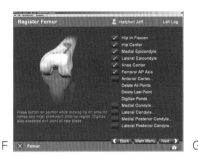

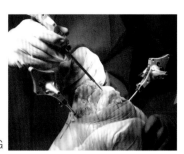

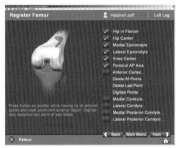

技术图 3（续）　E. 注册股骨前方皮质。F. 相应的计算机截屏图。G. 注册股骨内侧髁。H. 相应的截屏图。

- 用指示器尖端注册股骨远端表面信息,包括股骨远端前方皮质、股骨内侧髁的远端和后髁、股骨外侧髁的远端和后髁。
  - 注册解剖结构表面信息时,先将指示器尖端放在要注册的解剖结构表面,按下"选择"键,指示器尖端紧贴解剖结构的表面移动。
  - 当注册的解剖点足够多,可以计算出解剖结构的表面形态,计算机会停止本步骤并自动进入下一注册

步骤。
- 注册股骨远端表面信息时,必须注册到前方皮质的最低点(一般位于股骨外侧缘),从而避免选择股骨假体偏大(技术图 3E、F)。
- 注册股骨远端表面信息时,应包括股骨髁最远端的信息(技术图 3G、H)。
- 注册解剖结构表面信息的过程中,指示器不能离开骨的表面。

注册胫骨近端

- 导航注册胫骨内、外侧平台(技术图 4A、B)。内外侧平台的最低点都必须被注册到。
- 导航注册胫骨平台中心和胫骨 AP 轴（技术图 4C、D),前交叉韧带止点的中心是最可靠的解剖标志。

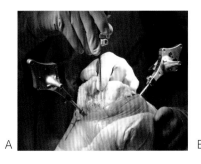

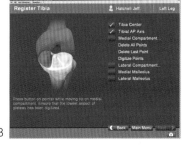

技术图 4　A. 注册胫骨内侧平台。B. 相应的截屏图。

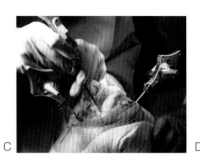 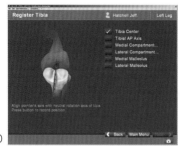

技术图4(续) C. 注册胫骨AP轴。D. 相应的截屏图。

注册踝关节中心

- 导航系统注册内、外踝,然后计算出踝关节中心,并以踝关节为参考,确定胫骨解剖轴和下肢力线(技术图5)。

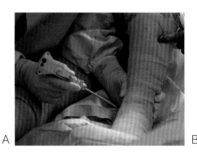 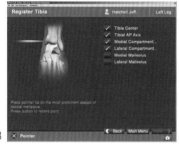

技术图5 A. 注册内、外踝。B. 相应的截屏图。

评估初始时的下肢力线和畸形角度

- 将示踪器与固定针连接,记录初始下肢力线、患肢的畸形角度和膝关节活动度。这些信息对软组织松解、截骨和假体选择都很有指导意义。

截骨

- 本章介绍的是前参考系统,股骨优先截骨。导航系统也同样支持后参考系统以及胫骨优先截骨。
- 在所有截骨步骤中,绿色的示踪器始终安装在蓝色示踪器的近端。例如,股骨截骨时,应将绿色的示踪器安装在股骨的固定针上,蓝色的示踪器安装在截骨导向器上;胫骨截骨时,蓝色的示踪器安装在胫骨的固定针上,绿色的示踪器安装在截骨导向器上。

股骨远端截骨

- 股骨远端截骨厚度参考股骨髁注册点中最远端的注册点。导航系统计算从股骨髁最远端的注册点到截骨平面的垂直距离,确定截骨厚度(技术图6A)。

- 用2枚固定针将马蹄形导向器固定在股骨远端(技术图6B)。然后将股骨远端截骨导向器与马蹄形导向器连接,将示踪器安装在示踪器板上(技术图6C)。
- 导航系统自动打开股骨远端截骨的对话框(技术图6D)。屏幕上,黄线代表实际的截骨位置。同时,屏幕上有数字显示矢状面力线和内、外侧的截骨厚度。
- 调整截骨导向器远端和外侧的螺丝旋钮,直到术者认为股骨远端的截骨导向器达到满意的位置(技术图6E)。
- 将截骨导向器固定在术者认为满意的位置上并验证截骨平面满意,行股骨远端截骨(技术图6F、G)。将示踪器连接方板紧贴在截骨平面上验证截骨平面并保

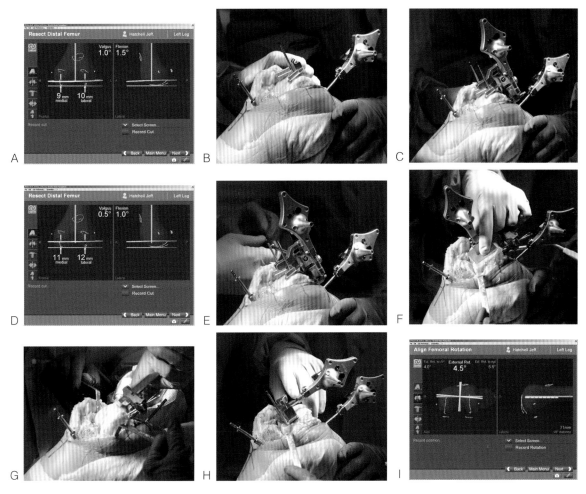

技术图 6　A. 导航系统测量从股骨髁最远端到截骨平面的垂直距离(截骨厚度)。B. 徒手将马蹄形导向器固定在股骨远端表面。C. 将股骨远端截骨导向器与马蹄形导向器连接。D. 在股骨远端截骨对话框,黄线代表实际的截骨位置。E. 术者可以设置股骨截骨的厚度、屈伸角度、内外翻角度。F、G. 验证股骨远端截骨平面并截骨。H. 在股骨远端截骨平面安装股骨旋转截骨导向器和蓝色的示踪器。I. 相应的计算机截屏图。

存数据。术者可以根据需要再次调整截骨平面。

股骨旋转截骨

- 将蓝色的示踪器与旋转截骨导向器连接,并安装在股骨远端。在导航菜单中选择股骨旋转对线的对话框,黄线代表股骨旋转位置(技术图 6H、I)。在屏幕上有数字显示旋转位置,旋转位置参考平均旋转轴、股骨

AP 轴或经股骨内外上髁连线。由术者选择任一参考标准。

- 连接探针与旋转截骨导向器,避免股骨前方皮质切迹(前参考;技术图 7A)。
- 一旦确定了旋转对线,行股骨前方截骨。可以用示踪器连接方板来验证截骨后的旋转对线。

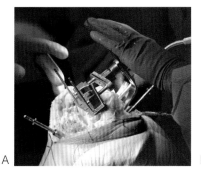

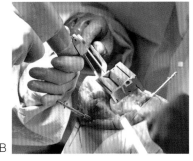

技术图 7　A. 连接探针与旋转截骨导向器,确定股骨前方的截骨平面。B. 根据股骨前方皮质截骨面和股骨远端截骨面调整四合一截骨板位置。

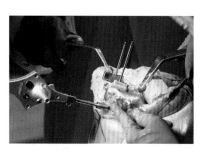

技术图 8 马蹄形截骨导向器固定在胫骨近端。

完成股骨侧截骨

- 根据股骨前方皮质截骨面和股骨远端截骨面调整四合一截骨板的位置(技术图 7B)。
- 导航系统根据注册信息建议股骨假体的尺寸,但实际假体的尺寸取决于很多因素,术者选择四合一截骨板尺寸时必须考虑这些因素。
  - 如果不能确定假体尺寸,开始时最好选择偏大一号的假体。

胫骨近端截骨

- 用 2 枚固定针将马蹄形导向器固定在胫骨近端(技术

图 8)。胫骨截骨导向器安装在马蹄形截骨器上,连接安装绿色的示踪器(技术图 9A)。
- 计算机屏幕上动态反映胫骨近端的截骨平面。黄线代表实际截骨位置,屏幕上有数字显示内外翻力线、后倾角和内外侧截骨厚度(技术图 9B)。
- 通过螺丝旋钮调节截骨厚度、后倾角和力线,用 2 枚固定针将截骨导向器安装在胫骨近端(技术图 9C)。与股骨远端截骨相似,此时由术者决定截骨的厚度、内外翻角度和后倾角,而导航系统只辅助提供相应信息。
- 行胫骨近端截骨,用示踪器连接方板验证截骨平面,并记录相应数据(技术图 9D、E)。

胫骨旋转

- 胫骨模板连接力线杆和示踪器来确定胫骨旋转对线。在工作流程中,选择胫骨旋转选项。屏幕上的黄色十字代表胫骨模板的旋转位置,并且有数字显示胫骨旋转角度(技术图 9F、G)。
- 术者确定胫骨模板合适的旋转位置,并用固定针固定在胫骨上。

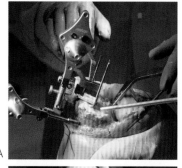

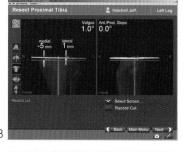

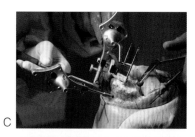

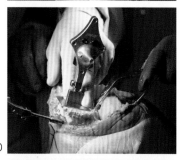

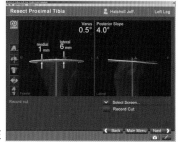

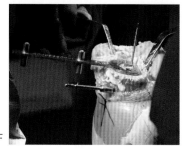

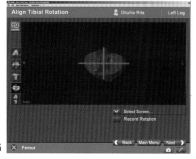

技术图 9 A. 组装胫骨截骨导向器。B. 相应的计算机截屏图。C. 调整截骨厚度,内外翻,截骨后倾角度。D. 验证胫骨近端截骨平面。E. 相应的计算机截屏图。F. 用合适的胫骨模板和示踪器确定胫骨旋转对线。G. 相应的计算机截屏图。

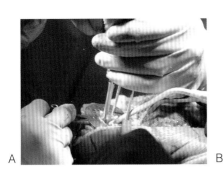 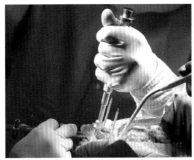

A　　B　技术图 10　用电钻和打击器作胫骨侧骨床准备。

植入胫骨假体

- 本步骤中,去除膝关节内、外侧边缘的骨赘。用电钻和

打击器作胫骨侧骨床准备(技术图 10)。

- 如果选择后交叉韧带替代型假体,应完成髁间凹成形以适应假体的柱和凸轮(技术图 11)。

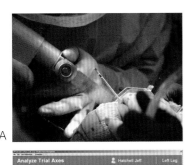 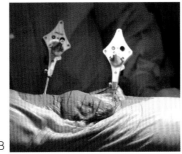 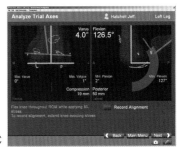

A　　B　　C

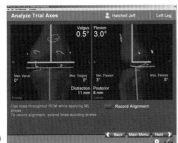 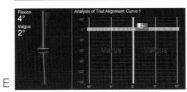 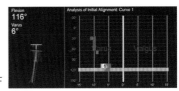

D　　E　　F

技术图 11　A. 如果选择 PCL 替代型假体,作髁间凹成形。B. 连接示踪器,评估下肢力线和膝关节活动度。C~F. 相应的计算机屏幕截图。

韧带及软组织平衡

- 安装假体试模,将示踪器与固定针连接,评估下肢力线及膝关节活动度。

- 根据残余畸形选择性地作软组织松解(本章不作具体讨论)。

髌骨

- 按传统手术步骤完成髌骨截骨及支持带松解。

植入假体、关闭切口

- 植入假体和关闭切口的技术已在传统 TKA 手术技术的部分详细描述。

- 在植入假体前取出固定针。如果术者愿意,也可以在

植入假体的过程中保留固定针来检验最终的假体位置和下肢力线。

要点与失误防范

固定针	● 手术中只要固定针松动就要停止手术。必须重新安装固定针,并重新注册
确认髋关节中心	● 活动髋关节注册髋关节中心时,必须固定骨盆,否则计算机无法定位真实的髋关节中心
注册解剖结构表面信息	● 注册解剖结构表面信息时,指示器的尖端不能离开骨表面
术中膝关节不稳定	● 术中膝关节不稳定常见于严重外翻膝患者。如果后方关节囊挛缩,松解后方关节囊可以改善,也可以通过减少股骨远端截骨量,重建关节线高度来改善关节不稳定
必须根据膝关节的畸形调整股骨假体、胫骨假体的位置	● 过伸畸形 　● 减少股骨远端截骨量 　● 股骨假体屈曲位安装 　● 屈曲挛缩 　● 增加股骨远端截骨量 　● 避免股骨假体屈曲位安装
胫骨后倾	● 有些特殊的患者需要增加屈膝角度,可以增加胫骨后倾角度。然而,这会导致胫骨向前移位和后方早期磨损。减少胫骨后倾角会导致膝关节后方间隙减少,从而减少屈膝范围

术后处理

● 导航辅助 TKA 的术后处理与传统 TKA 相同。

● 与传统 TKA 相同,导航手术围手术期也需要预防性应用抗生素、预防深静脉血栓,术后即刻用弹力绷带包扎患肢,并给予标准的镇痛处理。

● 术后当天开始主动及被动训练。如果患者耐受,可以坐在床边,也可以在床边扶站。医生应该向患者强调主动、被动伸直训练的重要性。

● 术后 3～4 天出院。
　● 术后 2～3 天如果患者耐受,可以起床扶拐负重行走。
　● 同时,康复医生每天对患肢进行关节活动度训练和肌力训练。
　● 术后 3～4 天,患者膝关节屈曲活动度应该达到 70°,可以扶拐或扶助行器出院。

● 术后 2 周内,护士或康复医师上门检查伤口情况并指导康复训练。

● 术后 2 周拆线。如果条件允许,患者应该到门诊康复训练部门进行康复训练。

● 术后 6 周和 6 个月,患者应当门诊复查,此后应当常规每 3 年进行 1 次随访。

结果

● 随访表明,全膝关节置换术的效果良好并持久耐用,假体的 10 年生存率＞90％。TKA 的远期效果取决于患者本身和植入假体的精确性。

● 与传统 TKA 相比,导航辅助的 TKA 能显著改善下肢力线,股骨假体、胫骨假体在矢状面和冠状面上的位置及膝关节活动度,短期随访未发现并发症增加。导航手术能使下肢力线和假体位置更精确,减少远期并发症,降低翻修率。

（程　涛　译，王俏杰　审校）

参考文献

1. Barrack RL, et al. Component rotation and anterior knee pain after total knee arthroplasty. Clin Orthop Relat Res 2001;392:46–55.

2. Dutton AQ, et al. Computer-assisted minimally invasive total knee arthroplasty compared with standard total knee arthroplasty: a prospective, randomized study. J Bone Joint Surg Am 2008;90A:2–9.

3. Ensini A, et al. Alignments and clinical results in conventional and navigated total knee arthroplasty. Clin Orthop Relat Res 2007;457:156–162.

4. Hart R, et al. Total knee arthroplasty implanted with and without kinematic navigation. Int Orthop 2003;27:366–369.

5. Insall JN, Scott WN, eds. Surgery of the Knee. Philadelphia: Churchill Livingstone, 2001;1553–1619.

6. Jeffery RS, Morris RW, Denham RA. Coronal alignment after total knee replacement. J Bone Joint Surg Br 1991;73:709–714.

7. Matziolis G, Perka C, Labs K. Acute arterial occlusion after total knee arthroplasty. Arch Orthop Trauma Surg 2004;124:134–136.

8. Stockl B, et al. Navigation improves accuracy of rotational alignment in total knee arthroplasty. Clin Orthop Relat Res 2004;426:180–186.

9. Yoo JH, et al. Anatomical references to assess the posterior tibial slope in total knee arthroplasty: a comparison of 5 anatomical axes. J Arthroplasty 2008;23:586–592.

第21章

合并股骨骨缺损的全膝关节翻修术：金属垫块
Revision Total Knee Arthroplasty With Femoral Bone Loss: Metal Augments

Gwo–Chin Lee

定义

- 全膝关节翻修手术的数量以每年 19.3% 的速度增长 [8]。
- 股骨骨缺损在初次 TKA 术中并不常见，但在膝关节翻修手术中非常常见。
- 组配式股骨垫块在中等大小的骨缺损中十分有用，可以让术者在恢复关节线或后髁偏距时使骨与假体最大化地接触。
- 假体设计和生物材料的改进增加了金属垫块在处理更大骨缺损时的用途和灵活性。
- 在应用垫块处理股骨缺损时，系统的术前计划、术中评估和重建是至关重要的。

解剖

- 翻修手术中最常遇到的骨缺损是股骨远端和后方的骨缺损（表 1）。
- 除了"填充缺损"外，重建胫-股关节线和后髁偏距十分重要。上述两者或其中之一的显著改变都会影响假体的功能。
- 关节线一般位于股骨上髁远端 25mm，而股骨后髁偏距平均为距离股骨后方皮质 25.8mm [2]。

发病机制

- 在未经手术的膝关节中，股骨侧的骨缺损可因为以前

表 1　Anderson Orthopedic Research Institute 股骨骨缺损分型

分　型	描　述	图　示	重　建
I	完整的干骺端，微小骨缺损，不影响假体稳定性	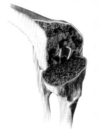	骨水泥或颗粒骨植骨
II	干骺端缺损，骨松质缺损，需要使用骨水泥填充、垫块或植骨以恢复关节线水平。缺损可累及一侧髁（IIA）或两侧髁（IIB）	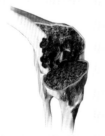	缺损 <5mm：骨水泥或植骨；缺损 5～10mm：金属垫块（远端或后方），植骨或不植骨
III	干骺端缺损累及股骨髁的大部分，需要结构植骨、铰链膝或定制假体	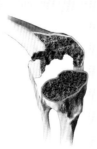	单侧髁：金属垫块或异体股骨头；双侧髁：金属垫块，双侧股骨髁缺损需要股骨远端异体骨结构植骨

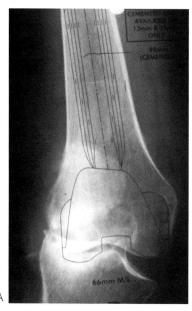

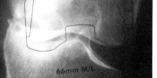

图1　A. 膝关节前后位X线片, 严重畸形导致严重骨缺损。B. 翻修手术中所见严重骨溶解导致的严重缺损。

的骨软骨缺损、缺血性骨坏死、严重的内外翻畸形、创伤后关节炎和Charcot关节病所致(图1A)。

- 在翻修手术中, 继发于磨损碎屑的骨溶解和去除固定良好的假体部件或骨水泥是导致股骨骨缺损的最常见原因(图1B)。
- 少数情况下, 在由于以往的创伤导致重度成角畸形的患者中, 可能需要使用垫块来进行关节的重建和肢体力线的恢复。

自然病程

- 膝关节中未经治疗的骨缺损可导致进行性的关节塌陷、韧带松弛和进行性骨丢失。
- 由磨损碎屑导致的骨溶解可以进行性发展并影响假体的支撑并最终导致假体松动。
- 术中骨缺损处理不当可影响假体固定, 明显改变膝关节运动学, 导致关节失稳, 以及早期假体失败。

病史和体格检查

- 任何全膝关节翻修术前必须进行完整的病史采集和体格检查。前次关节置换手术的详细情况, 包括疼痛缓解和手术后出现假体失败所经历时间必须记录。另外, 必须了解术后出现过的问题, 如摔倒或手术切口并发症等都必须详细了解。
- 股骨假体松动的患者通常表现为疼痛的TKA。疼痛通常出现在启动、从坐位站起以及爬楼梯时。这些患者通常主诉有膝关节的肿胀或积液。
- 必须拍骨盆前后位X线片, 并且进行仔细的腰椎和髋关节体检, 以排除同时存在的脊柱或髋关节疾病所导致的患者膝关节疼痛。

影像学和其他诊断性检查

- 必须检查膝关节X线平片, 包括患膝站立位前后位、侧位和Merchant位。对于有畸形的患者, 必须拍摄患肢全长片。
- 在翻修病例中, 连续的X线片可有助于评估骨溶解、放射透亮线和假体移位的进展。
- 膝关节CT扫描允许评估假体的旋转, 并且能更精确地评估骨溶解的大小和部位[4]。近来, MRI被认为能更有效地定量评估骨溶解造成的缺损[9]。
- 血液检查, 包括全血细胞计数和分类、血沉、C反应蛋白都必须检查, 以排除感染。
- 核素检查, 包括骨扫描(检查假体松动)以及铟和硫胶体扫描(检测感染)对术前计划是有帮助的。
- 如果有任何可疑感染, 必须进行穿刺。滑液进行检测并培养, 以了解是否有细菌。

鉴别诊断

- 感染
- 髋关节和脊柱关节炎
- 屈曲失稳
- 髌股轨迹不良和伸膝装置功能不全
- 胫骨假体松动
- 假体周围骨折

非手术治疗

- 除非患者有明显的假体位置不良、松动、骨折或感染的征象, 否则必须首先进行保守治疗。主要针对股四头肌肌力训练, 尤其是加强股内斜肌的训练, 是非手术治疗的基础。

● 对 X 线平片有早期骨溶解证据、但没有临床症状或疼痛的患者，应当要求其每年进行系列 X 线片检查以了解病灶的进展情况。

● 对于有放射学骨溶解证据但没有症状的膝关节是否进行翻修或植骨，目前尚没有统一认识。

手术治疗

● 在翻修术中成功地重建骨缺损需要系统的方法。

术前计划

● 完整的术前计划是成功重建的关键。

● 仔细阅读 X 线片、CT 片和模板测量可预知术中可能遇到的问题(图 2A、B)。

● 大多数骨缺损可以通过使用金属垫块和长柄假体处理(图 2C)。

● 对于较大的骨溶解病灶，必须预先准备特殊的楔形垫块、股骨头和异体骨，以备术中重建所用。

● 在所有翻修手术中，必须事先考虑使用并准备好带延长柄和限制性假体(或有时候需要铰链假体)。

体位

● 全膝关节翻修术的标准体位是仰卧位。

● 需要注意准备较大的消毒铺巾范围以备需要时延长手术切口。术中消毒气囊止血带可能是有用的。

入路

● 采用标准的内侧髌旁入路显露膝关节。

● 术中保护髌韧带至关重要。

● 广泛的滑膜切除和内外侧沟的清理对关节减压至关重要。

● TKA 翻修术中通常髌骨不能翻转。

● 对于严重僵直的膝关节，胫骨结节截骨有助于显露。术者必须了解这些松解的适应证并在手术结束时适当修复或重建。

● 骨缺损可通过使用骨水泥(较小病灶)、金属垫块或结构植骨重建。关键是重建关节线，获得正确的力线和韧带平衡。重建同样需要恢复稳定的平台，供假体的安放和固定。

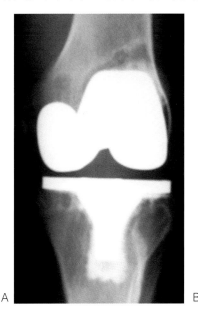
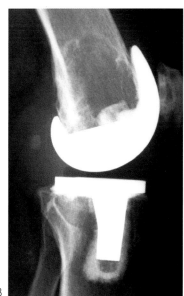
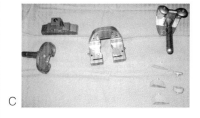

图 2　A、B. 翻修术前膝关节前后位及侧位片。可见股骨和胫骨大范围骨溶解导致的骨缺损。术前需要仔细地计划，如何处理关节置换时遇到的骨缺损。C. 大多数翻修全膝关节可以使用长柄假体和金属垫块来处理骨缺损。

金属垫块

● 组配式金属垫块可恢复股骨远端、后方甚至干骺端缺损。

● 大多数系统，最大的股骨垫块可恢复 8～10mm 的骨缺损。有报道使用骨水泥连接垫块填充 30mm 的缺损[5]。

● 大多数翻修系统均有髓内系统从而使截骨可参照压配髓内杆进行。

● 股骨远端截骨需要修整，为新假体提供稳定的平台。

● 下一步是选择股骨假体大小。术前模板测量可为选择合适假体大小提供线索。一般来说，股骨假体需要增大尺寸以更好适应屈曲间隙(技术图 1A)。

● 确定股骨假体的旋转对于成功重建十分重要。股骨假体必须平行于股骨的通髁线(技术图 1B)。其他参考

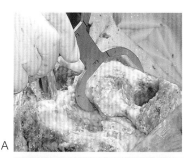
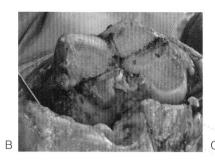
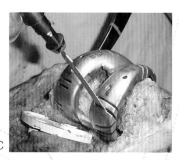
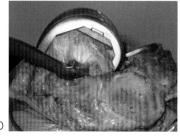

技术图 1 A. 股骨假体的测量是翻修术的重要部分。B. 使用通髁线和 Whiteside 线评估正确的旋转。注意因为骨缺损导致的后髁连线的改变。C. 有些假体有带槽的试模,允许更精确地测量和垫块的准备。D. 连接垫块和延长柄的股骨试模。

线包括胫骨近端截骨线和股骨髁间线。

- 股骨假体的旋转不良也可能放大骨缺损的严重程度。
- 接下来的重建根据所使用的翻修膝关节系统而有所不同。但应当有一个系统的方案。在有些系统中,试模部件上有开槽允许截骨以更加精确适应组配垫块(技

术图 1C)。

- 带延长柄的股骨试模假体连同所需的垫块被安装并插入。试装必须集中关注膝关节伸直和屈曲的整体稳定性,以及髌股轨迹(技术图 1D)。
- 最终的假体组装完毕并使用标准技术骨水泥固定。

骨水泥

- 用于较小的、包容性缺损,深度可达 5mm。
- 其局限性包括较低的弹性模量和不能恢复骨量。
- 在取出现有的假体后,所有的表面必须彻底清创。在旧的骨–骨水泥界面通常会形成一层膜。硬化骨必须使用高速磨钻清理并打孔至出血。
- 股骨的准备必须使用特殊的翻修系统工具,注意关节

线的恢复、旋转和后髁偏距的恢复。使用带柄的假体可以分散关节的应力,在有骨缺损的翻修手术中几乎总是需要的。

- 新股骨假体单独使用骨水泥固定,骨水泥在直视下固化。

颗粒自体骨或异体骨植骨

- 应用于较大包容性骨缺损,尤其是年轻患者。这项技术的主要优点在于可恢复骨量。
- 局限性:不可用于非包容性骨缺损,并且不能恢复一个可支撑假体的稳定平台。
- 使用刮匙或高速磨钻对宿主骨进行清理,建立一个植骨整合的适合环境。
  - 可见的缺损使用自体或异体颗粒骨填充。
  - 可使用打紧器械将植骨颗粒打紧。

- 使用特定系统的翻修工具准备股骨。
- 股骨准备完毕,插入股骨试模,股骨假体上可带或不带楔形垫块。
- 在最终打击试装假体前,将柄周围和后髁的骨粒打紧。打击试模假体可有效地对新的股骨远端塑形。
- 新的带柄股骨假体单独用骨水泥固定以减少假体位置不佳的机会。

结构性异体骨植骨(股骨半髁)

- 结构性异体骨植骨用于较大的非包容性单侧股骨髁缺损。侧副韧带止点在取出股骨假体后通过薄骨壳得到保留。
- 宿主骨–异体骨界面如前述准备。
- 轻柔地,使用半球形髋臼锉锉磨骨缺损部位以容纳股骨头(技术图 2A)。
- 使用相应的阴锉锉磨异体股骨头,去除表面的软骨碎屑(技术图 2B)。
- 股骨头使用带螺纹的斯氏针由近端向远端固定于骨缺损内(技术图 2C)。
- 然后使用准备的翻修系统的工具准备股骨远端。
- 异体股骨头使用 4.5mm 短螺纹松质骨螺丝钉由近端向远端固定于宿主骨(技术图 2D)。
- 最后,骨水泥固定带柄的股骨假体。

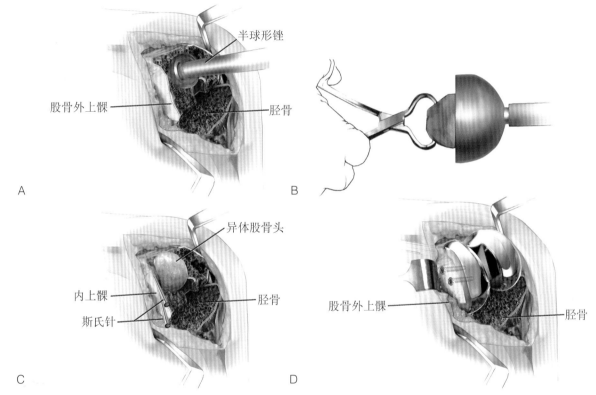

技术图 2　A. 半球形锉用于准备自体骨面。B. 使用匹配的阴锉,去除异体股骨头表面软骨以显露骨松质。C. 异体骨使用带螺纹斯氏针临时固定。D. 假体植入前,异体骨使用 2 枚短螺纹松质骨螺钉从近端向远端固定。

股骨远端异体骨植骨

- 应用于包括了双侧股骨髁远端和股骨远端干骺段的巨大骨溶解骨缺损。这可以保留侧副韧带止点并恢复骨量。
- 当需要使用股骨远端异体骨植骨时,术前测量宿主股骨和异体移植骨的大小十分重要。
  - 比较异体移植骨和宿主股骨的 X 线片(如果有条件可测量未手术侧)可增加匹配度,减少大小不匹配的机会。
- 自身的股骨在完全保留侧副韧带止点的前提下进行充分准备以匹配异体骨(技术图 3A)。
- 异体骨成形以允许其嵌入自体股骨。这一步骤中,牢固固定异体骨是关键(技术图 3B)。
- 使用传统的股骨远端截骨导向器对股骨侧进行准备,以使其适合安装带柄的假体(技术图 3C~E)。
- 在宿主骨–异体移植骨的交界处填上一圈去矿化骨基质。这样做一方面可以填充二者之间的间隙,另一方面也为防止骨水泥侵入间隙提供了一道屏障(技术图 3F)。
- 骨水泥固定带延长柄的股骨假体(技术图 3G、H)。

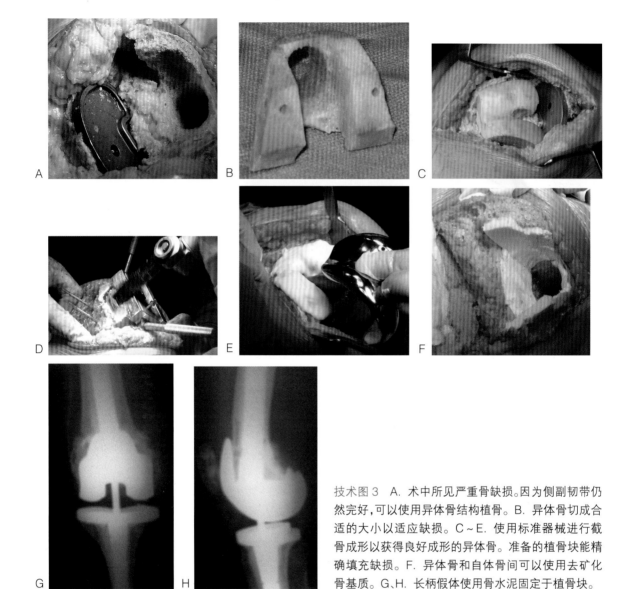

技术图3 A. 术中所见严重骨缺损。因为侧副韧带仍然完好,可以使用异体骨结构植骨。B. 异体骨切成合适的大小以适应缺损。C~E. 使用标准器械进行截骨成形以获得良好成形的异体骨。准备的植骨块能精确填充缺损。F. 异体骨和自体骨间可以使用去矿化骨基质。G、H. 长柄假体使用骨水泥固定于植骨块。

要点与失误防范

术前计划	• 需要进行翻修 TKA 的患者,术前必须完成全面的术前评估,包括感染和其他导致膝关节疼痛的原因(髋和脊柱)
	• 膝关节 CT 扫描有助于评估假体旋转和骨缺损程度
	• 术前模板测量对成功重建至关重要,必须准备
显露	• 取出以前的假体是翻修 TKA 手术造成骨缺损的常见原因
	• 仔细显露假体,特别注意假体与自体骨的界面可以预防不必要的骨缺损
骨缺损	• 小的包容性骨缺损可以用骨水泥或颗粒骨植骨处理
	• 金属垫块对于处理股骨远端和后方<1cm 并有良好结构支撑的缺损十分有用
	• 使用大小合适的假体,带偏距的延长柄以及正确的假体旋转可以减小骨缺损的程度
	• 包括一侧或两侧股骨髁的较大结构性非包容性股骨缺损需要使用异体骨

重建	<ul><li>自体骨需要彻底清创以优化自体骨和异体骨或骨水泥间的界面</li><li>关节线和股骨后髁偏距的重建对于整个翻修术的成功至关重要。未恢复后方偏距可能导致关节活动度的丢失[6]</li><li>当使用金属垫块时,决定使用股骨远端垫块在手术前期做出。翻修工具将根据使用的垫块进行后续的截骨</li><li>在使用股骨远端异体骨时,先切除异体骨的上髁,并临时做前方皮质截骨。这允许异体骨打压植入自体骨</li></ul>
试模部件	<ul><li>无论使用压配或骨水泥固定延长柄,试模部件必须安装延长柄,确认股骨试模的轴线和旋转稳定性</li><li>一旦试模安装满意,使用记号笔标记翻修股骨部件的前界,这可以为最终假体的安装固定提供导向(图 3)</li><li>术中摄片有助于评估假体的整体力线以及相对胫股关节线的位置</li></ul>
固定	<ul><li>每个部件必须分别使用骨水泥固定,以防止假体位置的意外变化</li><li>在最终打入假体时,注意其相对试模假体的位置关系</li><li>过度打击可造成骨折、结构植骨的固定失效以及屈曲和伸直间隙的改变</li></ul>

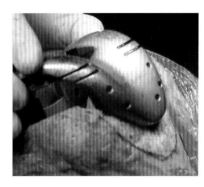

图 3 使用记号笔标记试模假体部件的满意位置,标记可以为假体植入时确定植入深度提供导向。

术后处理

- 大多数患者在术后即刻使用被动活动器(CPM)设定为 0°～60°进行早期活动训练。
- 对于手术较大的患者，术后使用 Robert Jones 包扎。制动 24～48 小时。
- 翻修 TKA 术后,通常允许患者在耐受的情况下负重。
- 改变负重状况以及限制膝关节屈曲通常是因为关节置换同时进行的其他手术,如胫骨结节截骨、股四头肌斜切或 V-Y 翻转等。

结果

- 总体来说,使用金属楔形垫块,使用或不使用结构植骨的股骨翻修假体,8 年假体在位率为 79.4%[5]。
- 对于仅需要骨水泥或颗粒骨植骨的小的包容性缺损的膝关节,10 年假体在位率接近初次膝关节置换[6]。
- 使用组配型股骨垫块重建 II 型缺损的 11 年假体在位率为 92%。金属垫块周围非进展性放射透亮线是十分常见的[9]。
- 结构性异体骨植骨的股骨翻修,10 年假体在位率为 75%[3]。

并发症

- 翻修 TKA 的传统并发症包括感染、伤口愈合问题和松动。
- 髌骨轨迹不良和伸膝装置失功能也可能发生，尤其是假体旋转不良的情况。
- 膝关节失稳可能由于屈曲伸直间隙不平衡导致。
- 大块结构异体骨的吸收导致继发假体松动也有报道。

（陈云苏 译，王俏杰 审校）

参考文献

1. Banks SA, Harman MK, Bellemans J, et al. Making sense of knee arthroplasty kinematics: news you can use. J Bone Joint Surg Am 2003;85A(Suppl 4):64–72.

2. Bellemans J, Banks S, Victor J, et al. Fluoroscopic analysis of the kinematics of deep flexion in total knee arthroplasty. J Bone Joint Surg Br 2002;84:50–53.

3. Clatworthy MG, Balance J, Brick GW, et al. The use of structural allograft for unconstrained defects in revision total knee replacement: A minimum 5 year review. J Bone Joint Surg Am 2001;83A:404–411.

4. Gonzalez MH, Mekhail AO. The failed total knee arthroplasty: Evaluation and etiology. J Am Acad Orthop Surg 2004;12:436–446.

5. Hockman DE, Ammeen D, Engh GA. Augments and allografts in revision total knee arthroplasty: usage and outcome using one modular revision prosthesis. J Arthroplasty 2005;20:25–41.

6. McAuley JP, Engh GA, Ammeen DJ. Revision of failed unicompartmental knee arthroplasty. Clin Orthop Relat Res 2001;392:279–282.

7. Patel J, Masonis JL, Guerin J, et al. The fate of augments to treat type-2 bone defects in revision knee arthroplasty. J Bone Joint Surg Br 2004;86B:195–199.

8. Saleh KJ, Rand JA, McQueen DA. Current status of revision total knee replacements: how do we assess results? J Bone Joint Surg Am 2003;85A:18–20.

9. Vessely MB, Frick MA, Oakes D, et al. Magnetic resonance imaging with metal suppression for evaluation of periprosthetic osteolysis after total knee arthroplasty. J Arthroplasty 2006;21:26–31.

10. Werle JR, Goodman SB, Imrie SN. Revision total knee arthroplasty using large distal femoral augments for severe metaphyseal bone deficiency: a preliminary study. Orthopedics 2002;25:325–327.

第22章

合并胫骨骨缺损的全膝关节翻修术：金属垫块

Revision Total Knee Arthroplasty With Tibial Bone Loss: Metal Augments

Shawn M. Brubaker, William Mihalko, Thomas E. Brown, and Khaled J. Saleh

定义

- 全膝关节翻修术中使用金属垫块处理骨缺损的适应证通常以骨缺损的分型为指导。
  - 已经建立并发展了一些分型系统用于描述胫骨近端骨缺损的程度，以指导术前计划、术中处理以及帮助对术后预后的判断。
  - 分型系统通过评估缺损的大小、位置，是否存在骨皮质包容，以及胫骨平台是否对称来对骨缺损进行评估。
  - 最常用的系统是 Anderson Orthopedic Research Institute(AORI)骨缺损分型系统。
- AORI 骨缺损分型系统根据干骺端的 X 线检查情况将股骨远端或胫骨近端骨缺损分为三种类型[5-7]。
  - 股骨远端干骺端缺损分为 FⅠ、FⅡ和FⅢ。
  - 胫骨近端干骺端缺损分为 TⅠ、TⅡ和TⅢ。
  - 胫骨近端干骺端区域定义为胫骨结节近端的骨段。
  - 胫骨近端Ⅰ型缺损有完整的干骺端骨，无假体下沉或原先重建关节线的破坏。
    - 可能存在微小缺损但不影响翻修手术时胫骨假体的稳定性；这种情况，可以使用初次关节置换假体。
  - 胫骨近端Ⅱ型缺损干骺端受损，假体下沉或因为干骺端骨缺损而导致关节线的改变。
    - Ⅱ型缺损可以累及外侧，更多见于内侧平台，或整个胫骨近端。
    - 缺损重建需要使用骨水泥、垫块或植骨，从而在合适的水平重建关节线，通常需要使用带延长柄的翻修假体。
    - TⅡ型缺损侧副韧带起止点完整。
  - 胫骨近端Ⅲ型缺损的骨缺损累及胫骨近端的大部。
    - 这一类型缺损可以累及胫骨结节，从而导致髌韧带失去附着点，伸膝装置功能丧失。
    - 内侧副韧带可能因为骨缺损导致附着点丧失或功能不全(即假性松弛)。
    - 内侧副韧带胫骨止点范围较广，而其在股骨内上髁的止点范围较小，因此，与股骨髁骨缺损相比，胫骨骨缺损导致韧带功能不全或完全丧失附着点

的可能性更小。
    - 骨缺损需要使用垫块和结构植骨重建。需要使用长柄翻修假体，包括组配铰链翻修部件。
    - 因为通常可获得组配型肿瘤假体或保肢系统，一般不需要使用定制假体。
- 总之，胫骨近端缺损分型为：完整，或Ⅰ型(TⅠ)；破坏，或Ⅱ型(TⅡ)；缺损，或Ⅲ型(TⅢ)。
  - 根据定义，金属垫块的使用限于 TⅡ 或 TⅢ型缺损。大块骨缺损的 TⅢ 缺损经常需要使用大块结构植骨，可单独使用或与金属垫块联合使用。
  - 单独使用金属垫块的主要适应证是 TⅡ型胫骨骨缺损[6]。

解剖

- 胫骨平台在冠状位上相对于机械轴和解剖轴内翻3°，以适应股骨髁的外翻3°。
  - 冠状位上，股骨远端相对机械轴外翻3°，而相对于解剖轴外翻9°。
  - 矢状位上，胫骨近端平均后倾9°～10°，范围从4°～12°[5]。内侧平台略凹陷，而外侧平台略凸起。
  - 约60%地面作用力传递至内侧平台；剩余的40%传递至外侧平台。
  - 胫骨近端1cm 的骨小梁最致密，用于传递负荷。
  - 胫骨近端的强度和刚度取决于骨小梁的结构和骨密度，最致密的区域是每个平台的中央[2]。
  - 两平台间胫骨嵴下方的骨较致密，越到平台边缘骨质密度越低。
  - 内侧胫骨平台由于较外侧胫骨平台有较高的负荷传递，其软骨下骨、骨端和干骺端相对致密[19,20]。
- 腓骨头尖端约在外侧胫骨平台下方1cm[20]。
  - 胫骨结节在关节面下 25～40mm,髌韧带止点在胫骨平台远端平均 29mm。
  - 髌韧带平均长度 44mm,范围 35～55mm[14]。
    - 这样，髌骨下极平均位于关节面上方 15mm,范围从 12～16mm。
- 腓骨头是翻修 TKA 中重建关节线最常用的骨性参考标志。
  - 关节线抬高<8～10mm,结果明显改善[10,13]。

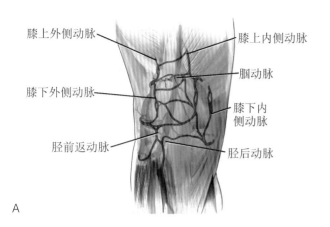
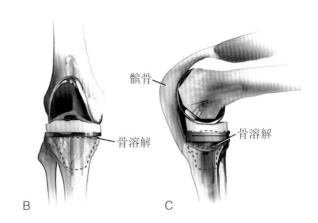

图 1　A. 膝关节血管解剖。初次全膝关节置换术后的膝关节前后位(B)和侧位(C)解剖。

- 利用初次手术的术前和术后 X 线片可以最精确确定关节置换术后的关节线。
- 胫骨近端的血供来自骨内膜和骨外膜(图 1A)[22]。
  - 骨内膜血供来自胫后动脉的分支，在比目鱼肌线远端进入胫骨后方。
  - 胫骨近端骨外膜血供来自内外侧膝下动脉及胫前返动脉。
  - 内外侧膝下动脉起源于腘动脉,穿过侧副韧带深面,营养胫骨近端内侧和后外侧骨膜。
  - 胫前返动脉是胫前动脉分支,在其穿过近端胫腓骨间膜后发出,营养胫骨近端前外侧骨膜。
  - 所有这些血管参与组成髌前血管吻合。
- 初次和翻修 TKA 术中神经血管损伤并不常见。
  - 腘血管神经束在胫骨近端截骨时危险性最大。
  - 这些血管在膝关节伸直时位于胫骨关节面后方 3～12mm,膝关节屈曲 90° 时,距离 6～15mm[24]。
  - 在胫骨截骨水平,上述距离约 2cm。
  - 在这一水平,腘动脉和静脉在胫神经前方[15]。
  - 大多数翻修手术不会危及胫动脉分叉,除非需要切除胫骨近端 30mm,使用肿瘤假体置换胫骨近端。
  - 大多数初次和翻修 TKA 的神经血管损伤是因为有周围血管疾病的患者在术中使用止血带[23]。
- 需要翻修 TKA 手术的胫骨近端解剖变异很大(图 1B、C)。
  - 假体下沉、骨溶解、骨折以及感染均可改变关节置换术后的胫骨近端。
  - 初次手术的术前和术后 X 线片对于翻修手术前确定骨缺损和假体部件位置的实际改变可能是无价的。
  - 初次术后 X 线片中假体类型也能有助于了解最初胫

骨近端的截骨量。
- 交叉韧带保留型假体胫骨近端截骨有 3°～7°后倾,而交叉韧带切除和替代或后稳定型假体一般后倾 0°截骨。
- 因此,在翻修手术中,需要使用后稳定,或"超稳定"或"全稳定"型假体,可能需要额外切除前方胫骨平台以恢复自然后倾。
- 一些翻修系统要求一定的后倾以适应带延长柄的设计,胫骨近端的截骨需要相应调整。
- 之前提到的胫骨干骺端破坏或缺损的分型系统大大有助于理解翻修术前的解剖结构。

发病机制

- 很多原因会导致初次 TKA 的失败,包括无菌性松动、深部感染、屈曲不稳、复杂性局部疼痛综合征、位线不良、术后僵直,以及伸膝装置并发症等[21]。
  - 初次全膝关节失败导致的胫骨近端骨缺损可能归因于以下因素:多见于假体位线不良或骨塌陷;无菌性松动伴假体移位,术中假体取出时所致骨缺损[9]。
  - 因为应力遮挡所致的骨量不足或骨质疏松、骨溶解或骨坏死可以是导致术前或术中骨缺损的潜在因素。
- 骨溶解的程度受到假体设计、聚乙烯质量以及宿主对磨损颗粒的反应等因素的影响。
  - 废用性骨量低下在有假体周围骨折的情况下可以导致严重的胫骨近端骨缺损。
- 假体松动及其所致的假体失败基本上有两种情况:由骨溶解导致的无菌性松动;由细菌感染导致的感染性

松动。

- 胫骨近端的骨溶解是由假体活动界面以及"背面"磨损产生的聚乙烯颗粒所致[3]。
- 背面磨损源于聚乙烯内衬和组配胫骨底座间的微动。
- 在承重面产生的亚微米级的聚乙烯颗粒每年数以亿计。
- 这些颗粒激发组织细胞和巨噬细胞反应,细胞间信号通路激活促进破骨细胞活性和骨吸收。
- 骨溶解可以是局灶性的,也可以是广泛性的,这取决于亚微米级的磨损颗粒的数量以及宿主对颗粒的反应[6]。
  - 松软或暴露的骨组织受到关节内滑液的压力,即开启了骨溶解的进程。
- 充满碎屑的滑液以及由此导致的骨溶解区域通常位于内植物胫骨部件周围阻力最低的通路上。
- 易受到侵袭的区域包括胫骨平台未覆盖区,即没有被假体或骨水泥覆盖的区域。
  - 压配胫骨假体中,胫骨底座上的螺钉孔和无骨长上区同样提供了通往干骺段骨的通路。
  - 如前所述,干骺段骨中央坚固,更能抵御骨溶解的产生;而周围较弱,容易发生骨溶解。
  - 随着骨溶解的进展,胫骨假体失去骨支撑,在假体与干骺端骨间,或骨水泥与骨间形成放射透亮线。
  - 当放射透亮线环绕假体,没有直接的骨性支撑,胫骨假体就发生了无菌性松动。
  - 广泛的骨溶解和假体松动均会导致假体下沉,通常为内翻位。
  - 内侧胫骨平台较外侧平台大,当使用对称设计的胫骨假体时,有更多的骨松质暴露。
- 感染性松动是膝关节细菌感染的结果。
  - 膝关节最常分离出的细菌是金黄色葡萄球菌;但是,最近的研究提示表皮葡萄球菌同样常见,尽管毒力较低[4,27]。细菌感染的途径可以通过以下几种路径中的一种。
  - 膝关节在假体植入时污染,尽管其发生率<0.5%。
  - 细菌的血源性感染也可以发生于先前功能良好的假体。
  - 牙科手术100%造成菌血症,其他操作如胃镜、结肠镜均可能造成菌血症从而导致晚期血源性播散至膝关节假体。
  - 所有外科手术均增加假体感染的可能性。
  - 低毒力的微生物可能不造成严重的骨缺损,但毒力较强的微生物通常导致假体松动。
  - 膝关节创伤的直接污染,即创伤性关节切开也可造成感染。

- 大多数假体感染采用二期膝关节翻修处理,在一期翻修手术使用静止或可活动关节型间隔物。
  - 有市售现成的含抗生素骨水泥间隔器,但是骨水泥中抗生素的浓度由厂家预先决定。
    - 有些情况,现成的间隔物中的抗生素浓度不足以杀灭毒力较强的微生物或满足医生的要求。
  - 关节型间隔物模具允许医生选择加入骨水泥间隔物中的抗生素种类和剂量。
- 翻修的二期手术在血清学炎性标志物恢复正常、骨水泥间隔物以及静脉抗生素对患者取得临床效果时进行。
- 感染TKA翻修手术一期和二期手术间隔期通常为8～12周。
- 从骨量不足的胫骨干骺段取出固定良好的假体可导致严重的骨缺损。
- 有时候,静止型间隔物在翻修间期可能在关节内下沉或移位,造成进一步的骨缺损。
- 一项比较静止型和关节型间隔物的研究显示,静止型间隔物较关节型间隔物有更大的骨缺损[8]。
  - 增加两种类型间隔物的骨质覆盖可保存骨量。
- AORI分型同样适用于二期翻修时存在或预期的骨缺损的分型。

自然病程

- 骨溶解进程无临床症状,直到出现假体松动。
- 在没有骨折或明显移位的情况下,松动的假体导致起步痛以及循环负荷痛。
  - 随着负重,假体重新就位,骨–假体界面的活动减少,疼痛减轻。
- 广泛的骨溶解和假体下沉或者干骺段骨折可导致严重的下肢畸形,通常为内翻畸形,偶尔如果假体以前倾的位置下沉,可同时存在过伸。
- 接受过关节假体植入的膝关节必须定期进行放射学检查,了解骨溶解及进展情况。
- 骨溶解及其进展取决于聚乙烯类型及假体的加工,同样也与宿主对磨损颗粒的反应相关。
- 许多使用在空气中γ射线照射的聚乙烯的组配系统显示有磨损加速,并产生大量颗粒。
  - 许多的这些假体在手术后36个月就出现了骨溶解[17]。
- 无菌性松动的时间表很难预测,因为宿主和假体的变异因素存在。
- 围手术期TKA感染性失败的发生率约0.5%。
  - 整个假体寿命期内,迟发型血源性TKA感染的发生率为1%～2%。
  - 所有疼痛的TKA,必须排除感染。

- 区分胫骨假体的感染和无菌性松动至关重要，因为其处理截然不同，误诊可能导致肢体丧失。

病史和体格检查

- 病史采集和体格检查着重于区分感染性和无菌性松动，了解骨破坏的程度，是否有韧带缺失以及膝关节失稳的程度。
- 胫骨假体松动的患者通常表现为逐渐出现的疼痛，运动启动时加剧，如起床或从椅子或车内站起。
  - 他们通常描述起步的前几步疼痛，当假体进入胫骨近端残余的骨内，疼痛减轻。
  - 休息时无疼痛或疼痛很轻。
- 感染 TKA 可导致静息痛，深部感染的患者会描述其疼痛从手术起至临床评估，持续存在或者加剧，从未间断。
  - 晚期血源性感染表现为功能良好的假体突然出现疼痛。
  - 急性膝关节肿胀，活动度丧失和僵硬也可以出现在这类患者中。
- 必须对患肢进行彻底的神经血管检查，并对膝关节局部进行检查。
- 对于感染的患者，应当常规肉眼检查是否有局部肿胀和发红。
- 评估关节活动度、髌骨轨迹、韧带稳定性以及整体下肢力线。主动和被动伸膝差异提示伸膝迟滞或屈曲挛缩。
- 在使用交叉韧带保留型假体的膝关节，需要特别注意评估内侧副韧带和后交叉韧带的功能状况。
  - 股四头肌试验和后沉征对于评估后交叉韧带的功能状态十分有用。
  - 伸直、微屈以及屈曲 90° 位内外翻应力试验对于判断侧副韧带稳定性有用。如果存在不稳定，可根据松弛度对不稳定进行分级。
  - 前后抽屉试验评估 PCL 状态、承重面吻合度以及凸轮装置的功能和屈曲间隙。
  - 如果后沉试验有明显的后方半脱位，提示保留交叉韧带 TKA 的 PCL 功能丧失。
  - 股四头肌试验同样测试 PCL 是否有效以及后稳定假体的凸轮装置的功能。

影像学和其他诊断性检查

- 患膝的 X 线平片是必要的(图 2)。
- 包括斜位的多个位置的平片可更完全地显示骨缺损的区域。
- Skyline 位，作为完整影像学检查的一部分，不能看到胫

骨假体。
- 负重前后位和侧位有助于加载膝关节，显示假体的最大下沉情况以及肢体的情况。
- 将射线对准假体-骨界面的切线位十分重要。
- 如果认为平片低估了真实骨溶解的程度，可以考虑做金属减影 CT [25]。
  - 相反，如果仍然怀疑假体是否松动，锝-99m 骨扫描显示高骨转换提示胫骨假体可能松动。
- 如果怀疑感染，骨扫描可与铟-111 标记白细胞扫描进行比较。
- 膝关节穿刺培养出明确的微生物是证实 TKA 感染的有力证据。

鉴别诊断

- 骨溶解
- 感染
- 胫骨假体松动
- 胫骨假体下沉
- 胫骨假体周围骨折

非手术治疗

- 因骨溶解伴有或不伴有下沉和骨折的胫骨假体松动，如果翻修手术危及患者生命或使其生活质量还不如目前状况，才考虑非手术治疗。

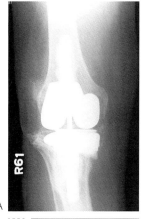
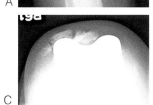
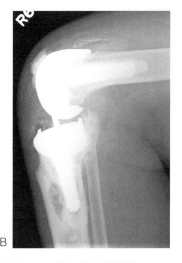

图 2　膝关节 X 线片　A. 前后位。B. 膝关节屈膝侧位。C. Skyline 位。

- 低毒性感染的患者同样适用上述原则。化脓性微生物可以导致败血症和脓毒血症。可能需要急诊取出假体以防止感染性休克和死亡。

手术治疗

- 理想的情况是患者的身体适合膝关节翻修手术，所有合并症均已在术前处理。
  - 根据患者的病史以及全科医生的建议，由专科医生对其进行风险评估。
  - 患者必须被充分告知翻修全膝关节置换术的风险和受益，以及骨缺损的处理方案。
- 在术中，需要使用金属垫块的情况包括节段性缺损、缺损累及＞1/4 皮质边缘、缺损导致翻修假体的直接骨支撑＜60％。

术前计划

- 在平片上评估假体位置和骨缺损分型是术前计划的关键。
  - 需要评估干骺段的骨质量以及预估术中骨缺损的程度。
  - 模板测量主要集中在关节线的恢复和骨缺损的填充。除非术前体检发现有内侧副韧带功能不全，仅在严重骨缺损的情况下才会累及内侧副韧带广泛的止

点。必须密切关注计划的截骨水平及其与伸膝装置的关系。尽可能避免使用楔形垫块，但为了保留胫骨结节周围骨质时有必要使用。
- 体检中必须仔细评估患者的皮肤条件。
  - 必须注意以前的皮肤切口和时间。
  - 最好使用前正中切口。但是为了避免切口间可能的皮肤坏死，可能必须使用最外侧的切口。在有可能的情况下，切口间应当保留至少 7cm 宽的皮桥。
  - 对于有明显坏死可能的患者需要进行"假手术"试验以确认皮肤的存活[28]。这包括作一个不包括伸膝装置的皮肤切口以确认其愈合潜能。
- 在手术前需要确认先前植入的假体型号，并且获得先前的手术记录。

体位

- 将患者在手术台上置于仰卧位。
- 良好衬垫、非消毒气囊止血带尽可能置于患肢的近端。所有骨性突起需护垫保护。
- 根据术者的喜好，在手术侧髋和骨盆下方置放突起物。
- 非手术侧肢体固定于手术床。
- 沙袋、水平柱或 Alvarado 小腿位置器等把持小腿的装置可用于术中保持膝关节屈曲位。

入路

- 最好使用标准正中切口，内侧髌旁关节切开。皮肤切口从髌骨近端 5cm(如果需要)开始。跨过髌骨和髌韧带中央至胫骨结节(技术图 1A)。
  - 一些术者喜好将切口的远端略偏向内侧，这样在胫骨结节内侧缘结束。始终应当照顾先前的切口。
- 前正中切口必须切至伸膝装置，内外侧全厚皮瓣分离(技术图 1B)。

- 内侧皮瓣通常仅需分离至股内斜肌远端。
- 外侧，皮瓣需要作足够的分离以允许在关节切开后翻转髌骨。
- 然后进行前内侧髌旁关节切开术(技术图 1C)。再次必须照顾先前的关节切开位置。
- 必须注意保留内侧的软组织袖以便关节切开后的关闭。

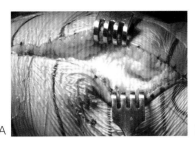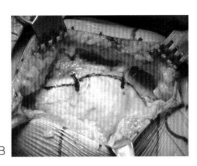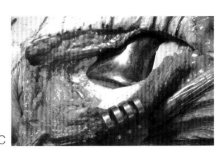

技术图 1　皮肤切口，伸膝装置显露和内侧髌旁关节切开。A. 使用先前的切口，前正中切口跨过髌骨中央。B. 内侧和外侧均分离全厚皮瓣，标记内侧髌旁关节切开切口。C. V－Y 翻转，完成内侧髌旁关节切开。

假体取出

- 一旦关节打开，需要松解瘢痕组织以获得足够的显露。尤其是内外侧沟必须恢复，注意避免损伤侧副韧带止点[20,28]。通过切除股四头肌肌腱下以及股骨假体近侧、股骨远端前方的瘢痕组织来恢复髌上囊。
- 骨膜下分离胫骨近端和前内侧面，允许显露整个胫骨假体和胫骨近端。
- 取出胫骨金属底座上的垫片，获得足够的显露。
- 然后取出胫骨底座。在胫骨假体松动的病例中，术中造成的骨缺损通常很少，不需要特殊技术取胫骨假体。
  - 在胫骨假体固定牢固的膝关节感染病例中，需要使用保留骨的技术来取出假体。
- 在使用垫块时建议使用带延长柄的胫骨翻修假体以进一步获得假体的稳定性，这样可从破坏或缺损的胫骨干骺段传递一部分负荷至骨干。

内侧或外侧半楔形垫块

- 取出假体后的胫骨近端在术中进行评估，与术前 X 线片比较其骨缺损的程度。适当的术前计划通常可以预计到术中的情况并允许作出调整。
- 扩髓后插入髓内定位杆，安装胫骨截骨模块后行胫骨近端水平截骨，仅削磨少量骨质（技术图 2A、B）。
- 然后选择合适的楔形截骨模块安装在原先的定位针内，进行内侧或外侧的楔形截骨（技术图 2C）。
- 胫骨近端面准备完毕，安装连接好垫块的带柄试模假体（技术图 2D）。
- 当获得合适的骨性支撑，恢复了关节面、平衡屈曲后，组装需要植入的假体，然后使用骨水泥固定（技术图 2E）。
- 目标是将胫骨假体直接安装在具有活性的骨皮质边缘，将非包容性缺损转变为包容性缺损，有坚固的压配髓内柄支撑胫骨底座。
- 这一方法适用于所有楔形和块状垫块的技术。

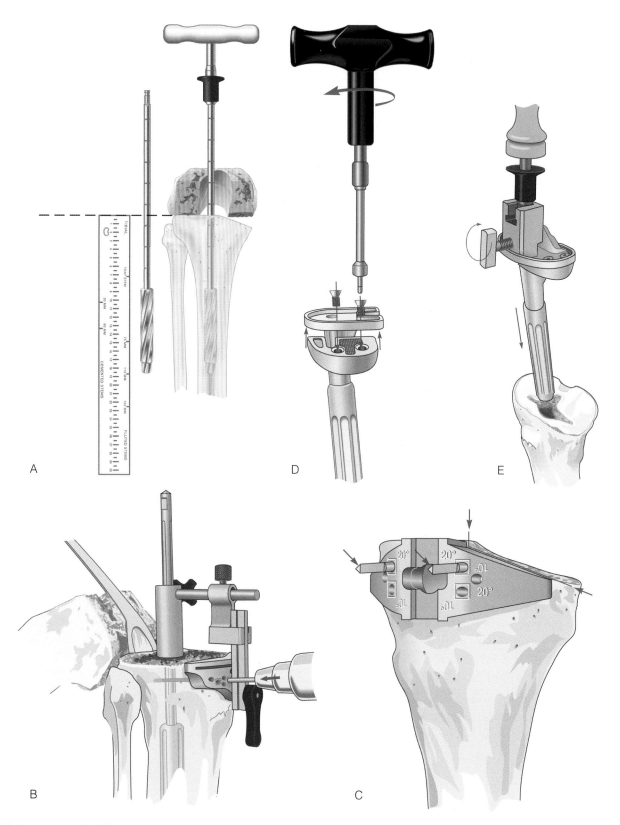

技术图 2 内外侧半楔形垫块。A. 扩髓至使用翻修系统延长柄提供的深度。B. 截骨块安装至扩髓钻或试装柄上,固定针固定截骨块。仅削磨少量骨质。C. 保留截骨块固定针,半楔形截骨块滑入固定针,进行半楔形截骨。D. 组装胫骨试模假体放入胫骨,如果获得合适的匹配和稳定性,即组装最终假体。E. 完成胫骨准备后骨水泥固定最终假体。组装好的假体打击就位后清除多余的骨水泥。

全楔形垫块

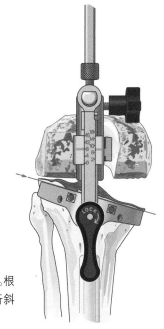

- 扩髓后插入髓内定位杆，安装胫骨截骨模块后行胫骨近端水平截骨，仅削磨少量骨质。
- 然后选择合适的全楔形截骨模块安装在原先的定位针内，进行全楔形截骨（技术图 3）。
- 胫骨近端骨面准备完毕，安装连接好垫块的带柄试模假体。
- 当获得合适的骨性支撑，恢复了关节面、平衡屈曲后，组装需要植入的假体，然后使用骨水泥固定。

技术图 3　全楔形垫块。如前述半楔形技术进行扩髓，必要时可进行少量切削。根据使用系统的技术安装固定全楔形截骨块。本示例允许截骨块旋转，然后进行斜向截骨。试装、假体安装和植入如技术图 2 所示。

内外侧块状或阶梯状垫块

- 取出假体后的胫骨近端在术中进行评估，与术前 X 线片比较其骨缺损的程度。适当的术前计划通常可以预计到术中的发现并允许作出调整。
- 扩髓后插入髓内定位杆，安装胫骨截骨模块后行胫骨近端水平截骨，仅削磨少量骨质（技术图 4A）。
- 然后选择合适的块状截骨模块安装在原先的定位针

内，进行内侧或外侧阶梯状截骨。
- 胫骨近端面准备完毕，安装连接好垫块的带柄试模假体（技术图 4B）。
- 当获得合适的骨性支撑，恢复了关节面、平衡屈曲后，组装需要植入的假体，然后使用骨水泥固定（技术图 4C）。

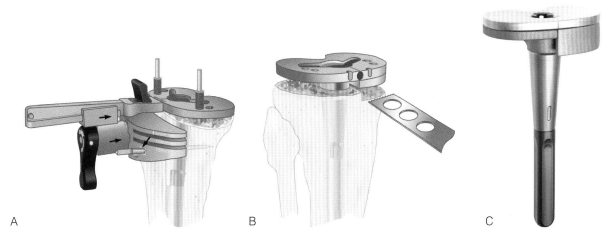

技术图 4　内侧或外侧块状垫块。A. 如前所述扩髓和少量截骨。然后将截骨块安装至髓内定位杆或试模进行块状截骨。B. 安装试模并评估其吻合情况。在所有示例技术中，均可用徒手的方法清理以改善骨 – 假体的对合。C. 装配完成带有块状垫块的假体，使用骨水泥固定至准备好的胫骨。

干骺端锥形垫块

- 取出假体后的胫骨近端在术中进行评估，与术前 X 片比较其骨缺损的程度。适当的术前计划通常可以预计到术中的情况并允许作出调整。

- 扩髓至所使用的翻修系统所能提供的柄的深度(参见技术图 2A)。扩髓时密切关注胫骨的力线十分重要。可能需要偏离胫骨骨干轴线以允许获得干骺端锥形安装空间。

- 扩髓后插入髓内定位杆，评估柄–底座的不匹配情况。有些干骺端锥形垫块系统不允许使用带偏距的柄。

- 一旦选择了合适大小的骨干固定柄，胫骨近端即用系列骨锉锉磨，为了保持正确的力线，骨锉需连接合适大小的试模柄(技术图 5A)。

  - 一些系统提供胫骨底座与锥形垫块旋转差异的选项。这允许术者在需要时旋转骨锉以改善近端干骺端缺损的填充。

- 骨锉锉磨至获得旋转稳定性。

- 一些系统使用骨锉的近端表面作为截骨导向。这需要将骨锉安放至术前计划和术中评估所确定的水平。理想状态是仅截除 <2mm 的胫骨近端骨面 (技术图 5B)。

- 胫骨近端截骨及锉磨完毕，装入试模锥形，在胫骨前方标记旋转位置，组装合适大小的胫骨底座和延长柄，经过锥形垫块装入。确认两者不存在严重的旋转不匹配，并标记好胫骨的旋转位置(技术图 5C)。

- 取出带柄底座和锥形垫块，将试模锥形垫块组装在胫骨试模上。组装后的试模重新安装至胫骨近端，如前所述完成试装。

- 取出试模胫骨假体，留着作为最后假体组装的模板。

- 根据胫骨试模组装胫骨假体，将胫骨锥形垫块打入翻修胫骨底座的 Morse 锥度，注意与试模上锥形垫块的

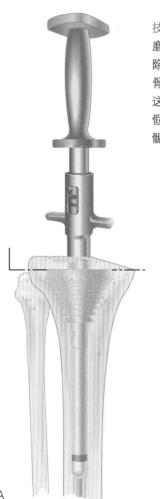
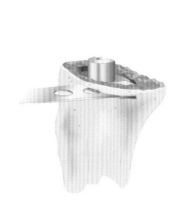
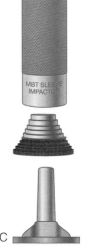
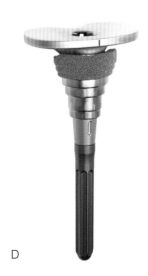

技术图 5 干骺端锥形垫块。A. 扩髓后，合适长度的试装柄连接至干骺端骨锉，进行系列锉磨直至获得良好的干骺端填充。骨锉的顶端位于计划的截骨水平。取下手柄，留下骨锉。B. 切除骨锉顶端少量骨。锉磨时必须注意确保骨锉近端位于计划的清理截骨水平。C. 组装试模胫骨假体置入胫骨。注意胫骨底座与干骺端锥形垫块间的旋转关系。它们可能不在一条直线上，这要取决于在锉髓的过程中为了获得最大程度的干骨后端填充，锥形锉是怎么旋转的。最终的假体组装必须参照试模。D. 胫骨准备完毕后骨水泥固定最终假体。在插入和打击时需注意干骺端锥形垫块骨长入表面不要有骨水泥。

A　　　　　　　　　　B　　　　　　　　　　C　　D

旋转一致。

- 选择性骨水泥固定组装好的假体，因为大多数锥形垫块具有多孔表面涂层允许骨长入（技术图 5D）。如果选择骨干压配柄，骨水泥仅固定胫骨近端和底座。
- 选择骨水泥型干骺端柄可能需要分步用骨水泥固定

柄和胫骨底座，如果假体柄上涂抹的骨水泥适量，就可以防止打击胫骨假体时骨水泥溢出至锥形垫块表面，从而使锥形垫块与骨直接接触，获得骨长入。如果不注意，骨水泥可能覆盖锥形垫块，阻碍骨长入。

游离骨小梁金属垫块

- 取出假体后的胫骨近端在术中进行评估，与术前 X 片比较其骨缺损的程度。适当的术前计划通常可以预计到术中的情况并允许作出调整。
- 扩髓获得良好的骨干填充，插入髓内定位杆，评估柄-底座的不匹配情况。
- 如果发现不匹配，考虑使用带偏距柄。
- 扩髓后插入髓内定位杆，安装胫骨截骨模块后行胫骨近端水平截骨，仅削磨少量骨质。
- 胫骨近端腔隙性缺损刮干净，取出所有软组织膜。
- 选择最接近缺损病灶形态的骨小梁金属垫块，使用高速磨钻去除少量骨质使垫块能紧密压配（技术图 6A、B）。
- 植入垫块。在垫块不能完全接触周围骨质的情况下，

可使用异体骨松质颗粒结合去矿化骨基质填充周围空隙（技术图 6C～E）。
- 如果选择带偏距柄以获得良好的胫骨覆盖，或垫块放置偏离骨干轴线以获得最佳填充，可使用高速金属磨钻打磨垫块中央。
- 金属垫块通路开通后，带延长柄的胫骨底座通过金属垫块插入胫骨骨干获得固定。
- 获得满意的骨性支撑后，恢复关节面、平衡屈曲后，组装需要植入的假体，然后使用骨水泥固定。
- 胫骨延长柄近端使用骨水泥固定于骨小梁金属垫块，延长柄远端根据术前计划使用压配或骨水泥固定于胫骨骨干（技术图 6F）。

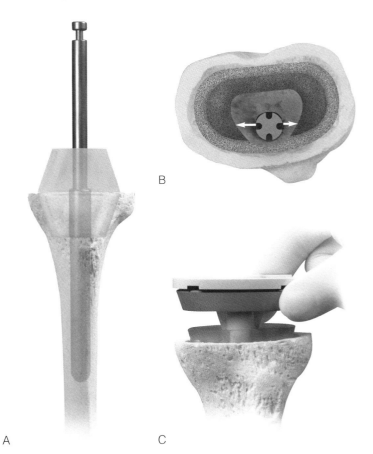

技术图 6　游离骨小梁金属垫块。A. 骨小梁金属垫块大小测量。胫骨如前所述扩髓，并行胫骨近端清理少量截骨。近端干骺端缺损通过在扩髓钻反向放置不同尺寸的试模进行测量。B. 干骺端骨准备。组装胫骨底座以确定所需偏距的方向和距离。使用高速磨钻去除少量骨质以允许所选骨小梁金属垫块完全就位。必须去除足够的骨以允许非暴力安装试模，但是不需要完全填充干骺端骨缺损。C. 骨小梁金属垫块和胫骨试模同时安装以检查两者是否有撞击。如果存在撞击，可以重新安放垫块或直接使用磨钻修整为胫骨柄开路。

A　　　　　　C

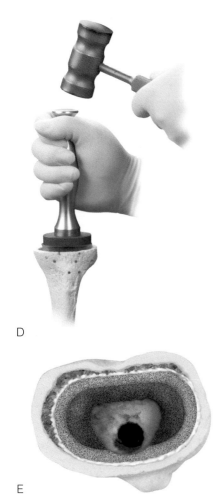

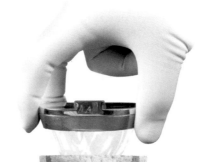

D

E

F

技术图 6(续)　D、E. 一旦插入试模获得满意的匹配,即可轻轻打入最终的垫块。力量过大可能造成胫骨近端骨折。干骺端与垫块间残留的缺损可以植骨填充。可以使用打压植骨技术。F. 胫骨垫块植入并植骨后,再次试装胫骨试模。可能需要进一步去除少量垫块以避免撞击。打击植入最终假体并使用适量骨水泥填充空隙。

要点与失误防范

块状或楔形垫块外悬	● 垫块悬挂于胫骨干骺端骨质可能激惹内侧副韧带或软组织套, 尤其是膝关节前侧和内侧。可能需要减小胫骨假体或使用带偏距柄
关节线抬高	● 同时使用内外侧垫块需要在仔细评估关节抬高的可能的前提下使用。如果关节线恢复,最好能使用内外侧垫块和较薄内衬,以减少聚乙烯的内外翻力臂
胫骨柄与底座不匹配	● 能较好覆盖胫骨近端的带垫块胫骨底座可能无法中置于胫骨骨干,中立的柄将使胫骨底座处于悬挂位置,或需要减小尺寸,但无法获得满意的胫骨近端骨面覆盖。偏距柄的使用可解决这种不匹配
胫骨假体内旋	● 安装胫骨截骨模块固定针时必须注意其旋转位置。而第 2 次截骨,或称垫块截骨将在同样的固定针上进行。与一些初次全膝关节技术不同,垫块截骨后无法调整旋转。因此必须通过解剖标志,包括胫骨结节和 PCL 止点校正合适的旋转
伸膝装置 / 胫骨结节	● 对于严重的胫骨近端骨缺损,必须万分关注处理伸膝装置及其骨性附着。膝关节的显露必须在不对髌韧带施加过分张力的前提下完成。在进行阶梯状或楔形截骨时,必须注意保留胫骨结节的骨质。避免伸膝装置的撕脱至关重要

术后处理

- 术后处理根据术中所见以及新装假体的稳定性决定。
  - 如果近端骨水泥固定的带柄假体坐于骨皮质上，使用垫块后缺损均已包容，可允许立即负重。
  - 如果膝关节前方皮肤条件在术后情况良好，切口无张力缝合，关节活动度训练也可立即进行。
  - 如果皮肤有张力或术后伤口处薄弱，则延迟关节活动度训练，术后最初 48 小时保持伸膝位固定。
  - 然后重新评估切口和皮肤。如果没有红斑或伤口渗出，开始渐进性关节活动度训练。开始关节活动度训练后必须密切观察切口渗出。
  - 当胫骨假体还没有自体干骺端骨直接支撑时，必须等到与垫块联合使用的异体骨发生整合才可进行足趾负重。
  - 如果使用骨长上锥形垫块或游离骨小梁金属垫块，并且未获得完全骨性支撑，考虑延迟负重直到骨长入。
  - 术后在开始部分负重后 6 周，可逐渐过渡至完全负重。
- 和初次 TKA 一样，必须实施深静脉血栓预防，可根据常规方案。
  - 对无血栓和肺栓塞病史的患者可使用双香豆素预防 6 周。
  - 笔者在术后 18～24 小时、国际标准化比值未达到目标值（1.8～2.2）期间使用低分子量肝素。

结果

- 组配型胫骨垫块系统开发于 20 世纪 80 年代中后期，在 90 年代早中期广泛使用。因此尚无这类胫骨垫块假体的长期生存率的研究。有少量中期研究。
- 在使用胫骨垫块的早期报道中，Brand 等[1]报道 22 膝平均随访 37 个月无失败。患者手术时平均年龄 70 岁。没有需要翻修的失败，没有胫骨假体失败。非进展性放射透亮带发生率 27%，除了 1 例患者外均无疼痛。
- Rand[19]也在楔形垫块使用后报道其早期结果。在作者的研究中，25 例患者的 28 膝进行了使用楔形垫块处理胫骨缺损的 TKA 翻修术。术后平均随访 2.3 年（2～3.5 年）。内侧楔形垫块 24 膝，外侧楔形垫块 4 膝。术前平均骨缺损为内侧 12mm，外侧 8mm。膝关节评分从术前的 53 分改善至术后末次随访的 89 分。临床结果 79% 优，21% 良。无并发症或赔偿。13 膝有金属垫块下放射透亮线，均为非进展性。
- Hassle 等[11]使用胫骨垫块结合压配骨干固定柄处理无菌性松动翻修 TKA 中的骨缺损。平均随访 3.6 年（范围

2～9 年）。仅包括了因为无菌性松动进行股骨或胫骨或两者翻修的患者。术前 HSS 膝关节评分 49 分。术后，膝关节评分改善至 76 分（范围 0～97 分）。84% 的患者结果优良。
- Hockman 等[12]报道了使用一种组配型翻修假体的中期结果。连续 54 例 Coordinate（Depuy，Warsaw，IN）膝关节翻修术至少随访 5 年。9 例膝关节失败需要翻修或假体取出，另有 8 例膝关节考虑为临床失败。89% 膝关节使用了金属垫块，48% 膝关节需要大块异体骨结构植骨。缺损需要结构植骨的翻修失败率较低（19.2%），而未行大块异体骨结构植骨的失败率高（42.9%）。在很多翻修手术中，组配型垫块不能有效解决骨缺损和不稳定。在作者的研究中，8 年的假体生存率为 79%。
- Pagnano 等[16]报道使用胫骨楔形垫块早中期结果；中期结果报道是随访其早期结果报道的 25 个患者的 28 膝。患者在最初术后 2.3 年随访中临床结果 79% 优，21% 良。中期报道使用金属楔形垫块处理胫骨缺损的 21 个患者的 24 膝。患者临床随访 5.6 年，影像学随访 4.8 年。临床结果 67% 优，29% 良。13 膝存在金属垫块下骨水泥–骨界面的放射透亮线。11 例放射透亮线宽度 1mm，2 例宽度 1～3mm。作者称金属垫块是处理胫骨缺损的有用选项。在中期随访中，无楔形假体或楔形–骨水泥–骨界面的破坏。
- Randay 和 Scuderi[18]报道了一种胫骨垫块使用的新方法。作者描述了游离骨小梁金属垫块的使用（参见技术部分）。在系列翻修 TKA 中，10 例钽胫骨锥形垫块压配植入准备好的腔隙性缺损中。胫骨柄骨水泥固定于植入的胫骨锥形垫块内，4 例柄压配固定于骨干，6 例骨水泥固定，3 例使用了带偏距柄。随访中（平均 10 个月），影像学评估无松动或移位征象。力量、活动度和稳定性与先前报道的翻修术相仿。作者称骨小梁金属锥形垫块有可能可以消除膝关节翻修术中对广泛植骨或结构植骨的需求。

并发症

- 使用胫骨金属垫块进行翻修 TKA 的并发症可分为两类：早期和晚期。
- 围手术期或早期并发症包括术中损伤神经血管结构、伸膝装置和侧副韧带以及早期术后感染。
- 晚期并发症最常见为骨溶解、无菌性松动和关节晚期感染。

（陈云苏 译，王俏杰 审校）

参考文献

1. Brand MG, Daley RJ, Ewald FC, et al. Tibial tray augmentation with modular metal wedges for tibial bone stock deficiency. Clin Orthop Relat Res 1989;248:71–79.

2. Choi K, Kuhn JL, Ciarelli MJ, et al. The elastic moduli of human subchondral, trabecular, and cortical bone tissue and the size-dependency of cortical bone modulus. J Biomech 1990;23:1103–1113.

3. Collier MB, Engh CA, Mcauley JP, et al. Osteolysis after total knee arthroplasty: influence of tibial baseplate surface finish and sterilization of polyethylene insert. Findings at five to ten years postoperatively. J Bone Joint Surg Am 2005;87A:2702–2708.

4. Cuckler JM. The infected total knee: Management options. J Arthroplasty 2005;20(4 Suppl 2):33–36.

5. Engh GA. Management of bone loss in revision arthroplasty. In: Scuderi GR, Tria AJ, eds. Surgical Techniques in Total Knee Arthroplasty. New York: Springer-Verlag, 2002.

6. Engh GA, Ammeen DJ. Classification and preoperative radiographic evaluation: knee. Orthop Clin North Am 1998;29:205–217.

7. Engh GA, Ammeen DJ. Bone loss with revision total knee arthroplasty: defect classification and alternatives for reconstruction. Instr Course Lect 1999;48:167–175.

8. Fehring TK, Odum S, Calton TF, et al. Articulating versus static spacers in revision total knee arthroplasty for sepsis. The Ranawat Award. Clin Orthop Relat Res 2000;(380):9–16.

9. Fehhring TK, Odum S, Griffin WL, et al. Early failures in total knee arthroplasty. Clin Orthop Relat Res 2001;(392):315–318.

10. Figgie HE, Goldberg VM, Heiple KG, et al. The influence of tibial-patellofemoral location on function of the knee in patients with the posterior stabilized condylar knee prosthesis. J Bone Joint Surg Am 1986;68A:1035–1040.

11. Haas SB, Insall JN, Montgomery W, et al. Revision total knee arthroplasty with use of modular components with stems inserted without cement. J Bone Joint Surg Am 1995;77A:1700–1707.

12. Hockman DE, Ammeen DJ, Engh GA. Augments and allografts in revision total knee arthroplasty: usage and outcome using one modular revision prosthesis. J Arthroplasty 2005;20:35–41.

13. Lotke PA, Ecker ML. Influence of positioning of prosthesis in total knee replacement. J Bone Joint Surg Am 1977;59A:77–79.

14. Neyret P, Robinson AH, Le Coultre B, et al. Patellar tendon length-the factor in patellar instability? Knee 2002;9:3–6.

15. Ninomiya JT, Dean JC, Goldberg VM. Injury to the popliteal artery and its anatomic location in total knee arthroplasty. J Arthroplasty 1999;14:803–809.

16. Pagnano MW, Trousdale RT, Rand JA. Tibial wedge augmentation for bone deficiency in total knee arthroplasty. A followup study. Clin Orthop Relat Res 1995;321:151–155.

17. Peters PC Jr, Engh GA, Dwyer KA, et al. Osteolysis after total knee arthroplasty without cement. J Bone Joint Surg Am 1992;74A:864–876.

18. Radnay CS, Scuderi GR. Management of bone loss: augments, cones, offset stems. Clin Orthop Relat Res 2006;(446):83–92.

19. Rand JA. Bone deficiency in total knee arthroplasty. Use of metal wedge augmentation. Clin Orthop Relat Res 1991;(271):63–71.

20. Saleh KJ, Mulhall KJ, Thongtrangan I, et al. Revision total knee arthroplasty. In: Barrack RL, Booth RE, et al, eds. Orthopaedic Knowledge Update: Hip and Knee Reconstruction. Rosemont, IL: American Academy of Orthopaedic Surgeons, 2006.

21. Sharkey PF, Hozack WJ, Rothman RH, et al. Insall Award Paper. Why are total knee arthroplasties failing today? Clin Orthop Relat Res 2002;(404):7–13.

22. Shim SS, Leung G. Blood supply of the knee joint. A microangiographic study in children and adults. Clin Orthop Relat Res 1986;(208):119–125.

23. Smith DE, McGraw RW, Taylor RC, et al. Arterial complications in total knee arthroplasty. J Am Acad Orthop Surg 2001;9:253–257.

24. Smith PN, Gelina J, Kennedy K, et al. Popliteal vessels in knee surgery: A magnetic resonance imaging study. Clin Orthop Relat Res 1999;(367):158–164.

25. Vessely MB, Frick MA, Oakes D, et al. Magnetic resonance imaging with metal suppression for evaluation of periprosthetic osteolysis after total knee arthroplasty. J Arthroplasty 2006;21:826–831.

26. Whiteside LA. Ligament balancing in total knee arthroplasty, an instructional manual. Berlin: Springer-Verlag, 2004:1–16.

27. Windsor RE, Bono JV. Infected total knee replacements. J Am Acad Orthop Surg 1994;2:44–53.

28. Younger AS, Duncan CP, Masri BA. Surgical exposures in revision total knee arthroplasty. J Am Acad Orthop Surg 1998;6:55–64.

第 23 章

合并股骨骨缺损的全膝关节翻修术：股骨远端置换

Revision Total Knee Arthroplasty With Femoral Bone Loss: Distal Femoral Replacement

B. Sonny Bal

定义

- 全膝关节翻修术中，股骨远端骨缺损不可避免。
- 股骨远端骨缺损可以用多种内植物填充：骨水泥（聚甲基丙烯酸甲酯）、与股骨翻修假体连接的金属垫块、颗粒性植骨、骨替代物、大块异体骨移植，填充一侧或两侧股骨髁，完全用异体骨或金属假体进行股骨远端置换。

解剖

- 全膝关节翻修术中，与骨缺损相关的解剖包括股骨干骺端，股骨内、外上髁，股骨内、外侧髁。
- 股骨髁支撑股骨翻修假体，可以认为，翻修手术的目的之一就是重建股骨髁的解剖结构，支撑新的假体。

发病机制

- 翻修术中取出原有假体及骨水泥会造成股骨远端骨缺损。股骨假体通过骨水泥或骨长入与骨面固定，假体取出过程中需要将假体与骨面凿开，会丢失部分骨量。
- 即便是用很薄的骨刀或锯片来凿，也会占据股骨远端假体及股骨远端骨面之间相应的空间，从而造成骨缺损。如果不先在假体及骨面凿出一个分隔界面，而是直接用暴力取出假体，会造成股骨髁医源性撕脱骨折。
- 翻修术中纠正原先假体内旋，重新确定股骨假体旋转位置会引起股骨前方、后方骨缺损。
- 股骨假体周围应力性骨量减少及磨损颗粒造成的骨溶解均会造成股骨远端空洞样病变，引起严重骨缺损。

自然病程

- 严重股骨远端骨缺损可导致股骨结构不完整。一旦这种情况发生，假体将出现内翻、外翻。
- 手术治疗的目的是在取出原来松动、不稳定的假体以后，填补加强这些骨缺损。
- 如果不处理骨缺损，不断产生的磨损颗粒及松动假体和骨面之间的相对活动会引起患者持续性的症状，引起进一步的骨缺损，最终导致 TKA 失败。

病史和体格检查

- X 线平片是诊断由股骨骨缺损引起 TKA 失败的可靠依据。
- 以下相关的病史资料提醒术者在术中可能遇到明显骨缺损：距初次 TKA 时间久远、假体类型和固定方式、骨质疏松、高龄、使用皮质类固醇或细胞毒类药物、接受过放疗、有类风湿关节炎病史、发生过假体周围骨折。
  - 股骨假体松动伴骨缺损的患者会有膝关节疼痛、肿胀，关节不稳定，而且这些症状随着活动加剧。
- TKA 失败伴股骨远端骨缺损的患者有骨远端压痛。
  - 体检发现膝关节肿胀也是股骨远端骨缺损的证据之一。
  - 仔细体检可发现由于假体明显松动造成的膝关节不稳定。

影像学和其他诊断性检查

- 高质量的膝关节摄片有助于股骨远端骨缺损的诊断及分类。标准的膝关节侧位片可以确定股骨远端骨溶解、骨缺损的部位和范围。不标准的膝关节侧位片中，股骨远端的一些细节信息被金属假体遮挡。因此，应该拍标准的膝关节侧位片，屈膝 90°，整个下肢（包括膝关节、踝关节）平放在摄片床上。
- 常规 CT、MRI 扫描对 TKA 翻修手术的意义还不确定，但有助于确定股骨远端骨缺损范围。
- 手术中，取出假体以后，清除骨溶解病灶和炎性假膜是确定骨缺损性质及范围的最好方法。
- 因为术前拍片可能低估股骨假体周围的骨缺损程度，所以术者在术前一定要做好应对最差局面的准备。
  - 术中植入材料要准备齐全：异体骨、合适的翻修假体、金属垫块和配套的翻修工具。
- TKA 翻修术前，充分评估股骨骨缺损，必须排除膝关节感染。
  - 术前行核医学检查、实验室检查、膝关节穿刺，术中取假体周围组织冰冻切片检查，有助于排除感染。

鉴别诊断

- 膝关节深部感染容易引起假体周围骨缺损，是翻修手术的相对禁忌证。翻修手术在植入假体前必须排除感染。
- 股骨假体周围应力遮挡会引起股骨远端骨缺损。此类患者中，取出股骨假体后，可以发现大量骨缺损。
- 骨质疏松导致骨量减少、良性骨肿瘤引起的溶骨性病变、神经源性病变、恶性病变都可以导致股骨远端骨缺损，增加翻修手术的难度。

非手术治疗

- TKA 失败伴严重股骨远端骨缺损的非手术治疗只适用于全身情况很差，无法耐受手术的患者。
- 在 TKA 翻修术前，必须仔细评估全身情况，是否有严重内科疾病、伸膝装置的完整性、软组织的条件、骨坏死的范围、是否存在免疫抑制、有无代谢性骨病，从而确定患者是否适合行股骨远端重建手术。
- 如果手术禁忌，可以保守治疗，如镇痛、限制活动、用助行器或轮椅、膝关节支具等。
- 严重深部感染引起骨缺损，且有手术禁忌的患者可考虑长期用抗生素抑菌治疗。

手术治疗

- 股骨远端骨缺损的手术治疗包括：用骨水泥、颗粒异体骨、金属垫块处理骨缺损，大块异体骨重建内侧髁、外侧髁的非包容性骨缺损，用大块异体骨或特制假体置换股骨远端。

术前计划

- 包括明确患者的内科情况适合接受大型择期手术，排除膝关节深部感染。评估陈旧性手术瘢痕、小腿血运、神经功能和患者全身情况。
- 术前、术中评估膝关节侧副韧带有助于选择合适的假体。
  - 对于不稳定的膝关节，适合选择限制性假体或旋转铰链型翻修假体。
- 如果术者对术中可能出现的最差情况有充分准备，手术器械齐全，假体合适且人性化，那么出现任何情况都能从容应对。实际上，严重股骨远端骨缺损与一般膝关节翻修术的骨缺损不同，术中需要特殊的工具，且要求术者有丰富的经验。因此，这类复杂手术适合在软件和硬件较好的大医院进行。
- 手术核心人员(主刀、一助、器械代表)共同参与术前计划，讨论可能出现的问题及相应解决方法，是非常重要

的。术前计划的顺利实施有赖于医生和骨库、器械代表及手术室人员的沟通。

- 结构性骨移植重建股骨远端需要若干个异体股骨头。
  - 通常选用冰冻股骨头，因为具有良好的力学性能[7]。
- 如果术前能对异体组织拍片并测量大小就更完美了，但这既不实际也不可行。
  - 然而，术中可以用特殊的设备，如 Allogrip 系统(DePuy,Warsaw,IN)可以将异体骨塑形成合适的形状，避免软组织撞击且有助于关闭伤口[4]。
- 齐全的翻修工具对手术成功至关重要，包括薄骨刀(用以分离金属和骨面)、刮匙、打击器、扩髓器、线锯及清理股骨髓腔的工具。
  - 带气、电动力的高速磨钻有助于分离固定良好的假体，同时保护骨组织。
  - 大公司都有整套经典的 TKA 翻修工具，将需要的工具打包在一起，便于使用。
- 现已有用于胫骨近端的钽金属多孔涂层垫块，不久用于股骨远端的钽金属垫块也将面市[6]，这种垫块的优势在于骨长入迅速。根据股骨远端残留形态，用这些垫块填充骨缺损，使股骨远端受力均匀，骨水泥固定牢固。

体位

- 患者取仰卧位，患侧臀部下方垫布巾以保证屈曲的膝关节处于中立位。用 Stulberg 踏脚或其他设备维持膝关节屈曲。
- 消毒范围尽可能靠近大腿近端。
- 笔者在任何 TKA 术中都不用止血带，但大多数术者术前借助重力驱血或用绷带驱血，然后在大腿近端使用充气止血带。
  - 术者在止血带使用期间必须保持警惕，特别是对于需要较长时间的复杂手术。

入路

- 如果患膝有多条手术瘢痕，那么选择最接近膝前正中线的手术切口，有利于广泛暴露膝关节远、近端。最靠外侧的切口最明智，因为保留了膝前皮瓣的血运。对大多数需要股骨远端重建的 TKA 翻修术，标准的髌旁内侧关节切开可以充分暴露股骨远端。
- 屈曲膝关节，避免翻转髌骨可使暴露更简便。伸膝位完成髌骨假体处理，然后将髌骨推入股骨外侧沟，可以安全地将髌骨牵开。
  - 根据笔者的经验，避免翻转髌骨，可以更好地暴露股骨远端。
- 为了明确骨缺损的范围，覆盖在股骨远端的炎性假膜

必须切除。电刀可以方便地切除这些假膜。重建股骨远端以前必须彻底清除假膜和肉芽肿。

- 在膝关节前方，为了能够安全地牵开伸膝装置及充分暴露股骨远端，可以行股四头肌成形[3,9]、胫骨结节截骨[2]或其他组织切开。

- 手术入路的选择主要取决于股骨远端显露的难度、需要清创的范围及股骨远端重建时所需的操作空间。

颗粒异体骨植骨或骨水泥

- 股骨髁小范围的包容性骨缺损可以用骨水泥、颗粒异体骨或颗粒自体骨填充。这些移植物不可负重，只适合局灶性的囊性病变，周围骨性结构完整（技术图 1）。
  - 磨钻或刮匙可以有效地清除病变组织，显露骨缺损。
- 切除炎性假膜，去除残留的金属、骨水泥颗粒，创造有活性、健康的骨床可以改善异体骨–宿主骨的接触。
- 用小号髋臼锉打磨异体股骨头，将打磨后的异体颗粒骨填入缺损区域，然后用骨水泥固定翻修假体。
  - 也可以用骨水泥、人工合成骨材料填充假体与宿主骨之间小范围、包容性的骨缺损。

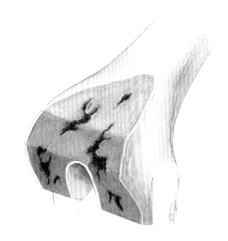

技术图 1 腔隙性 / 包容性骨缺损不影响股骨远端结构的完整，可以用骨水泥、颗粒自体骨、颗粒异体骨或人工合成骨材料填充骨缺损。

股骨翻修假体的金属垫块

- 清除残留骨水泥和炎性肉芽组织后，去除少量股骨远端和股骨后髁的骨组织，显露有活力的骨床（技术图 2A、C）。
  - 股骨远端和股骨后髁的小范围骨缺损可以用翻修假体的金属垫块填补[8]（技术图 2B、D）。
- 确定关节线的依据：股骨内、外上髁的位置、原来股骨假体的位置、髌骨相对股骨的位置、对侧膝关节摄片、在侧位片上股骨后髁的形态。
  - 综合考虑这些因素，才能准确判断关节线位置并重建关节线。
  - 过多去除股骨远端的骨质，将会使关节线抬高。

- 确定假体外旋角度，装股骨远端假体试模，测量金属和股骨髁前方、股骨后髁及股骨远端骨面的骨缺损范围。
  - 安装合适厚度的试模垫块，确认试模与骨缺损部位匹配。重新安装假体试模。
- 翻修术中使用的垫块有不同厚度，可以适合股骨髁前方皮质、股骨后髁及股骨髁远端各种形态的骨缺损。
  - 翻修假体的垫块使假体与宿主骨面接触稳定，而不需要根据每个患者具体情况定制个性化假体。
- 如果使用金属垫块，需要将髓腔延长杆连接到股骨翻修假体，以达到假体初始稳定[8]。

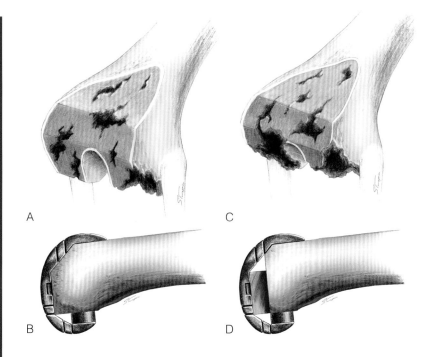

A

C

B

D

技术图 2 骨缺损破坏远端股骨髁结构时，可以用翻修假体的金属垫块重建骨缺损。图A所示的骨缺损要用后髁金属垫块(图B)来重建，图C所示的骨缺损要同时用后髁金属垫块和股骨远端金属垫块(图D)来重建。

大块异体股骨头重建股骨髁缺损

- 如果一侧股骨髁或双侧股骨髁无法用金属垫块重建，可以用异体骨重建结构性缺损(技术图3A、B)。
- 用 Allogrip 系统(DePuy，Warsaw，IN；技术图3C)的小直径髋臼凸面锉打磨股骨髁缺损部位。
- 用直径相匹配的髋臼凹面锉打磨异体股骨头表面(技术图3D)。
- 将异体股骨头置入打磨过的股骨髁骨缺损区，用半个或整个股骨头填充骨缺损区，并用2枚空心螺钉固定

(技术图3E)。
- 修整股骨髁骨缺损区与异体骨，使之形状与股骨翻修假体匹配。
- 异体股骨头重建股骨髁之后，用金属垫块填补残余骨缺损或重建关节线。
  - 金属垫块处理残余骨缺损的方法前文已有介绍。
- 必须始终注意关节线高度及股骨假体外旋角度，后者与髌骨稳定性有关。

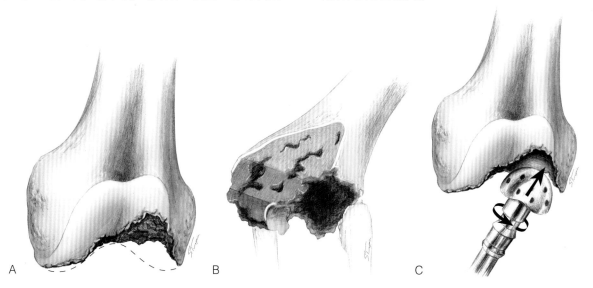

A

B

C

技术图 3 A、B. 股骨髁严重骨缺损或完全结构性骨缺损可以用大块异体股骨头重建。C. 用髋臼锉准备股骨髁骨床，使之与异体骨匹配。

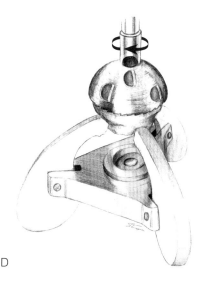

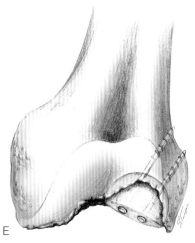

技术图 3(续) D. 为 Allogrip 系统的示意图：夹钳抓持异体股骨头，髋臼锉打磨异体股骨头暴露骨松质面，并测量大小，直至与股骨髁缺损区匹配。E. 股骨髁缺损用半个异体股骨头紧密压配填充，并用 2 枚加压螺钉固定。

大块异体骨置换股骨远端

- 用大块异体骨重建广泛股骨远端缺损被证明是可行的[1]。
- 如果广泛骨缺损区剩下完整的股骨远端骨皮质，可以使用体积比股骨远端略小的大块异体骨重建骨缺损，异体骨通过宿主骨的骨皮质外壳固定在股骨远端(技术图 4A)。
- 异体骨近端与有活力的宿主骨靠拢，保证宿主骨–异体骨固定稳定且接触面最大，从而促进骨性愈合。
  - 行股骨远端截骨以匹配异体骨形态，使宿主骨–异体骨有良好接触。

- 完成异体骨块固定后，修整异体骨使其与股骨翻修假体匹配。
  - 如果侧副韧带完整，在宿主骨皮质外壳周围保留侧副韧带。
- 另外一种方法：行股骨上髁截骨，再用大块异体骨置换骨缺损区股骨远端(技术图 4B、C)。
  - 异体骨–宿主骨接触面作台阶状成形，可以获得旋转稳定。
- 在所有异体骨重建股骨远端的手术中，利用翻修假体的髓内杆保证假体稳定性，减少异体骨受到的应力。

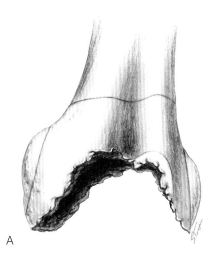

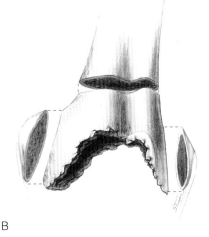

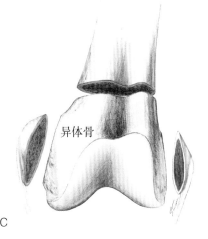

技术图 4 A. 双侧股骨髁严重骨缺损的患者可以用体积略小的股骨远端异体骨来重建骨缺损区域，同时保留周围宿主骨的骨皮质外壳。用螺钉固定大块异体骨与宿主骨，完成异体骨 – 宿主骨复合体成形并使之与股骨翻修假体匹配。B. 异体骨置换股骨远端之前，先行股骨内、外上髁截骨，去除股骨远端缺损区以暴露有活力的、稳定的宿主骨。此例中，将用大块股骨远端异体骨重建股骨。C. 显示股骨远端异体骨以及宿主骨的股骨内、外上髁和股骨远端。

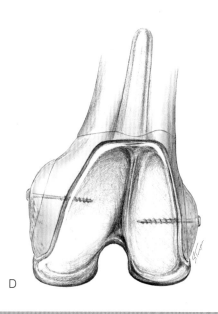

- 如果需要，可以用骨水泥固定假体髓内杆与异体骨-宿主骨复合体。但应避免骨水泥渗入宿主骨与异体骨的连接部位而影响骨性愈合。
- 异体骨植入后，截骨去除异体骨块上的内、外上髁，用松质骨螺钉及垫圈固定宿主骨股骨内、外上髁与异体骨(技术图4D)。
- 翻修假体植入之前，检查周围软组织，确定异体骨没有过大。

技术图4(续) D. 修整大块异体骨，使之与翻修假体匹配，安装翻修假体。髓内定位杆提供股骨远端额外的稳定性。恢复股骨内、外上髁解剖位置并与异体骨固定。

肿瘤重建假体置换股骨远端

- 用于保肢手术的组配型假体是重建严重股骨干骺端和骨干骨缺损(如肿瘤切除)的唯一假体选择。
  - 适应证：股骨远端广泛骨缺损且无法使用大块异体骨移植。
- 有X线假体模板、合适的重建系统、各种长度的组配部件用以重建股骨骨缺损。
- 作股骨截骨，暴露有活力，适合负重的骨。
- 准备股骨髓腔，用骨水泥固定髓内杆。与初次全髋置换术中固定股骨假体的骨水泥技术类似。
- 用假体试模恢复肢体长度、软组织张力、假体旋转角度。先做胫骨侧重建可以使操作更简单方便，这样仅更换股骨假体试模就能评估下肢长度、软组织张力、

旋转对线等参数。
- 旋转对线及肢体长度确定以后，在宿主骨和假体上作标记，恢复已经确定的旋转对线，用骨水泥将假体固定在合适的高度及旋转位置。
  - 有些重建系统可以用非骨水泥固定股骨远端假体。
- 安装人工关节(这些假体通常是旋转铰链型膝，有多方向限制)。
- 对于严重的病例，或股骨近端不适合用髓内杆固定的病例，可以用金属跨越整段股骨。
  - 在全股骨置换的病例中，在股骨远端行旋转铰链型膝关节置换，在股骨近端行限制性髋关节置换。

要点与失误防范

术前准备	• 术前准备是关键，手术人员开会，讨论分析影像学资料，评估股骨重建所需的手术仪器设备、手术工具、手术人员是否齐全。实际骨缺损范围可能比影像资料显示的范围大得多，要对可能出现的最差情况做好充分准备
假体	• 准备多种类型假体，包括金属垫片、髓腔内延长杆、偏心距及限制性假体
移植物	• 要准备几个异体股骨头、打磨和塑形的器械。移植的异体股骨头与宿主骨之间用加压螺钉固定。股骨远端异体骨移植需要至少2块异体骨，可以挑选大小最合适的异体骨用于置换手术
测量大小	• 术前将异体骨重叠在患侧膝关节拍X线片，测量异体骨大小，或者术中测量。植入的异体骨过大，会引起切口关闭困难，异体骨与宿主骨固定前必须检查软组织张力
经验与资源	• 应当现实地评估自己是否有足够的手术经验、技术支持、设备和资源来进行复杂的股骨远端重建手术。规模较小的社区医院由于缺乏专业的训练以及无法满足大量的设备和人员的需要，因而没有条件开展这类手术

手术时间	● 避免使用止血带。如果使用止血带，应避免膝关节置换术中长时间使用。如有必要，可以在部分操作时放松止血带，减少肢体缺血时间

术后处理

● 股骨远端重建的目的在于达到力学稳定。因此，术后医生应该让患者尽早负重。

● 异体骨-宿主骨的愈合需要很长时间，如果需要异体骨重建股骨，应延长在保护下负重的时间。

● 股骨远端重建术后嘱患者使用助行工具，如拐杖、助步器，避免意外摔倒或扭伤患膝，加快异体骨-宿主骨愈合。

● 应在术中评估膝关节活动范围。通常，在力学稳定的情况下，活动范围取决于软组织质量和伸膝装置的完整性。如果需要一段时间内限制膝关节活动，可以在膝关节支具限制保护下，在医生规定的范围内活动。

● 直腿抬高、等长肌肉收缩训练、踝关节及小腿功能锻炼均应在股骨远端重建术后尽早开始。

● 术后制定多模式的深静脉血栓预防计划，适当监督患者完成深静脉血栓预防计划。

结果

● 术后定期复查、拍片，评价手术效果。影像学检查可以评估膝关节重建后的稳定性和异体骨-宿主骨的愈合情况。

● 长期随访表明，大块异体骨与有活力的宿主骨愈合的过程中，远离异体骨-宿主骨交界面的异体骨仍没有活性。在负荷均衡区域，异体骨因为受宿主骨或金属架体支撑，长期随访结果良好。

● 如果异体骨用于负重区，可以预见，反复负重引起异体骨无活力，从而导致翻修手术晚期失败。

● 应力刺激对异体骨没有塑形作用，因此股骨重建手术中有必要使用髓腔内杆桥接跨越异体骨，将负荷直接传递到宿主骨。

● 一些复杂的股骨重建手术，术中用大块异体骨移植或使用保肢假体，术后应嘱患者使用拐杖或助步器。

并发症

● 使用异体骨植骨进行复杂的股骨远端重建术后，如果发生感染，将会是一项灾难性的并发症。早期诊断和积极清创在某些情况下可能挽救这一情况，但是通常情况下都必须手术取出所有的异体移植物、骨水泥和假体，为分期重建作准备。

● 大量骨缺损、通过异体植骨进行重建的膝关节，如果发生晚期化脓性细菌的深部感染，可能不得不接受截肢手术。

● 如果术者没有能够使膝关节获得初始机械学稳定性，通常会发生股骨远端重建的机械性失败。此时必须进行再次手术，重建股骨远端，并获得旋转和轴向的稳定性，以允许术后在保护下进行负重。

● 由于股骨远端重建-膝关节翻修术后必须进行抗凝治疗来预防深静脉血栓形成，术者应当注意监测患者术后出血的情况。

● 如果形成了张力较大的血肿，或者伤口出现新的渗出，应当考虑早期积极手术减压，以避免感染的风险。

（张 闻 译，王俏杰 审校）

参考文献

1. Bezwada HP, Shah AR, Zambito K, et al. Distal femoral allograft reconstruction for massive osteolytic bone loss in revision total knee arthroplasty. J Arthroplasty 2006；21：242-248.

2. Clarke HD. Tibial tubercle osteotomy. J Knee Surg 2003；16：58-61.

3. Della Valle CJ, Berger RA, Rosenberg AG. Surgical exposures in revision total knee arthroplasty. Clin Orthop Relat Res 2006；446：59-68.

4. Engh GA, Herzwurm PJ, Parks NL. Treatment of major defects of bone with bulk allografts and stemmed components during total knee arthroplasty. J Bone Joint Surg Am 1997；79A：1030-1039.

5. Harrison RJ Jr, Thacker MM, Pitcher JD, et al. Distal femur replacement is useful in complex total knee arthroplasty revisions. Clin Orthop Relat Res 2006；446：113-120.

6. Levine BR, Sporer S, Poggie RA, et al. Experimental and clinical performance of porous tantalum in orthopedic surgery. Biomaterials 2006；27：4671-4681.

7. Pelker RR, Friedlaender GE. Biomechanical aspects of bone autografts and allografts. Orthop Clin North Am 1987；18：235-239.

8. Radnay CS, Scuderi GR. Management of bone loss: augments, cones, offset stems. Clin Orthop Relat Res 2006；446：83-92.

9. Trousdale RT, Hanssen AD, Rand JA, et al. V-Y quadricepsplasty in total knee arthroplasty. Clin Orthop Relat Res 1993；286：48-55.

10. van Loon CJ, de Waal Malefijt MC, Verdonschot N, et al. Morsellized bone grafting compensates for femoral bone loss in revision total knee arthroplasty. An experimental study. Biomaterials 1999；20：85-89.

第 24 章

合并胫骨骨缺损的全膝关节翻修术:植骨
Revision Total Knee Arthroplasty With Tibial Bone Loss: Bone Grafting

Brian Vannozzi, Gwo-Chin Lee, and Jonathan Garino

定义

- 膝关节翻修术经常面临骨量丢失与骨缺损的问题。伴胫骨侧骨缺损的全膝关节置换术失败是复杂而且棘手的问题。
- 医生意识到骨缺损并通过骨水泥、金属、植骨等正确处理骨缺损,是假体稳定和假体长期生存的关键。

解剖

- TKA 翻修术中胫骨骨缺损很常见。最常见的骨缺损区域为胫骨内侧平台和后外侧平台。
- 小范围的包容性骨缺损可以用颗粒性植骨或骨水泥处理。大范围的非包容性骨缺损需要使用金属楔形垫块或用异体骨作结构性植骨。

发病机制

- TKA 术后骨缺损的病因是多因素的。骨缺损可能有以下几点原因。
  - 胫骨近端和股骨远端应力遮挡会引起 TKA 术后膝关节周围明显的骨量减少。
  - 骨溶解是 TKA 术后机体对磨损颗粒的生物学反应,会引起骨质破坏。
  - 无菌性松动会引起假体–骨界面发生病理性微动,增加磨损颗粒和生物假膜的形成。
  - 即便有精湛的技术,要取出牢固固定的假体,也会导致一定程度的骨缺损,尤其是软骨下骨区域[5]。

自然病程

- 无论是何种原因引起骨缺损,一旦 X 线片上发现骨破坏,骨破坏很有可能持续进展直到全膝关节置换术失败。
- 假体失败的初期可能没有明显症状,当假体失败出现明显胫骨骨缺损时,会出现疼痛、肿胀、不稳定(包括胫骨高度丢失引起的膝关节过伸)。

病史和体格检查

- 病史及体检发现有些患者完全没有症状,而有些患者疼痛难忍,影响正常步态。

- 完整的病史和全面的体格检查很重要,应该包括疼痛的类型、程度、部位及持续时间。术后功能恢复理想的患者第一次出现疼痛,或出现严重、持续的疼痛,尤其是负重时出现的疼痛,要引起警惕。是否存在开步痛也很重要,应在病史中体现。
- 另外,医生要关注膝关节的稳定性。新出现的慢性进展性的"腿打软"症状,或者膝关节无力都提示可能存在问题。
- 胫骨假体–骨界面区域局部有压痛提示假体松动可能。胫骨假体松动应与鹅足滑囊局部压痛鉴别[7]。
- 最后,所有膝关节翻修术术前一定要排除感染可能。

影像学和其他诊断性检查

- 全膝关节翻修术前必须作全面的临床和影像学评估,包括骨缺损的部位和程度、残留骨的质量、皮质骨的连续性及是否存在感染。
- 膝关节站立位前后位、侧位和髌骨轴位 X 线片足够判断胫骨有无骨缺损(图 1),但对大量骨缺损和解剖结构异常的患者,CT 可以更精确地评估骨缺损的程度。
- 所有患者应检查与感染相关的实验室检查(血常规、C 反应蛋白、血沉),膝关节穿刺抽取关节液,作革兰染色、关节液细胞计数、关节液培养。高度怀疑感染的患者,可以反复作关节液检查。

鉴别诊断

- TKA 术后骨缺损有多种原因,可以是单一因素,也可以是多因素。
  - 应力遮挡
  - 骨溶解
  - 关节不稳定
  - 假体失败(对线不良)
  - 感染(开始重建手术前必须评估并排除感染)
- 另外,TKA 术后疼痛也有多种非手术性原因[10]。
  - 髋关节、大腿或小腿相关的疼痛
  - 复杂区域疼痛综合征
  - 鹅足滑囊炎
  - 腘绳肌腱炎
  - 晶体沉积症(即痛风或假痛风)

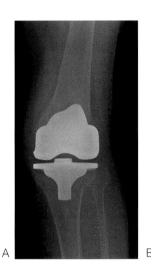
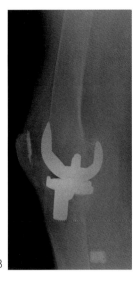
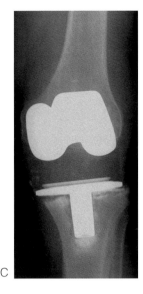

图 1　A、B. 术前正、侧位摄片显示全膝关节置换术失败,胫骨假体下沉、松动。C. TKA 翻修术后正位摄片显示胫骨假体明显松动,胫骨侧严重骨缺损。

- 神经、血管病变:神经病变、神经根病、椎管狭窄
- 肿瘤(需要考虑)
- 血管性跛行
- 血栓性静脉炎或深静脉血栓
- 纤维肌痛

非手术治疗

- TKA 术后膝关节疼痛或 X 线片提示有胫骨侧骨缺损的患者不适合保守治疗。如果患者全身情况差,有社会心理学原因或其他原因不适合行翻修手术,那么可以选择保守治疗,具体方法与终末期骨性关节炎的治疗方法类似。
- 治疗方法根据症状决定,包括限制活动,使用非甾体镇痛抗炎药物、助行器和支具。

手术治疗

- 有多种关节重建方法可以处理骨缺损,重建方法的选择很大程度上取决于骨缺损的类型(即包容性或非包容性骨缺损)、骨缺损的部位及范围(表 1)。

表 1　AORI 骨缺损分型指南

分型	描　述	术前影像学表现
I	干骺端骨质完整	胫骨结节平面以上干骺端骨质完整无假体下沉
II	干骺端骨质破坏	假体下沉至腓骨小头水平或以下
III	干骺端骨缺损	骨质破坏或假体下沉至胫骨结节水平

AORI, Anderson Orthopaedic Research Institute.

- 骨水泥填充
- 颗粒骨植骨
- 组配型金属垫块
- 组配型关节假体
- 结构性异体骨植骨
- 打压植骨[12]

术前计划

- 术前应系统评估膝关节假体周围骨缺损,包括股骨髁、双侧胫骨平台以及髌股关节处的骨缺损。
- 标记关节线位置。参考腓骨头、股骨内、外上髁。关节线一般位于股骨外上髁远端 20～25mm[1]。
- 骨缺损的程度对治疗方案有指导意义:是否植骨、是否使用假体垫块、假体大小的选择、是否选择限制性关节假体、是否需要增加延长柄增强固定[2]。

体位

- 全膝关节翻修术中患者通常采取仰卧位。

入路

- 采用标准的膝关节髌旁内侧入路。自胫骨干骺端骨膜下松解内侧副韧带。
- 如果非包容性骨缺损术中需使用钢网,要延长皮肤切口,充分暴露胫骨近端,确保金属网与胫骨之间固定可靠。外旋胫骨并剥离内侧软组织袖套可以充分显露胫骨近端骨皮质。
- 整个手术过程中应注意保护髌腱,避免外翻髌骨造成撕脱性骨折。对严重膝关节僵直的患者,术者应准备延长切口以更好地显露手术野(如股四头肌斜切、胫骨结节截骨或股四头肌 V-Y 成形)。

打压植骨[8]

- 如前所述,用标准的髌旁内侧入路切开关节。
- 作锐性滑膜切除,在去除聚乙烯磨损颗粒的同时,扩大手术野。
- 取出假体后,用高速磨钻定位骨性病变位置,清除多房性骨缺损,并在硬化骨区域钻孔。

包容性骨缺损

- 将颗粒性骨移植物紧密植入骨缺损区(技术图 1)。
- 胫骨髓腔采用异体骨松质植骨。
- 将胫骨试模柄沿正确的力线插入胫骨髓腔,沿胫骨试模柄植入颗粒骨,并打压紧密。植骨填满骨缺损区后取出胫骨试模柄。

非包容性骨缺损

- 非包容性骨缺损术中需要用钢网来恢复骨皮质的解剖(技术图 2)。
- 将钢网塑形成接近正常胫骨近端的结构,并用小皮质骨螺钉固定。
- 将带有骨水泥限制器的髓内定位杆插入髓腔,保留胫骨假体柄以远 2cm 的间隙。
- 胫骨假体试模柄插入胫骨髓腔,使之位于髓腔中立位。为保留假体柄周围有 2mm 间隙用于骨水泥固定,最终选择比试模小一号的胫骨假体柄。
- 将新鲜冰冻的颗粒性松质异体骨植入胫骨髓腔,用空心或标准的打击器和锤子将异体骨压紧在胫骨柄周围。
- 取出胫骨假体试模柄,保留重建好的周围骨松质。

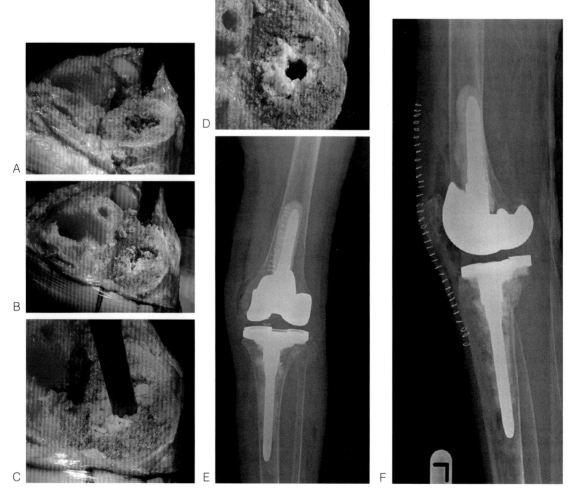

技术图 1 A、B. 所示为同一个胫骨侧包容性骨缺损的病例。A. 取出假体,发现骨缺损区域骨皮质完整。B. 将异体骨松质植入胫骨髓腔。C、D. 将胫骨试模柄沿正确的力线插入胫骨髓腔,在试模柄周围打压植骨,当植骨填满骨缺损区后,取出试模柄。E、F. 完成胫骨的打压植骨和假体骨水泥固定之后的术后正、侧位摄片。

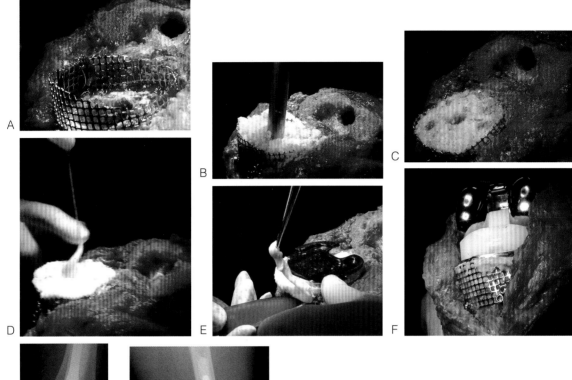

技术图2 图1C中所示的胫骨侧非包容性骨缺损病例。A. 显示术中用已塑形的钢网重建胫骨近端解剖结构,并用小螺钉固定。B. 沿正确力线插入假体试模柄,在试模假体柄周围打压植骨(试模柄应比最终假体柄大一号,从而保留骨水泥固定的空隙)。C. 取出试模假体柄。D、E. 将骨水泥涂在打压植骨区域,插入真假体,去除多余骨水泥。F. 显示术中最终假体固定。G、H. 术后正、侧位拍片显示用钢网和打压植骨重建胫骨平台。

结构性异体股骨头移植[2]

- 按照标准的方法用骨水泥固定带柄的胫骨假体。
- 术前,评估骨缺损大小,准备合适大小的异体股骨头。
- 异体骨在温盐水中浸泡15~20分钟,解冻后固定在抓持器上。
- 用髋臼凹面锉和髋臼凸面锉 (DePuy,Warsaw,IN)处理异体骨表面。
  - 髋臼凹面锉用于去除异体股骨头表面的软骨和软骨下骨(技术图3A)。
- 生理盐水冲洗异体股骨头,清除骨髓组织。
- 清除胫骨骨缺损区域无活力的组织。
- 如果有硬化骨,用高速磨钻去除。

- 打磨宿主骨的髋臼凸面锉应比异体股骨头的直径小(技术图3B)。打磨宿主骨,直到暴露出健康、出血的骨松质,清除残留纤维假膜及骨水泥。
- 用克氏针和斯氏针临时固定异体骨和骨缺损区的宿主骨,注意克氏针和斯氏针的位置不妨碍带柄假体的植入(技术图3C、D)。
- 用翻修手术的截骨导向器修整异体骨,使之与假体匹配,按标准手术操作植入假体。
- 用半螺纹的4.0mm或4.5mm的松质骨螺钉替换克氏针,用骨水泥固定胫骨假体或压配固定胫骨假体(技术图3E~G)。

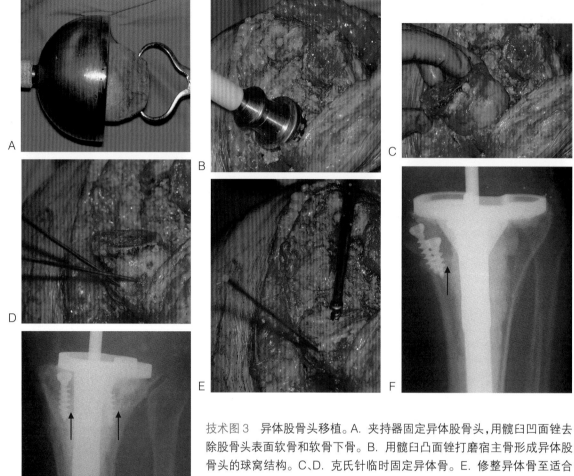

技术图3 异体股骨头移植。A. 夹持器固定异体股骨头,用髋臼凹面锉去除股骨头表面软骨和软骨下骨。B. 用髋臼凸面锉打磨宿主骨形成异体股骨头的球窝结构。C、D. 克氏针临时固定异体骨。E. 修整异体骨至适合高度,并用松质骨螺钉固定。F、G. 正、侧位片显示用螺钉固定异体股骨头,重建内侧胫骨平台(经允许引自 A. Managing severe bone loss in revision knee athroplasty. In: Lotke PA, Lonner JH, eds. Knee Arthroplasty, 2nd ed. Philadelphia: Lippincott Wilkins, 2003:321–344)。

要点与失误防范

术前计划	• 尽可能明确胫骨骨缺损的原因 • 排除感染 • 获取全面的影像学资料包括 X 线片和 CT • 包容性骨缺损用颗粒植骨或骨水泥处理,大范围非包容性骨缺损(>2cm)需要用结构性植骨处理
清创	• 对所有骨缺损区域彻底清创。用高速磨钻清除残留骨水泥、硬化骨及假膜组织
机械塑形	• 目的是重建胫骨近端,恢复原有解剖结构,为翻修假体提供稳定的胫骨平台 • 按患者局部解剖结构,测量所需的结构性异体骨和钢网的大小,并作塑形,最后用螺钉固定
打压植骨	• 用大一号的试模柄作髓腔准备,从而保留 2mm 骨水泥填充间隙 • 颗粒性植骨必须打压紧密
结构性植骨	• 选择体积接近的异体骨处理非包容性骨缺损 • 避免异体骨体积过大引起突出和软组织刺激 • 用克氏针临时固定异体骨,植入假体后,用松质骨螺钉替换克氏针

术后处理

- 如果术中没有作胫骨结节截骨,那么术后处理与初次置换术类似,包括用 CPM 机做功能训练,物理治疗,如果患者可以忍受疼痛就可以下地负重。
- 然而,伤口愈合和移植骨–宿主骨愈合是术后康复的关键,康复计划取决于胫骨近端重建的手术方法和假体–移植物的稳定程度。

结果

- Lotke 等[12]最近报道了一项前瞻性研究,对 48 例患者行翻修术中打压植骨治疗软骨下骨骨缺损。没有发现机械力学失败,术后摄片显示移植骨–宿主骨愈合。KSS 评分从 52.3 提到到 80.3。术后 6 例(14%)患者出现并发症,包括 2 例感染和 2 例假体周围骨折。

并发症

- 移植骨吸收
- 移植骨塌陷
- 感染
- 髌骨撞击
- 关节不稳定
- 关节线抬高
- 关节僵直
- 假体周围骨折

（张　闻　译,王俏杰　审校）

参考文献

1. Dennis DA. A stepwise approach to revision total knee arthroplasty. J Arthroplasty 2007;22:32–38.

2. Elia EA, Lotke PA. Results of revision total knee arthroplasty associated with significant bone loss. Clin Orthop Relat Res 1997;271:114–121.

3. Engh GA. Structural femoral head allografting with revision TKA. Orthopaedics 2004;27:999–1000.

4. Engh GA, Ammeen DJ. Bone loss with revision total knee arthroplasty: defect classification and alternative for reconstruction. Instr Course Lect 1999;48:167–175.

5. Engh GA, Parks NL. The management of bone defects in revision total knee arthroplasty. Instr Course Lect 1997;46:227–236.

6. Hanssen AD. Managing severe bone loss in revision total knee arthroplasty. In: Lotke PA, Lonner JH, eds. Knee Arthroplasty: Master Techniques in Orthopaedic Surgery. New York: Lippincott Williams & Wilkins, 2003:321–344.

7. Laskin RS. The patient with a painful total knee replacement. In: Lotke PA, Garino JP, eds. Revision Total Knee Arthroplasty. Philadelphia: Lippincott-Raven, 1999:91–106.

8. Lonner JH, Lotke PA, Kim J, et al. Impaction grafting and wire mesh for uncontained defects in revision knee arthroplasty. Clin Orthop Relat Res 2002;404:145–151.

9. Lotke PA, Carolan GF, Puri N. Impaction grafting for bone defects in revision total knee arthroplasty. Clin Orthop Relat Res 2006;446:99–103.

10. Rosenberg AG, Berger RA. Clinical evaluation of the painful total knee arthroplasty. In: Scuderi GR, Tria AJ, eds. Surgical Techniques in Total Knee Arthroplasty. New York: Springer, 2002:345–350.

11. Sculco TP, Choi JC. Management of severe bone loss: the role and results of bone grafting in revision total knee replacement. In Lotke PA, Garino JP, eds. Revision Total Knee Arthroplasty. Philadelphia: Lippincott-Raven, 1999:197–206.

12. Stulberg SD. Bone loss in revision total knee arthroplasty: graft options and adjuncts. J Arthroplasty 2003;18(3 Suppl):48–50.

第 25 章

假体固定牢靠的全膝关节翻修术
Revision Total Knee Arthroplasty With Removal of Well-fixed Components

Matthew S. Austin, S. Mehdi Jafari, and Benjamin Bender

定义

- 预计在 2030 年初次全膝关节置换术将达到 348 万例，翻修术亦会达到 26.82 万例[1]。
- 移除固定牢靠的全膝关节组件的适应证包括感染、对位对线不良、不稳定、假体周围骨折、关节僵硬或其他部位无菌性松动等。
- 为了在全膝关节翻修术中安全移除固定牢靠的组件，慎重的手术操作和适合的手术器械是必要的条件。从很多方面考虑，这些是全膝关节翻修术中最重要的部分。如果操作不小心，剩下的骨质会遭到破坏，会发生医源性骨折，出现软组织损伤，最终影响翻修重建的质量和疗效。

解剖

- 移除固定牢靠的全膝关节组件需要充分的暴露。
- 必须适当处理伸膝装置。内侧髌骨旁关节切开术可能无法给组件的移除和接下来的重建提供足够的暴露。扩大暴露的方法如胫骨结节截骨术、股四头肌斜切术或 V–Y 股四头肌成形术在第 3 部分第 26 章和第 27 章有描述。

发病机制

- 移除固定牢靠的全膝关节组件的适应证包括感染、对位对线不良、不稳定、假体周围骨折、僵硬或其他部件无菌性松动等。

病史和体格检查

- 病史和体格检查直接决定患者的疼痛相对于全膝关节置换术是内源性还是外源性的。
- 外源性疼痛（如腰部神经根病变、臀部牵涉痛）应该在鉴别诊断中考虑。
- 来自全膝关节置换术内部的疼痛应该结合病史、体格检查和放射学检查结果来判断，以确定通过全膝关节翻修术所纠正的病因。
- 如果患者疼痛的原因在全膝关节翻修术前未能得以确认，预后会较差。
- 体格检查包括如下内容：
  - 对首次手术留下的切口和周围皮肤进行观察。应该选择最适当的、尽量靠近外侧的切口来避免伤口坏死，增加愈合的可能性。
  - 测定关节被动或主动活动范围。术后关节活动范围主要取决于术前关节活动范围。正常的全膝关节置换术

后关节活动范围从完全伸直到 120°～135°。重要的是告诉患者，全膝关节翻修术可能不会提高关节活动范围。膝关节僵硬需要以伸肌暴露技术或关节囊松解术来解决。伸展迟缓可能提示膝伸肌群肌力不足。
- 在膝完全伸直和屈曲 30° 的状态下，检测内侧和外侧副韧带。冠状面不稳定需要移除固定牢靠的组件，并植入新的组件进一步增加限制性。
- 测定膝关节前后的稳定性。矢状位不稳定需通过移除组件来改善屈伸间隙平衡，或在十字韧带保留设计的患者中代偿缺如的后十字韧带。
- 冠状面上的对线情况在患者站立位上测定。股胫角通常为 5°～7° 外翻。这可能需要通过移除固定良好的组件来纠正力线不良。

影像学和其他诊断性检查

- 必须进行站立前后位、侧位和髌股轴位放射学检查。
- 全身站立前后位放射线片有助于确定下肢的力学对线总体情况。
  - 放射线片必须显示股骨假体上方的骨干及胫骨假体下方的骨干。
  - 放射线片是用作评价对位对线、组件的位置和大小、关节线位置、假体松动、骨量和骨溶解情况。
- CT 检查可能有利于了解溶骨性病变和股骨或胫骨组件的旋转情况。
- 测定炎症标志物如红细胞沉降率（ESR）和 C 反应蛋白（CRP）来确认感染的存在与否。
- 如果 ESR 或 CRP 升高或临床怀疑感染，则有指征行膝关节穿刺。

鉴别诊断

- 腰部神经根病变
- 髋关节病变
- 神经变性症
- 复杂性局部疼痛综合征
- 血管性跛行
- 原发性骨肿瘤
- 转移瘤
- 外伤

非手术治疗

- 全膝关节置换术失败后的非手术疗法包括改变生活方

式、物理治疗、使用辅助器和咨询疼痛治疗专家等。

手术治疗

- 手术疗法的开始是术前计划。
- 术前要详细查阅病史、体格检查、放射线片和实验室检查,要有充足的准备时间。
- 查清楚全膝关节置换术失败的原因。
- 制定手术计划:先做好初步计划,再定应变计划。
- 订购合适的器械、内植物及骨移植物(如果需要)。
- 暴露膝关节,如果需要延伸切口。
- 小心移除组件,尽量保留骨质和软组织。
- 随后重建膝关节。
- 逐层仔细关闭切口。

术前计划

- 全膝关节翻修术成功的关键是术前计划。通过术前病史、体格检查、影像学检查和实验室检查结果确定原手术失败的原因。
- 决定是不是要移除全部股骨、胫骨和髌骨组件,或者只需原位移除单个组件。
- 查阅上次手术的记录,特别注意手术入路、实施的松解和使用的内植物。
  - 需要详细查阅手术记录和内植物标签。查明胫骨聚乙烯组件是不是模块化的,以及采用何种消毒方法。如果确定一些全膝关节置换术组件可以原位保留,术者必须决定是否可以获得兼容的组件。
- 查阅放射线片以了解骨骼的质和量。
  - 特别要注意组件的固定方法。使用骨水泥的情况下,移植物柄可能需要用超声设备来移除剩余的骨水泥。

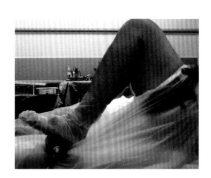

图 1　全膝关节翻修术的患者体位:利用足底支撑物防止屈膝时足部滑下。

体位

- 患者在手术台上取仰卧位。
- 利用足底支撑物防止屈膝时足部下滑(图 1)。
- 手术中按照可延伸手术切口来准备。

入路

- 尽管有时可能需要延长切口,首选的手术入路是标准的内侧髌骨旁入路(参阅第 3 部分第 27 章和第 28 章)。
- 充分暴露组件对移除内植物及随后的重建非常重要。
- 很多器械可用于移除固定牢靠的全膝关节置换术内植物,如骨刀、线锯、咬取钳、锯、磨钻、金属切断盘或磨钻和超声工具。
- 按照如下顺序移除内植物(如果要移除所有的组件):胫骨聚乙烯衬垫、胫骨托盘、股骨组件、髌骨组件。
- 笔者倾向于在移除股骨组件前先把胫骨托盘移除,来保护股骨不被牵开器损伤。但是如果股骨组件还在原位,很难移除胫骨托盘,可以先移除股骨组件。这时候应该用纱布保护好股骨。

暴露

- 必须把伸膝装置向外侧半脱位,小心操作,防止撕裂髌腱附着点。
- 彻底切除滑膜,再造内侧沟和外侧沟。

- 辨认并保护好侧副韧带。
- 必须看清楚股骨、胫骨和髌骨组件与骨组织之间的界面。

胫骨聚乙烯衬垫的移除

- 先移除胫骨聚乙烯衬垫,增加操作空间,以便术者移除其他组件。
- 如果是组合式内植物,用骨刀插入聚乙烯衬垫和托盘间隙,撬动并移除聚乙烯衬垫。这种方法甚至可以用于移除非组合式内植物(技术图 1)。

- 有些后方稳定性设计的内植物立柱内含有强化金属针。这个金属针需在撬出聚乙烯衬垫前取出。可以用锯打开内植物立柱,然后用咬骨钳移除金属针。
- 有些衬垫可能由夹子或者螺丝固定在托盘上。对此,需要从内植物制造商预定特殊的器械,以便于移除内植物。

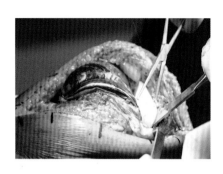

技术图1 从托盘移除胫骨聚乙烯衬垫的方法:用骨刀插入聚乙烯衬垫和托盘间隙,撬动并移除聚乙烯衬垫。

胫骨组件的移除

- 处理使用骨水泥组件应以假体和骨水泥的界面为目标。
- 处理未使用骨水泥组件应以假体和骨的界面为目标。
- 使用薄锯片分离目标界面,同时保护好周围软组织(技术图2A)。
- 位于托盘下锯片不能达到的位置时需用骨刀来分离(技术图2B)。可以最大限度旋转胫骨来暴露组件后方。注意保护后方神经血管结构。
- 获得移除胫骨组件的畅通渠道。胫骨组件后外侧不应被后外侧股骨髁阻挡。为此,要做到膝关节的过度屈曲和前脱位。注意避免髌腱撕脱。

- 如果股骨组件阻碍胫骨组件顺利移除,须先移除股骨组件。
- 可以用打击器轻柔地敲出托盘(技术图2C)。如果不能轻易把组件从水泥环–骨部分分离出,用骨刀进一步分离。用力过猛会导致不必要的骨丢失或骨折。
- 可以用叠加的宽骨刀来把内植物从骨水泥或骨分离出。不可用骨刀撬动内植物,因为这样可能导致骨折。一旦内植物和骨水泥或骨分离,可以用手或咬取钳移除。
- 用刮匙、骨刀、锯和磨钻移除剩下的骨水泥。经常用于髋关节翻修术的反向刮匙可以移除骨髓腔内的骨水泥。

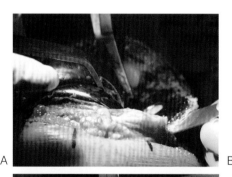

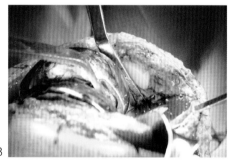

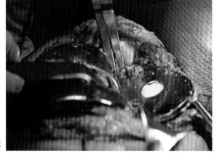

技术图2 A. 使用薄锯片来分离目标界面,同时要保护好周围软组织。B. 用骨刀来分离位于托盘下锯片不能达到的位置。做到膝关节的过度屈曲、外旋和前脱位来充分暴露胫骨组件的后方。C. 用打击器轻柔地敲出托盘。避免用力过猛。如果轻柔的力量不能分离组件,用骨刀进行尝试。

股骨组件的移除

- 处理使用骨水泥组件应以假体和骨水泥的界面为目标。
- 处理未使用骨水泥的组件应以假体和骨的界面为目标。

- 使用细薄骨刀或锯分离目标界面,同时保护好周围软组织(技术图3A)。

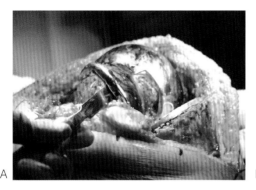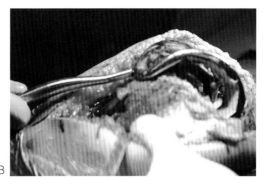

技术图 3　A. 用骨刀来分离股骨组件和骨水泥之间的界面。骨刀应该和组件平行。用窄的骨刀进行斜面切割和处理组件远端有短钉的假体,有弧度的或带角度的骨刀有助于分离后方股骨髁界面。B. 打击器轻敲假体前翼的方式可以很轻松地把股骨组件移除。如果轻柔的力量不能分离组件,用骨刀进行尝试。

- 一般来说,相对于小心使用骨刀,线锯通常会导致更多的骨丢失。
- 处理界面时应该从内侧和外侧接近,而不要企图用工具穿过整个假体。这样可以更好地控制界面分离,尽可能减少医源性骨丢失。
- 小心操作器械,使之和组件平行,避免无必要的额外骨丢失。
- 斜行截骨面和对组件远端有短钉的假体可以用窄的骨刀来处理。
- 用有弧度的或带角度的骨刀来分离后方股骨髁界面。
- 然后徒手或用打击器轻敲假体前翼的方式很轻松地把内植物移除(技术图 3B)。或者,可以用一个抓住股骨组件远端的打拔器来做到这一步。重点是轻柔地移除内植物。用力过猛会导致不必要的骨丢失或骨折。
- 用刮勺、骨刀、锯和磨钻移除剩下的骨水泥。

移除髌骨组件

- 应该慎重考虑移除固定牢靠的髌骨聚乙烯组件。剩余的髌骨骨质通常很薄、骨量少,并且有先前短钉固定引发的一个或者多个应力集中点。
- 处理使用骨水泥组件时,以假体和骨水泥的界面为目标。
- 处理未使用骨水泥组件时,以假体和骨的界面为目标。
- 使用细薄骨刀或锯来分离目标界面(技术图 4A)。
- 可用锯片分离全聚乙烯组件,接着用磨钻磨除短钉(技术图 4B)。未使用骨水泥的组件可能要用金属切割片来切断短钉。然后再用细小的磨钻来磨除短钉。
- 用刮勺、骨刀、锯和磨钻移除剩下的骨水泥。

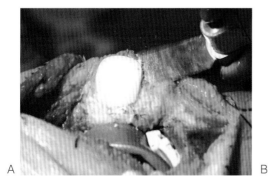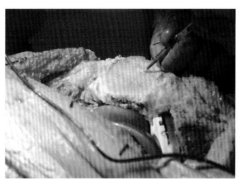

技术图 4　A. 用细薄的锯片来移除髌骨组件。短钉留在骨水泥中。B. 然后再用细小的磨钻来撬动聚乙烯短钉并移除。细小的磨钻进入聚乙烯内后停下,轻松撬动聚乙烯并从骨水泥中移除。然后用较大的磨钻移除剩余的骨水泥。

TECHNIQUES

移除有柄的内植物

- 股骨组件的髁部和胫骨组件的托盘与骨组织之间的固定得到分离后,可以移除有柄的内植物。
- 术前计划应该包括了解有柄内植物使用情况,因为后者可能使组件的移除变得复杂。
- 有些设计允许将假体柄与假体的其他组件拆卸开。
- 必要时可能需要使用金属切断磨钻和切割片将内植

物柄与股骨组件的髁部或胫骨组件的龙骨部分分离。接着,用环钻铰刀、磨钻或超声装置移除内植物柄。有些公司提供特殊的取出装置来辅助内植物柄的移除。
- 在少数情况下,需要进行截骨手术来移除特别难以移除的内植物柄。

要点与失误防范

术前准备	• 详尽的术前计划可以使术者拥有合适的工具、假体、骨移植物和手术团队
术前诊断及检查	• 必须排除感染 • 患者的健康情况必须良好 • 患者必须配合 • 必须得知患者先前的手术步骤和内植物的情况
术中技术	• 必须做到良好的术区暴露,避免医源性骨质和软组织损伤 • 应该小心处理伸膝装置,以防止髌韧带止点的撕脱 • 先移除胫骨聚乙烯组件 • 然后移除胫骨托盘或者股骨组件 • 最后,有必要时移除髌骨组件 • 移除带柄的内植物可能需要特殊器械,如金属切割磨钻或切割片或超声工具等

并发症

- 骨量丢失
- 骨折
- 韧带撕裂
- 肌腱撕裂

(刘旭东 译,沈 灏 审校)

参考文献

1. Kurtz S, Ong KL, Schmier J, et al. Future clinical and economic impact of revision total hip and knee arthroplasty. J Bone Joint Surg Am 2007;89A:144–151.

第26章 全膝关节翻修术中的延伸显露：胫骨结节截骨

Revision Total Knee Arthroplasty With Extensile Exposure:Tibial Tubercle Osteotomy

Anish K. Amin and James T. Patton

定义

- 全膝关节翻修术时用标准的入路难以获得膝关节前侧充分的显露。
- 解决显露困难可选择的方法包括伸肌装置斜切（髌骨上极近侧 5～8cm 处），V-Y 四头肌翻转和胫骨结节截骨。
- 有难度的全膝关节翻修术采用胫骨结节截骨以获得膝关节显露的延伸。
- 抬高包含胫骨结节和上段胫骨嵴在内的骨-骨膜骨块以放松伸肌装置，允许髌骨安全外翻。
- 1983 年 Dolin[4]首先描述了这种技术，后来 Whiteside[8]改进并推广这种技术在全膝关节翻修术显露中的应用。

解剖

- 伸肌装置包括股四头肌（也就是股直肌、股外侧肌、股内侧肌、股中间肌），股四头肌腱，髌骨，髌韧带。
- 股四头肌通过股四头肌腱连接髌骨，髌骨通过髌韧带连接胫骨结节。
- 股内外侧肌的腱纤维分别形成髌骨内外侧支持带，这加强了膝关节前侧关节囊(图 1A)。

- 胫骨结节在胫骨近端形成三角形的截骨顶点。远侧粗糙，位于皮下可触及。近端光滑，连接髌韧带(图 1B)。

发病机制

- 全膝关节翻修术时，股骨远端和胫骨平台前侧的满意显露，对于轻柔地处理软组织，安全地去除假体，骨缺损的识别以及正确放置翻修假体等至关重要。
- 全膝关节翻修术伸肌装置的粘连和纤维化限制髌骨外翻，也限制暴露。
- 髌旁内侧切开关节结合切除关节内纤维假关节囊，在大部分病例可以允许髌骨外翻。
- 显露不充分时，持久用力牵拉伸肌装置会有将髌韧带从胫骨结节撕脱的危险。

自然病程

- 髌韧带撕脱是严重的并发症，因为它导致制动延长，伸直延迟，功能差。
- 为了避免这种并发症，需要延伸暴露来放松伸肌装置，允许髌骨安全外翻。
- 全膝关节翻修术时获得延伸的暴露有三种方法：股四头肌切断、股 V-Y 四头肌翻转和胫骨结节截骨。
- 胫骨结节截骨是优先考虑的方法，因为与 V-Y 股四头

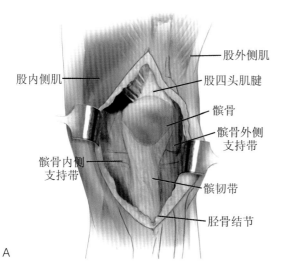
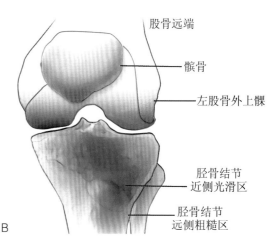

图 1 A. 膝关节伸肌装置。注意髌骨内外侧支持带分别来自近侧的股内外侧肌的腱纤维。B. 胫骨结节。远侧粗糙区位于皮下可触及。髌韧带附着在近侧光滑区。

图 A 标注：股内侧肌、髌骨内侧支持带、股外侧肌、股四头肌腱、髌骨、髌骨外侧支持带、髌韧带、胫骨结节

图 B 标注：股骨远端、髌骨、左股骨外上髁、胫骨结节近侧光滑区、胫骨结节远侧粗糙区

肌翻转相比，前者发生伸膝迟滞和股四头肌肌力不足的概率更低[1,5]。

病史和体格检查

- 有关节僵硬病史和初次全膝关节置换并发症（如关节纤维化、感染、血肿），提示医生注意在行全膝关节翻修时可能遇到暴露方面的困难。
- 体检时如存在多个瘢痕、主动及被动活动减少、后交叉韧带过紧以及髌骨低位，都提示翻修 TKA 时会暴露困难。

影像学和其他诊断性检查

- 对于制定全膝关节翻修术延伸暴露，通常站立膝关节正侧位片就足够了。
- 特别注意 X 线上胫骨骨质减少和骨溶解，这两种情况是胫骨结节截骨的相对禁忌证。

手术治疗

- 胫骨结节截骨适用于尽管开始做了充分的软组织松解（本章后面讨论）但仍考虑有髌腱撕脱危险的情况。

计划

- 术前考虑显露的问题：病史和体检提醒医生注意全膝关节翻修时可能需要延伸切口。
- 研究以前的手术记录和放射线片以识别初次全膝置换手术入路，设计去除假体的方法，以及去除假体时可能遇到的问题。
- 评估覆盖胫骨结节的皮肤质量。有多个瘢痕的患者，用最近的、合适的、已愈合的瘢痕。但在许多情况下，有胫骨结节截骨指征时，有必要和整形外科团队协商软组织覆盖的问题（图 2）。

体位

- 患者仰卧于手术台上。
- 止血带放置在大腿上部，充气前下肢驱血。
- 挡板放在外侧，膝关节屈曲时稳定下肢。
- 沙袋放置在足的远侧以阻止手术时下肢滑动。

入路

- 尽可能使用内侧髌旁入路，因为显露最易向近端（V-Y 股四头肌翻转）或远端（胫骨结节截骨）延伸。

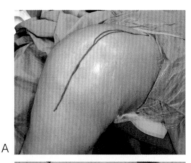

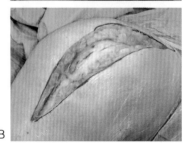

图 2　皮肤切口。A. 标记以前的皮肤切口。B. 通过最近已愈合瘢痕的正中切口。

TECHNIQUES

胫骨结节截骨前软组织松解

- 如果内侧髌旁关节切开后髌骨不能外翻，在考虑胫骨结节截骨前先进行循序的软组织松解。
  - 内侧松解：在胫骨近端内侧周围切开，骨膜下抬高内侧支持带和内侧副韧带的深层至半膜肌的止点（技术图 1A、B）。这样胫骨可以外旋，伸肌装置得到放松（技术图 1C、D）。
  - 外侧沟松解和假关节囊切除。
    - 在髌骨上方松解髌上囊，分开伸肌装置和股骨前侧之间潜在的粘连（技术图 1E）。
    - 在髌骨外侧松解外侧沟，分开和伸肌装置之间的粘连（技术图 1F）。
    - 在髌骨下方识别前方髌腱和后方脂肪之间隔，切除介入的假关节囊至髌腱止点（技术图 1G、H）。
- 如果髌骨仍然不能外翻，行胫骨结节截骨，以减少因为伸肌装置强力牵拉导致髌腱撕脱的风险。

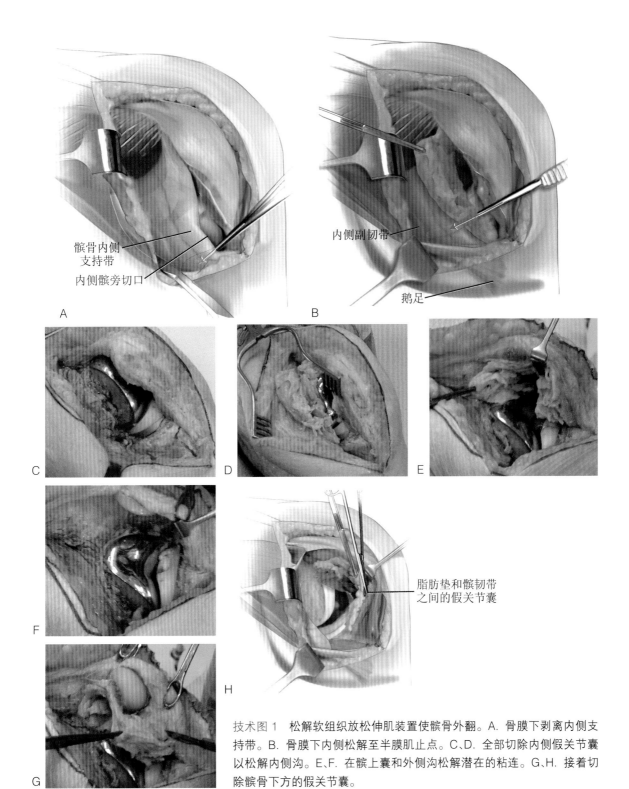

技术图 1　松解软组织放松伸肌装置使髌骨外翻。A. 骨膜下剥离内侧支持带。B. 骨膜下内侧松解至半膜肌止点。C、D. 全部切除内侧假关节囊以松解内侧沟。E、F. 在髌上囊和外侧沟松解潜在的粘连。G、H. 接着切除髌骨下方的假关节囊。

胫骨结节截骨

- 皮肤切口在胫骨结节下延伸 8~10cm。
- 在胫骨结节内侧 1cm 处纵行切开骨膜。
- 截骨范围用电灼标出，6cm 长，2cm 宽，1cm 厚[3,5]，包括胫骨结节和胫骨嵴(技术图 2A、B)。
  - 截骨 6cm，其内侧纵向边缘向远端逐渐变薄以避免应力集中。
  - 髌腱止点近侧 2cm 水平边缘抵抗截骨块向近侧移位。
- 在计划截骨的内侧、外侧和近侧边缘用钻钻孔(技术图 2C)。
- 用序列骨刀横断内侧胫骨嵴，把切开的骨块从胫骨分离。
- 截断外侧骨皮质，但外侧的骨膜和软组织保留在掀开的骨块上，作为铰链，允许伸肌装置外翻。

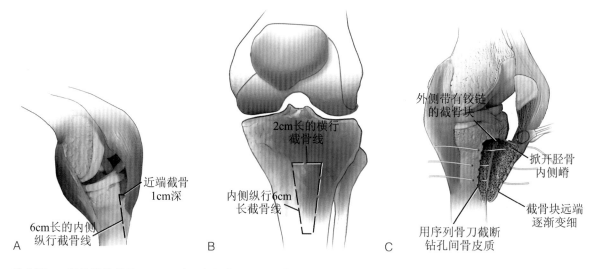

技术图 2 胫骨结节截骨。A. 远端逐渐切薄以免应力集中。近侧台阶截骨，防止截骨块向近端移位。B. 内侧纵行至少 6cm 长。C. 用钻在内侧皮质钻孔，穿过外侧皮质，这样骨骨膜截骨块可以外侧附着的软组织为铰链。近侧截骨穿孔，用序列骨刀抬高截骨。

钢丝固定截骨

- 笔者偏好用 3 根 18 号不锈钢丝穿入，在最后的假体置入前不打结。
  - 最近端的钢丝通过内侧胫骨皮质钻好的孔穿过截骨块。
  - 远端的 2 根钢丝通过内外侧胫骨皮质钻的孔环绕截骨块(技术图 3)。
- 扭紧钢丝，剪断，转向后内侧 45°，以免刺激软组织。

技术图 3 钢丝固定截骨。最近端的钢丝穿过截骨块阻止近侧移位；远端的 2 根钢丝环绕截骨块。剪断钢丝，转向后内侧，以免刺激软组织。

螺钉固定截骨

- 胫骨假体置入后,至少拧入 3 枚皮质骨螺钉(技术图 4)。
- 胫骨近端横断面呈三角形,螺钉从胫骨假体的后内侧和后外侧穿过[2,7]。

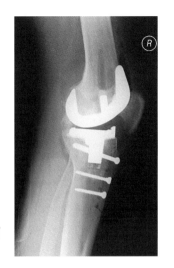

技术图 4　全膝关节翻修术后膝关节侧位片螺钉固定胫骨结节截骨。

要点与失误防范

适应证	• 术前预期有延伸显露的需要 • 预期需要整形外科技术进行软组织覆盖
开始的显露	• 内侧髌旁入路 • 胫骨结节截骨前行内侧松解,细致地外侧沟松解,胫骨截骨前切除假关节囊
胫骨结节截骨	• 用长(6~8cm)的骨–骨膜块 • 近侧台阶截骨,防止截骨块向近端移位 • 远端逐渐切薄以免应力增高 • 用序列骨刀,不用摆锯
固定截骨块	• 解剖固定截骨块是确保截骨愈合的关键 • 至少用 1 根钢丝穿过截骨块以免向近端移位

术后处理

- 如果胫骨结节截骨固定充分,佩戴铰链膝关节支具活动范围不受限制,可以允许负重。
- 如果胫骨结节截骨固定不充分,佩戴铰链支具膝关节完全伸直位,直到有放射学骨愈合依据才可以允许负重。

结果

- Whiteside[8]报道 136 例全膝关节置换(其中 110 例翻修手术)用胫骨结节截骨方法延伸显露,取得良好结果。2 年随访,平均术后活动范围 94°,1.5% 伸直延迟。3 例胫骨干骨折,2 例胫骨结节撕脱,没有骨不愈合发生。
- Mendes[6]报道 64 例膝关节翻修手术用胫骨结节截骨方法延伸显露,取得 87% 良到优的结果(基于膝关节学会评分)。平均 30 个月随访,平均术后活动范围 107°,4.5% 伸直延迟。无胫骨骨折,无胫骨结节撕脱,2 例截骨不愈合。
- Barrack[1]报道与 V–Y 股四头肌翻转相比,胫骨结节截骨法伸直延迟发生率明显降低,虽然两组在 4 年随访结果评分相似。
- 生物力学研究显示虽然用螺钉固定截骨比钢丝环扎有更强的固定力,但在翻修的胫骨假体柄周围放置螺钉有难度[2]。环扎钢丝易于放置,也能提供坚强的固定,尤其结合近侧台阶截骨。
- 胫骨结节截骨法失败率高最可能是由于骨–骨膜块小(<3cm)和没有保留外侧软组织和截骨块附着的连续性[9]。

并发症

- 伸直延迟[1,6,8]
- 胫骨骨折[6,8]
- 胫骨结节撕脱[7,8]
- 截骨不愈合[6]
- 金属物取出[7,8]

（钱叶斌 译，沈 灏 审校）

参考文献

1. Barrack RL, Smith P, Munn B, et al. The Ranawat Award. Comparison of surgical approaches in total knee arthroplasty. Clin Orthop Relat Res 1998;356:16–21.

2. Caldwell PE, Bohlen BA, Owen JR, et al. Dynamic confirmation of fixation techniques of the tibial tubercle osteotomy. Clin Orthop Relat Res 2004;424:173–179.

3. Clarke HD. Tibial tubercle osteotomy. J Knee Surg 2003;16:58–61.

4. Dolin MG. Osteotomy of the tibial tubercle in total knee replacement: A technical note. J Bone Joint Surg Am 1983;65A:704–706.

5. Kelly MA, Clarke HD. Stiffness and ankylosis in primary total knee arthroplasty. Clin Orthop Relat Res 2003;416:68–73.

6. Mendes MW, Caldwell P, Jiranek WA. The results of tibial tubercle osteotomy for revision total knee arthroplasty. J Arthroplasty 2004;19:167–174.

7. Ries MD, Richman JA. Extended tibial tubercle osteotomy in total knee arthroplasty. J Arthroplasty 1996;11:964–967.

8. Whiteside LA. Exposure in difficult total knee arthroplasty using tibial tubercle osteotomy. Clin Orthop Relat Res 1995;321:32–35.

9. Wolff AM, Hungerford DS, Krackow KA, et al. Osteotomy of the tibial tubercle during total knee replacement. J Bone Joint Surg Am 1989;71A:848–852.

第 27 章

全膝关节翻修术中的延伸显露：V-Y 股四头肌成形

Revision Total Knee Arthroplasty With Extensile Exposure:V-Y Quadroplasty

Ali Oliashirazi

定义

- 僵硬膝初次全膝关节置换和全膝关节翻修的显露具有挑战性。
- 虽然 90% 以上的全膝关节翻修术能通过标准的外科入路完成,但外科医生应该熟悉更多的延伸技术,以备必须运用某种技术来避免伸肌装置断裂[4]。

- 如果不能获得充分的显露,有必要用逐步延伸的入路。
  - 股四头肌斜切最常用,如暴露仍不够可转换成胫骨结节截骨或 V-Y 股四头肌翻转。
- 虽然僵硬膝不用延伸显露也可能置入假体,但股四头肌挛缩能限制伸肌装置的移动,导致术后屈曲功能不良。
- V-Y 股四头肌成形可以在假体置入后进行,以改善屈曲[6]。

标准入路

- 在皮肤准备开始前,清楚标记所有以前手术切口。
- 虽然直的前正中切口受到偏爱,但由于这里皮肤血供主要来自内侧,大多采用最外侧的原切口。与以前的切口交叉不少于 60°。
- 牵开的厚皮瓣包括浅筋膜。
- 内侧髌旁关节切开通过股四头肌腱内中 1/3 交界处。
- 从胫骨结节到胫骨后内侧角行骨膜下剥离,包括松解半膜肌的止点。
- 然后重建髌上囊和内外侧沟,松解所有粘连,彻底切除滑膜。

- 去除所有髌旁瘢痕组织。
- 轻轻地屈曲膝关节,将胫骨外旋,向前半脱位,从而减少伸肌装置的张力。
- 如果伸肌装置张力还是太大,向远侧剥离,松解内侧副韧带浅层,然后松解外侧支持带,确保不损伤膝上外侧动脉。
- 如果还不能充分显露,作股四头肌斜切术,本章下文有描述。
- 在大多数全膝关节翻修术中,这些操作能获得充分显露[4]。

胫骨结节截骨

- 胫骨结节截骨(见第 3 部分第 26 章)用于柄或骨水泥取出困难或低位髌骨的病例[3]。

股四头肌翻转

- 股四头肌腱近侧暴露至股内外侧肌进入点。
- 内侧髌旁关节切开向近侧延伸至股肌的进入处。
- 沿股外侧肌的进入点向远侧和外侧呈大约 45° 切开股四头肌(技术图 1)。

- 倒置的 V 形成了一个基底位于远端包括髌骨在内的组织瓣。实质上,内侧切口连接到外侧松解处。
- 注意保留膝上外侧动脉。
- 向前外侧翻转髌骨,关节可得到极好的显露。

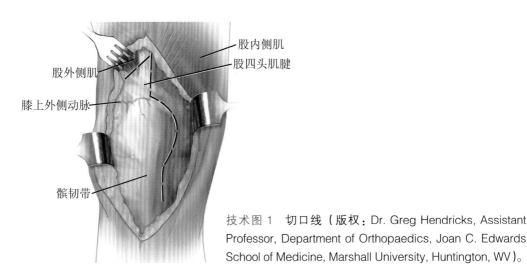

技术图 1 切口线（版权：Dr. Greg Hendricks, Assistant Professor, Department of Orthopaedics, Joan C. Edwards School of Medicine, Marshall University, Huntington, WV）。

V-Y 股四头肌成形

- 用 2 号不可吸收线多针间断原位修复股四头肌，并且评估活动范围。
- 如果活动范围可以接受，保持外侧支持带松解开放，完成关闭。
- 如果需要增加被动活动范围，将 V 形转化为倒置的 Y 形。
- 可以获得 1%～2% 的进展。
- 屈曲膝关节，缝线或钳子放在 Y 的顶端。
- 长度合适后用 2 号不可吸收缝线关闭股四头肌装置的内侧。
- 保持外侧支持带松解开放。
- 通过把股外侧肌浅筋膜缝合到股四头肌装置来覆盖股四头肌成形的外侧肢（技术图 2）。
- 关闭皮肤前记录修复时不产生过度张力的膝关节最大屈曲度数。

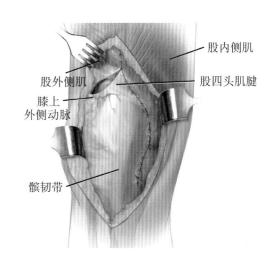

技术图 2 关闭（版权：Dr. Greg Hendricks, Assistant Professor, Department of Orthopaedics, Joan C. Edwards School of Medicine, Marshall University, Huntington, WV）。

要点与失误防范

- 手术前应该和患者及家庭成员协商可能需要采用这个入路，并且准备随后需要的支具
- 术中需要作逐步延伸的入路，开始用内侧髌旁入路，外侧松解，进展到股四头肌斜切，最后需要时做截骨或 V-Y 翻转
- 保留膝上外侧动脉
- 活动范围不要过度，尤其在最初的 2 周

术后处理

- 需要调整术后康复是 V-Y 股四头肌成形的一个缺点。
- 术中关节囊关闭后确定不会对修复产生过度张力的最大被动屈曲度数。最初的 2 周不要超过这个范围。
- 术后立即放置制动装置。
- 第 1 次更换敷料后安装铰链支具。最初 2 周使用屈曲限制点。
- 被动伸膝主动屈膝 6 周后开始。
- 6 周后部分负重。
- 夜间支具锁在伸直位,伸膝迟滞<15°开始步行。

结 果

- 膝评分和那些做过全膝关节翻修术的患者相似,反映了需要这一入路的膝关节手术是非常困难的。
- 有一项研究[2]将股四头肌翻转和胫骨结节截骨的患者与用常规显露行全膝关节翻修术的患者进行比较。结果股四头肌翻转和胫骨结节截骨组有相同的术后评分,评分明显低于常规显露翻修组患者。翻转组比截骨组活动弧更大,但伸膝迟滞度数也更大,翻转组患者认为在缓解疼痛和功能恢复方面不成功的百分比更低,跪地和弯腰方面有困难的患者百分比也更低[2]。
- 在初次全膝关节置换和全膝关节翻修的混杂人群中,Cybex 实验揭示 V-Y 股四头肌成形的股四头肌更弱,但没有达到统计学显著性差异。14 名患者中只有 5 人伸膝迟滞>5°,主动伸膝迟滞平均 4°(0°~20°)[7]。

并发症

- 一项研究中行股四头肌翻转的 29 名患者有 8 人出现髌骨坏死[5]。保留膝上外侧动脉是关键。
- 有报道 1 例血友病患者用股四头肌翻转方法做全膝关节置换后,在麻醉下行手法松解时出现伤口小的裂开。

(钱叶斌 译, 沈 濒 审校)

参考文献

1. Aglietti P, Windsor RE, Buzzi R, et al. Arthoplasty for the stiff or ankylosed knee. J Arthroplasty 1989;4:1-5.
2. Barrack RL, Smith P, Munn B, et al. Comparison of surgical approaches in total knee arthroplasty. Clin Orthop Relat Res 1998;356:16-21.
3. Clarke HD, Scuderi GR. Revision total knee arthroplasty: planning, management, controversies, and surgical approaches. Instr Course Lect 2001;50:359.
4. Della Valle CJ, Berger RA, Rosenberg AG. Surgical exposures in revision total knee arthroplasty. Clin Orthop Relat Res 2006;446:59-68.
5. Parker DA, Dunbar MJ, Rorabeck CH. Extensor mechanism failure associated with total knee arthroplasty: prevention and management. J Am Acad Orthop Surg 2003;11:238-247.
6. Scott RD, Siliski JM. The use of a modified V-Y quadricepsplasty during total knee replacement to gain exposure and improve flexion in the ankylosed knee. Orthopedics 1985;8:45.
7. Trousdale RT, Hanssen AD, Rand JA. V-Y quadricepsplasty in total knee arthroplasty. Clin Orthop Relat Res 1993;286:48-55.

第28章

全膝关节翻修术中伸膝装置的修复
Revision Total Knee Arthroplasty With Extensor Mechanism Repair

Fabio Orozco and Alvin Ong

定义

- 髌腱断裂是全膝关节置换术后严重的并发症，发生率为 0.17%～2.5%[1,2]。
- 髌腱断裂(0.22%)较股四头肌腱断裂(0.1%)更为常见。
- 尽管有报道称自体膝关节髌腱断裂直接修复后能获得不错的结果,但在全膝关节置换术后尝试直接修复很少能成功恢复伸膝功能。

解剖

- 髌腱连接胫骨和髌骨。起源于髌骨下极,止于胫骨结节。长 5～6cm,宽约 3cm。
- 膝关节伸膝装置近端起自于股四头肌。
- 股直肌肌腱纤维横跨于髌骨前方,止于髌骨下方的胫骨结节,形成髌腱。
- 股外侧肌纤维延伸至髌骨外上缘和胫骨近端,形成外侧支持带。
- 股内侧肌纤维止于髌骨内上缘和胫骨,形成内侧支持带。

发病机制

- 伸膝装置损伤的病因是多因素的。
- 与髌腱断裂有关的因素包括:
  - 僵直膝致显露困难
  - 外科显露时髌腱广泛松解
  - 活动受限的手法松解
  - 全膝关节翻修术
  - 假体组件旋转不良
  - 术后康复治疗过于激进
  - 远端力线校准手术
- 一些易使患者的伸膝装置损伤的共存疾病包括:
  - 全身性应用皮质激素
  - 糖尿病
  - 慢性肾功能不全
  - 帕金森病
  - 痛风
  - 严重肥胖
  - 关节内注射皮质激素

自然病程

- 髌腱损伤治疗很困难。

- 尽管报道称自体膝关节髌腱断裂直接修补能取得不错的效果,但全膝关节置换术后直接修补对伸膝功能的恢复很少是成功的。
- 通常需要自体或异体组织移植来进行加强。

病史和体格检查

- 髌腱损伤的患者有局部疼痛,膝关节主动伸直时可触及髌腱张力缺失,伸膝迟滞和关节积血。

影像学和其他诊断性检查

- 要有膝关节正侧位平片。
- 术前与术后即刻的影像学资料进行比较有助于诊断髌腱损伤。
- 与早期影像对比可以发现和评估高位髌骨(图 1)。

鉴别诊断

- 髌骨骨折
- 股四头肌断裂
- 髌骨挫伤
- 髌腱炎
- 髌前滑囊炎

非手术治疗

- 髌腱断裂的非手术治疗效果非常有限。
- 很少的患者其髌腱部分撕裂后能维持髌骨高度,可以

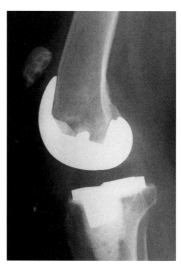

图 1 膝关节侧位片显示髌腱损伤后特征性的高位髌骨。

采用石膏或支架完全伸直位制动 6 周后开始物理治疗,恢复活动,力量适中。进展要缓慢,使得腱–骨愈合,力量训练应该至少 3 个月后再开始。

- 手术重建的禁忌证包括:
  - 感染。
  - 不能依从术后制动和康复治疗。
- 对于这些少见的病例,石膏或支具完全伸直位制动 6～8 周,随后进行活动和力量的康复锻炼是合适的。
- 康复锻炼进程务必缓慢,力量锻炼应该至少延迟到 3 个月以上。

手术治疗

- 全膝关节置换术合并伸膝装置损伤是一个非常具有挑战性的难题。
- 单纯直接缝合或骑缝钉式的修复常常失败。
- 全膝关节置换术后髌腱修复的方法主要包括直接修复加上自体半肌腱移植物加强;异体跟腱或髌腱移植;或采用人工合成韧带。
- 本章中描述的是笔者医院使用的手术技巧,包括异体肌腱移植重建,加或不加自体半肌腱移植。

术前计划

- 患者术前评估:
  - 病史。
  - 膝关节体格检查。
  - 影像学检查。
- 获取既往的手术记录。如果证实存在旋转不良或对线不佳,术者应准备行膝关节翻修手术。
- 预定异体跟腱移植物。
  - 新鲜冰冻异体移植物比干燥冷冻移植物更佳。

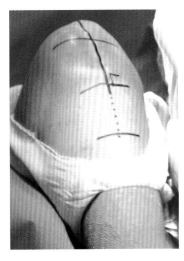

图 2 患者取仰卧位,标记出先前的手术切口。

- 麻醉诱导前,肉眼检查异体肌腱是否充足,在跟腱的远端有至少 3cm 的跟骨骨块附着。

体位

- 笔者使用层流手术室。
- 患者仰卧位,置于射线可穿透的手术台上。
- 常规于大腿处上充气止血带。
  - 如果切口过于靠近近端,可以使用无菌止血带。
- 下肢按照关节置换手术常规消毒铺巾。
- 如果要使用透视机,如判断关节线,胫骨盒的准备,或置入螺钉避开胫骨假体部件,应安排相关技术人员在手术室中。
- 标记出先前的手术切口(图 2)。
- 下肢驱血后上充气止血带(通常为 250mmHg)。

入路

- 因为患者之前已经进行过全膝关节置换术,所以使用原先的手术入路。
- 于中线分离,但皮肤及皮下组织瓣的剥离要保守。
- 显露支持带和伸膝装置。
- 评估肌腱损伤程度。
- 沿髌腱中间切开。
- 构建内外侧支持带组织瓣。
- 膝关节中血肿应抽吸干净,并用脉冲水枪彻底冲洗(技术图 1)。

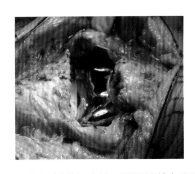

技术图 1 形成内外侧袖,直接显露胫骨前方和胫骨结节。

直接修复

- 钻 2 个平行通道穿过髌骨(技术图 2A)。
- 使用粗的 2 号不可吸收线连续锁边缝合(技术图 2B、C)。
- 使用 1 号薇乔(Vicryl)缝线间断 8 字缝合加强修复(技术图 2D)。

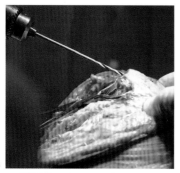
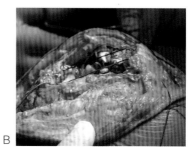
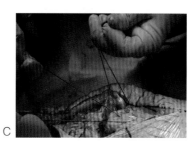
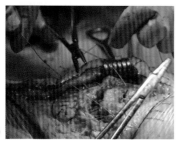

技术图 2 A. 钻 2 个平行通道穿过髌骨。B、C. 初次修补时,使用粗 2 号不可吸收线连续锁边缝合。D. 使用 1 号薇乔缝线间断 8 字缝合加强修复。

准备胫骨和异体移植

- 使用小型电锯于胫骨近端、髌腱原始止点的稍远端偏内侧方,制造一矩形空腔,大小为 2.5 cm×1.5 cm×1 cm
- (技术图 3A～C)。
- 然后准备异体跟腱移植物。

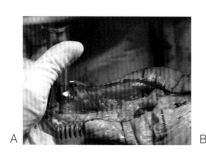
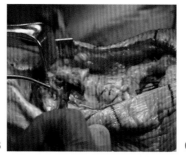
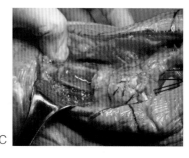

技术图 3 胫骨近端制造一矩形空腔。

跟骨块的准备和插入

- 修整跟骨,大小与胫骨近段的矩形空间相匹配(技术图 4A、B)。
- 将跟骨块轻柔地填塞于胫骨近段(技术图 4C)。
- 跟骨块用 4.5 mm 螺钉固定,螺钉成角度置入,避开胫骨假体部件(技术图 4D、E)。

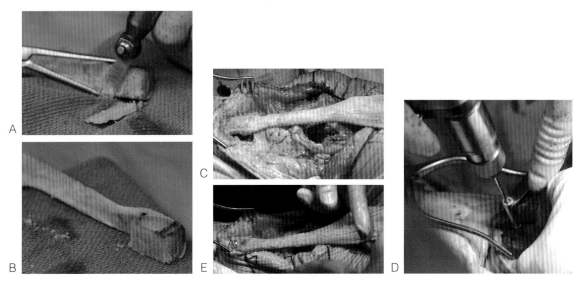

技术图 4　A、B. 修整跟骨,大小与胫骨近段的矩形空间相匹配。C. 将跟骨块轻柔地填塞于胫骨近段。D、E. 跟骨块用 2 枚 4.5mm 螺钉固定。

同种异体肌腱植入

- 将跟腱覆盖于胫骨和髌骨前方,膝关节完全伸直。
- 牵拉肌腱,保持肌腱处于紧张状态,弄平肌腱,使其没有褶皱。
- 将同种异体跟腱的最近段切成矩形的补片（技术图 5A）。

- 矩形补片用来加强尝试性的直接修复,用 1 号薇乔缝线原位间断缝合(技术图 5B)。
- 用 2 号不可吸收缝线将跟腱移植物间断缝合于下方的伸膝装置上(技术图 5C、D)。

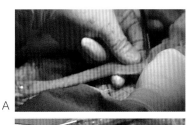
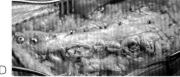
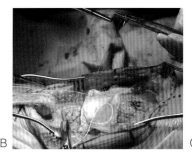
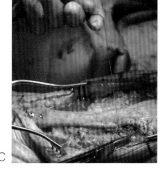

技术图 5　A. 将同种异体跟腱的最近段切成矩形的补片。B. 矩形补片用来加强尝试性的直接修复。C、D. 将跟腱移植物间断缝合于下方伸膝装置上。

关闭伤口

- 常规缝合皮下组织。
- 缝皮钉缝合表面皮肤,加压包扎,松止血带。
- 患者配戴膝关节支具,将膝关节制动于伸直位。
- 术后常规拍膝关节正侧位平片(技术图6)。

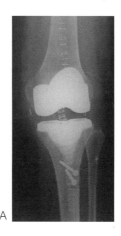
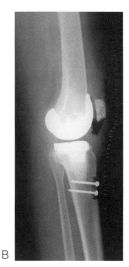

技术图6　术后膝关节正位(A)侧位(B)平片。　A　　B

要点与失误防范

指征	全膝关节置换术后髌腱断裂的直接修复鲜有成功,大多数病例需要使用自体或同种异体肌腱进行加强修补
移植物	需要新鲜冰冻、非辐照的带跟骨块的异体跟腱移植物
	麻醉诱导前,肉眼检查异体肌腱是否充足,在跟腱的远端有至少3cm跟骨骨块附着
全膝关节翻修	如果存在膝关节假体旋转不良或松动,则需准备行全膝关节翻修手术

术后处理

- 膝关节完全伸直位制动4周,使用铰链式膝关节支架固定在0°伸直位。
- 术后3周拆除缝皮钉。
- 4周后允许支架调整到屈曲30°。
- 之后调整支架屈曲达60°,维持4周以上。
- 12周之后逐步增加屈曲和力量锻炼。

结 果

- 短期效果令人鼓舞,但残余5°～20°或更多的伸膝迟滞

很常见[3,4]。
- 异体跟腱重建髌腱断裂的患者需要长期随访。

并发症

- 移植物失效
- 感染

(嵇伟平　译,沈　灏　审校)

参考文献

1. Lynch AF, Rorabeck CH, Bourne RB. Extensor mechanism complications following total knee arthroplasty. J Arthroplasty 1987;2: 135–140.
2. Cadambi A, Engh GA. Use of a semitendinosus tendon autogenous graft for rupture of the patellar ligament after total knee arthroplasty: a report of seven cases. J Bone Joint Surg Am 1992;74A;974–979.
3. Crossett LS, Sinha RK, Sechriest VF, et al. Reconstruction of a ruptured patellar tendon with Achilles tendon allograft following total knee arthroplasty. J Bone Joint Surg Am 2002;84A;1354–1361.
4. Rand JA. Extensor mechanism complications after total knee arthroplasty. Instr Course Lect 2005;54;241–250.

第29章

全膝关节翻修术治疗膝关节僵直
Revision Total Knee Arthroplasty to Correct Stiffness

Craig J. Della Valle

定 义

- 当膝关节的主动屈曲<90°时,全膝关节置换术后的膝关节没有足够的关节活动范围来满足很多日常活动的需求。日常活动所需要的关节活动范围如下[4,12]。
  - 以正常步态在平地行走需要屈曲 67°。
  - 登楼梯需要屈曲 83°。
  - 下楼梯需要 90°～100°。
  - 从标准高度的椅子上站起需要屈曲 93°。
  - 系鞋带需要屈曲 105°。
- 屈曲挛缩会导致同等程度的功能障碍:>15°的屈曲挛缩被认为是病理性的,因其会严重阻碍正常步态。

解 剖

- 全膝关节翻修术显露时的主要障碍是伸膝装置和髌骨,对于全膝置换术后膝关节僵直的翻修来说尤其如此。可以将这一显露过程看作是对伸膝装置的逐步松解过程。
- 伸膝装置四面连接的结构如下(图 1)。
  - 近端:股四头肌肌腱和肌肉组织。
  - 内侧:内侧关节囊和支持带以及股内侧肌止点。
  - 外侧:外侧关节囊和支持带以及股外侧肌止点。
  - 远端:髌腱。
- 髌骨的血液供应由膝前动脉互相吻合而成的血管环提供。避免使髌骨完全失去血供是非常重要的,因其会导致缺血性坏死的发生。
- 为膝关节前方皮肤提供血供的血管是从深部组织向浅部穿过浅筋膜的,而不是在浅筋膜层内走行。如果术中需要游离皮瓣,则需要做全层皮瓣,以避免皮肤坏死。

发病机制

- 造成全膝关节置换术后膝关节僵直可能的原因很多,在同一患者身上可能有多种因素同时起作用,导致关节活动范围不理想。
- 围手术期疼痛控制不佳或者物理康复治疗不理想。少数病例可能出现慢性区域疼痛综合征,表现为严重的疼痛、皮肤过敏、血管舒缩功能障碍和膝关节僵直。
- 与初次手术相关的手术技术方面的问题可能起一定的作用。
  - 股骨假体
    - 尺寸过大:导致屈曲时过紧。
    - 股骨假体内旋:导致髌骨轨迹不良或屈曲间隙不对称。
    - 股骨远端截骨不足:导致伸直间隙紧并可能造成

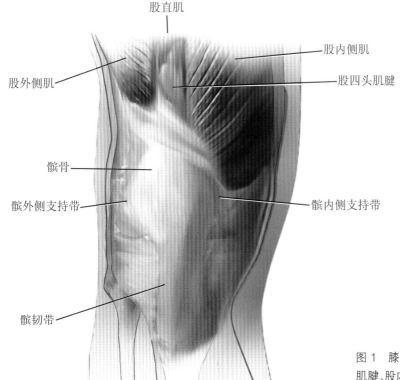

图 1 膝关节前面观。可见髌骨、髌腱、股四头肌腱、股内侧斜肌和股外侧肌。

股直肌

股内侧肌

股外侧肌

股四头肌腱

髌骨

髌外侧支持带

髌内侧支持带

髌韧带

屈曲挛缩。

- 股骨远端截骨过多：需要使用较厚的聚乙烯垫片来维持稳定，从而导致屈曲间隙紧。
- 股骨后方骨赘清除不够：导致后方关节囊被顶起并造成屈曲挛缩，或者骨赘撞击胫骨聚乙烯垫片而限制屈曲。
- 股骨假体前置：导致髌股关节"过度填塞"。
- 胫骨假体
  - 最常见的情况是胫骨近端截骨后倾不足或者前倾，导致屈曲间隙紧；胫骨假体内旋放置导致髌骨轨迹不良；假体型号偏大导致软组织撞击和疼痛。
  - 关节线抬高(尤其是＞1cm)：由于髌股关节力学关系的改变而导致关节活动范围欠佳。
  - 胫骨近端截骨不足：导致屈曲和伸直间隙都紧。
- 髌骨假体
  - 髌骨截骨过少：导致髌股关节过度填塞。残留髌骨和髌骨假体的复合体其厚度应当与截骨之前的髌骨厚度相同。
  - 髌骨截骨过多：导致伸膝装置力弱，起初表现为伸膝迟滞，最终造成屈曲挛缩。
  - 假体内置不足：导致髌骨轨迹不良。
  - 髌骨外侧骨赘切除不充分：导致撞击和疼痛。
- 韧带不平衡：屈曲-伸直不匹配(典型的表现为屈曲间隙过紧，后交叉韧带保留型假体尤其如此)或者内外翻不稳定。
- 假体固定不良：非骨水泥假体骨长入失败或者骨水泥假体周围的骨水泥鞘缺陷，导致持续性疼痛并妨碍物理治疗。
- 患者相关的因素：
  - 术前关节活动范围不佳(术后关节活动范围的最佳预测指标是术前的关节活动范围)。
  - 瘢痕形成和僵直的遗传易感性。
  - 膝关节既往手术史，导致膝关节僵直或低位髌骨(髌腱短缩)。
  - 对物理康复治疗依从性差。
  - 肥胖(大腿和小腿后方覆盖的软组织限制了膝关节屈曲)。
  - 同侧髋关节的僵直或者关节炎。
- 深部感染。
- 异位骨化。

自然病史

- 全膝关节置换术后膝关节僵直的自然病史结局不佳。即使假以时日，患者的关节活动范围也极少能提高到改善他们的行走步态，并且会出现慢性疼痛。

- 屈曲挛缩和屈曲不足一样难以被患者耐受。＞15°的屈曲挛缩会限制患者直立的能力，并造成行走极度疲劳。
- 仅有轻度僵直的患者(即关节活动范围接近90°)在术后最初2年时间内可能得到轻度的改善 (5°～10°)，达到能适应绝大部分日常活动的一定程度的屈曲。

病史和体格检查

- 病史是术前评估的重要组成部分，由此确定发病机制所列的各项因素中哪些因素导致了僵直的发生。在绝大部分病例中，起作用的因素都不止一个。
- 应当直接询问患者术后疼痛控制是否充分。
  - 患者在术后是否因疼痛剧烈而限制了其进行物理康复治疗的能力？
  - 患者在术后多长时间内需要使用麻醉性镇痛药，是否依然在使用麻醉性镇痛药并且是否依然有严重的疼痛？
  - 患者切口前方的皮肤是否存在过敏或者其他不适主诉？这些可能提示神经源性疼痛或慢性区域疼痛综合征。
  - 患者的膝关节僵直在术后是如何进行处理的？
    - 患者是否在术后接受过麻醉下手法松解？
    - 患者是否为了改善关节活动度而接受过其他手术治疗(如切开或关节镜下松解)？
  - 病史中是否有任何细节提示可能存在感染？
    - 术后伤口持续引流时间超过数天。
    - 术后抗生素使用时间＞24小时。
    - 患者术后持续性疼痛性质不同于术前的疼痛。
- 检查皮肤，查看有无提示感染的陈旧性或新鲜的窦道。严重粘连的皮肤更难缝合，发生坏死的风险更高。
- 评估患者的关节活动范围。屈曲＜90°和屈曲挛缩＞15°被视为病理性。关节活动范围的丢失会影响步态以及日常活动的能力。

影像学和其他诊断性检查

- 应当行站立前后位(AP)、侧位和髌骨轴位X线摄片检查，以明确有无假体松动、位置不良或者大小不合适(图2A)。
  - 同时也应当注意观察有无低位髌骨和关节线的位置(图2B)。严重的韧带不平衡可能在平片上就很容易地被发现。髌骨轨迹不良和髌骨未进行表面重建同样能够在平片上被发现(图2C)，这些都可以造成膝关节疼痛并导致僵直。
  - 系列X线片常有助于确定有无假体松动。
- 确定股骨和胫骨假体旋转的CT扫描也是一项常做的检查(图2D～F)。如果发现假体位置不良(例如内旋)，则需要翻修假体[3]。
- 在全膝关节翻修术前检查红细胞沉降率(ESR)和C反应蛋白(CRP)水平。

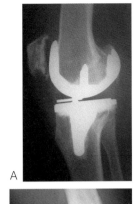
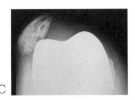
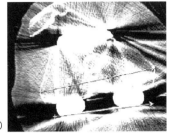
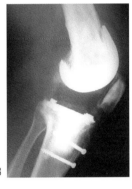
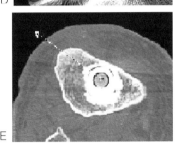
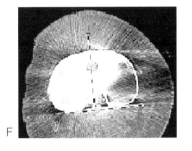

图2　A. 全膝置换术后僵直病例的侧位X线片,可见股骨假体型号过大。B. 全膝置换术后僵直伴关节线抬高和低位髌骨。C. 髌骨向外侧脱位。D. 右膝关节股骨远端CT扫描。最上面一条线为内外上髁连线,最下面一条线为后髁连线;这例患者的股骨假体存在内旋。注意看脱位的髌骨。胫骨近端CT扫描中可以看到胫骨结节尖端(E)和胫骨假体的对线情况(F)。将这些图像互相叠加来确定假体的旋转对位;正常为18°内旋,这例病例的假体为内旋16°。

- 如果两者中任一项有升高,则进行膝关节穿刺,抽出的液体进行白细胞分类计数和培养,包括需氧菌、厌氧菌、抗酸杆菌和真菌培养。白细胞计数＞3×10^9/L提示存在感染。
- 在进行膝关节穿刺抽液前,患者必须停用抗生素至少2周。
- 翻修术中,在关节内获取标本另外进行培养,对滑膜组织进行术中冰冻切片检查。组织内平均有＞10个多形核粒细胞被认为是存在感染。
- 在有些情况下,三相骨扫描等核医学检查能够有助于发现微小的松动,但不作为常规检查。

鉴别诊断

- 深部感染
- 假体位置不良(如股骨或胫骨假体内旋)
- 髌骨轨迹不良或髌股关节过度填塞
- 假体大小不合适
- 韧带不平衡(例如屈曲间隙过紧)
- 假体松动
- 慢性区域疼痛综合征

非手术治疗

- 如果患者是在术后早期(术后6～12周以内)随访时被发现的,则可以结合本节所讨论的几种方法进行处理。
- 在疼痛控制领域专家(通常是专门从事疼痛控制的麻醉科医生)的监督指导下接受积极的疼痛控制。

- 如果考虑是慢性区域疼痛综合征,则常需要进行交感神经阻滞。
- 可以开始进行侧重于主动和被动关节活动范围锻炼的高强度的物理康复治疗。
- 对于屈曲挛缩的病例,可以尝试动力性夹板或者使用连续矫正石膏来获得完全伸直。
- 可以进行麻醉下手法松解(MUA)。笔者在进行MUA时更喜欢同时留置硬膜外导管,并在术后持续留置数周给予镇痛药物。患者携带镇痛泵出院回家,由镇痛专科医师负责细心监测。
  - MUA如果是在术后3个月内进行,则效果最好,且并发症(例如假体周围骨折)发生率更低。
  - 文献中对于由此获得的益处到底有多大并无清晰描述。绝大多数研究显示患者的关节活动范围在MUA后得到改善,但他们最终的关节活动范围要比同期未进行手法松解的患者差。
  - MUA其他可能的并发症包括髌腱或股四头肌腱的断裂、股骨或胫骨假体周围骨折以及伤口开裂。手法松解应当在患者完全松弛的状态下进行,使用短力臂,直到硬性终止点。

手术治疗

- 对僵直膝关节作出进行翻修手术的决定必须慎之又慎,只有在彻底研究了造成僵直的原因之后才能作出这样的决定。必须向患者充分告知手术的风险,并告知患者即使在进行手术以后膝关节的活动范围仍有可能无法改善。与镇痛专科医生和理疗师的紧密协作至关重要,以保证术后不会再次出现膝关节僵直。

- 手术治疗的可选方法包括:
  - 关节镜下清理并手法松解[2,5,7,15]
    - 在部分经过仔细选择的假体固定和对线良好的患者中,可以进行此项手术。该手术对技术要求较高,文献中报道的效果不一,大部分文献研究显示关节活动范围仅有轻度改善(平均 15°～30°)。
    - 技术内容包括松解后交叉韧带(如果存在),清除髌骨上方区域的瘢痕组织,瘢痕清除完成后,进行麻醉下手法松解。
    - 屈曲挛缩较难采用关节镜手术来解决,但可以通过小的内侧和外侧切口进行后方松解。
  - 切开松解,更换组配式聚乙烯垫片[1,9,10,13]
    - 这一手术同样可以用于部分经过仔细选择的假体固定和对线良好的患者。但是,要完全松解后方关节囊来治疗屈曲挛缩通常是比较困难的,而且这一技术与关节镜下松解相比是否具有优势尚不清楚。
  - 全膝关节翻修术[6,8,10,11,14]
    - 对大部分患者来说,全膝关节翻修术是最合适的治疗方法。这种方法可以为患者提供最佳的假体对线、大小和旋转,同时可以获得关节线重建的机会。
    - 它可以使后方关节囊得到完全的暴露以进行关节囊切除并清除前次手术残留的骨赘。
    - 另一个好处是在必要时可以选择使用限制性更高的聚乙烯垫片,在进行广泛松解的情况下可以为膝关节提供最佳的稳定性。
    - 如果需要处理严重的屈曲挛缩,通常会碰到屈曲-伸直间隙不匹配的问题(即伸直间隙小于屈曲间隙),这时可能需要使用限制性假体甚至是铰链式假体。

术前计划

- 在最终决定是取出假体还是保留假体之前,必须仔细回顾患者的病史、体格检查、X线平片和CT扫描结果(如果有的话)。
- 查看 ESR、CRP、全血细胞分析和细菌培养的结果,明确是否有深部感染存在。
- 如果需要保留任何假体,术前必须查看前次的手术记

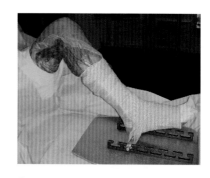

图3 下肢消毒铺巾,髋关节下方放置一个垫子。小腿位置固定器将下肢维持在所需要的体位上。

录,确认假体的生产商、型号和大小,这样在手术时才能备好合适的与之匹配的替换假体和试模。

- 麻醉后进行查体,明确活动受限的范围。

体位

- 对患肢从髋关节到踝关节进行消毒铺巾,大腿近端放置止血带。
- 同侧髋关节下方放置一个垫子来帮助保持小腿直立。
- 小腿固定器可以将小腿维持在手术所需要的位置。
- 在小腿上缠绕弹性绷带,使内外踝更加清楚可及,并以此作为胫骨截骨对线时的参考(图3)。

入路

- 全膝关节翻修术术中暴露主要采用的入路是内侧髌旁入路,彻底切除关节内的瘢痕组织。该入路对大多数全膝关节翻修术都是适用的。
  - 但在僵直膝中,可能需要作扩大的入路。
- 如果需要更多显露,可以进行股四头肌斜切。
  - 这项操作可以帮助游离伸膝装置的近端,从而改善手术野显露。
  - 其优点包括实施和修复相对简单,无需改变术后康复计划,临床效果与未进行斜切而行全膝关节翻修术的患者等同。
- 如果需要更广泛的显露,可以通过近端的 V-Y 股四头肌成形术(详见第 3 部分第 27 章)或者远端的胫骨结节截骨术(详见第 3 部分第 26 章)来彻底游离松解伸膝装置。

内侧髌旁入路关节切开,关节内彻底松解

- 皮肤切口
  - 尽可能利用前次手术的皮肤切口。
  - 避免平行切口。如果需要在多个既往手术切口中进

行选择,则选择最外侧的切口,因为膝前皮肤的血供主要来源于内侧。

- 如有需要,可作全厚皮瓣游离。

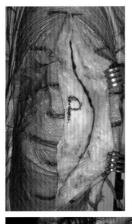
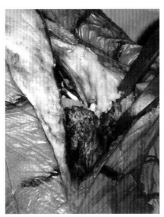
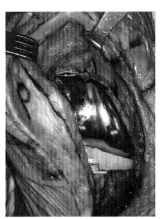
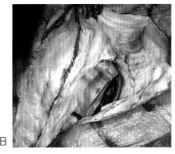
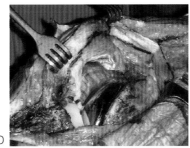
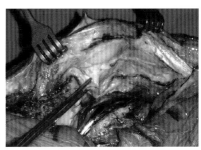

技术图 1　A. 内侧髌旁入路关节切开。P 表示髌骨。B. 髌上囊内大量瘢痕组织。C. 进行内侧松解后。D. 标记线标示了瘢痕组织和伸膝装置之间的界限。切除伸膝装置下面的所有组织。E. 使用手术刀、剪刀或电刀切除伸膝装置深面的瘢痕组织。F. 髌上囊内的瘢痕组织已彻底清除，内外侧沟得到重建。

- 关节切开起自股四头肌腱尖端，绕过髌骨内侧，贴着胫骨结节内侧(技术图 1A)。
- 进入关节腔的时候，通常会碰到大量瘢痕组织(技术图 1B)；这些瘢痕组织妨碍了正常的显露，也是造成膝关节僵直的原因。
- 用电刀进行内侧松解，一路向后于骨膜下剥离一层完整连续的软组织袖，直到胫骨的后内侧角和半腱肌止点(技术图 1C)。
  - 由此可以外旋胫骨，从而使伸膝装置松弛并改善显露。
- 辨别瘢痕组织和伸膝装置的界限(技术图 1D)。仔细清除位于伸膝装置深面的外侧瘢痕组织(技术图 1E)和位于关节囊深面的内侧瘢痕组织，直到内外侧沟得到重建(技术图 1F)。
  - 在股骨远端保留一薄层软组织，一来可以防止出血过多，

同时也可以预防伸膝装置在这一区域重新出现粘连。
- 辨认髌韧带和其后方的瘢痕组织的界限，仔细清除这些瘢痕组织，将髌韧带从胫骨近端松解出来。
- 此时，可以取出组配式聚乙烯垫片以翻转髌骨或使髌骨半脱位。大多数情况下，最好行髌骨半脱位，因其对伸膝装置造成的张力更小，并且在绝大多数情况下都能够提供足够的显露范围。
- 如果碰到困难，可以从髌骨外侧缘剥离软组织，使髌骨活动度增大，同时可以去除所有可见的骨赘。
- 如果仍不能完成显露，则可能需要进行外侧支持带的松解。
  - 该松解范围包括沿髌骨外侧缘从胫骨近端(紧邻髌腱外侧)到股外侧肌的关节囊全层切开。
  - 由内向外进行外侧支持带松解可以避免进行更多皮瓣的游离。

股四头肌斜切

- 如果在内侧髌旁入路关节切开和彻底关节内松解之后仍无法获得充分的显露，则股四头肌斜切通常能够提供充分的显露，使手术能够安全完成。
- 斜切始于关节切开线的近端顶点，在股四头肌腱上沿股外侧肌肌纤维方向斜向外侧 45°(技术图 2)。

- 手术结束时，用不可吸收缝线对斜切部分作侧对侧缝合修复。
- 如果术中进行过股四头肌斜切，术后康复治疗方案无需调整。

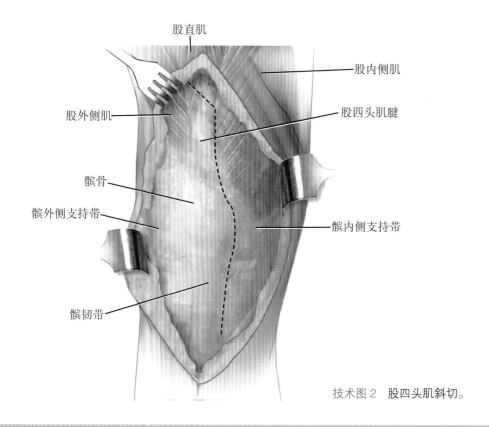

股直肌

股内侧肌

股外侧肌

股四头肌腱

髌骨

髌外侧支持带

髌内侧支持带

髌韧带

技术图 2　股四头肌斜切。

取除假体

- 随后小心取除股骨和胫骨假体,方法详见第 3 部分第 26 章。
- 然后评估髌骨。测量其厚度(技术图 3),如果觉得髌骨–假体复合体的厚度太厚(女性＞25mm,男性＞30mm),或者假体位置不理想(例如过度外置),则将髌骨假体取出。
- 如果要保留假体,则清除所有的骨赘或髌骨本身未行表面成形的部分。

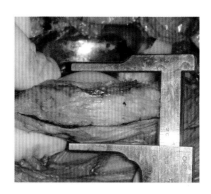

技术图 3　测量髌骨厚度。在这一病例中,这位女性患者的髌骨厚度为 27mm,因此对髌骨假体进行了翻修。

胫骨近端重新截骨并作后方松解

- 垂直于胫骨机械轴作 0° 后倾的胫骨近端重新截骨。可以使用髓内或髓外定位装置。推荐作 0° 后倾,因此截骨的旋转角度此时并不重要。翻修所用的假体通常都自带适当的后倾角度(5°～7°),因此可以在后面的操作中再去设定理想的旋转位置。
- 然后在内外侧各放入一个椎板撑开器,彻底清除膝关节后方的瘢痕组织以及可能残留的后交叉韧带,重建

屈曲间隙,恢复完全伸直功能(技术图 4A)。

- 此时,对韧带平衡进行评估,适当进行松解,直到内侧和外侧屈曲间隙大小相等。
- 用一把弯头骨刀从股骨后方松解残留的关节囊,清除前次全膝关节置换手术残留的所有骨赘(技术图 4B)。
- 鉴于全膝关节翻修术容易造成关节线抬高,对所有病例都要进行彻底的后方关节囊松解。

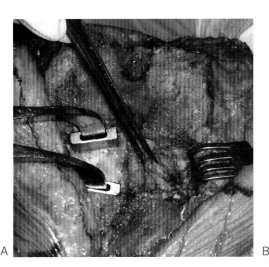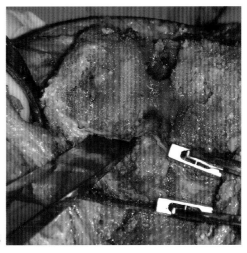

技术图 4　A. 进行后方松解和关节囊切除。外侧的后方关节囊已经被切除。B. 一把弯头骨刀于骨膜下插到股骨后方，完成后方松解，重建屈曲间隙并恢复膝关节完全伸直功能。髌骨被向外侧半脱位，但未被翻转。

胫骨平台的准备

- 首先准备胫骨侧，因为胫骨的高度决定了屈曲和伸直两个间隙。
- 然后测量胫骨假体的大小，使胫骨近端得到最大覆盖。
- 翻修假体通常会使用延长柄来提供额外的支撑。延长柄同时可以帮助假体获得正常对线。必须要记住的一点是，胫骨干相对于胫骨近端的中心存在着向后内侧的偏置，所以需要一个带偏心距的延长柄来使胫骨近端获得最佳覆盖（在大多数病例中是用延长柄来将胫骨假体向前向外移）。
- 然后将胫骨试模假体安装在适当度数外旋的位置上；通常情况下，假体的中线与胫骨结节中内 1/3 交界线对齐（技术图 5）。
- 更多技术细节详见第 3 部分第 23 和 25 章。

胫骨假体中心

胫骨结节内1/3

技术图 5　胫骨假体的中线被放置在与胫骨结节内侧 1/3 对齐的位置上来获得合适的外旋。

选择股骨试模大小和金属垫片

- 测量股骨假体的大小会比较困难，但却是手术的关键步骤。如果认为原来使用的假体太大，则选择小一号的试模假体。
  - 术者必须知道，对于膝关节僵直的患者，尽管希望让他们的膝关节在屈曲时有一定的松弛度，但是这样会存在屈曲位不稳定的风险。因此，应当考虑对于僵直膝行翻修手术的病例使用限制性更高的垫片。

- 开始时使用较长的髓内延长柄来试装假体,以帮助判断合适的外翻对线;随后如果有需要,可以替换为较短的延长柄。常规使用延长柄,既可以支撑翻修假体,也可以帮助假体对线。
- 通常最初时使用的金属垫片包括 1 块小的后外侧垫片,以允许翻修假体获得适度外旋,还包括内外侧同时放置的 2 块小的远端垫片,以使股骨假体下移,对

抗全膝关节翻修术关节线抬高的趋势。
- 利用股骨内外上髁连线来检查股骨假体合适的外旋角度(技术图 6A)。术者也可以检查确定股骨前方截骨面从上方看是否呈"钢琴"或"靴"形(技术图 6B)。这一形状提示外侧的截骨深度比内侧要深,从而确认股骨截骨时的适度外旋。

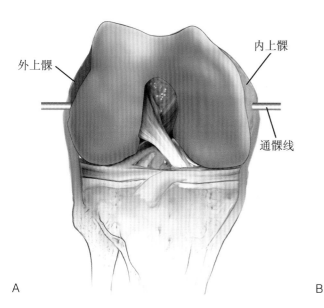

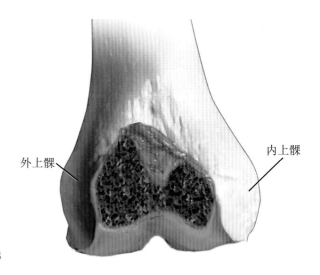

技术图 6　A. 利用内外上髁连线来确认股骨假体的适度外旋。B. 从上面看股骨远端,截骨面呈"钢琴"或"靴"形,从而确认股骨假体的适度外旋。

试装假体和关闭伤口

- 安装试模后,用不同厚度的聚乙烯垫片对膝关节进行测试,以保证达到如下要求:
  - 膝关节完全伸直(技术图 7A)。
  - 膝关节充分屈曲(技术图 7B)。术中膝关节在重力作用下屈曲达到的幅度是预测术后屈曲范围的一个很好的指标。
  - 充分的内外翻稳定性。
  - 髌骨轨迹良好。如果髌骨轨迹不良,必须仔细检查股骨和胫骨假体的旋转,必要时进行调整,直到髌骨轨迹良好。
  - 重建关节线的高度至其正常位置上下 1cm 以内。评估关节线最简单的办法是比较髌骨上极和翻修

股骨假体上缘之间的相对高度。
  - 应当尝试各种不同的金属垫片和聚乙烯垫片的组合,直到找到最佳的组合。这一步可能需要花费较多时间。
- 接下来就是现场装配翻修假体。根据术者的喜好,延长柄可以采用坚实压配的方法固定到髓腔内,仅在假体的干骺端部分周围放置骨水泥(技术图 7C),或者采用全长骨水泥固定的方式。由于全膝关节翻修术具有较高的感染发生风险,推荐使用含抗生素的骨水泥。
- 在至少屈曲 90° 的位置上关闭膝关节伤口,因为已有研究证明这样做可以改善最终的屈曲功能。在缝合关节囊之后,再次检查确认关节活动范围和髌骨轨迹。

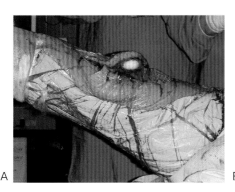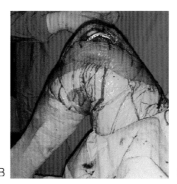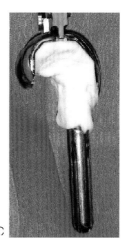

技术图 7　A. 膝关节完全伸直。B. 膝关节屈曲 > 120°。髌骨轨迹居中。C. 翻修假体的干骺端部分（翻修假体和延长柄交界处以远的部分）涂有骨水泥，延长柄通过紧密压配固定于髓腔内。

要点与失误防范

适应证	• 术前必须对患者进行仔细评估，而且患者必须对手术效果有合理的预期 • 患者必须愿意积极参加术后康复治疗
疼痛控制	• 疼痛控制专科医生的协助对于保证患者能够参加术后物理康复治疗是至关重要的 • 留置硬膜外导管是达到这一目标的有效辅助措施
术前计划	• 确保查阅过前次的手术记录，而且必要时能够获得所要更换的部件和试模
围手术期感染的评估	• 所有患者都应当接受完整的围手术期深部感染评估
假体的保留	• 只有在确定原来的假体固定良好、型号大小适合以及对线良好的情况下，术者才能尝试去进行关节镜下或者切开松解 • 如果不是这样，就应当进行完全翻修
髌腱撕脱	• 手术过程中应当十分小心地保护髌腱止点 • 如果确有必要，应当进行诸如股四头肌斜切或者胫骨结节截骨这样的更加广泛的入路显露

术后处理

- 术后处理必须在疼痛控制专科医生和理疗师的密切观察下进行。
- 在复苏室内就将患者的患肢置于持续被动活动（CPM）机上，从 0°～90°开始锻炼，在患者能够耐受的范围内逐步提高活动角度设置。CPM 锻炼每天进行 4～6 小时，患者必须明白，CPM 只是主动和被动关节活动范围锻炼的辅助措施，而不是替代物。
- 硬膜外导管可以留置 6 周。术后 6 周内每周由手术医生和疼痛控制专科医生进行随访，以观察康复进程。
- 患者全力参与积极的物理康复治疗项目，重点强调关节活动范围、步态训练和力量训练。

- 如果患者在术后 6 周的时候没能达到屈曲 90°，则进行麻醉下手法松解（MUA）。

结果

- 包括功能和假体生存率的数据。
- 表 1 总结了关节镜下松解联合手法松解、切开关节松解和全膝关节翻修术治疗膝关节僵直的结果。
- 绝大多数文献提示，僵直膝再次手术可以获得关节活动范围、疼痛评分和功能的改善，但这些效果并不是很显著，而且相当一部分患者会再次出现僵直。
- 关节镜下松解最适合于经过仔细选择的假体固定良好、位置和旋转准确的患者。
- 屈曲挛缩的矫正尤为困难。

表 1 关节镜下松解联合手法松解、切开关节松解和全膝关节翻修术治疗膝关节僵直的结果

手术 / 作者	年 份	膝关节数	平均随访时间(月)	关节活动范围平均增加幅度(°)
关节镜				
Bae 等[2]	1995	13	12	42
Campbell [5]	1987	8	12	11
Diduch 等[7]	1987	8	20	26
Williams 等[15]	1996	10	20	31
关节松解并更换垫片				
Babis 等[1]	2001	7	51	19
Hutchinson 等[9]	2005	13	87	36
Keeney 等[10]	2005	12	37	26
Mont 等[13]	2006	18	30	31
股骨假体翻修				
Ries 和 Badalamente [41]	2000	6	33	50
全膝关节翻修术				
Christensen 等[6]	2002	11	38	56
Haidukewych 等[6]	2005	16	42	33
Keeney 等[10]	2005	11	37	18
Kim 等[11]	2004	56	43	28

并发症

- 僵直复发
- 伸膝装置断裂(尤其是髌腱撕脱)
- 感染
- 不稳定
- 神经血管损伤
- 深静脉血栓形成

(王俏杰 译,沈 灏 审校)

参考文献

1. Babis GC, Trousdale RT, Pagnano MW, et al. Poor outcomes of isolated tibial insert exchange and arthrolysis for the management of stiffness following total knee arthroplasty. J Bone Joint Surg Am 2001;83A:1534–1536.

2. Bae DK, Lee HK, Cho JH. Arthroscopy of symptomatic total knee replacements. Arthroscopy 1995;11:664–671.

3. Berger RA, Crossett LS, Jacobs JJ, et al. Malrotation causing patellofemoral complications after total knee arthroplasty. Clin Orthop Relat Res 1998;356:144–153.

4. Bong MR, Di Cesare PE. Stiffness after total knee arthroplasty. J Am Acad Orthop Surg 2004;12:164–171.

5. Campbell ED Jr. Arthroscopy in total knee replacements. Arthroscopy 1987;3:31–35.

6. Christensen CP, Crawford JJ, Olin MD, et al. Revision of the stiff total knee arthroplasty. J Arthroplasty 2002;17:409–415.

7. Diduch DR, Scuderi GR, Scott WN, et al. The efficacy of arthroscopy following total knee replacement. Arthroscopy 1997;13:166–171.

8. Haidukewych GJ, Jacofsky DJ, Pagnano MW, et al. Functional results after revision of well-fixed components for stiffness after primary total knee arthroplasty. J Arthroplasty 2005;20:133–138.

9. Hutchinson JR, Parish EN, Cross MJ. Results of open arthrolysis for the treatment of stiffness after total knee replacement. J Bone Joint Surg Br 2005;87B:1357–1360.

10. Keeney JA, Clohisy JC, Curry M, et al. Revision total knee arthroplasty for restricted motion. Clin Orthop Relat Res 2005;440:135–140.

11. Kim J, Nelson CL, Lotke PA. Stiffness after total knee arthroplasty: prevalence of the complication and outcomes of revision. J Bone Joint Surg Am 2004;86A:1479–1484.

12. Laubenthal KN, Smidt GL, Kettelkamp DB. A quantitative analysis of knee motion during activities of daily living. Phys Ther 1972;52:34–43.

13. Mont MA, Seyler TM, Marulanda GA, et al. Surgical treatment and customized rehabilitation for stiff knee arthroplasties. Clin Orthop Relat Res 2006;446:193–200.

14. Ries MD, Badalamente M. Arthrofibrosis after total knee arthroplasty. Clin Orthop Relat Res 2000;380:177–183.

15. Williams RJ III, Westrich GH, Siegel J, et al. Arthroscopic release of the posterior cruciate ligament for stiff total knee arthroplasty. Clin Orthop Relat Res 1996;185–191.

第**30**章 膝关节融合术
Knee Arthrodesis

Janet D. Conway

定义

- 膝关节融合术是全膝关节置换术(TKA)后感染明智的挽救性措施之一,也可用于治疗严重的膝关节创伤。治疗效果持续终身,可以恢复稳定的下肢步行能力,缓解疼痛。
- 膝关节融合术术后步行消耗的能量小于膝上截肢术后步行消耗的能量。对于老年患者来说这点很重要,因为对于合并其他疾病的患者截肢术后常常无法步行[9]。
- 对于年轻的膝关节创伤患者,膝关节融合术长期有效,而且相对于膝上截肢术或者全膝关节置换术能够更好地满足体力活动的要求。
- 同侧髋关节关节炎或者严重的后腰痛以及关节炎是膝关节融合术的相对禁忌证,然而对于有些患者来说,膝关节融合术即使是相对禁忌证也是最好的选择。

解剖

- 采用前侧入路行膝关节融合术。
- 与之相关的手术入路选择方案是由患者既往的手术史决定的。对于 TKA 术后感染的患者,常伴有伸膝装置连续性破坏以及膝前软组织缺损。
- 将后方关节囊从股骨远端和胫骨近端推离,可以获得最佳的膝关节融合骨面接触区。
- 膝关节后关节囊后面即是腘动静脉以及坐骨神经,坐骨神经向远端分为腓总神经和胫神经。在处理这一区域时要非常小心这些神经血管结构(图 1)。
- 用长髓内钉固定行膝关节融合术时,梨状窝是重要的进钉点标志。
  - 目前为止,临床上还没有使用以大转子为进钉点的膝关节融合髓内钉。

发病机制

- 膝关节融合术的适应证包括:TKA 术后感染以及严重的膝关节创伤。
  - 感染引起的创伤、结构性破坏以及反复清创导致的广泛骨缺损。
- 最常用的填充骨缺损的方法就是直接短缩患肢。
  - TKA 术后感染的患者行膝关节融合术平均肢体短缩4cm,因此需要使用矫形鞋来恢复患肢长度[8]。
  - 对于明显的肢体短缩>5cm 的患者,可以在股骨近端行骨延长术。

- 对于骨量丢失更为严重(7~10cm)且软组织以及神经血管不能承受直接加压融合的患者,采用外固定支架技术行膝关节融合术每天逐渐加压 2mm 也是一个选择,尽管这样仍然会导致肢体严重短缩。
- 对于这种情况笔者的选择是采用双平面或者单平面骨搬运技术,这样肢体的长度得到恢复。膝关节的骨缺损区域被搬运骨填充。这种策略具有良好的疗效,尤其是用于年轻的创伤性患者以及老年 TKA 术后感染患者。

自然病程

- 膝关节严重创伤及感染预后结果很差,下肢不稳定使得患者无法负重。
- 膝关节融合术的另一个替代方案是膝上截肢术,可以使年轻健康的膝关节创伤患者使用膝关节假肢恢复其步行能力。
  - 老年 TKA 术后感染患者行膝上截肢术常常导致丧失步行能力[9]。
- 膝关节融合术的疗效非常持久,可持续终身[3]。
  - 然而,随着患者年龄增长,对侧髋关节骨性关节炎(继发于对侧肢体长度相对增加)以及脊柱骨性关节炎(继发于脊柱活动度增加)逐渐进展,这两个问题可能分别出现,也可能同时出现。

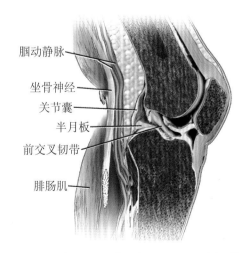

腘动静脉
坐骨神经
关节囊
半月板
前交叉韧带
腓肠肌

图 1 膝关节平面后侧神经血管束与股骨胫骨后侧面的毗邻关系。前侧的骨皮质皮下浅在,由于股四头肌和髌腱的相对缺血以及前方缺乏血供良好的肌肉,因此其血供不良。

病史和体格检查

- 膝关节融合术前评估需要详细询问患者膝关节的所有创伤以及手术史。
  - 包括是否采用过皮瓣手术覆盖膝前创面以及伸膝装置是否完整。
- 其他重点包括：患者合并疾病（比如外周血管疾病）、吸烟史、糖尿病史、步行能力、社会活动能力、激素使用史。
  - 这些合并的疾病影响患者膝关节融合率。
  - 术者在选择手术方案时应当充分考虑这些合并疾病以尽可能获得最好的效果。
- 髋关节和踝关节的体格检查也很重要，有助于评估膝关节融合术后其余关节的代偿能力。
  - 合并马蹄足畸形患者术中附加跟腱延长术或者腓肠肌松解术。
- 检查者应当触诊足背和胫后血管搏动。如果搏动微弱，应当对患者的血管情况作细致的评估。
- 评估膝前皮肤状况比如是否存在瘢痕，是否存在皮瓣手术史，是否存在骨缺损以及皮肤的完整性状况。如果皮肤条件很差，术者应当考虑术后其他伤口关闭技术，比如创面负压吸引技术或者在术前咨询整形外科医生。

影像学和其他诊断性检查

- 最重要的影像学检查是站立负重位下肢全长正侧位片（图2）。
  - 这些检查供术者评估目前的肢体长度，预计术后双下肢的不等长程度。

- 对于膝关节区域骨缺损＞5cm 的患者，一期加压融合技术可能引起血管扭曲导致血运障碍[2]。因此这些影像学资料对于选择手术融合方式很重要。
- 任何髓腔内残留的骨水泥在影像资料中都能得到良好的反映，术者可以预先准备相关的器械在手术中予以取出。
- 磁共振成像对于判断股骨远端和胫骨近端感染的范围很有帮助。但是在阅片时要注意髓腔水肿可能被错误理解为骨髓炎的表现而导致过度的骨切除。

鉴别诊断

- 膝关节融合术指征：
  - TKA 术后感染
  - 严重的膝关节创伤重建手术困难
  - 肿瘤切除术后的重建

非手术治疗

- 对于创伤或者感染导致膝关节大量骨缺损的患者采用非手术治疗方法非常困难。患者常常因为下肢不稳定而无法负重，需要借助石膏或者支具支撑。
- 关节切除成形术的指征通常是对于步行能力丧失患者或者全身情况无法耐受失血性手术操作者。

手术治疗

- 手术治疗是关节融合最有效的方法。
- 要求患者全身情况稳定，能够承受 2～3 小时失血量为 500～800ml 的手术操作[2]。

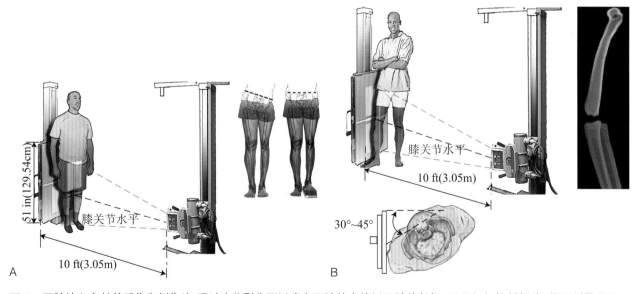

图2 下肢站立全长前后位和侧位片，通过这些影像可以确定下肢的力线以及肢体长短。图示如何投射摄片。将两侧骨盆置于同一水平以确保测量准确。对于马蹄足畸形以及膝关节屈曲畸形的患者，自身无法代偿下肢不等长。这些图像是用 51in（129.54cm）的胶片在 10ft（3.05m）之外投射的。

表 1　不同程度骨缺损的治疗策略

缺损长度(cm)	治疗策略
<5	髓内钉或者外固定支架固定，也可采用肢体延长术
5～10	外固定支架固定，采用股骨或者胫骨骨搬运技术或采用髓内钉固定骨搬运技术，逐渐加压融合
>11	髓内钉固定，双平面截骨骨搬运技术

术前计划

- 正确的术前计划来源于患者病史中的重点以及体格检查、影像学和其他诊断性检查结果。
- 术前计划最重要的一点是确定术中融合区域骨缺损范围大小(表 1)。
  - 对于<5cm 长度骨缺损的患者可采用髓内钉固定直接加压融合。而超过这一长度限制，直接加压融合术可引起血管扭曲导致下肢缺血性改变。
  - >5cm 长度的骨缺损可采用逐步加压融合技术或者骨搬运技术填充缺损。采用内(外)固定结合骨搬运技术用胫骨近端或者股骨侧健康的骨组织填充缺损，进而恢复理想的肢体长度（短于对侧肢体长度 1cm 以内）。
  - 对于更大范围的骨缺损，可采用外固定支架逐渐加压融合，而不采用骨搬运技术，这样可以预防血管扭曲现象。但是不免会导致下肢不等长结果，患者因此可能不满意且不得不穿 2～3in(5.08～7.62cm)厚的高跟矫形鞋，步行时非常不灵便。
  - 因此术前与患者沟通手术的目标很重要，术者必须了解患者是否愿意接受术后穿高跟矫形鞋行走的结果，或是否愿意术中采用额外的步骤恢复肢体长度到可接受的程度。
  - 膝关节融合术的策略取决于患者意愿，可以行二期肢体延长术或者术中一期延长。对于同期行肢体延长术，整个恢复过程速度取决于融合部位而不是骨搬运过程，意识到这一点很重要。
- TKA 术后感染行膝关节融合术需要在感染得到控制后再行骨移植。
  - 对于采用分期手术的患者(首先清创＋间隔物放置术，二期采用钢板或者髓内钉行膝关节融合术)，在行关节融合术同时植骨。
  - 如果患者采用外固定支架固定，在清创术后即开始加压融合，采用二期植骨手术。
    - 无论采用哪种融合方法，感染后的融合术都要采用分期手术的方法。
- 笔者愿意使用扩髓－冲洗－吸引系统（Synthes, Inc, Paoli, PA）来获得大量移植骨而尽可能减少取骨区的创伤。只需要使用 2cm 长的切口对对侧股骨髓腔扩髓以取得大量的骨松质。

固定器械的选择

长膝关节融合髓内钉

- 长膝关节融合髓内钉是膝关节融合术合适的固定选择。患者易于接受，且能够中和膝关节周围的肌力。
- Biomet,Inc:Biomet Trauma(Warsaw,IN),Smith & Nephew (Memphis,TN),Stryker Orthopaedics (Mahwah,NJ) 这三家公司提供长膝关节融合髓内钉的商用产品。
- Stryker 公司提供的髓内钉是唯一的 5°外翻角设计的直钉，以纠正下肢轻度内翻的力线。
- Stryker 髓内钉同时也能在主钉置入和锁定后对融合区域进行加压。
  - 通过在钉近端置入加压螺栓取得加压效果，加压螺栓置入后没入髓内杆，与动力滑槽内的近端锁钉相咬合，达到对于融合区域 1cm 的滑动加压效果，这在主钉置入后非常有效。

短膝关节融合髓内钉

- 短膝关节融合髓内钉是在膝关节融合区域两端长度对称的髓内钉。
- 目前商用的产品称为 Wichita 融合髓内钉(Stryker)。
- 这一器械由分离的不同直径的股骨侧和胫骨侧部分组成，分别用锁钉交锁固定股骨和胫骨后再将其组合并达到加压的效果(图 3)。
- 这一器械适合用于干骺端骨量充分的初次膝关节融合术[1]。
  - 对于干骺端骨量较差无法使髓内钉在股骨和胫骨髓腔内充分接触的患者,Wichita 融合髓内钉无法提供足够的强度对抗膝关节周围肌力。
- 术前仔细计划确保胫骨和股骨侧主钉与髓腔直径髓腔有充分的接触。股骨侧钉长 14cm,胫骨侧钉长为 16cm。
  - 如果股骨远端和胫骨近端呈"蛋壳"样皮质，显示没有足够的骨量,应当考虑采用其他的固定方法。

外固定

- 有许多外固定器械可供选择，笔者偏爱采用 Orthofix LRS 双边外固定支架系统(Verona, Italy, 图 4)。
- 该器械有 2 根光滑直杆(65cm 和 80cm)分别置于下肢的前面和外侧,杆的长度覆盖髋关节到踝关节的区域,以分散膝关节周围应力。同时这一方法使外支架固定涉及的骨质达到翻修 TKA 长柄未破坏的部位。
- 采用外固定的优势在于在融合完成后没有内固定器械

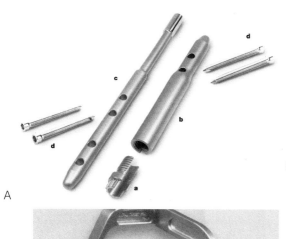

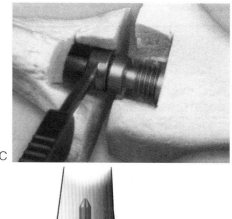

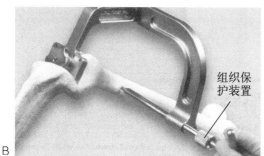

组织保护装置

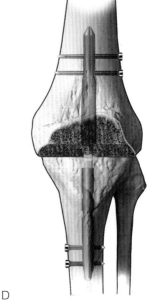

图 3 Wichita 融合髓内钉。从操作指南截取的几张图片显示：不同的组件，插入手柄，以及加压机制。注意股骨钉组件和胫骨钉组件是通过组合装置连接的（图 A～C 版权：Stryker, Mahwah, NJ）。

存留，因此也不会遗留感染复发的源头，同时也可以在取出感染 TKA 假体或者感染病灶清创手术同时进行外固定，还可以术后即刻开始加压融合过程。

- 并不推荐在软组织稳定感染得到控制之前行植骨术，通常在外固定术后 6～8 周后行植骨术。
- 采用环型或者双平面外固定支架固定，可以同期行股骨近端或者胫骨远端截骨，采用骨搬运技术，融合完成后较好地恢复肢体长度。
- 采用环型外固定支架固定时，大腿内侧的环对于成人和老年人来说很不方便，因此采用双平面 Orthofix 外固定支架更为便捷。
- 也可以用单边外固定支架双平面固定，使用时必须跨股骨和胫骨全长固定以达到坚强固定。

接骨板内固定

- 接骨板并不是膝关节融合术常用的内植物器械，因为其容积效应，膝前常没有足够的软组织覆盖。但是，对同侧肢体行全髋关节置换术后的患者也可选择钢板作为固定的器械。
- 理想的接骨板结构应当是采用双 90°平面放置，前侧接骨板用来对抗屈伸作用力，内侧或者外侧接骨板用来对抗内外翻作用力。

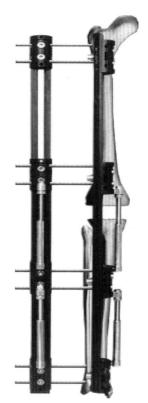

图 4 采用 Orthofix LRS 双边外固定支架行膝关节融合术。

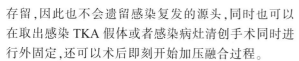

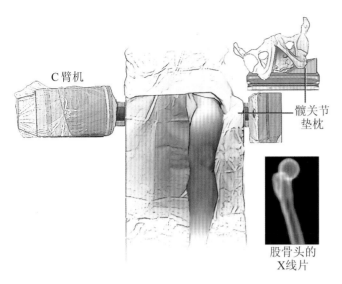

C 臂机

髋关节
垫枕

股骨头的
X线片

图 5　膝关节融合术患者的术中体位。整个下肢消毒铺巾,在同侧臀部垫枕。臀部垫高后利于髓内钉固定以及外固定支架固定。

- 首先采用加压接骨板技术固定,接骨板上其余的锁定孔可以用锁定螺钉予以固定。
- 现有很多锁定接骨板可供选择(Synthes, Smith Nephew)。

体位

- 膝关节融合术的手术体位和其他手术入路一样。
- 在臀部下方垫枕以利于术中侧位片透视股骨头和颈。
- 整个下肢包括足,都必须包括在术野中以帮助术中判断旋转力线以及触及动脉搏动(图 5)。

入路

- 基本的膝关节融合入路是前侧入路。
- 如果没有软组织并发症,膝关节融合术的最佳手术入路是横行切口,下肢一旦精确地短缩后,伤口很容易关闭。
  - 如果采用纵行切口,肢体短缩后很难缝合(图 6A、B)。
  - 采用横行切口易于取出 TKA 假体。
- 如果膝关节融合术是作为感染 (创伤性感染或者 TKA 术后感染)的治疗方案,通常可以在清创手术进行后即开始融合。
- 笔者偏爱采用 Mayo 手术操作器具技术行清创术(图 6C)。
  - 护士将需要使用的器具置于 Mayo 手术操作台上,术者根据需要取用。当清创手术结束后,移走被污染的 Mayo 手术操作台,下肢重新消毒铺巾,更换手术服。
- 更换电刀、吸引器以及灯柄。
- 用高速磨钻对骨组织进行清创,同时用冷生理盐水持续灌洗降温,直到骨床清洁健康创面均匀渗血,尽可能获得最佳的骨质量和最大的骨接触融合面积。
- 用喷射水刀(Smith Nephew)对软组织尤其是后关节囊部分进行仔细的清创,使用该器械清创彻底,也很安全。
- 通常需将后方骨面表面的后关节囊仔细剥离以获得最佳的骨接触面积,但注意避免损伤关节囊后方的血管束,通常可以用 Cobb 钳小心地进行分离。
- 骨组织处理完成后,即可采用下述技术之一固定融合两端。

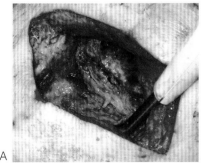

A

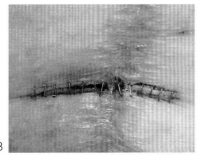

B

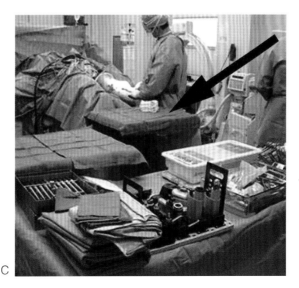

C

图 6　A. 膝前横行切口术中暴露非常充分。B. 术后伤口愈合顺利。C. 用单独的 Mayo 手术操作台来放置污染的器具以及手术清创组织。

长髓内钉进钉

切口以及暴露

- 首先采用 X 线透视以胫骨和股骨间隙中点位置为中心作一膝关节横行切口。
- 当融合两端开始加压后,切口易于愈合。
- 切开皮肤后,横行切除所有残留的髌腱或者股四头肌腱组织,暴露骨面。
- 妨碍骨面加压愈合能力的软组织都需要被直接剥离,但注意不要损害融合区域的血运。
  - 正如上述,这也包括用 Cobb 钳对股骨和胫骨后侧关节囊小心剥离以获得骨面直接接触。
- 小心地去除骨组织以减少不必要的肢体短缩而获得最大程度骨接触面积,但是任何坏死的骨组织都必须去除。

胫骨和股骨扩髓

- 骨面处理结束后,首先对胫骨进行扩髓。
- 将股骨扩髓扩到和胫骨扩髓相同的直径,这样可以获得最大的髓内钉固定强度。
  - 过度扩髓则降低了髓内钉和股骨髓腔接触的紧密性。
  - 发生这种情况是由于髓内钉的直径从股骨近端到胫骨远端都是相同的。
- 以往的膝关节融合髓内钉有不同的股骨和胫骨直径设计,但现在不再有供应。假如采用的是这种髓内钉,股骨扩髓要达到比所使用的髓内钉直径大 1mm(技术图 1)。
- 用导针分别对胫骨和股骨扩髓。
  - 胫骨顺行扩髓而股骨逆行扩髓。

- 将导针从股骨近端梨状窝处穿出,在股骨近端找到进钉点位置非常容易。
  - 但是必须注意确保钉点不要置于太内侧,如果发生这种情况,用 1 枚斯氏针固定股骨近端以避免过于偏内置钉导致灾难性股骨颈骨折并发症。
- 逆行插入导针在梨状窝穿出,进而用一经皮小切口将导针穿出皮外。
- 顺行膝关节融合髓内钉近端 8cm 部分的直径是 13～14mm,随后顺行对股骨近端部分扩髓以保证髓内钉能够与髓腔其余部分紧密接触。

置入髓内钉

- 髓内钉置入是最重要的部分,有两个方面要注意。
  - 首先确保骨面两端能够顺利接合,髓内钉置入后能够产生加压效果。当髓内钉从股骨穿到踝关节后,骨面两端能够平坦接触这点非常重要,因为髓内钉在骨松质中可能会偏斜至骨皮质。骨端加压能够确保髓内钉植入后融合区域最大程度的接触面积。
  - 其次,同时要保证旋转力线合适,这点也非常重要。最初下肢置于垫枕上,轻度内旋。当髓内钉置入时,外展下肢。最终足的位置在下肢外展位时与地面垂直。这样可以确保一旦去掉枕垫后下肢有一些外旋(技术图 2)。
- 不要指望在髓内钉置入后还能够控制下肢旋转,这是由于一旦髓内钉插入胫骨髓腔后即获得了紧密接触,还要考虑正常胫骨前弓 5°～7°。如果采用 Sryker 膝关节融合髓内钉,髓内钉采用了 5°的外翻角设计,一旦髓内钉被完全置入胫骨,旋转胫骨可能导致胫骨骨折。

清除死骨
逆行扩髓
顺行扩髓
梨状窝

技术图 1 胫骨顺行扩髓的侧面示意图。随后逆行股骨扩髓。转子窝又被称为梨状窝。

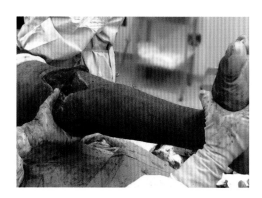

技术图 2 髓内钉从髋关节置入后的下肢体位。这一步骤的重点是在臀部垫高时保持足尖位置垂直于水平面,以确保去除衬垫后轻度外旋的下肢旋转力线。

- 髓内钉一旦插入并在导引臂帮助下完成近端锁钉后，握住患者足部用锤击器敲击置钉手柄三四下，即可对融合区域达到加压效果。
- 下肢外展位在透视下以"调圆"技术徒手行远端锁钉。
- 确保在插入交锁钉前要维持充分的加压。
- Sryker 膝关节融合髓内钉的特点是可在近端置入 1 枚加压螺钉，在远端锁钉置入后还可以额外加压 1cm。

关闭伤口

- 髓内钉置入后，用可吸收缝线关闭切口。
- 如果是无菌手术，可以在创面关闭之前行植骨术或 BMP，或两者一并施行。对于融合区域存在微小间隙的情况下，这点很有效。

短髓内钉置入

- 手术入路可采用标准的内侧髌旁切口或者上述的横行切口。
- 融合断端暴露后，随后在屈曲 5° 内外翻中立位力线下向股骨远端和胫骨近端插入导针。
- 清理融合骨面确认力线满意后试行复位，注意在融合区域获得尽可能多的骨接触面积。
- 另一点需要牢记的就是术后不可避免会出现肢体短缩，膝关节融合术平均短缩 4cm。切除过多的骨组织会引起更严重的肢体短缩，患者难免需要使用大而笨重的后跟垫矫正。
- 还有一点是在股骨从远端后侧向近端前侧扩髓操作使膝关节有一定的屈曲度。由于胫骨髓腔较小，很难在胫骨扩髓时采用像股骨一样偏心性扩髓方式。
- 股骨扩髓完成后，插入股骨髓内钉用 2 枚锁钉固定，锁钉的方向是由外向内。
- 胫骨上装入一个卡槽用于扣锁两段髓内钉，在定位器

辅助下行胫骨锁钉。
  - 植骨完成后用骨栓封闭。
  - 一般有两种胫骨锁钉的方法，采用能够锁定骨质最佳部位的方法。
  - 随后置入胫骨髓内钉，锁钉的方向由内向外。
- 置入锁钉时，在腘窝处垫一膝枕，这样可以确保股骨和胫骨髓内钉锁定时屈曲成一定角度，理想为 5°。
- 一旦髓内钉置入完成锁定后，可以取出附加的股骨侧插槽以检查扣锁机制，植骨完成后用骨栓封闭。
- 在股骨钉和胫骨钉扣锁以及加压锁钉置入完全结束之前，检查下肢旋转力线在中立位和 5° 外旋之间。旋紧加压锁钉以获得融合断端最佳的加压效果，注意不要过分旋紧，过紧可能会引起骨端骨折。
- 融合骨面加压后，取出骨栓植骨填充，最终关闭手术切口。
- 术中融合区域充分骨接触的患者术后允许完全负重。

外固定

使用外侧支架

- 在使用支架固定之前首先对融合骨端作充分的暴露，清除所有残留的感染灶。
- 用 4 枚杆钉连接器固定外固定支架，2 枚固定在股骨上，2 枚固定在胫骨上。
- 最近端的杆钉连接器位于小转子平面，在前后位上方向与股骨干垂直，置于股骨干的当中部分。
  - 向股骨干置入股骨近端支架钉时注意位置不要过于偏前，这点非常重要，否则可能引起应力集中甚至导致骨折。
- 股骨近端钉置入后，再在前后位上垂直于胫骨干方向置入最远端的固定钉。
  - 固定钉置入后注意控制下肢旋转。

- 笔者在手术中将蹞趾置于与水平面垂直的位置，这样当臀部的垫子取掉后，蹞趾大约有 10° 的外旋。
- 当最近端和最远端 2 枚支架钉置入后，再置入中间 2 枚杆钉连接器（技术图 3）。
  - 钉的位置可根据胫骨近端和股骨远端的骨质量而调整。
  - 理想情况下，杆钉连接器的跨度越远，固定的强度越好。
- 术中侧位 X 线透视来确认中间杆钉连接器的位置。
  - 杆钉连接器常常置于偏后侧的骨皮质，根据需要向近端或远端移动支架钉的位置。
  - 杆钉连接器可以通过一半或者全部的"杆杆连接

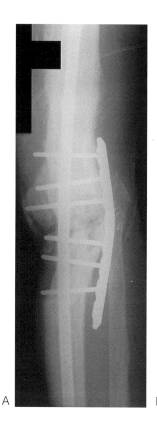
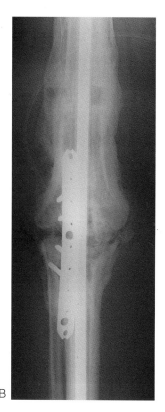
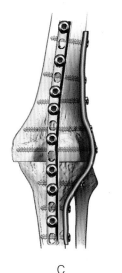
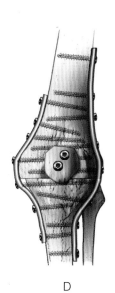

技术图3 A、B. 膝前软组织瘢痕患者后侧钢板固定膝关节融合术的 X 线片。C、D. 双 90°钢板固定以及其他钢板的理想位置（例如内侧和外侧钢板放置）的示意图（图 C、D 经允许引自 Conway JD,Mont MA,Bezwada HP.Arthrodesis of the knee. J Bone Joint Surg Am 2004;86A:835 – 848）。

器"技术将支架钉向前面移动。如果不希望将杆钉连接器向膝关节以远移动，可以选择采用杆杆连接器移动支架钉位置。

- 此时就可以用支架固定膝关节屈曲于一定角度。
  - 继续屈曲膝关节有助于将中间 2 枚支架钉向前侧骨皮质调整。
  - 笔者通常屈曲膝关节 5°，这可以避免因为过分屈曲膝关节导致肢体短缩。
  - 在这样的体位，中间 2 枚杆钉连接器需要用一个杆杆连接器来和骨皮质接触。
  - 将每个杆钉连接器置入 1 枚支架钉，再置入余下的一共 8 个单边钉(每个杆钉连接器有 2 枚支架钉置入)。
- 笔者选择使用螺纹羟基磷灰石涂层的单边钉置入，螺纹长度与股骨直径相同。
  - 支架钉螺纹没有完全进入骨干内与完全进入骨干内相比，前者的固定强度下降。

检查下肢力线以及机械轴

- 支架钉全部置入后，用电刀线技术检查下肢力线。下肢位置摆放于髌骨向上的位置。在 X 线透视下，将电刀线从股骨头中点位置拉直到踝关节中点位置。先透视检查支架钉的位置，再透视电刀线即下肢的力线轴与膝关节的关系。下肢力线应当通过膝关节中心位置或者稍内侧的位置。如果不是，可以在钉杆连接器里向内侧或者外侧移动胫骨支架钉，直到下肢力线可以接受为止。

- 出现这种情况时，将支架钉固定在杆钉连接器中，用加压-牵张装置连接杆钉连接器。近端股骨侧杆钉连接器和支架固定紧密。
- 再用一个加压-牵张装置连接在胫骨和股骨杆钉连接器之间并予加压。
- 在加压过程中直视膝关节融合部位以确保融合断端之间没有软组织嵌入。

伤口关闭

- 骨端接触加压后，关闭前侧伤口并放置引流。
- 外侧外固定支架装配完成伤口关闭之后，装配前方外固定支架即变得容易。长杆置于下肢前侧，4 枚支架钉如同外侧支架一样置入，前方钉杆连接器的位置要注意避免与外侧支架钉干扰(技术图 4)。
- 术后也用在股骨钉和胫骨钉之间用加压-牵张装置增加融合加压效果。

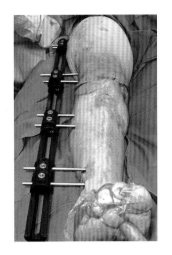

技术图 4 使用外侧 Orthofix LRS 外固定支架固定。

接骨板固定

接骨板长度

- 接骨板的长度孔数取决于胫骨和股骨融合部位的骨量多少。
  - 如果患者有 THA 假体，接骨板长度刚刚止于假体远端可引起局部应力升高。在这种情况下，滑动接骨板位置跨过假体柄区域，使用单皮质螺钉固定很有必要。
- 最理想的钢板长度为 11 孔，5 孔用于置入螺钉固定股骨，4 孔用于置入螺钉固定胫骨，剩下的 2 空孔位于融合区域。

暴露

- 手术暴露与前述相同。
- 采用横行切口，接骨板经皮置入前侧和内(外)侧。
- 透视下确认接骨板安全地紧贴骨面。
- 重要的是融合断端的处理以及保持骨面接触。
- 采用接骨板固定时要保证局部清洁无菌，因此需要采用分期手术方式：首先置入抗生素骨水泥假体间隔物，再使用抗生素治疗 6 周。
- 这一过程结束后，再通过无菌手术置入接骨板，也可使用同种异体骨以及骨形成蛋白植于融合区域。
- 骨组织准备完成后，用电刀线技术确认下肢力线。

前侧接骨板技术

- 当融合区域骨面完全接触，下肢力线正常后，使用接骨板固定，先采用前侧接骨板固定在技术上更为便捷。
- 首先通过对钢板远近端临时固定以保证钢板的远近端和骨面尽可能贴合。
  - 在使用接骨板固定时需要非常小心保证下肢的旋转力线、矢状面和冠状面力线正常。
- 在使用前侧接骨板固定时，采用 4 枚支架钉外侧外固定支架临时固定，对维持下肢力线很有帮助；术中一位优秀的助手也很重要。
- 调整下肢力线正常并临时固定接骨板后，接着用 2 枚螺钉尽可能靠近融合断端固定接骨板，1 枚位于股骨侧，1 枚位于胫骨侧，螺钉采用加压模式置入。
  - 这样可以达到两个目的：对融合区域进行加压以及使接骨板贴合于骨面。
- 这 2 枚螺钉置入后，置入其余的锁定螺钉。
  - 这样接骨板内植物系统可以达到最佳的固定强度，因此术后患者可以承受部分的负重。

内侧或者外侧钢板技术

- 前侧钢板置入后，即可行内侧或者外侧钢板固定，相对前者较容易，因为下肢已经得到了坚强固定。
- 选择采用内侧或者外侧接骨板是由软组织覆盖情况所决定的，选用最好的软组织覆盖侧使用接骨板固定。
- 很偶尔的情况下，如果前侧软组织无法充分覆盖接骨板，可在膝关节外侧固定接骨板固定后采用后侧接骨板固定(技术图 5)。
  - 采用后侧接骨板固定时需要重新将患者摆放于俯卧位。

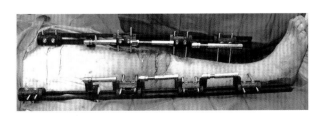

技术图 5 安装构架好之后的 Orthofix LRS 外固定支架。

骨缺损的治疗策略:髓内钉骨搬运技术

- 对于长度＞5cm的骨缺损以及膝关节广泛瘢痕形成,无法通过加压融合技术消除软组织缺损的情况,骨搬运技术是最好的选择。
- 采用这项技术时首先确定骨缺损的范围,如果骨缺损范围＞10cm,需要采用双平面骨搬运技术。
- 髓内钉骨搬运技术的第一步是置入融合髓内钉。
  - 髓内钉置入时,首先保证下肢长度没有任何丢失。最好术前通过站立负重片准确测量需要使用的髓内钉长度。只要下肢长度短缩并不很严重,对侧肢体长度也可作为测量的参照。患侧肢体不能突然延长很多,因为膝关节周围软组织无法承受如此的张力。
  - 在理想状况下,患侧肢体需要短缩1cm以允许步行时的足部与地面存在间隙。膝关节融合术后肢体平均短缩4cm,肢体短缩到这样的程度是可以接受的。超过这一限度的肢体短缩可以通过髓内钉骨搬运技术予以纠正。
- 选用直径为10mm的髓内钉作为骨搬运技术髓内钉。这样将髓腔扩髓扩到12mm以后就可以允许搬运的骨节段在髓内钉表面滑动。
- 决定需要搬运的骨节段。
  - 常常选择股骨截骨完成骨搬运技术,这是因为股骨截骨骨搬运技术只需要一次截骨即可,况且如果采用胫骨截骨近端骨搬运技术对踝关节有不利的影响(马蹄足)。
  - 如果存在大段的骨缺损而需要采用胫骨截骨向近端骨搬运技术,需要在腓骨中段截骨,下胫腓联合螺钉固定以防止腓骨向近端迁移。
- 标记骨搬运技术的截骨平面。

- 导针插入股骨和胫骨后,先退出导针超过截骨标记平面,在扩髓之前,在截骨平面预先钻许多孔。
  - 这样可以使髓腔扩髓不干扰截骨区域,对截骨平面反而有内植骨的效果。
- 首先将胫骨和股骨髓腔扩髓扩至12mm。
  - 可以通过从膝关节分别对胫骨顺行扩髓对股骨逆行扩髓,或者从髋关节用80cm长的扩髓器(Biomet Trauma, Stryker)直接顺行扩髓。
- 髓内钉置入并锁定后,采用单边外固定支架行骨搬运。
- 用单边外固定支架移动搬运的骨节段需要将支架钉置入其内,要避免支架钉与髓内钉接触。
  - 采用该技术时,由于支架钉和髓内钉非常接近,引起髓内钉感染的概率约为5%[6]。
  - 笔者常用外侧Orthofix LRS外固定支架以及2枚棒钉连接器做该技术,在近端的棒钉连接器置入3枚单边钉,在远端棒钉连接器置入3枚单边钉,采用导针技术置入支架钉。
- 采用导针技术时在正位片透视下用1.8mm克氏针垂直于髓内钉置入,但是在侧位X线透视上注意距离髓内钉数毫米。
  - 常用的股骨支架钉置入位置是小转子平面的近端和后方(技术图6)。
- 克氏针置入后用X线透视确认位置,在透视片上必须看到完整的克氏针尾端。
  - 这样是为了确保在钻孔和置入支架钉时不会碰到髓内钉,这项技术可能非常耗费时间。
  - 需要反复透视以确保支架钉和髓内钉并不接触。
- 在正位片和侧位片透视图像上,克氏针的位置都满意

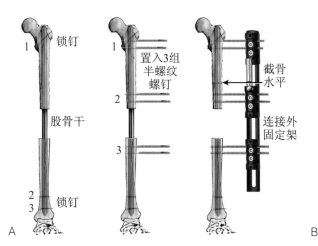

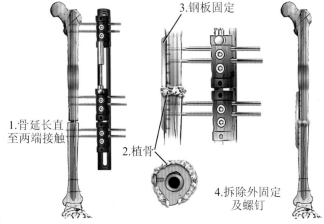

技术图6 髓内钉骨搬运技术步骤。当骨搬运完成后局部植骨并用接骨板固定,最终去除外固定支架。

后,用 4.8 mm 直径的空心钻在单侧骨皮质钻孔。随后取出钻头和克氏针,用 4.8mm 的实心钻头完成钻孔过程。

- 首先采用空心钻头再使用实心钻钻孔很重要,因为空心钻头不够锐利无法穿透骨皮质。支架钉常常完全置于骨皮质中。
- 在钻孔时,必须保证钻头不会有明显的热效应引起骨坏死。
  - 如果发生这一情况,可能引起钉道感染,并导致死骨形成。钉道感染还增加了髓内钉感染的可能性。
  - 为防止这一情况,钻头需要间歇性取出冷却,同时用湿冷的海绵清洁。
- 钻孔完成后,置入 6mm 直径的羟基磷灰石涂层支架钉。
- 在 Orthofix 棒钉连接器导引下置入支架钉之后,临时取下支架框架,用骨刀截骨。
  - 在股骨平面作一短外侧切口。
  - 通常无法通过一个切口截断髓内钉周围的全部骨皮质,需要在前方作一个附加切口截断内侧股骨骨皮质。
  - 如果采用胫骨截骨,可选择前侧和内侧手术切口以分别清晰地暴露外侧和后内侧骨皮质。
- 截骨结束后,用支架钉旋转远近侧骨端,检查截骨断端是否完全分离。
- 截骨过程结束后,重新装配外固定支架,牵开截骨平

面以保证断端不再接触。
- 透视下确认后,重新使截骨断端接触。
  - 这一步骤是在伤口关闭敷料包扎后完成的。
- 术后需要每天用生理盐水清洗支架钉,更换 Kelix 敷料,使其紧密覆盖钉的每一部分。
  - 该敷料可以预防钉道周围皮肤牵拉活动,减轻软组织创伤,降低钉道感染率。
- 术后只能允许非常轻微的负重以维持肢体平衡。
- X 线片显示搬运骨的双层骨皮质出现在融合区域时,才可以开始完全负重,这样可以促进骨的加压愈合。
- 术后 5 天开始骨搬运技术,直到膝关节融合间隙消失。
- 当膝关节融合间隙闭合时,再次行融合区域植骨经皮锁定接骨板固定手术。锁定接骨板固定对于防止骨搬运节段骨移位很重要。
  - 使用普通的髓内钉,预先钻孔锁定搬运骨这样的做法并不推荐,因为这会极大地降低髓内钉固定强度。
- 植骨锁定钢板固定完成后,可去除外固定支架。
- 如果骨搬运结束后下肢仍然严重短缩,取出髓内钉最远端锁钉,保留外固定支架继续延长下肢。
- 当下肢长度恢复到理想的程度时,再次手术锁定髓内钉锁钉,去除外固定支架。
- X 线片显示融合区域有两层 (完全融合时有四层)骨皮质形成时,可以允许患者完全负重。

要点与失误防范

融合区域前侧或者有一面骨端接触很少	在融合断端常常在前侧会有骨接触不良,而内侧、外侧及后方有良好的骨接触。只要有 50% 面积骨面在融合时得到接触,而且这些骨组织代谢正常有活力,融合手术就将获得成功。对于有骨缺损的区域,可采用二期植骨填充。尽可能让融合术时骨接触面积最大,但不能因此牺牲下肢长度。如果有严重的双下肢不等长发生,则需要采用其他的融合策略
髓内钉置入时难以维持膝关节的位置	用外固定支架临时固定(分别用 1～2 枚支架钉置于近端和远端),注意支架钉的位置不要影响髓内钉插入,这样在插入髓内钉时可以维持复位以及旋转力线,取得加压效果。这一技术非常有效,但是在直接加压融合时很少需要使用
股骨颈骨折	顺行膝关节融合髓内钉插入时进钉点过于靠内侧可能导致股骨颈骨折。处理起来非常棘手,最好是改用长膝关节融合鹅头髓内钉固定,通过其能够用螺钉固定股骨头和股骨颈

术后处理

- 术后无论采用哪种技术。都要鼓励患者加强髋关节和踝关节活动。
- 采用外固定支架固定的患者可能会发生钉道感染,早期采用口服抗生素预防感染。

- 所有的患者术后告知需要口服抗生素治疗,通常使用头孢菌素。在患者出院之前教育患者在发现钉道区域红肿、压痛、渗液时立即采用抗生素治疗。
- 采用骨搬运或者骨延长技术的患者术后每 2 周随访一次。一旦融合巩固期开始后,只需要每月随访一次。
- 对于采用外固定支架固定的患者,一旦融合彻底完成

后,在取出外固定支架之前 1 个月将其动力化。

- 支架动力化通常是通过取出加压-牵张装置实现的,这样骨组织承受更大的应力,在外固定支架最终去除之前变得更为坚强。
- 如果骨组织足够坚强,在动力化过程中患者不会有疼痛感。

- 对于采用外固定支架固定的患者,如果融合发生时不采用植骨加强的方法,也可在感染控制的情况下采用二期植骨的方法,时间是在融合 6～8 周之后。
- 在术后康复期,大多数患者需要加高鞋跟帮助恢复。

结果

- Harris 等[5]比较了膝关节融合术和采用限制性假体的 TKA 术对患者功能的影响,结果发现膝关节融合术后患者关节稳定性更好,能胜任更大强度的体力活动。
- Rud 和 Jensen[11]随访了 23 例膝关节融合术患者,结果发现其中 18 例恢复了工作能力。
- 大多数患者可能术后在上下楼梯、地毯上行走以及攀爬梯子有困难[12]。关节融合术前从事重体力劳动的患者术后很少能够回到以前的工作岗位。
- Rand 等[10]报道了 7 例行膝关节融合术的成年患者术后能步行 1～3 个街区的距离,9 例患者术后能步行超过 6 个街区。
- 与膝上截肢术相比,膝关节融合术能够使患者恢复一

个稳定的、无痛的、不再发生感染的并且能够负重的下肢。大多数膝关节融合术患者术后能够步行,然而,根据 Pring 等[9]报道,在一组 23 例采用了膝上截肢术治疗 TKA 术后感染的患者中,只有 7 例恢复了步行能力。

- 对于手术非常困难的患者,获得最佳疗效的最好方法是术前深入探讨膝关节融合术能够取得什么样的效果。
  - 患者现实生活预期对于取得成功的结果很重要。
  - 尽管 TKA 翻修术结果更令人期望,但很多患者由于各种原因并不适合于接受该手术,包括软组织覆盖困难、大量的骨缺损、感染持续复发。
  - Hanssen 等[4]统计大约有 50％ 的 TKA 术后感染的患者最终接受了膝关节融合术。

并发症

- 膝关节融合术的并发症是由于继发性髋关节、腰背部以及踝关节部位的应力增加,这些区域可能发生骨性关节炎。
  - 在这些情况下并不推荐再行膝关节融合术,据文献报道[7]可以导致大量的并发症发生。
- 其他并发症包括感染复发以及骨不连。
  - 考虑到在老年患者中往往合并各种全身疾病,这些并发症很难处理。

(张 弛 译,沈 灏 审校)

参考文献

1. Christie MJ, DeBoer DK, McQueen DA, et al. Salvage procedures for failed total knee arthroplasty. J Bone Joint Surg Am 2003:85A (Suppl 1):S58–S62.
2. Enneking WF, Shirley PD. Resection -arthrodesis for malignant and potentially malignant lesions about the knee using an intramedullary rod and local bone grafts. J Bone Joint Surg Am 1977;59A:223–236.
3. Conway JD, Mont MA, Bezwada HP. Arthrodesis of the knee. J Bone Joint Surg Am 2004;86A:835–848.
4. Hanssen AD, Trousdale RT, Osmon DR. Patient outcome with reinfection following reimplantation for the infected total knee arthroplasty. Clin Orthop Relat Res 1995;321:55–67.
5. Harris IE, Leff AR, Gitelis S, Simon MA. Function after amputation, arthrodesis or arthroplasty for tumors about the knee. J Bone Joint Surg Am 1990;72A:1477–1485.
6. Herzenberg JE, Paley D. Femoral lengthening over nails (LON).

Tech Orthop 1997;12:240–249.
7. Kim YH, Kim JS, Cho SH. Total knee arthroplasty after spontaneous osseous ankylosis and takedown of formal knee fusion. J Arthroplasty 2000;15:453–460.
8. Oostenbroek HJ, van Roermund PM. Arthrodesis of the knee after an infected total knee arthroplasty using the Ilizarov method. J Bone Joint Surg Br 2001;83B:50–54.
9. Pring DJ, Marks L, Angel JC. Mobility after amputation for failed knee replacement. J Bone Joint Surg Br 1988;70B:770–771.
10. Rand JA, Bryan RS, Chao EY. Failed total knee arthroplasty treated by arthrodesis of the knee using the Ace -Fischer apparatus. J Bone Joint Surg Am 1987;69A:39–45.
11. Rud B, Jensen UH. Function after arthrodesis of the knee. Acta Orthop Scand 1985;56:337–339.
12. Siller TN, Hadjipavlou A. Knee arthrodesis: long -term results. Can J Surg 1976;19:217–219.

附:成人重建外科检查表

检 查	方 法	图 示	分级和意义
前方撞击试验	检查者同时屈曲(90°~100°)、内收(10°~20°)并内旋(5°~20°)患者的髋关节		诱发髋关节疼痛为试验阳性,常伴有肌卫; 髋关节没有疼痛为试验阴性。 该试验对关节内病变较为特异,在大部分盂唇撕裂的患者中该试验为阳性
恐惧试验	在伸髋位(或过伸位)外旋髋关节		如果患者主诉有髋关节马上就要脱位的感觉,则试验为阳性。提示股骨头覆盖不足
步态	使双腿外露以便于观察。在用和不用助行器具的情况下观察患者的步态		Trendelenburg 步态提示外展肌力弱或髋关节不适。髋关节疼痛步态提示任何原因造成的髋关节疼痛。髋关节僵直步态可出现于增生性骨关节炎患者。肢体短缩步态可存在于发育性髋关节发育不良的患者。无跛行为正常。轻度外展肌倾斜或防痛步态为异常。髋关节关节内疾病(盂唇撕裂或软骨剥脱)可以造成早期跛行。随着继发性骨关节炎进一步进展,跛行较为常见。检查者应当查看是否有内翻外冲步态 (varus thrust)。全髋关节置换术后疼痛可造成站立相时间缩短、步长缩短或骨盆异常旋转。步态分析有助于明确髋关节病变或提示关节外因素引起的疼痛,有助于对可能影响翻修手术效果的外展肌功能进行观察和评估。疼痛或肌力减弱都能导致跛行,躯干可能向患髋偏移

（续表）

检 查	方 法	图 示	分级和意义
髋关节外展肌力	患者取侧卧位，令患者抬起下肢，检查者用手施加阻力		以传统的六级分级手法肌力检查法对肌力进行检查分级。可提示外展肌力弱、转子滑囊炎、外展肌撕脱或股骨假体松动
表观下肢长度	患者取仰卧位，检查者测量脐孔到每一侧内踝的距离		测量数值可受发育停止、肥胖或下肢位置不对称的影响。可提示外展肌或内收肌挛缩，或者由于脊柱侧凸引起的骨盆倾斜
真实下肢长度	患者取仰卧位，双脚分开15～20cm。检查者测量髂前上棘到同侧内踝的距离。在肥胖的患者中，骨盆的骨性标志触摸不清，检查者应将双侧内踝并排靠拢以获得下肢长度的近似值。在站立位对患者进行检查也很重要，以观察是否有骨盆倾斜或脊柱侧凸		1cm以内的轻度不等长可被视为正常，但在某些患者中可能引起症状。进行性进展的双下肢不等长提示假体下沉。内收挛缩可能造成仰卧位时外观上的短缩，但在站立位时可使同侧半骨盆抬高。脊柱畸形引起的骨盆倾斜可能是造成功能性双下肢不等长的原因之一
下肢转动试验（Logroll）	将下肢在大腿近端从一边向另一边转动		如果转动诱发腹股沟区的疼痛则为阳性，是最敏感的物理检查。下肢从一边向另一边的转动在股骨颈骨折部位产生剪切力，导致剧烈疼痛
髂胫束试验（Ober试验）	患者取侧卧位，后伸并外展患髋，屈曲同侧膝关节。扶住患侧足部同时松开扶住大腿的手		持续的髋外展、大腿不能自然下落提示髂胫束挛缩紧张。在术前注意到这一检查结果非常重要，这样就不会在术中将其误判为肢体延长过多了

（续表）

检　查	方　法	图　示	分级和意义
4 字试验（Patrick 试验）	髋关节屈曲、外展、外旋,同侧足部置于对侧膝关节上,评估是否有髋关节不适		无髋部不适为试验结果阴性。产生与患者临床症状相似的腹股沟区疼痛为实验结果阳性。本试验对于髋关节关节内疾病是一项敏感的筛查试验
后方撞击试验	髋关节伸直、外旋并内收。本试验可以在仰卧位或俯卧位进行		感觉到臀部后方疼痛表示撞击试验阳性。未出现疼痛表示试验结果为阴性。正常髋关节内旋为 15°～20°。在股骨髋臼撞击综合征中,髋关节内旋度数减小。 正常试验结果不出现疼痛。试验阳性为腹股沟或臀部出现与临床症状相似的疼痛。少数情况下,患者伴有结构性后方撞击。后方撞击试验有助于发现是否存在伴发的后方病变
直腿抬高试验	应注意被动直腿抬高时是否有神经根性疼痛。检查者同时应检查主动直腿抬高		测量直腿抬高诱发神经根性疼痛时的抬高角度。神经根性疼痛提示腰椎病变。直腿抬高可能受限于感染或假体松动导致的疼痛而无法进行
屈氏（Trendelenburg）试验	患者单腿站立时,检查者从后方观察并触摸骨盆		单腿站立时骨盆保持水平为正常。如果对侧髋关节下降则为试验结果阳性。阳性试验结果提示可能存在髋关节外展肌功能不全。对侧半骨盆下降提示患髋外展肌力弱。外展肌力弱常见于髋关节早期关节内疾病和撞击。 可能提示外展肌功能障碍;可能由于疼痛或神经源性问题(臀上神经或 L5 神经根)而出现试验结果阳性

（王俏杰　译，陈宇杰　审校）